U0276956

中国康复医学会心血管病专业委员会
中国控烟协会康复与中医学专业委员会
中国心脏联盟心血管疾病预防与康复学会

规范化心脏康复中心建设与认证

◆全国心脏康复培训教材◆

主审　胡大一　励建安　王乐民　王宁夫

主编　郭航远　丁荣晶　孟晓萍　池菊芳

ZHEJIANG UNIVERSITY PRESS
浙江大学出版社

本书由
浙江省卫生领军人才经费
浙江省卫生高层次创新人才经费
资助出版

规范化心脏康复中心建设与认证

⊙全国心脏康复培训教材⊙

主　审

胡大一　励建安　王乐民　王宁夫

主　编

郭航远　丁荣晶　孟晓萍　池菊芳

副主编

孔永梅　朱　冰　车　琳　许轶洲
郭诗天　袁　宇　信栓力　罗素新

编　委

伍于斌	关怀敏	陈　灿	季晓平	万文俊	谢东明	达娃次仁
马淑梅	王志方	王肖龙	王伯忠	王金平	冯玉宝	冯新恒
刘庆军	羊镇宇	江隆福	苏国海	李晓梅	杨艳娟	肖长江
何胜虎	张　军	陈剑玲	林　玎	季晓君	袁　红	徐广马
郭书红	唐关敏	黄巧娟	韩　冰	曾　敏	马红丽	徐海鹰
高飞丹	翟小亚	骆杭琪	刘华花	蒋承建	潘孙雷	徐　佳
陈素娥	吕巧霞	余　瑜	陈爱霞	张云霞	何益平	季　政
叶春姬	吕海涛	张　杰	林　娜	郭金诺	郭　英	倪婷娟
孟立平	许芬娟	邢杨波	钟益刚	窦丽萍	孙珍珠	沈佳丽
方红微	史静静	陆文强	张传经	何昕昱	裘宇芳	徐步云

秘　书　徐亚维　徐春芳　潘妙虹

序言一

最新的调查数据显示，一方面，由于整体医疗水平和医疗资源投入的提升，人们已初步看到心血管病死亡率的"拐点"。另一方面，随着人口老龄化进程加快和心血管病预防的不到位，心血管病的发病率和致残率仍居高不下，致死年龄提前，带病生存人数剧增，形成了中国冠心病的"堰塞湖"现象。同时，急性心肌梗死治疗水平的提高降低了患者的死亡率，我国又面对一大批带病生存人群的管理问题。

能否对这一大批高危患者进行有效的管理，关系到医疗资源的投入和每个家庭医疗费用的支出多少，关系到患者能否早日回归家庭、回归社会和回归职场。而目前我国对心血管病的管理主要集中在发病后的抢救、药物治疗和介入手术，而对发病前的预防以及发病后的康复/二级预防则很少关注和投入。我国的医疗模式是对患者进行"大修"，而不是针对健康的维护和疾病的预防。有限的医疗资源仅仅用于反复住院、反复造影和支架植入、外科手术、心脏移植，最终导致医疗资源的巨大浪费。因此，心脏康复/二级预防在中国是未被满足的社会巨大需求。要满足这一需求，应对心血管病"堰塞湖"现象的挑战，必须要让康复的理念落地，必须建立符合中国国情的心脏康复/二级预防体系。

没有服务与关爱，只有药物、支架与手术的医学是"冰冷的医学"。心脏康复/二级预防是通过有效的管理，以实现人性化服务和体现关爱为目的的"温暖医学"。加强心脏康复/二级预防，是推动医药卫生事业改革，促进医疗卫生单位科学可持续健康发展和医学模式转型的杠杆支点；是实现医学的目的和价值，回归医学的本源和人文，推动医患和谐的关键点；是立足"生物—社会—心理—环境(生态)"医学模式发展的落脚点。

在国际医学界，心脏康复/二级预防历经了50年的研究与发展，其获益已得到临床研究证据的充分支持。心脏康复的理念，从20世纪80年代以前的以患者运动训练为核心，与时俱进地演化成为以康复与二级预防相结合的服务关爱型综合模式。

心脏康复/二级预防过去主要针对1年内的心肌梗死、急性冠脉综合征、稳定型心绞痛、经皮冠状动脉介入和冠状动脉旁路移植术后的患者，现已延伸至慢性心力衰竭和外周动脉疾病等情况的患者。由包括医师、护士、理疗师、营养师、心理治疗师、运动康复治疗师、药剂师、志愿和患者的家庭成员等人员组成的团队，针对愿意接受心脏康复的患者进行综合评估、疾病自我管理能力培训、生活方式改变指导、循证用药、生活质量评估与改善、职业康复等内容。

通过为心血管病患者提供综合、长期的医疗保健关爱和服务，最大限度地减少疾病对患者的身心造成的不良影响，降低猝死和再梗死的危险，控制心脏症状，改善心理、社会和职业状态。临床研究表明，通过积极的心脏康复/二级预防，可使人群总死亡率降低

20%，心血管患者病死率降低30%，反复住院、反复血运重建术也大幅减少。对于患者而言，可以延长寿命，改善生活质量；对于医院而言，可以提升管理水平，提高医疗质量和工作效率，控制不合理的医疗成本支出，增加经济效益，提高医疗服务和社会的满意度；对于国家和社会医保而言，可以合理使用社保资金和节约医疗资源。

心脏康复在我国还处于起步阶段。目前，我国的康复主要集中在肢体功能，如卒中、创伤后的康复，而冠心病发病后及血运重建术后的康复未得到相关人员的重视。我国的心脏康复远远落后于欧美国家和日本。

心脏康复的推广和使用需要专业人才，而我国相关专业人才严重缺乏。通过短期培训班、康复师资格认证、院校成立心脏康复学专业以及护士转岗培训等策略有望培养更多的专业人才。

健康中国，时不我待；不忘初心，砥砺前行。我们要抓紧时间做正确的事！不要等待，不要学好了再干，而应干起来再学。要在战争中学会战争，在游泳中学会游泳。目前中国没有成熟的心脏康复模式可供借鉴，每位有志于心脏康复的同事都应在实践中探索，在探索中前进，在前进中成长。

我们越早行动起来做预防和康复，我们的后续人生就会越美好。所以我呼吁，我们不仅要"传经布道"，对中国百姓广泛进行健康教育，也要"身体力行"，健康关注从我做起，从今天开始。

医疗中如果没有关爱，那叫交易；没有温度的医学，不是真正的医学。"现代医学走得太快太远了，我们应该驻足流连，回望出发的地方。"医学的至高要求是止于至真、止于至善，在于减轻痛苦、拯救心灵。临床医师要通情达理，入情入理。因为，医患双方是基于情感、道德、价值的共同体，不是利益交易的共同体。医学是人道，应该人性优先；医学不是教条，不可技术优先。

大医者，愿天下无病；大医者，愿人间生活更美好。"做医生是一项需要情感投入的事业"。我们选择了人迹稀少的道路，我们的人生从此有所不同！我们应该热爱预防和康复事业，应该坚定不移地走在这条路上，走下去、撑下去，不要徘徊、不要动摇，最后实现健康中国梦。我非常希望能从顶层设计预防和康复事业的未来，拓展其内涵和外延，不局限在心血管病这一个领域，而要把心、肺、脑、肾和代谢性疾病（糖尿病、肥胖、代谢综合征）融为一体，构建一个全新的中国慢性病防控模式。

左手听诊器，右手笔杆子；一肩挑诊疗技术，一肩扛预防康复。编写本书的牵头人郭航远教授是一位人文学者，出版了许多医学人文著作和科普著作，一直致力于心血管病的预防和康复事业。由于其预防和康复工作成绩突出，获得过全国优秀科技工作者、第十八届吴杨奖、2017中国健康传播大使、中国优秀科普院长、中华医学科技奖（医学科普奖）和中国医师奖等称号和奖项。

我一直认为，我们的心内科医师要有技术，更要有关爱；要讲证据，更要讲故事；要拼治疗，更要拼预防和康复；要有干预，更要有同情和敬畏；要先告知，更要先沟通和交流。因为我们看的是病，救的是心；开的是药，给的是情。希望年轻一代的心内科医师在这个可大有作为的新时代，能把预防和康复的大旗高高举起，把医疗做得有高度、有温度、有情怀、有担当。希望大家干起来，不要观望和徘徊。多播种，慢收获；多讲付出，少求回报。希望郭航远等学者的《规范化心脏康复中心建设与认证》一书的出版，对有志于从事心脏康复事业的各类人员有所帮助。

2018 年 7 月 1 日

序言二

1. 心脏康复的历史

心脏康复是指综合采用主动积极的身体、心理、行为和社会活动的训练与再训练,帮助患者缓解症状,改善心血管功能,在生理、心理、社会、职业和娱乐等方面达到理想状态,提高患者的生活质量的模式。同时强调积极干预冠心病的危险因素,阻止或延缓疾病的发展过程,减轻残疾和减少再次发作的危险。冠心病康复涵盖心肌梗死、心绞痛、隐性冠心病、*CABG*(冠脉搭桥)和*PCI*(经皮冠脉介入治疗)术后等患者。冠心病的康复措施还会影响其周围人群对冠心病危险因素的认识,从而有利于帮助尚未患冠心病的人改变其不良的生活方式,达到防止疾病发生的目的。所以,从本质上来看,冠心病的康复措施可扩展到尚未发病的人群。

现代心脏康复走过了 60 年的发展历史,其临床价值已经在国际上得到了充分的肯定。在新世纪、新时代,心脏康复的脚步在历史的长卷上开始留下崭新的印记。近 5 年来,国际上每年发表的与心脏康复相关的临床研究论文达 500～700 篇。我国心脏康复的工作开始于 20 世纪 60 年代,当时主要是风湿性心脏病的康复运动锻炼,而冠心病的康复工作则始于 20 世纪 80 年代初。根据中国期刊全文数据库的检索(主题词为心脏康复),我国在该领域发表的论文数量在过去的 25 年间急剧增长,这说明心脏康复工作在国内日益得到重视。

2. 心脏康复的现状

冠心病康复的方案和临床价值已经得到国际上的公认。因此,近年来在该方向的研究热度大大降低。但是,心脏康复的理念持续深入人心,其整体研究水平仍在迅速上升。

循证医学正在发挥对心脏康复的指导作用,其目的是提高心脏康复的内涵和质量。由于康复治疗对象和手段无法隐蔽的特点,因此,在临床研究上比较难以进行随机和双盲对照。目前,心脏康复的循证医学证据仍然不够充分,从而康复对象的合理选择和最佳治疗方案的确定尚需时日。所以,患者在进行康复治疗时,必须根据具体情况进行选择,避免将治疗方法简单地程式化和绝对化。

心衰曾经是心脏康复的禁忌证,但近年来已成为心脏研究的热点之一。研究的要点集中在延长患者寿命,改善其生活质量,以及提高其运动耐力和心力储备等方面。慢性心衰患者进行有氧训练和间断性训练的安全性已经得到证实,可以有显著的生理和心理改善作用,运动耐力提高,心脏功能和骨骼肌功能改善,血管内皮功能和外周血流改善,神经体液改善,生活质量提高。近年来,冠心病的循环抗阻训练已经解禁,也逐渐开始应用于心衰患者。临床研究还发现,通过下肢运动训练可以改善上肢的血管内皮功能障碍,这意味着局部的肌肉训练可产生全身性内皮功能改善的作用。

心脏病的社区康复已在国际上引起重视。有学者认为，多数心血管病患者可以在社区得到良好的康复。门诊的康复治疗在心绞痛控制、生活方式修正、危险因素控制等方面与住院康复治疗效果相似。近年来，一些发达国家急性心肌梗死患者的住院时间已经缩短至 3～5 天。这些患者出院后，必然是社区康复的主要对象。我国在这方面将表现出类似的趋势，因此，社区和家庭层面的心脏康复值得关注。

有合并症的冠心病康复正在迅速发展。植入心脏除颤器的患者进行 3 个月运动训练后，VO_2 可增加 20%～24%，运动训练时发生心脏骤停者有 18% 生存到出院，9 例存活者中有 6 例进行了急性期康复训练，并获得了良好效果。心脏移植患者中有 20% 植入了心脏起搏器，而这些患者是否可进行神经肌肉电刺激仍有争议，主要是担心电刺激会干扰起搏器的工作。但是，*Wiesinger* 等发现，电刺激未导致任何异常发生，证明对伸膝肌的电刺激是安全的。有研究发现，合并超重或肥胖者在经过 10 周康复治疗后，体重明显下降，症状显著改善，提示减肥是心脏康复重要的组成部分。

心脏康复的基础研究表明，内皮介导的一氧化氮（NO）生成障碍可导致血管收缩和运动诱发的缺血。运动训练可减轻冠状动脉缩窄，增加灌注血流，与 NO 及其合成酶的活性和表达增加有关，也与细胞外超氧化物歧化酶的增加有关。运动作用于微循环，而微循环对腺苷的扩血管作用十分敏感，这也是运动促进心肌血液灌流的生理基础。运动训练有利于降低心血管病的发病率和死亡率，这与降低氧化应激有关，而与 NO 介导的血管扩张无关。运动训练还可以提高缓激肽介导的侧支循环依赖区域的微动脉扩张，这可能与 *ecNOS mRNA* 表达及 NO 产物增加有关。缺血和运动刺激对侧支循环影响的研究、基因组学的研究也正在进行之中，最新的研究结果将在不久的将来陆续发表。

3. 心脏康复的展望

心脏康复的发展是"健康中国"大背景下的必然趋势，但是，目前我国心脏康复的发展依然大大落后于心血管病临床治疗技术的进展。最关键的因素是，心血管领域的专家、学者、医师、护士和患者都需要对心脏康复有正确的认识，并积极参与和支持。

心脏康复需要团队合作。心内科医师、护士、康复医师和康复治疗师都是团队的基本成员。我相信，随着心脏康复理念的推广和实践的深入，越来越多的有志者会加入到心脏康复的队伍中来，为心血管病患者的医疗服务注入新的内涵和活力。

越来越多的证据显示，心脏康复可使患者全面获益。在全国范围内开展专业的心脏康复，必将成为冠心病治疗的主要趋势。我认为，今后心脏康复的主要目标，一是要提升质量，二是要扩大规模。

在质量提升方面，要确保 5 大处方的落地。药物方面，目前有充分循证证据的药物，包括抗血小板药物、β 受体阻滞剂、ACEI/ARB、他汀类药物，患者若无禁忌证，应尽早使用；营养方面，应鼓励患者多食用富含不饱和脂肪酸、植物甾醇和膳食纤维的食物，并由专门的营养师对患者进行营养评估，视情况开出营养处方；心理方面，要让患者对病情和治疗有一个正确的认识，并由心理治疗师进行专业的心理疏导；戒烟方面，应重视对患者进行戒烟教育,定期随访,若患者对烟草过于依赖,可使用伐尼克兰、尼古丁替代制剂、安非他酮等药物;运动方面,应做到有氧运动与抗阻训练相结合,为患者开出个性化处方。此外,要保证心脏康复的3个阶段按序有效实施,尽早在院内开展Ⅰ期康复,为后两期院外康复起到示范作用;充分利用信息技术,建立随访平台,以方便了解Ⅱ、Ⅲ期康复的开展情况及对患者的监护指导,提高患者及其家属的依从性。

在规模扩大方面,要使尽量多的医院开展心脏康复工作;要充分发挥全国心脏康复培训基地的作用,举办学习班,灌输理念,让心脏康复的种子尽早发芽;要在2017年500余家心脏康复中心的基础上,有计划地认证一批培训基地,让这些基地有目的地培育一些心脏康复中心。另外,在普及以医院为基地的心脏康复的同时,也应该重视基层医疗机构的作用。根据统计,截至2017年底,全国医疗卫生机构数已达100万个,其中医院近3万个,基层医疗卫生机构93万个,专业公共卫生机构4万个。基层医疗机构具有数量多、可及性较强、就诊压力较小、费用较低等优势,尤其适用于心脏康复,但其也有人才、设备缺乏等劣势。因此,如何探索出一条具有中国特色的、由医院和基层医疗机构共同参与的心脏康复之路,是今后我们需要思考和解决的问题。

在向国外学习先进的康复理念和方法的同时,我们还要看到中医药在心脏康复中的巨大潜力。中医的整体观念、养生观念、治未病理念等与心脏康复理念非常相似。另外,有许多药物和养生运动流传至今,其中的临床应用价值有待我们进一步发掘。此外,民营资本投入康复和老年医养事业、医师多点执业、互联网医疗三股活水将大力推动我国心血管病预防与康复体系的建设。

21世纪,对于心血管病患者来说,心脏康复就意味着恢复健康。一个完善的心脏康复方案,需要多学科的合作。通过综合的干预手段,包括药物、运动、营养、教育、心理和社会支持,改变患者的不良生活方式,帮助患者培养并保持健康的行为,促进活跃的、积极的、正向的生活方式,控制各种心血管危险因素,抑制和逆转动脉粥样硬化的发展。在改善患者的症状、提高患者的功能和能力方面,力争使其生理和心理达到最佳水平,减少残疾、再发心脏事件和心血管死亡的风险,并促使其早日回归社会,延长患者的寿命,提高患者的生活质量。

实现中国梦、康复梦,要从"心"开始。新时代应该有新作为,希望郭航远教授等学者编写的《规范化心脏康复中心建设与认证》一书,能为中国心脏康复的普及和规范起到推动作用。

2018年7月1日

序言三

目前,我国有心血管病患者近 3 亿人,每 5 个人中就有 1 人患心血管病。心血管病患者病死率也很高,每 5 例死亡患者中即有 2 例死于心血管病。

我国正在步入老龄化社会,慢性病患者数量显著增加,且患病呈现年轻化趋势。同时,随着医学技术的进步和人类寿命的延长,患者带病生存时间延长,而预防、治疗与康复之间的联动仍严重不足,甚至是脱节的。

脏器康复能够最大限度地减少慢性病对身心的不良影响,降低相关事件的风险,改善心理、社会和职业状态。脏器康复适用于所有具备运动能力的慢性病患者,这些慢性病包括心血管系统、呼吸系统、内分泌系统、泌尿系统疾病。

脏器康复团队是一个由临床医师、康复师、护士、技师、营养师和心理治疗师组成的,有爱心的综合性医疗团队,主要通过医学评估、运动疗法、心理疗法、饮食疗法、危险因素控制、健康教育和生活指导等,调整和降低机体的应激状态,改善患者的生活质量,帮助其回归社会、职场和家庭,并延长患者的生命。

脏器康复主要通过全身性、多脏器功能和代谢系统的再平衡来完成,即通过神经—内分泌—免疫功能宏观调控来实现。基于个体化的运动疗法是脏器康复的重要内容之一,包括有氧运动、抗阻训练和平衡性训练等。心肺运动试验是客观定量评估重要脏器储备功能的方法之一,也是开具有氧运动处方的主要依据。

脏器康复可使患者的总病死率降低 20%,使心血管病患者病死率降低 30%,并显著减少反复住院、反复行 *PCI* 和 *CABG* 术,可大幅降低医疗费用,并增进医患关系的和谐。

因此,脏器康复在我国有巨大的社会需求,有助于推动慢性病的综合防控,是未来医学发展的方向和趋势。

心血管病患者在出院时,临床医师常常会嘱咐:按时服药、定时复查、合理饮食、适量运动。但在心脏康复刚刚起步的今日,什么叫"按时、定时、合理、适量",需要一个明确的定义和可操作的路径。而且,目前国内的康复还主要停留在运动康复的层面,对于心理和睡眠管理、营养、戒烟和循证药物的使用尚存在严重弱化的现象。

当然,心脏运动康复是所有心脏病患者治疗的一个重要组成部分。作为心脏康复的核心,运动康复本身不仅是临床治疗的拓展和延伸,也是心脏病二级预防的重要环节,能有效改善心梗患者的生活质量提高。

心脏康复已成为心血管病治疗的新方法。长期的心脏康复指导与实践需要医院、社区、家庭、社会的协调及联动,但从目前的质控数据来看,联动的效果欠佳,且各家水平不一,没有达到同质化。另外,患者的依从性低下,也是值得我们考虑和重视的问题。

大多数心脏病患者并不知道是否应该运动,运动量应多大,如何做运动。对于经历急性心脏事件的患者,更因担心运动带来的风险而不愿运动。有些患者虽然接受了早期康复的理念,但常常在家属的干扰下放弃了运动。因此,心脏康复的科普宣教工作显得非常重要。

要积极向患者及其家属宣教运动康复的益处、正确运动的方法和注意事项,其中非常重要的一点就是要让患者及其家属明白,运动康复必须与药物治疗有机结合,两者不可相互代替。

大数据时代已经来临,移动医疗和云医疗的时代也已经到来,这为建立完善的随访系统(中国心肺预防和康复注册平台)提供了便利条件。在此基础上,可科学、高效率地管理患者,并对心脏康复中心进行质控检查。此外,还可在这个平台上普及运动康复等相关知识。通过医师、患者、大数据管理平台三位一体搭建现代化的沟通网络,医师可及时指导患者的运动及药物治疗,适时调整运动方案,将有效管理落到实处。

目前国内在心脏病的治疗方面,三级医院的治疗水平已与国际接轨,但对心脏康复的关注度严重不足。我国心脏康复的工作从 20 世纪 60 年代开始,经历了一路的坎坷,虽然目前在北京、广东、上海、湖南、黑龙江、浙江等地的三级医院开展了急性心血管事件后的心脏康复,但社区/家庭的指导性心脏康复仍属盲区。

《规范化心脏康复中心建设与认证》一书由郭航远、丁荣晶、孟晓萍、池菊芳等一线从事心脏康复的学者编著,说明年轻一代的心内科专家已将注意力从临床治疗转向了预防和康复,这是值得庆幸的一件大事。希望从事心脏康复的后来者将这项功德无量的事业做得更加规范,并把具有中国特色的心脏康复事业一代一代发扬光大下去。

王乐民

2018 年 7 月 1 日

前　言

随着我国人口老龄化、心血管病预防基础薄弱化以及患病年龄年轻化三重压力的到来,心血管病患者数量急剧增长。在急性期救治技术不断发展的同时,前移的预防和后续的管理并没有做好,导致患者反复住院、反复手术以及高费用的治疗支出,最后造成医疗资源的浪费和患者的困惑。另外,因病致贫、因病返贫的现象,在这些反复诊疗的患者身上时常可见。

20 世纪中期,急性心肌梗死患者急性期常规卧床需要 6～8 周,甚至更长。随后,鉴于患者长期卧床有胃肠道功能失调和情绪抑郁等并发症,*Levine* 开始主张对急性心肌梗死患者解除"严格卧床"这一强制医嘱,并提倡"椅子疗法"。此后,大部分学者均认为,对发病后 1 周内的急性心肌梗死患者试行"椅子疗法"有较好的安全性和有效性。到 20 世纪 70 年代,*Wenger* 等的研究显示,急性心肌梗死患者根据病情及早进行床上或床旁活动是安全的,而且利大于弊,并总结了一套急性心肌梗死患者住院期间的心脏康复方案,完成了心脏康复从静到动的转变,实现了一次历史性的大跨越。从此心脏康复发展迅速,趋向于整体化管理和电子化服务的时代,主要体现在:

1. 从单纯的心肌梗死后的心脏康复发展为所有心脏病患者的康复

心脏康复主要包括以下三类人群:

(1)患有心绞痛、缺血性心肌病、心肌梗死、心律失常、稳定期心力衰竭、原发性高血压和外周血管疾病等病症的患者。

(2)曾经历各种相关的手术,如 *PTCA/PCI* 术、*CABG* 术、心脏瓣膜修复术或置换术、起搏器植入术、心脏移植或心肺联合移植等。

(3)存在至少两个危险因素的人群,如胆固醇浓度＞5.5 *mmol*/*L*、血压≥140/90 *mmHg*、体重指数＞30、超过 65 岁的男性、绝经后女性、吸烟或曾吸烟者、糖尿病患者、存在心脏病家族史、久坐少动者等。

2. 从单纯的运动康复发展到以患者为中心的全面、全程、全域的管理服务与关爱

制定了适合心脏病患者康复的五大处方:药物处方、运动处方、营养处方、心理处方(含睡眠管理)和戒烟处方。

(1)药物处方:可干预心血管的危险因素、延缓疾病的进展、改善患者的预后,因此,药物的规范化使用非常重要。需注意 3 个要点:一是循证与个体化相结合的用药,每位患者的身体情况不同,因此良好的康复应根据指南和个体差异选择药物类别,把握药物剂量;二是考虑药物的不良反应,在康复治疗过程中应严格遵医嘱执行,但要密切观察药物的副作用;三是把握药物的依从性,对患者的科普宣教十分重要。另外,临床药师的参与可使药物处方更具科学性。

（2）运动处方：心脏病的运动治疗如同药物处方需建立在疾病的正确诊断基础之上一样，开具心血管病患者的运动处方首先必须综合患者的病史、体格检查和辅助检查进行评估及危险分层，其中运动负荷试验是必不可少的，常用的方法有心电图运动负荷试验和心肺运动负荷试验，后者更精确。通过负荷试验，一方面可以观察患者在运动中有无心肌缺血、心律失常和血压反应是否正常等，另一方面可以观察患者实际的运动能力，为运动处方的制定提供安全、有效的保障。运动处方的组成包括运动方式、强度、时间、频率和注意事项。常见的运动方式包括有氧运动、抗阻训练、柔韧性训练和平衡性训练。

（3）营养处方：营养处方同样需要遵循因人而异的原则。心血管病患者营养处方的总原则是，在平衡膳食的基础上，控制总能量的摄入，食物多样，粗细搭配，保证优质蛋白、膳食纤维、维生素和矿物质的摄入，控制钠盐、胆固醇和饱和脂肪酸的摄入。

（4）心理处方：很多心脏病患者生病后，对自身的病情并没有一个全面的认识，从而产生焦虑、不安的心理。这对心脏康复极为不利，而且会影响治疗的效果。所以，医生要与患者充分沟通，了解病史和患者情绪，做必要的相关检查。如果患者在询问筛查中有 2 个以上肯定的回答，或发现其他心理问题线索，可针对性地进行躯体症状自评量表或 *PHQ-9*/*GAD*-7 或 *HADs* 量表评估，及时给予抗焦虑、抗抑郁药物治疗。

（5）戒烟处方：这是心脏康复过程中最应该被重视的环节。如果患者做完支架后不戒烟，效果将大打折扣，会增加支架内血栓形成的风险。所以，心脏病患者在康复过程中必须戒烟。

3. 从简单的住院期间康复发展为住院、门诊和社区/家庭的一体化服务

心脏病的全程康复分为 3 期：住院急性期（Ⅰ期）、出院后门诊强化康复期（Ⅱ期：3～6 月，可延长至 9～12 月）和Ⅲ期（社区或家庭）。

有些国家心脏康复的全程服务做得比较好，值得我们借鉴。如德国模式有以下突出的特点：

（1）康复（包括心脏康复）有立法保障。

（2）康复（包括心脏康复）有全员医保经费支撑。

（3）心脏康复必须由一定数量心血管专科医师作主导（*Team Leader*）。

（4）Ⅱ期心脏康复又分为住院康复 3～4 周和门诊康复 3～4 月。

（5）Ⅲ期为患者俱乐部机制（*Heart Group*）。每 15～20 例患者为 1 组，每组配备 1 位运动治疗师。患者每做 1 次Ⅲ期康复，医保付费 6 欧元。俱乐部还有一部分合理的患者会员费收入。目前德国有 6600 多个心脏俱乐部，服务对象达 15 万名患者。

（6）德国心脏康复极其重视职业康复，指导、鉴定和帮助患者回归工作、回归社会。一方面康复减少了反复住院和不必要的再次手术或支架植入，合理节约并控制了医疗费用；另一方面，患者恢复工作后，社会和企业必须继续为其提供医疗保险，使康复获得更多的经费支持，形成了一个良性循环。

（7）基于法律，在德国无法开展随机对照的心脏康复预后评估研究。这是因为，法律不允许设对照组,心脏康复对预后改善的证据是基于统计的大数据。

目前我国正在推行医联体、医共体和医疗集团化的试点,以后心脏康复可以参照德国的心脏康复模式,结合医联体/医共体的运行,推行一种更适合中国实际的心脏康复体制。

4. 从单纯的心脏康复提升为"防—治—康"三个维度的三位一体模式

心脏康复要有大健康、大预防、大卫生、大康复的视野与顶层设计,服务对象应包括心血管病患者的康复和一级/二级预防、心血管高危患者(高血压、糖尿病、代谢综合征、肥胖和血脂异常)和老年人群。将重治轻防的模式向以预防为主、"防—治—康"三位一体的合理布局转变。

5. 从心脏康复拓展为心肺脑肾多个脏器的康复治疗

心脏、肺、脑与肾脏疾病之间有着密不可分的联系。心力衰竭患者的低心排量和静脉充血可引起肾灌注不足,导致肾衰竭;肾功能不全可加重心力衰竭,肾脏病可通过若干机制加速冠心病的发展,大多数慢性肾病患者尚未等到肾脏移植,就因高血压等原因而过早地死于快速发展的心血管病。因为血液循环与心脏和肺密切相关,也和运动密切相关,即"肺—心—运动肌群(加上循环)"。这三者为一个整体,一荣俱荣、一损俱损。其中任何一个环节出现问题都会影响到另外两个环节;同理,无论其中哪一环节需要康复治疗,都应注意兼顾各方。所以说,人体是一个有机的整体,心肺康复需要从全局出发,提高患者的整体功能。以心脏康复带动肺脑肾的多脏器康复,积极推进脏器康复体系的建设,这就是大康复的理念。

在这些转变和提升过程中,要充分发挥医学会和康复医学会的力量,推行"防—治—康"的一体化发展。加强医院行政领导如院长、科主任对心脏康复的认识和推动,尤其是住院急性期和出院后强化康复期的患者更需要借助科主任和护士长的力量,医护一体,才能把心脏病患者的康复做好。

中西医结合进行心脏康复,是适合我国国情的一条特色之路。另外,远程医疗、电子医疗,以及借助于互联网/云计算技术、人工智能的专家系统、嵌入式系统的智能化设备,可以构建起完美的物联网医疗体系,使心脏病患者在家就能享受到顶级的医疗服务,解决或减少门诊心脏康复患者数据收集和随访的困难。在移动互联网的助推下,可穿戴技术即将大规模进入普通人的家庭。因此,移动互联网与可穿戴设备的结合,将把Ⅱ期、Ⅲ期的心脏康复患者带进一个全新的"智慧医疗"时代。

近30年来,我国心脏康复事业在一大批先驱者和领路人的带领下,一代又一代,不忘初心、砥砺前行,从无到有、从小到大,心脏康复中心也从5年前的8家,发展到了2017年的500余家(2018年上半年已突破700家)。我们有理由相信,心脏康复的明天一定会越来越好,心脏康复事业也一定会完成从弱到强的美丽蜕变。但是,我们还有很多事要脚踏实地一件一件去完成,要传播理念、落实创建,要构建标准、实施评价,要探索模式、创造特色……因为,我们要在尽可能短的时间内赶超国际先进水平,要走出一条具有中国特色的心脏康复之路。

我们有上千种药物、有上百种手术,但没有一个完整的预防和康复模式,没有一条牢固的健康和养生链。单靠治疗一定圆不了健康这个"中国梦",也一定不可能完成"健康中国"的构建。只有强化预防、康复、养生,才能有一个健康的中国。

胡大一教授、励建安教授、王乐民教授一直是中国心脏康复事业的领路人,也是带领我实践心脏康复理念的老师,我对各位康复事业的前辈始终心存一份感恩和感激。感谢教授们在百忙之中主审了本书,并为此书作序。我相信,在前辈的带领下,我们一定会在康复和预防的道路上不忘初心、牢记使命、团结一致、砥砺前进,为实现"健康中国"这个"中国梦"贡献一分力量。

在本书的编写过程中,参考了大量国内外的指南、文献和书籍,在此一并对各位作者表示感谢。本书的读者对象是心内科临床医师、护士、康复治疗师和从事脏器康复的相关人员。由于水平有限,不足之处敬请批评指正。

本书由浙江省卫生领军人才和卫生高层次创新人才经费资助出版。

郭航远

2018 年 7 月 1 日

目　　录

缩略语

PTCA Percutaneous Transluminal Coronary Angioplasty，经皮冠状动脉腔内血管成形术

PCI Percutaneous Coronary Intervention，经皮冠状动脉介入术

CABG Coronary Artery Bypass Grafting，冠状动脉旁路移植术

PHQ-9 Patient Health Questionnaire-9，患者健康问卷

GAD-7 General Anxiety Disorder-7，广泛性焦虑问卷

HADs Hospital Anxiety and Depression Scale，医院焦虑抑郁量表

CRT Cardiac Resynchronization Therapy，心脏再同步化治疗

ICD Implanted Cardiac Defibrillator，埋藏式心脏起搏除颤器

ICU Intensive Care Unit，重症监护病房

CCU Coronary Care Unit，冠心病监护病房

ACS Acute Coronary Syndrome，急性冠状动脉综合征

AMI Acute Myocardial Infarction，急性心肌梗死

第一章　我国心脏康复工作面临的困境与解决对策

心脏康复/二级预防,即为心血管病患者提供综合、长期的医疗保健方案和服务,最大限度地减少心血管病对其身心的不良影响,降低猝死和再梗死的危险,控制或缓解症状,并帮助患者尽快回归社会。心脏康复/二级预防的具体内容包括患者的综合评估、患者自我管理能力的培训、生活方式的指导(戒烟/饮食/运动/睡眠管理)、循证用药,以及改善心理、社会和职业状态。

现代心脏康复强调树立健康的生活方式和积极的生活态度,最终回归正常的社会生活,预防心血管事件的发生;并采取团队协作的工作模式,运动康复、心理、营养、理疗等相关临床学科、社会学等多学科人员相互合作,形成一个对心血管病患者实施全程医疗关爱的和谐稳定的康复团队。

心脏早期康复的效果已被实践证实,可以提高心脏病患者的运动耐受能力,提高生活质量,降低心血管病的死亡率和疾病的总死亡率。

一、我国心脏康复的现状

"心脏康复"这个词,对我国许多心脏病患者及其家属来说还很陌生。其实,在临床诊疗实践中,不仅是患者方,医务人员也是这样,只重视"放支架""做搭桥",而很少关注疾病的预防和病后的康复(图 1-1)。患者出院后常常是无人管理、被放任自流,导致这些患者不断地出现"返修""二进宫"和"三进宫"的现象,反复住院、反复支架、反复手术的"老面孔"并不少见。

在临床工作中,我们常常会看到这样令人痛心的病例:由于不控制高血压、高血脂、糖尿病、吸烟等危险因素,某些患者在年纪很轻时就得了冠心病;而有些家境并不富裕的急性心肌梗死患者,好不容易筹钱植入了支架,以为这样就万事大吉了,出院后还是不重视用药和饮食的预防,不到半年又因再次心肌梗死回到病房,不但浪费了财力,而且患者生命也受到严重威胁。究其原因,既有医护人员宣传不到位,也有患者自身不重视等。

我们一直在强调整体(合)医学、整体(合)护理,但在临床工作中,还是存在"见病变不见病、见病不见人、见专科不见全科、见局部不见整体"的现象。如起搏器装好后,上肢肩关节废用了,下肢血栓形成了;手术做好,患者因肺栓塞死亡了;这个病看好了,那个病又出现了。我们常常会发现这样一个现象,其他的医嘱患者可能不一定会听,但如果医师、护士让其躺在床上不动,患者一定会咬牙挺过去。另外,我们有些科普宣教内容也存在一定问题。如医患都有这样的错误认识:心衰病人不能活动,运动会加重症状;活动会使支架移位、起搏导线掉下来;重病人必须在床上大小便;运动一定带来重大风险,等等。

目前,在我国的诊疗体系中,心脏康复这一重要环节几乎是一片空白。2017 年,我国冠心病的介入手术已达 60 万余例,与声势浩大的心脏大修、介入治疗形成鲜明对照的是冷冷清清的心脏保养。心脏保养在大部分地区几乎是空白,特别是西南、西北等经济欠发达地区。这些地方缺少心脏保养的理念、重视和投入,而有限的几个做心脏保养的地方也呈现缺钱、缺人、缺机构、缺设备的惨状。正如胡大一教授所说,"一辆汽车买回来,我们还知道不能等到出了问题才送到4S店去修理,平时也要定期保养。从这一点上来说,人们对心脏保养的重视还不如对汽车的保养"。

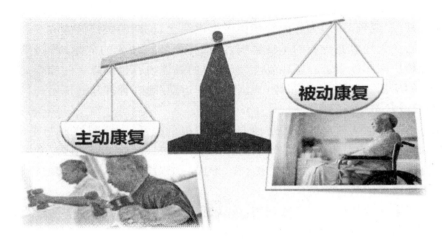

图1-1 心脏康复的类型

我国最新的心血管流行病学调查数据显示,每10个成年人中就有2人患有心血管病。以我国目前的医疗水平,已经能够使急性心梗、心衰等严重心脏病患者存活下来,总体死亡率的确有所下降。但我国目前的医疗模式是重视对患者的大修,还局限在目前高度发展的生物医学模式的范畴中。所以,全社会都忽视对健康的维护和疾病的预防。国内大量的医疗资源都用于疾病终末期的高成本救治,患者依然是反复住院、反复支架、反复手术,出现心力衰竭后也只能使用更高成本的CRT、ICD和心脏移植等。目前,大部分中国患者在术后没有进行有效的康复治疗,因此面临着不断"返修"的局面。

"治未病"就是防病于未然,"不生病、少生病"与"治好病"的观念同等重要。根据世界卫生组织的调查,要达到同样的治疗健康标准,预防投入的费用与治疗费、抢救费比例为1:8.5:100,也就是说在预防上多投入1元,治疗上就可少花8.5元,并节约100元的抢救费。

中国首个大型心脏康复公众认知调研共纳入2.8万余人,其结果显示,仅有18%的公众对心脏康复认知度较好。医院是否设有专业康复中心、医保对此的报销情况及医院等级(43%的公众愿意在三级医院完成心脏康复治疗)是现阶段影响公众对心脏康复参与度的前3位因素。70.6%的研究对象出现睡眠不足、情绪不佳、不明原因的身体不适等症状,显示出大部分公众处于亚健康的状态。对于五大处方的相关调研发现,药物依从性不高,64%的患者曾有漏服药物的经历;吸烟率约为33%,相比2002年全国行为危险因素监测显示的人群吸烟率(35.8%)有所下降,并且2017年的戒烟率为14%,较2016年的8.9%有所提高;运动量缺乏,一个月内经常进行中等强度运动的人仅占23%,每周运动超过 4 次的仅占 14％；饮食结构缺乏量化概念，水果、蔬菜及全谷杂粮的摄入偏少。

医师认知调研共纳入 4 千余人，仅有 25％的医师经常进行心脏康复诊疗的实践。阻碍心脏康复发展进程的前 3 位因素为医疗团队水平（72％）、医保报销情况（53％）及患者依从性（52％）。多数医师认为 PCI、CABG 术后的患者行心脏康复获益最明显，对于前降支中段狭窄 75％及以上的稳定型劳力性心绞痛患者，服用药物（81％）和 PCI（58％）治疗仍是多数医师认为较适合的治疗方式（图 1-2）。对于心血管病二级预防的理念的传播还有待于加强，特别是给予戒烟建议的仅为 40％，给予心理治疗建议的仅为 29％。

五大处方中除了药物处方外，心理、吸烟、运动和营养的评估基本采用问诊形式，利用量表等有效工具评估的不超过 20％，且仅 33％的医师给予了相对全面的处方建议。58％的医师认可传统医学在心脏康复中有较好的优势，近 80％的医师认为心脏康复与传统医学"治未病""整体观""标本兼治"的思想一脉相承。

由于人口老龄化、病患年轻化、预防不到位等原因，带病生存的患者越来越多，我国已经出现了心血管病的"堰塞湖"现象，即大量患病人群集中出现，死亡率骤然增加。

要有效遏制这一趋势，建立符合中国国情的心脏康复/二级预防体系是关键策略之一。发达国家在心脏康复及其危险因素的预防和治疗方面已经取得一定的进展，我们可以借鉴。有证据显示，参与心脏康复/二级预防的患者在 5 年内的死亡率减少 25％～46％，非致命性心肌梗死复发率减少 31％。

"大病要养，小病要防。""小病输掉一头牛，大病卖掉一栋楼；辛辛苦苦几十年，一病回到解放前！"令人欣慰的是，目前国家已经充分认识到了这一点，并且把百姓健康提到了国家战略的高度。做好心血管病的防控工作，逐步实现从"'防—治—康'隔阂"到"'防—治—康'融合"，这是重要的民生问题，也是卫生健康行政部门的主要工作内容。防治心血管病关系到千家万户的利益，但目前我国仍然面临着慢性病的病员基础大、任务重、公众对此认识不足等问题，需要重点控制导致慢性病的危险因素，完善疾病防治网络，营造社会支持环境，倡导二级预防。各部门须紧密配合，同时全社会要积极参与。

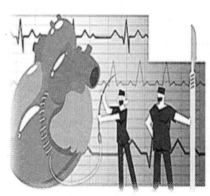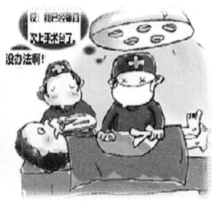

图 1-2　冠状动脉 CABG（左）和 PCI（右）术

二、我国心脏康复与国外的差距

从总体上看,我国心血管病的患病率及死亡率仍处于上升阶段。《中国心血管病报告2017》指出,心血管病占城乡居民总死亡原因的首位,占40%以上,高于肿瘤和其他疾病原因。然而,美国、德国、日本等发达国家的心血管病患病及死亡率却在逐年下降。与之相比,并非我国心血管病的治疗水平落后,而是心血管病的预防和康复环节尚未引起足够的重视。

欧洲的心脏康复形成了康复中心和社区项目互相结合的模式,日本是以康复门诊带动家庭的模式,美国是以市场为主导、国家部分支持的模式。英国的心脏康复是在学会引导下的国家行为,患者在大医院治疗出院后,会直接转接到社区,社区采取心脏康复俱乐部的形式来进行患者的后续康复治疗,患者之间可以互动、交流,项目亲民、易被接受,并且医保可以报销,医保或商业保险一般覆盖社区1~3个月的康复项目;日本的模式是以心脏康复门诊为主体,患者在大、小医院都可以接受康复门诊的定期随诊,在门诊开具的康复处方指导下,自行进行家庭康复训练,这也是整个东南亚比较盛行的模式;在美国,医保覆盖院内的Ⅰ期康复,所以美国的Ⅰ期康复相对比较成熟,在ICU病房可以看到以医师为核心的包括康复治疗师、呼吸治疗师、心理咨询师、护士在内的康复团队,早晨交班时一起查房,医师先与康复治疗师讨论患者当日的康复治疗方案,期间呼吸治疗师、心理咨询师如有问题可以与医师共同讨论,共同制定好方案后将医嘱下达给护士,护士再结合小组讨论记录将具体的执行方案反馈给医师审核,医师确认无误后签字执行,形成了一个很好的闭环管理模式。目前,心脏康复已经是《2013美国ST段抬高型心梗指南》、《2014英国心梗和CABG术后指南》、《欧洲非持续性ST段抬高型ACS指南》的ⅠA类推荐。

值得指出的是,运动训练作为心血管病的干预措施之一,给心脏康复带来的效益是显著的。心脏康复可以减少术后并发症的发生、提高患者的远期生存率、预防心血管病的再发,在很大程度上可以改善心血管病患者的生活质量,让患者更快、更好地重返日常生活和工作岗位。

然而,心脏康复在我国还是一个比较新的概念,目前尚处于起步阶段。由于缺乏系统的专业培训,心脏康复的技术门槛较高,极大影响了心脏康复的临床实践和推广应用。

美国心脏病专家Murray Low指出,心脏康复是超级药丸,预防的效果能够超越介入治疗。但有研究显示,我国目前90%以上的科室仍未开展心脏康复工作,这项工作尚需要推广和完善。

在我国,康复主要针对运动系统和神经系统,以肢体康复为主。虽然心脏康复的概念引入我国已有30多年了,但很少有医院设立心脏康复科(中心),多数医院和临床医师对心脏康复的获益认识不足。近几年,在胡大一、励建安、王乐民教授等老一辈心脏康复专家的推动下,心脏康复逐渐在国内兴起,已有一些医院作出了示范,在全国率先设立了心脏康复中心,开展规范的心脏康复,如湘雅医院、山西省心血管病医院、北京和睦家医院、长春中医药大学附属医院、浙江大学绍兴医院(绍兴市人民医院)、浙江医院、上海同济大学附属同济医院、广东省人民医院(广东省心血管病研究所)、北京协和医院、北京阜外心血管病医院、上海同济大学附属第十医院、宁波市第二医院等,但全国范围内总体的形势仍不乐观。

全国心脏康复预防工作现状调查共纳入 991 家医院(870 家三级医院、107 家二级医院、14 家社区医院)。结果发现,近 5 年,中国开展心脏康复工作的医院的比例大幅增加,但从中国巨大的人口密度和庞大的医疗体系来看仍较低,且存在地域差异。经济发达地区开展心脏康复工作的密度更高,三级医院(75%)开展心脏康复工作的比例高于二级医院(22%)和社区医院(3%)。没有开展心脏康复工作的医院,80% 以上开展了介入治疗工作,意味着此类患者缺少后续规范的二级预防康复治疗。

2017 年,我国开展心脏康复中心建设调查工作,共 128 家医院参加。结果显示,患者的心脏康复多数由心内科医师负责,缺乏专业人员指导,近 1/2 医院的心脏康复工作人员未经过心肺复苏的技能培训认证。近 1/3 医院在进行干预前未对所有患者开展全面评估,而 1/2 医院未对所有患者进行干预后的效果评价。心脏康复的干预不全面,近 1/3 医院未行心血管危险因素干预,1/2 医院未对所有患者提供戒烟干预和心理干预。所以,应加强心脏康复中心建设和认证,尽快建立一套具有我国特色的心脏康复预防标准化体系。

国内心脏康复工作开展的不足包括以下两个方面:

一方面,表现在康复时间较短,不能覆盖全程。经典的心脏康复包括 3 期,即院内康复期(Ⅰ期)、院外早期康复期(门诊Ⅱ期)和院外长期康复期(社区/家庭Ⅲ期)。受传统观念的影响,Ⅰ期康复开展常常不及时,而由于后 2 期所需时间较长,患者又不在院内,易出现依从性差的情况。

另一方面,心脏康复项目不够多。当前心脏康复有五大处方,包括药物处方、营养处方、心理处方(包括睡眠管理)、戒烟处方和运动处方。国内外冠心病治疗指南均强调,使用充分循证证据的药物是冠心病二级预防的重要措施;医学营养治疗可以减少低密度脂蛋白胆固醇和其他危险因素,且简单、经济、高效,无副作用;心理干预可缓解患者对疾病治疗而产生的双重焦虑和抑郁;戒烟可以减少心血管病的发生率和患者的死亡率,其长期获益至少等同于目前常用的冠心病二级预防药物;运动干预可增加侧支循环、增加胰岛素敏感性等。患者从五大处方中均可明确获益,但目前许多医院的心脏康复计划中仅开出运动处方或将大部分资源投入到运动处方之中,却忽视其他四大处方的重要作用。

我国心脏康复实践还处于起步阶段,与国际先进水平还有较大的差距。总的来说,我国的心脏康复体系落后于国际标准 50 年。在发达国家,冠心病死亡率的大幅度下降得益于心脏康复/二级预防,其中,德国、北欧、英国和日本的开展情况最好,如英国的心肌梗死患者在接受 CABG 术后康复开展率高达 80%。

根据近 2 年的数据,目前国内导致心血管病的 3 大高危因素(高血压、糖尿病、血脂异常)的发病率还在持续攀升。这个趋势指向一种不容乐观的未来,我国高发病率、高死亡率的根源,不在于心血管病的手术治疗,而在术后的康复管理。我国心血管病的手术和治疗水平已经和发达国家持平,每年有 60 万余例心脏支架植入手术,但大多数没有任何术后的管理和服务。所以,患者一是不清楚植入支架后会发生什么,二是不知道怎么用药,三是术后不懂得如何去合理运动。

没病的等得病,得病的等复发,消耗了大量的医疗资源,这不是医学的初心。医学的本源应该是,有人为患者提供包含身心医学、生物医学、行为医学和运动学在内的、全面全程的预防康复体系,以获得更高的生活质量。

2017年初,美国心脏学会(AHA)发布了一项重要科学声明,决定在血压、呼吸、心率和体温之外,将一个人的有氧运动能力列为第五生命体征,并作为预测健康风险的重要指标。在欧洲,有氧运动能力的提升,早已被业界视作心脏康复的一部分。

如果心血管病患者能通过运动康复,把有氧运动能力提到10 METs以上,那么其寿命将与没得病的普通人非常接近。但目前这种国际心脏康复领域的普遍认知,也经历过一番漫长的探索。早在1个多世纪以前,在没有CT和心脏支架的年代,欧洲的医师就开始带领患者去森林中伐木,试图以运动的方式根治心绞痛。不过直到20世纪60年代,国际医学界还普遍认为,心血管病患者需要绝对卧床休息,包括大小便都应在床上完成。但美国总统艾森豪威尔的案例,改变了这一切。1955年,艾森豪威尔第一次心脏病发作,随后,他通过调整饮食,通过运动和戒烟,顺利恢复了正常的生活。

其实,我国与60年前的西方国家一样,也在经历这种痛苦的改变。中国直到1986年才出现第一家心脏康复中心,随后扩展到广东、湖南、安徽、浙江等数个省份,但星星之火,始终未成燎原之势。到2012年,全国只有8家心脏康复中心,但这种变化比预想来得更快。2015年,中国的移动医疗蓬勃发展,民营资本也开始借势进入传统医疗领域。2016年,国家颁布《健康中国2030规划纲要》,把疾病的预防和康复推到了重要的战略地位,而心脏康复恰恰是实现这一国家战略的重要手段。数据显示,截至2017年底,全国范围内已有500多家心脏康复中心,呈遍地开花之势;但仍有极大的拓展空间。

形成我国与发达国家心脏康复开展情况差距的原因是多方面的。一是我国的医保制度不健全。在心脏康复工作开展最出色的国家中,德国和日本的心脏康复在医保支付范围内,而在美国,大多数私人保险也支持心脏康复。我国医保缺乏对康复的支持,从事康复工作的医师回报低微,而患者则面临康复治疗费用难以承受的问题。二是缺乏完整的队伍与完备的设备。一个完整的心脏康复团队应该包括心内科医师、专科护士、临床药师、物理治疗师、营养师、心理治疗师、运动治疗师、职业治疗师、志愿者以及患者家属,必备的康复设备包括评估设备(运动负荷心电图或心肺运动试验仪)、监护设备(运动心电监护系统)、运动训练设备和常规急救设备。在我国,康复团队的概念很容易被忽视。通常情况下,仅由心内科医师、护士和物理治疗师组成简单的队伍,一人承担多个角色,为患者提供多方面指导,工作量较大,难免出现指导意见不够专业的情况。三是医师有据不依、有章不循。关于心脏康复/二级预防,国内对每个具体处方都制定了专家共识,但很多医师在执行心脏康复时,不能遵循指南,出现临床实践与指南分离的局面。

三、我国心脏康复面临的困境

目前,我国心脏康复面临的困难局面主要表现如下:

(1)目前的康复仅局限于肢体康复,并未开展真正的心脏康复工作。

(2)心脏康复无医保政策支持,目前的收费机制使心脏康复工作者的经济收入或回报低。患者及家庭对心脏康复的意义与重要性缺乏认识,很多患者本身并不富裕,对康复医疗费用的承受能力不足,这也会影响患者康复的积极性。

（3）即使患者经济条件允许，由于患者及其家属对心脏康复的意义认识不到位，造成患者很难配合及坚持进行心脏康复。

（4）医师、护士对心脏康复的必要性也认识不足，平时宣传不到位。医院管理层常常重视一些经济效益回报快的项目，不重视也不投入心脏康复。

（5）没有系统的心脏康复人才培训和准入体系，人才匮乏，康复知识、技能和设备也严重缺乏。一些初步开展心脏康复的医院主要针对患者的运动能力进行评估与训练，对心理、生活质量和职业康复的关注与落实不够。

（6）学术界对心脏康复的理论和实践缺乏了解和重视。不少医院的康复还停留在临床研究阶段，并未真正落实在医疗保健的实践层面。

（7）没有建立强大的社区和家庭心脏康复网络，即使患者在医院完成早期心脏康复，也很难在院外长期坚持。

（8）医患关系欠佳也是制约因素之一。心脏运动康复存在一定的风险，如再发心肌梗死、诱发心律失常，甚至猝死。在医患关系欠佳的背景下，如果有良好的体制来保障医护人员及医院免受攻击，无疑将提高医护人员开展运动康复的积极性。

目前，国内许多大医院的心脏康复发展存在以下问题：

（1）从政府层面来看，我国对慢性病治疗的投入相当大，对康复的投入也很大，这说明国家非常重视健康产业。但就心脏康复而言，目前还没有获得医保政策的支持，这直接导致大医院没有积极性来参与心脏康复，也导致接受心脏康复治疗的患者比例较低。

（2）从医院层面来看，大医院的发展已进入饱和阶段，各个科室、各种资源都用到了极致，人员、设备等基本上都不能再进一步扩展，这也是使心脏康复受到限制的一个原因。

（3）从专业人员角度看，大医院中的医务人员对心脏康复的认识还有待于提高。目前，心脏康复的患者常常需要转诊到康复科去治疗。没有心内科医师的参与，必将使心脏康复的发展受到限制。

（4）从患者层面来看，如果患者对心脏康复认识不足，不了解心脏康复的重要性，就不会接受治疗。因此，大医院医师科普宣教的作用非常重要。只有向患者介绍，并让患者了解心脏康复的重要性，才能使患者主动接受康复治疗。

从事心脏康复的团队成员包括医师、护士、理疗师、营养师、心理治疗师、运动康复师、药剂师、志愿者和患者的家庭成员。目前，缺少具有职业精神和人文情怀的专业人才是最大的困难。我国至少需要40万专业从事康复的人才，但目前还不到5万人。整个康复领域的专业人才尚且如此，而心脏康复专业人才更是少得可怜。

四、我国心脏康复的发展前景

随着我国医疗卫生体制改革的进一步推进，我们应该看到，目前开展康复医疗工作有四个有利条件：一是政府、社会各界逐渐重视康复医疗服务；二是经济社会发展催生了康复服务需求，民间医疗资本对康复产生了浓厚的兴趣；三是公立医院改革为加强康复医疗工作提供了重要支撑；四是经过几代心脏康复人的不懈努力获得了丰富的积淀。我国有医学会、医师协会、康复医学会、控烟协会的心脏康复分会等学术机构，也有与心脏康复有关的专业性学术杂志，初步形成了有志于心脏康复事业的老中青团队，一些学术会议的板块中也设置了康复专场。可以这样说,心脏康复终于迎来了重要的历史发展机遇。

在计划经济时代,心脏康复工作开展采用的是苏联模式,即理疗科和疗养院。1978年召开的广州会议,推动了从单纯的生物医学模式向生物—心理—社会的综合医学模式转变。20世纪80年代涌现出了一批我国心脏康复的探索者和开拓者,包括曲镭、刘江生、孙明、孙家珍、胡大一、励建安等,和一大批心脏康复的后来建设者,包括刘遂心、郭兰、王乐民、高炜、孟晓萍、丁荣晶、徐亚伟、吴永健、王宁夫、郭航远、孙兴国、沈玉芹、王磊、车琳、范志清、孔永梅、冯雪、任爱华、叶红华、许轶洲、袁宇、信栓力、罗素新、伍于斌、关怀敏、陈灿、季晓平、戴若竹、万文俊、李莉、黄焰、李海霞、陶贵周、伍富贵、刘慧、池菊芳、何益平、林玎、吴英、徐佳等中青年骨干。

多年来,从事心脏康复/二级预防的几代人,在极为困难的条件下,进行了艰苦的奋斗与探索,积累了宝贵经验,创造了适应我国今后心脏康复/二级预防发展的可行模式。心脏康复这项工作得到了越来越多的医院和医师的支持,我国的心脏康复中心数量已经突破了500家,2017年底被中国康复医学会认证的具有示范作用的心脏康复培训基地也有44个。

(1)综合性医院创办心脏康复科或康复医院(包括院中院,如中南大学湘雅医院、浙江医院);康复科(院)下设与各相应临床科室联接的康复亚专科(肢体康复、小儿康复、ICU康复、骨神经康复、心脏康复、COPD康复、肿瘤康复等);

(2)心脏康复中心模式,在传统的心内科、心外科整合的基础上增设心脏康复/二级预防团队,组建心肺整合一体的心脏康复中心,包括心肺康复中心(如北京协和医院、上海同济医院、北京阜外医院、浙江大学绍兴医院等);

(3)康复专科医院中设心脏康复科;

(4)心血管专科医院中推广心脏康复(如山西省心血管病医院等);

(5)心脏康复门诊(如北京和睦家医院等);

(6)与下级医院建成心脏康复联盟、康复医联体/医共体(如宁波市第二医院);

(7)综合性医院健康管理中心的功能拓展,做好高危人群的筛查、亚临床情况的综合管理与服务。

未来我国心脏康复工作需要完善的几个要点:

(1)要累积国人自己的心脏康复数据。现在使用的证据大多都是国外的,我们需要有中国特色的临床证据;

(2)要加强质量控制;

(3)要让政府和医保部门看到实实在在的康复效果,让医保政策和康复效果形成良性的互动。

中国心脏康复经过了近30年的漫长探索,特别是近5年的大力发展,已经取得了阶段性的成果,但仍有很大的提升空间。需要从国家大健康、大卫生制度建设的角度,需要从"健康中国"建设的高度,引领心脏康复的宣传和推广;需要从专业建设和学科建设的角度,规范各种运动评估和运动治疗技术在心血管病患者中的实施,并利用互联网、物联网技术来推动和发展心脏康复,使之惠及中国百姓。

依托互联网构建心脏康复平台,可以实现4个W:更好的医患沟通(Well-connected)，通过平台连接医师与患者；更好的医患诊疗模式（Well-frame），不仅为医师提供科研及诊疗信息，同时为患者提供健康信息，并以此保障医师对患者情况的连续追踪以及持续的院外指导，不断优化诊疗方案；更好地实现科研大数据平台共享（World Study）以及全民健康的终极目标（Wellness）。

我国心脏康复工作的展望和必要条件的设想：

（1）需要政府、社会和医疗卫生单位的多方支持，建立以心脏科为主导、多学科合作、同工同酬的心脏康复队伍。而中西医结合的合理应用，更具中国特色，包括太极拳、气功、中药、针灸等，可使患者获益更多。

（2）根据地区差异，设备、场地的挑选要因地制宜；要制定出符合我国国情的指南和规范，以及心脏康复中心的构建和认证标准，并指导普及和推广。如此，无论是高级心脏康复或初级心脏康复，还是长期康复或短期康复，患者都会有不同程度的获益。

（3）要加大医疗宣传，鼓励患者坚持心脏病的后续管理，增强整体人群对康复必要性的认知和需求。

（4）相关配套资金的投入。目前，国内大部分康复指导项目仍然处于无偿服务阶段，这种情况是不可持续的。医保资源要合理划分与配置，使医保资金不仅用于提升诊断、治疗技术，还应恰当地投入到康复和预防中去。

（5）心脏康复与医养相结合。目前，我国人口老龄化问题日益突出。预计到 2020 年，我国的老年人口将达到 2.48 亿，占总人口的 17%。老龄化使心血管病的发病率明显上升。大数据显示，平均每 10 s 就有 1 人死于心脑血管疾病；每年用于心脑血管病的治疗经费达到 3000 亿元人民币。严峻的现实摆在我们面前，如何使众多的老年心血管病患者度过健康快乐的晚年，是亟待我们去探索的课题。

在巨大的养老需求面前，既要做好疾病的诊断、治疗，还要重视心脏康复，同时还需要结合良好的养老体系，为老人提供全方位的保障。医疗和养护相结合，将成为国家缓解养老压力的一个新途径。

心脏康复既是疾病治疗的后续管理，又是筛查危险因素的预防管理。所以，管理的关键是遵照成本—效益模式进行。欧美国家的经验显示，心脏康复的性价比是很高的，符合精准医疗的方向和标准，是更具有人性化和个体化的、理想的当代医疗模式。

当前的医疗机构和养老机构多互相独立、自成系统，养老院里不方便就医，医院里又不能养老，使老年人一旦患病就不得不经常往返于家庭、医院和养老机构之间，既耽误治疗，也增加了家庭负担。医疗和养老的分离，也致使许多患病老人把医院当成了养老院，成了"常住户"。老年人"押床"加剧了医疗资源的紧张，使真正需要住院的患者没有床位。而"医养结合"就是指医疗资源与养老资源相结合，实现社会资源利用的最大化。其中，"医"包括医疗康复保健服务，具体有医疗、健康咨询、健康检查、疾病诊治和护理、大病康复以及临终关怀等；而"养"则包括生活照护、精神心理调整、文化活动等。"医养一体化"的新型养老服务模式，集医疗、康复、养生、养老等为一体，把老年人的健康医疗服务放在首要位置，将养老机构和医院的功能相结合，把生活照料和康复关怀融为一体。

（6）社区是心脏康复的主战场。社区是慢性病防控的主战场，也是心脏康复的主战场。所以，社区医师应是全科医师，要有足够的能力来进行心脏康复管理。但目前的社区卫生院和社区的康复设施配置存在一些问题,如社区医师对心脏康复的认识不足,人员配备和资源设备保障上也有一定的欠缺。这需要三级医院和社区的医师更好地配合,共同来管理心脏康复患者。

此外,家庭心脏康复模式也不可忽略。在家属的支持下,患者在家里严格地执行心脏康复的整套操作方案,可以解决患者因上班时间限制而不能进行康复等问题。

(7)中医药的疗效和在心脏康复中的作用不容置疑。我们希望能找到既可以改善心脑血管病,又可以改善心理状态的中药,实现双心同治、心脑同治、心肺同治。

(8)心脏康复是从医院、社区到家庭的长期过程,需要三级医疗体系的配合。就我国来说,只有拥有一套完整的心脏康复体系和管理流程,才能实现有效的心脏康复。心脏康复专科医联体致力于建设中心城市及周边地区的心脏康复健康服务平台,集中区域内的心内科专业力量,充分利用同质化管理、互联网前沿技术,实现专家、临床、科研、教学、患者等资源的共享,搭建医院与医院、医院与社区、医疗机构与患者之间的无缝沟通与交流平台。这个专科医联体整合区域内心内科及康复科医学资源,统一临床路径、统一治疗规范、统一服务管理,通过资源共享、优势互补、上下联动、共同发展,促进分级诊疗制度的建设和落地。

心脏康复专科医联体全力围绕"以患者为中心"的服务宗旨,使患者得到全程呵护,满意度得到提高,医疗费用得以降低,使患者真正从心脏康复中获益。

(9)人文医学与心脏康复密不可分。只有充分体现人文精神,才能实现心脏的真正康复。从事心脏康复这项功德无量的事业,需要"三心二意"(即爱心、善心、同情心和传承的意识、创新的意识)。随着循证医学证据的不断积累,相关指南的陆续制定和出台,国内心内科专家的不断呼吁和宣传,心脏康复已经被越来越多的同行以及患者所熟悉和接受。未来我们需要做好两件事:一是继续积极与政府相关部门沟通,争取得到国家医保政策的支持,早日将心脏康复纳入到慢性病管理的范畴,并将其作为质量考核的指标之一;二是建立和完善心脏康复从业人员的培训和认证制度,构建心脏康复中心的认证体系,将心脏康复的理念落地,建设更多的、不同层次的心脏康复中心,实现与国际水平的心脏康复中心全方位接轨。

第二章　心脏康复的历史

心脏康复（Cardiac Rehabilitation，CR）是一个全新的概念，也是一个全新的事物。

心脏康复是一项功德无量的事业，是心血管病"防—治—康"三位一体医学模式中重要的一环。

心脏康复是持续性医疗，属于心血管病二级预防的范畴。

中国心血管病患病率处于持续上升阶段。目前，全国心血管病患者约有 3 亿，不仅急性发病人数逐年增加，而且年轻化趋势明显，接受 PCI 术的患者数量也在持续增加。虽然当今的介入技术快速发展，最大限度地挽救了濒死和缺血的心肌，但心血管危险因素没能得到有效控制，人口的老龄化也增加了冠心病的发病率和病死率。目前的医疗模式对于发病前的预防以及发病后的康复不够重视，导致大量患者得不到进一步的全程医学指导，从而陷入了反复发病、反复住院、反复手术的恶性循环，医疗开支沉重，患者带病生存后的生活质量也十分低下。

心脏康复是一项全面、长期的计划，可限制心血管病所带来的负面生理和心理影响，降低再发心血管事件的风险和猝死的概率，控制心脏症状，稳定或逆转动脉粥样硬化，使患者重新回归社会、回归家庭、回归职场。目前的研究表明，心脏康复和预防是降低心血管病发病率和病死率的一项费用—效益比较好的方法。国际上已将 CABG 术、急性冠脉综合征或 PCI 术后患者进行心脏康复作为ⅠA 类的推荐。我国以往一直将重点放在心血管病急性发作的救治技术上，对患者的远期预后以及生活质量重视不够。随着我国医疗事业的发展和理念、意识的转变，社会各界对康复的日益重视，心脏康复作为心血管病防治不可分割的一部分，在维持治疗效果、减少费用支出、提高生活质量以及降低疾病的复发率等方面发挥着不可替代的作用。面对目前中国心血管病的"堰塞湖"现象，心脏康复的管理和服务任重而道远。

第一节　世界心脏康复的历史

古希腊的希波克拉底最早将合理饮食和增加运动作为增进健康的方法，"如果我们给予每个人最适量的饮食和运动，对于健康那是最安全的"。柏拉图是一位哲学家，但他十分相信运动是心身健康的组成部分之一。古代罗马人运动医疗的许多观念与现代的康复理念十分相似，特别是伟大的罗马医师盖仑，他对运动的分类与当代的运动处方原则一致。

公元 2 世纪，Antyllus 主张疾病的急性期要卧床休息，但在慢性的稳定期应该进行运动。Caelius Aurelianus 描述了水疗的作用。1553 年，Christobal Mendez 出版了第 1 本有关运动的医学书籍。Gutenberg、Nicolas Andry、Henrik Ling、Gustav Zander 等推进了运动康复的发展和模式的构建。

19 世纪初,在欧洲、加拿大和太平洋等地区已有了有关心脏康复的最初记载。1802年,英国内科医师 William Heberden 发现,"心绞痛患者每日锯木材半小时,心绞痛几乎治愈"(图 2-1)。50 年后,爱尔兰医师 William Stokes 出版了《心脏和主动脉疾病》这一经典之作,书中记载"步行运动可以治疗心脏病",并提出了著名的 Stokes 训练方案。

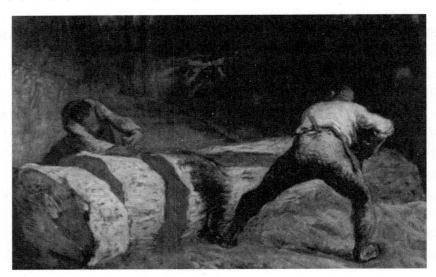

图 2-1　锯木头治疗冠心病

1863 年,Stokes 训练方案被英国医师 John Hilton 质疑后,心脏康复进入了被否定的阶段。1912 年,Herrick 医师制定了治疗急性心肌梗死的医嘱方案,他通常要求患者卧床2 个月,原因是担心患者的体力活动会造成室壁瘤、心力衰竭、心脏破裂和心原性猝死。1939 年,Mallory 等人描述了心肌梗死的病理学改变:从最初的心肌缺血坏死到形成稳定的瘢痕需要 6 周的时间。心肌梗死演变的时间特点更加强了当时临床上盛行的严格卧床6～8 周的规定,诸如上楼等任何费力的活动都受到更长时间的限制,心肌梗死患者想恢复正常的工作状态的希望十分渺茫。John Hilton 的"心脏病患者必须严格卧床休息"的理念直到 1944 年才被完全否定。

1875 年,慕尼黑医师 Oertel 描述了休闲健身中心的训练方案,该方案结合 Stokes 步行训练,加上严格的饮食控制,以消除"多余脂肪的堆积"为目标。20 世纪初,Schott 兄弟在传统的休闲健身中心运动训练的基础之上,推荐矿泉浴与抗阻训练、登山等相结合的减脂方法。

在瑞典,体操成了心脏病患者首选的运动方式。这种方式的著名倡导者 Zander 通过引入各种类型强壮肌肉的机器,使运动训练方法得到了进一步的优化。后来,经过 Oertel及 Zander 等学者的进一步推动,出现了踏车功率计(ergometer)和划船运动器,开启了心脏康复运动治疗的新篇章。

20 世纪 40 年代后期，大量文献对心梗后长期卧床的效果提出了质疑。1950 年，Irvin 和 Burgess 把无合并症的 AMI 卧床时间缩短到 2 周。1951 年，曾提出卧床 4～8 周的美国著名心脏病专家 Levine 和 Lown 也提出了著名的"坐椅子疗法"，即患者在 1 周内（有些患者从第 2 天开始）就可以坐在安乐椅上，每日 1～2 h，结果十分令人满意，81 例患者均无任何并发症，也无任何血栓事件和肺部感染等。1952 年，Newmen 和他的同事们定义的"早期活动"是在梗死恢复期的第 4 周，提出了 2 周内离床、4 周内每日进行 2 次 3～5 min 散步活动的方案，结果也十分令人满意。1956 年，Brummer 及其同事最早报告了早期活动的应用，是在急性心脏事件后的 14 天内进行。随机前瞻性心脏康复研究与传统医疗对比的荟萃分析证实，心脏康复可以减少心脏事件后的死亡。Oldridge 小组及 O'Connor 等证实，心梗后实施康复计划能减少 20%～25% 的患者死亡率，使急性事件后第 1 年心原性猝死的发生率下降 37%。Lavine 等收集的资料也证明，老年人进行心脏康复和运动康复大有裨益。

20 世纪 50 年代，随着西方发达国家冠心病和发展中国家风湿热发病率的增高，WHO（世界卫生组织）对心血管病这一全球性问题逐渐重视，并于 1958 年在日内瓦成立了心血管病专家小组。

20 世纪 60 年代初，美国、西欧、北欧等多个国家和地区的心脏病专家对心脏病，特别是冠心病的康复运动治疗进行了深入的研究，开始重视 AMI 患者的早期分级活动方案，并阐述了这一方案的有效性和安全性。Cain 和他的助手在 1961 年报告了早期逐步实施康复运动计划的有效性和安全性。1964 年，成立了康复专家委员会，并首次对心脏康复进行定义。1968 年，Gottheiner 在以色列发表了 100 位患者超过 4 年康复训练后的综合报告，证明有氧运动（如快走、慢跑、骑自行车、游泳和划船）安全有效。

到了 70 年代，在英、美等国掀起了 AMI 早期活动治疗的研究热潮，有人认为早期的运动治疗并不增加心绞痛、再梗死、心力衰竭及猝死的发生率，相反可避免因长期卧床引起的并发症，并可缩短住院时间。此时，AMI 住院 3 周已成为常规。Groden 等学者的研究证实，心肌梗死后早期活动的疗效明确，安全性好，但是不具有前瞻性和随机性。Boyle、Hutter、Bloch、Abraham 等学者所做的对照研究证明，心肌梗死后早期活动组和对照组发生心绞痛、再梗死、心力衰竭或死亡等事件的概率无明显差异。Bloch 等的研究结果显示，未进行早期活动的患者在 1 年后会出现更明显的躯体活动障碍。Abraham 等的研究发现，无论心肌梗死早期有无心绞痛或充血性心力衰竭的并发症，早期的运动治疗都是有益的。但是心肌梗死后有并发症的患者，尤其是临床上出现充血性心力衰竭或心原性休克者，应推迟活动，待病情稳定后，方可在密切监护下逐渐进行适宜的活动。

70 年代早期，太平洋地区开展了心脏康复门诊项目。1972 年，美国心脏学会发布了《健康人的运动试验和训练：医师手册》。1974 年，7 名 AMI 后的患者圆满地完成了波士顿马拉松比赛，这是医学史上的首次，也把康复运动推到了顶峰。1975 年，美国心脏学会发布了《心脏病患者或高危人员的运动试验和训练：医师手册》，美国运动医学会（ACSM）也发布了《分级运动试验和处方指南》，并开始对从事健身和心脏康复的工作人员进行职业认证。1977 年，第一届心脏康复会议在德国汉堡举行。1978 年，Haskell 发表了著名的论文《心脏病患者运动训练期间的心血管并发症》，反驳了心脏病患者进行运动康复时存在高风险的观点。1979 年,Kallio 等的研究证实,心肌梗死患者接受综合康复可减少导致心血管危险的因素,降低心原性猝死的风险(图 2-2)。

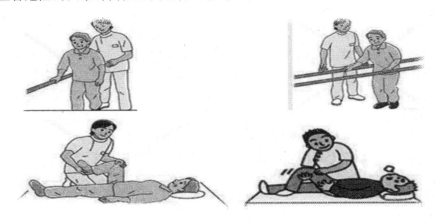

图 2-2　心脏运动康复的方法

80 年代以前,心脏康复的核心是以运动训练为主,其主要目的在于恢复及提高患者的身体功能和生活能力,减少长期卧床的并发症和长期体力活动不足导致的体能下降,减少残疾,促使患者尽快重返工作和社会角色。70 年代时 WHO 多次召开心血管病专家会议,讨论心脏康复的发展,并提出以下观点:体力活动仅是心脏康复的一部分;心脏康复是二级预防的一部分;非心血管病因素,如心理、社会和职业因素,在康复中占重要地位。

1981 年,WHO 发表了预防冠心病复发和有关研究进展的声明:大量的冠心病患者死亡发生在那些已患冠心病的人群中,采取相关措施预防冠心病病理过程的进展可显著减少总体死亡率。1 次心脏事件后,患者的远期预后受到各种危险因素的影响,而这些危险因素的持续存在,将促进动脉粥样硬化的持续发展,所以,采取预防措施显得非常必要。此后,二级预防的概念正式提出,并获得了医学界的高度重视。

从 70 年代中期到 80 年代中期,发达国家对无合并症的 AMI 患者大多已实施 2 周的康复方案;对住院的心肌梗死患者实行 7 步康复程序,患者的住院时间从 14 天缩短至 10 天。目前大多数学者主张,无并发症的 AMI 患者的住院时间可缩短至 4～5 天。在此阶段,太平洋地区开始了门诊心脏康复项目,澳大利亚 Alan Goble 和 Marion Worcester 举办的学习班推动了门诊心脏康复的规模化。

20 世纪 80 年代,运动训练被确立为心脏康复的关键部分,其他还包括戒烟、控制体重和危险因素、调整饮食、药物治疗和心理咨询等。从那时起,进行心脏康复的患者已扩大到包括 PCI 和 CABG 术后、心脏移植术后、慢性心力衰竭和瓣膜手术后的患者。1981 年,Victor Froelich 和 Michael Pollock 共同编辑发行了《心脏康复杂志》。Levy 等学者发现,从 60 年代后期开始,美国的心脏血管病(特别是冠心病和中风)患者的死亡率出现了前所未有的下降,尤其是老年人,这要归功于医疗技术的改进、生活方式的改善和危险因素的控制。1985 年,美国心血管和肺康复协会(AACVPR)成立。80 年代末期,O'Connor 和 Oldridge 等分别发表文章,共纳入 4000 余例接受心脏康复的心肌梗死患者的 3 年随访记录,结果显示,总的心原性死亡率下降约 25％,因心脏病再次入院的风险降低,接受综合心脏康复治疗患者的死亡率低于接受单纯运动康复治疗的患者。

1990 年,Hedback 等报道了综合心脏康复在降低 CABG 术后多种危险因素上的有效性。同年,加拿大心脏康复协会(CACR)成立。1994 年,Haskell 等发表了 SCRIP(the Stanford Coronary Risk Intervention Project)的研究结果,采用综合心脏康复方案,包括营养调整、减轻体重、降脂、戒烟、运动指导等,可明显降低康复组患者再发心血管事件的风险。1998 年 CACR 发布了《心脏康复指南》,并于 2004 年出了第 2 版。其他国家和地区的心脏康复学术团体随后也相继成立,欧洲心脏康复协会于 1999 年进行了一项指南评估和核实工作。

1991 年,出版了《心脏康复程序指南》。1992 年,欧洲第一届心脏康复会议强调:"有充分证据支持心脏康复的实施",同时公布了临床实践指南的评述和介绍。1995 年,世界心血管和肺康复理事会(WCCPR)成立。同年,美国联邦资助了相关指南的发布,包括《心脏康复临床实践指南》《作为二级预防的心脏康复》《通过心脏康复治疗心脏病》。经过修订、补充和精炼,在 20 世纪 90 年代末和 21 世纪初发布了第 2、第 3 版,分别命名为《心脏康复指南》和《心脏康复和二级预防程序指南》。2014 年,欧洲心脏康复协会和美、日等国家再次完善了心脏康复指南。2004 年出版的第 4 版《心脏康复和二级预防程序指南》认为,现在的心脏康复、二级预防和日常保健产生了链接,保健流程已经成为康复服务的连续体。因为与生活方式有关的 4 个危险因素——吸烟、高血压、不适当饮食和久坐生活方式,也与许多非心血管病的慢性病(包括糖尿病、COPD、哮喘、骨质疏松症和癌症)有关,其处理也类似于心脏康复程序。

心脏康复工作的开展,可以有效改善目前心血管病患者治疗前期缺乏预防、治疗中期缺乏有效干预、治疗后期缺乏管理的现状,使得冠心病患者的病死率和再住院率大幅度下降。对冠心病患者的康复而言,接受心脏康复的 AMI 患者 1 年内的猝死风险可降低 45％,心脏瓣膜置换或修补术后、心脏移植术后患者均可以从心脏康复中获益。2009 年,美国公布了一项老年住院冠心病患者 5 年的随访报告,共入选了 60 万余例 ACS、PCI、CABG 的患者。结果显示,心脏康复组较非心脏康复组病死率减少 21％～34％。

欧洲心脏病学会(ESC)修订的 2012 年版《ST 段抬高型急性心肌梗死(STEMI)治疗指南》已明确提出,无复发缺血性不适、心力衰竭症状或严重心律失常的 AMI 患者不应卧床超过 12～24 h,入院后即可开始心脏康复,并强调了对 STEMI 患者进行行为干预和心理治疗的重要性。

美国的 Herman Hellerstein 医师创建了住院期、出院后早期门诊期和社区/家庭重返工作期的 3 期心脏康复模式;日本的心脏康复采取了美国的 3 期心脏康复模式;新加坡的心脏康复则采取电脑管理,保障了康复工作的完整性、统一性;加拿大的心脏康复利用远程媒介、护士宣教的方式进行。各个国家都根据各自的特点采取了不同方法对患者实施心脏康复,均取得了良好的效果。

现代国际心脏康复体系自 20 世纪 60 年代提出以来,已有 60 年的发展历史,经历了从否定、质疑、不得不接受到普遍认可的过程,现已成为一个蓬勃发展的学科。Wenger 等的研究显示,AMI 患者根据病情及早进行床上或床旁活动是安全的,而且利大于弊,并

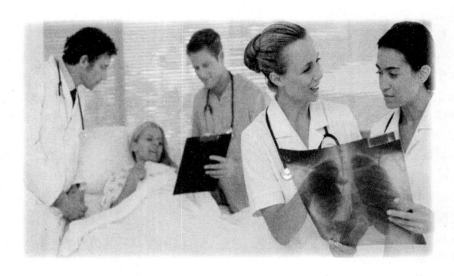

图 2-3　对心脏病患者的综合服务和关爱

总结出了一套急性心肌梗死住院期间心脏康复方案,完成了心脏康复从静到动的转变,实现了一次大跨越,从此心脏康复发展迅速。到 20 世纪 90 年代,出现了以运动锻炼为核心的心脏康复模式,并且其适应证也从急性心肌梗死和(或)CABG、PCI 术后扩大到各种心血管病和危险因素,也包括心力衰竭。

　　随着对心脏康复的不断探索,心脏康复的理念和技术在临床上得以逐步推广并不断完善。当代的心脏康复逐渐趋向于整体化管理和电子化服务,主要体现在以下几个方面:

　　(1)从单纯的冠心病心肌梗死后的心脏康复发展为所有心脏病患者的康复;

　　(2)从单纯运动康复发展到"以患者为中心"的全面、全程的管理服务与关爱(图 2-3);

　　(3)从简单的住院期间康复发展为住院、门诊和社区、家庭的一体化康复服务;

　　(4)从单纯心脏康复提升为"防—治—康"一体三个维度;

　　(5)从心脏康复拓展为"心—肺—肾"三个脏器的康复治疗;

　　(6)从面对面康复到虚拟化远程心脏康复。

　　心脏康复现已成为一个蓬勃发展的学科。目前,冠心病死亡率的大幅度下降得益于冠心病康复/二级预防,康复与二级预防已经成为决定医疗质量及患者生活质量的重要环节。

　　尽管大量的证据证明心脏康复是有益的,但其应用率仍很低,患者的参与率也不高,仅 14%～15% 的心脏骤停生存者和 31% 的 CABG 患者参加了心脏康复计划。

第二节　我国心脏康复的历史

　　我国心脏康复事业的发展经历了三个阶段:

1. 启蒙摸索阶段

我国的心脏康复事业起步于 20 世纪 80 年代。1981 年,吴英恺在《中华心血管病杂志》撰文,强调要重视心血管病的康复治疗研究工作。同期,北京大学第三医院以运动医学为主导的心脏康复团队开始进行冠心病的心脏康复工作。另外,以河北省人民医院曲镭为代表的一批专家,也开始了心脏康复的宣传与实践,1986 年前后相继发表心脏康复方面的综述与论著。其后的 10 年中,在罗征祥和冯建章领导下的广东省人民医院,设置了隶属于心内科和心外科的心脏康复科;中南大学湘雅医院的孙明也大力推动着心脏康复事业的发展;金宏义和孙家珍等也是中国心血管病康复事业的先驱和创建者之一。尽管陆续有冠心病运动康复训练相关的临床报道,但基于对运动诱发心脏事件的恐惧和疑虑,一些专家仍然质疑心脏康复的安全性。所以,在很长一段时间内,心脏康复并未得到国内心血管学术界和管理部门的重视。

这一阶段,也是中国心血管病介入诊疗技术起步和发展的阶段,冠心病和心律失常的介入治疗得到了专家学者、患者和国家有关部门的认可。而与此同时,虽然南京医科大学的励建安和福建医科大学的刘江生等执着地推动着中国心脏康复事业的发展,翻译出版了一些欧美国家心脏康复的经典教材,但是,总的来说,心脏康复并没有跟上心脏介入技术的发展步伐。大多数医院陆续开展的心脏康复工作由于各种原因逐步停滞和消失,仅仅广东省人民医院、北京大学第三医院和上海同济医院等为数不多的几家医院保留了心脏康复的技术力量,且大多属于科研层面。

1987 年 9 月,中国康复医学会录制了第一部电视科普片《心脏与心脏病的康复》,并在河北电视台播出。

1991 年 3 月 22 日,中国康复医学会心血管病专业委员会在福建省老年医院成立,第一至第三届主任委员是刘江生教授,第四至第五届主任委员是胡大一教授,具体任职人员情况如下:

第一届主任委员:刘江生;副主任委员:曲镭、王传馥。

第二届主任委员:刘江生;副主任委员:曲镭、王传馥、张宝慧。

第三届主任委员:刘江生;副主任委员:王传馥、张宝慧、陈晓春。

第四届名誉主任委员:刘江生;主任委员:胡大一;副主任委员:高炜、耿庆山、郭兰、黄峻、雷寒、刘遂心、孙锟、王乐民、张抒扬、朱鹏立(图 2-4)。

第五届名誉主任委员:刘江生;主任委员:胡大一;副主任委员:高炜、耿庆山、郭兰、郭航远、雷寒、刘遂心、孙锟、王乐民、常翠青、范志清、刘培良、赵冬、孟晓萍。

中国康复医学会心血管病专业委员会自 1992 年起每年举行 1 次年会,同时举办学术进展研讨班和举办心血管康复医学杂志编委会议。1992 年创办了《心血管康复医学杂志》,1998 年公开出版。先后制定了《中国心肌梗死康复程序参考方案》《心脏分级运动试验结果判定标准》《冠心病患者康复危险分层法》《中国经皮冠状动脉介入治疗的康复程序》《中国心血管病患者生活质量评定问卷》;几乎在所有临床心血管领域开展了康复医疗,开展急性心肌梗死康复医疗的单位由成立前的 3 所医院发展至 20 个省、市的多家医院,成功进行了有心力衰竭等合并症的急性心肌梗死患者的康复治疗;组织了"中国心血管患者生活质量评定问卷"常模测定,对 20 个城市的 29 所医院的 8267 例对象的生活质

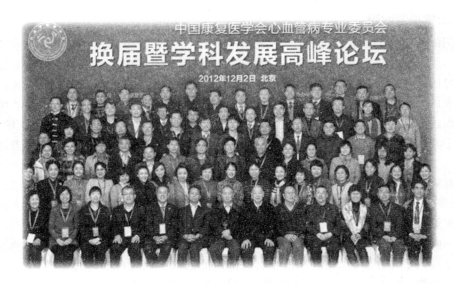

图 2-4　中国康复医学会心血管病专业委员会

量进行了随机抽样调查。

2. 临床实践与科研探索阶段

1993—2008 年,尽管各家医院所实践的心脏康复尚缺乏确定的专业方向,心脏康复隶属于心脏科、康复医学科或运动医学科等不同学科,但值得欣慰的是,心脏康复陆续得到心血管病领域专家学者的关注,以及卫生部门的重视。北京大学第三医院心内科高炜承担的"心肌梗死的康复治疗"项目也获得了重点资助,通过多中心研究带动了国内多家医院开展冠心病康复的临床研究,并率先将心脏康复提升到学科发展的高度。由此,逐步开始了由心内科主导的心脏康复模式,开展了心肺运动康复评定,心内科专家医师开始引领心脏康复的临床实践。在此后的十多年中,南京医科大学的励建安、福建医科大学的刘江生、上海同济医院的王乐民、湘雅医院的刘遂心、广东省人民医院的郭兰等康复医学和心内科医师一直在积极推动中国心脏康复事业的发展,并开始通过举办论坛和培训班的模式宣传和普及心脏康复的理念。

刘江生、郭兰教授分别译著的《波洛克心血管康复医学教科书》《心脏运动康复》,以及李振有等主译的《临床心脏康复指导》等参考书,均对我国心脏康复工作的开展提供了有益的帮助和指导。

刘江生教授坚持发展我国的心血管康复医学,并一生为之奋斗。在极其困难的情况下,面对人员少、经费缺的情况,他还坚持办班、办会、办杂志。目前,由刘江生教授一手操办的、国内唯一的《心血管康复医学杂志》已成为了该领域的核心刊物,正式出版了二十余年。

3. 蓬勃发展阶段

2013 年,中国康复医学会心血管病专业委员会第四、第五届主任委员胡大一等心血管专家牵头制定并发布了《冠心病康复与二级预防中国专家共识》,倡导"心脏康复五大处方"的理念,即运动处方、营养处方、心理处方、戒烟处方和药物处方,既有对国际预防与康复先进理念的学习借鉴,又有中国特色的创新,极大地推动了心脏康复事业在我国的发展。

《冠心病康复与二级预防中国专家共识》明确了心脏康复的具体内容:①生活方式的改变:主要包括指导患者戒烟、合理饮食和科学的运动。②双心健康:注重患者心理健康的恢复以及睡眠管理。③循证用药:冠心病的康复必须建立在药物治疗的基础上,根据循证指南规范用药、提高药物治疗的依从性和有效性是心脏康复的重要组成部分。

此后,多个心脏康复专家共识相继发表。2014年,中国康复学会心血管病专业委员会和中国老年学学会心脑血管病专业委员会联合发表了《在心血管科就诊患者的心理处方中国专家共识》。2015年,中华医学会心血管病学分会预防学组和中国康复医学会心血管病专业委员会发布了《冠心病患者运动治疗中国专家共识》。2016年,中国医师协会心血管内科医师分会预防与康复专业委员会发布了《经皮冠状动脉介入治疗术后运动康复专家共识》等。尤其是在2013年和2014年,发表了关于心脏康复的2个共识——《慢性稳定性心力衰竭的康复中国专家共识》和《冠心病康复与二级预防中国专家共识》,对开展心脏康复具有重要的指导意义,同时也促进了心脏康复事业的开展及观念的普及。心脏康复中心如雨后春笋般在中国大地上涌现,截至2017年,全国各地各种规模和形式的心脏康复中心已达500余家。

与此同时,心脏康复的临床研究也日渐增多,文献量突飞猛进,各级学(协)会也相继成立了心脏康复的学术机构。

2015年,中国医师协会中西医结合医师分会心脏康复专业委员会正式成立,吴永健教授任主任委员。

2015年,中国生物医学工程学会体外反搏分会成立,伍贵富教授任主任委员。中国医师协会心肺康复专业委员会成立,郭兰教授任主任委员。

2016年,世界中医药学会联合会心脏康复专业委员会成立,吴永健教授任主任委员。

2016年,中国心脏联盟心血管病预防与康复专业委员会成立,孟晓萍教授任主任委员。

2017年,中国老年保健协会心血管病预防与康复专业委员会成立,孔晴宇教授任主任委员。

2017年,中国控烟协会康复与中医学专业委员会成立,郭航远教授任主任委员。

胡大一教授认为,心脏康复应立足于人文服务,以填补"心"的短板,要积极探索中国心脏康复/二级预防模式,以修复破碎的医疗服务链。近五年来,各类心脏康复论坛涌现,极大地普及了心脏康复概念,推动了心脏康复事业的发展。更多的专家学者已经认识到心脏康复治疗的意义,并且主动加入到心脏康复的临床实践之中,学科发展速度较快。宏观梳理全国心脏康复专业的发展势头,心脏康复发展到今天,更多侧重于心脏康复中心的搭建和普及心脏康复的意义。与欧美国家相比,我国真正规范化的心脏康复临床实践尚未完全开展,所以说,这项事业任重而道远。很多康复中心无论是场地、设备还是人员配备都显不足,也缺乏合适的心脏康复评估和治疗相关收费标准,在很大程度上制约了心脏康复的良性发展,难以体现其医疗和社会价值。

第三章　心脏康复概述

随着心血管病诊疗技术的巨大进步及其在我国的临床应用,心血管病患者的预后得到了明显改善。但从总体上来看,我国心血管病患者的患病率和病死率仍处于上升阶段,心血管危险因素的流行趋势依然明显。高血压、糖尿病和高脂血症患病率的持续攀升,以及吸烟、不良饮食习惯、职业紧张和运动参与度低,是导致缺血性心脏病发病率高的重要因素。改善和促进健康生活方式,形成心血管病预防、治疗和康复的完整干预链,改善生活质量,减轻疾病负担,已成为各国政府和专业协会的首要任务,也是中国心血管医师责无旁贷的使命。

现代国际心脏康复的历史可追溯到 20 世纪 60 年代,英、美等国家最先从要求急性心肌梗死患者长期卧床的禁锢中走出,鼓励患者早期活动,在医师指导下进行运动康复,以达到降低心肌梗死并发症、缩短住院时间的早期康复目标。Wenger 等还制定了"急性心肌梗死住院期心脏康复方案",并在临床中应用。在过去的 60 多年中,心脏康复已经从一个鼓励患者进行体力活动的简单计划,逐步发展成为包括患者教育、心理干预、营养咨询、药物治疗最优化、二级预防和运动康复为一体的心血管病综合管理体系。心脏康复在改善冠心病和心力衰竭患者生活质量、增加社会适应能力、降低再发心血管事件概率等方面得到广泛的认可。

心脏康复通过多方面、多学科合作,采取综合干预手段,包括医学评估、运动处方、心血管危险因素的干预以及健康教育,以减轻心血管病所带来的生理和心理的影响,降低再发心血管事件概率和猝死的风险,控制症状,稳定或逆转动脉粥样硬化,提高患者的社会、心理和职业地位。

进入 21 世纪,以运动为核心的综合康复程序已成为专业协会和心脏病专家们关注的焦点,越来越多的心血管病专家和科研人员报道了心脏康复的临床实践。从心血管病预防与康复、基于训练的心脏运动康复,到围手术期体能评定、术前与术后康复,运动(康复)心脏病学实践正在改善心血管病患者的预后和生活质量。

一、心脏康复的定义

1964 年,WHO 把心脏康复定义为"要求保证使心脏病患者获得最佳的体力、精神及社会状况的总和,从而使患者通过自己的努力能在社会上重新恢复到尽可能正常的位置,并能自主生活"。

1995 年,美国对心脏康复的定义为:心脏康复是涉及医学评价、运动处方、心血管危险因素矫正、教育咨询和行为干预的综合长期程序,用以减轻心脏病对生理和心理的影响,减少再梗死和猝死的危险,控制心脏症状,稳定和逆转动脉硬化进程和改善患者的生理和职业状态。

现代心脏康复的定义：研究心血管危险因素，开展健康教育，改善不合理的生活方式（如高脂饮食、吸烟、少活动等），保持心理健康，进行心血管病的预防，使危险人群免于患病。对心血管病患者进行心功能评定，判断预后，有针对性地进行二级预防。矫正患者的危险因素，减缓甚至逆转（消退）病变。减轻症状，并降低再次发病概率和猝死的风险。增强体力，提高生活质量，促进回归社会，指导恢复工作。

心脏康复是指应用多种协同的、有目的的各种干预措施，包括康复评估、运动训练、指导饮食和生活习惯、规律服药、定期监测各项指标和接受健康教育等，使患者改善生活质量，回归正常社会生活，并预防心血管事件的发生的过程。

心脏康复是一项综合的、长期的、多维度的治疗方法，是心脏病一级预防、二级预防和三级预防的重要组成部分。

康复不是简单的 recovery，而是 rehabilitation。也就是说，康复不仅仅是简单的恢复，而是一种生活方式的重新建立。

心脏康复是一门新兴的交叉学科。它既是心血管内科的一个亚分支，也是康复医学的延伸，目前已经成为心血管病诊疗体系中重要的组成部分。即在规范的专业治疗基础上，重视非药物治疗对疾病的治疗作用。主要是通过指导心血管病患者形成正确的生活方式，包括通过采取科学运动、心理调节与疏导、健康饮食、控制体重、戒烟等各方面的措施，强调给予心血管病患者全面的医疗指导与人性关怀，安全有效地预防心血管病的一些并发症，预防严重心血管事件的发生，延长寿命，提高患者的生活质量。

心脏康复的模式和内容可以多种多样，但其核心是教育、运动和转变不良生活方式。

二、心脏康复的目的

1993 年，WHO 将心脏康复的目标总结为：通过对潜在病因良性和有效的干预，使心脏病患者尽可能拥有良好的身体、精神和社会生活状况，帮助患者通过自身的努力尽可能地保存或恢复在社会生活中的正常地位。简而言之，即帮助患者在其身体条件许可的情况内，最大限度地恢复生活能力和劳动能力。

（1）控制症状，提高心脏储备，改善心脏功能；

（2）强化对危险因素的控制，改变冠心病的自然病程，防止冠心病或有高度易患因素患者的动脉粥样硬化的进展；

（3）减少猝死和再梗死风险，降低死亡率和心脏事件的再发生率；

（4）降低不良心理影响，提高生活质量，使患者恢复到最佳的生理、心理和职业状态；

（5）提高患者的活动能力和社会参与能力。

三、心脏康复的主要益处

有效的心脏康复可降低冠心病患者 8%～37% 的总死亡率，7%～38% 的心血管死亡率，还可降低再入院率、血运重建率以及医疗费用。

通过对 3 万余名冠心病患者的研究，Medicare 心脏康复计划显示，心脏康复的治疗次数与心血管终点事件的降低呈剂量依赖关系。在研究对象中，仅有 18% 的患者完成全程 36 次心脏康复治疗。其结果表明，参加 36 次治疗的患者比参加 24 次、12 次和 1 次治疗的患者的死亡风险分别下降14％、22％和47％,心梗风险分别下降12％、23％和31％。英国的一项调查显示,急性心肌梗死、CABG术后、PCI术后患者心脏康复的依从性分别为17％、44％、6％。在美国,有80％～90％符合参加心脏康复条件的冠心病患者并未接受正规的康复治疗。在不同的国家和地区,心脏康复的参与率为14％～37％。心脏康复的益处虽已得到公认,但心血管病患者对心脏康复的依从性仍然普遍较低。

全球急性冠状动脉事件注册研究(Global Registry of Acute Coronary Events, GRACE研究)的中国数据显示,心肌梗死和心绞痛患者即使经过几乎与国外同质化的手术和药物治疗,4年的累积死亡率仍高达22.6％,其中50％死于再发心肌梗死,反复住院和再次血运重建率达25％。而综合心脏康复治疗可使1年内猝死风险降低45％,心血管死亡风险降低38％。心肌梗死恢复期的综合心脏康复治疗(包括运动指导、循证用药、营养指导、心理支持和戒烟指导)直接影响患者的预后和生活质量。

1. 康复运动对心血管系统的作用

(1)外周效应:提高骨骼肌对氧的摄取能力,改善骨骼肌的氧利用率,提高机体的最大耗氧量,改善血液动力学;

(2)心脏本身:促进冠脉侧支形成和冠脉舒缩,增加心搏量和冠脉血流量,增加心脏射血分数,增加电稳定性;

(3)降低危险因素:改善脂、糖代谢,降低血压和血小板聚集。

2. 心脏早期康复的主要获益

(1)早期出院或回归社会;

(2)减少危险因素,保持健康状态;

(3)抑制动脉硬化等疾病的进展(二级预防);

(4)调节机体生理及精神功能;

(5)降低猝死风险;

(6)改善临床症状和体征;

(7)调节职业及心理状况。

先进的心脏病治疗技术只能解决急性和急诊问题,为心脏病患者的进一步康复治疗提供良好的条件,但不能完全取代心脏康复。心脏康复能够提升心血管病药物和介入技术的疗效,其作用是药物和手术无法替代的。当然,我们也必须认识到,心血管病的治疗是综合性的,心脏康复并不能完全解决所有的心血管问题。

美国一项对60万余例老年冠心病患者5年随访的研究发现,心脏康复组患者的死亡率较非心脏康复组明显降低,其效果与心血管病的预防用药组相当,而其费用明显低于预防用药组。

心脏康复具有冠心病二级预防的作用,可使冠心病患者的耐力和运动能力提升20％～50％,获益与服用他汀类、阿司匹林相似。

心脏康复还可以大大减少被动治疗所需的费用,提高成本—效益比,不但节省个人、单位的经费开支,也是对社会的一大贡献。心脏康复也是一项温暖工程、爱心工程,是重塑人类伦理和道德新长城的精神工程。

3. 心脏康复治疗的特点

(1)临床诊断更加精确

心脏康复特别强调对心血管病患者整体病情的判断,包括运动能力的高低、运动系统是否正常以及生活方式是否健康等。诊断是治疗的基础,更加全面的诊断能为更全面的治疗带来更好的指导,临床获益也会更大。

(2)心理调适更加适宜

心理应激或过度的精神压力是目前导致心血管病高发的重要因素之一,同时也是影响康复效果及心血管病预后的关键因素之一。因此,适宜的心理调适对于心血管病患者的临床治疗具有重要的辅助作用。

(3)治疗更加全面

对大多数已患有器质性心脏病(如冠心病、心力衰竭等)的患者,药物治疗以及必要的手术治疗是必不可少的。而非药物治疗方法(如饮食治疗、运动治疗、心理调节等)是心脏康复的重要组成部分。所有的心血管病患者都应该进行心脏康复,以提高疾病的治疗效果和患者的生活质量,减少药物用量和手术治疗的需求。

(4)饮食更加合理

高血压、冠心病、糖尿病、高尿酸血症(痛风)等疾病与日常不良的饮食习惯密切相关,正确的饮食指导无疑将提高治疗效果,对于延缓疾病的进展或防止复发具有重要的作用。

(5)运动更加科学

运动有益健康的观念已被广泛接受,实际上"运动是一剂天然的良药",对心血管病患者来说也不例外。国内外大量的研究证实,运动治疗心血管病可以明显降低死亡率、减轻症状、改善生活质量。实践证明,运动治疗心血管病既安全有效又价廉可及,而且这种效果和益处是单靠使用药物治疗所不能达到的。正确掌握科学的心脏康复运动方法,会使患者一生受益。

(6)自我管理能力更加提高

心血管病多数是慢性病,需要长期治疗。心脏康复的一个重要目标就是使患者能够全面了解自己的疾病,并在此基础上提高自我管理疾病的能力,努力达到针对慢性心血管病的全程关注、全面治疗。

(7)患者对药物和手术的需求更加减少

大部分患者经过心脏康复后可以提高综合的治疗效果,减少药物用量,并延缓或减少由于疾病进展而需要进行的手术治疗。

四、心脏康复的对象

心脏康复的对象非常广泛,几乎涵盖了所有生命体征相对稳定的心血管病患者和存在相关危险因素的人群。

虽然心脏康复最初为急性心肌梗死患者的康复所设计,但随着医疗技术的进步,急性心肌梗死患者的存活率明显增加,带病生存人数增多;心力衰竭发病率逐年增加,而ACEI/ARB 和 β受体阻滞剂的应用,使心力衰竭患者的死亡率持续下降;等待心脏移植的患者和使用左室辅助装置的患者增加,这些患者均可从心脏康复中获益。

埋藏式心脏起搏除颤器(ICD)的研制及成功应用于临床,使一些致命的或潜在致命的心律失常得到了控制,减少了心原性猝死的发生。这些患者在植入 ICD 前后均存在生活质量下降及躯体功能下降的问题,但均可在心脏康复的运动和心理社会支持中获益。

在我国,虽然风湿性心脏病的发病率在下降,但随着人口老龄化进展,老年退行性心瓣膜病的患病人群在不断扩大,这部分患者同时合并冠心病的比例也很高,虽然瓣膜病手术与 CABG 手术患者相比仅是少部分,但冠状动脉与瓣膜联合手术的数量在增加。

因此,心脏康复的适应证在逐步拓宽。除心肌梗死以外,稳定型心绞痛、CABG/PCI、心原性猝死存活患者,各种原因导致的慢性心力衰竭、先天性心脏病术后、瓣膜性心脏病术后及心脏移植术后的患者,均可从心脏康复治疗中获益。

1. 适应证

(1)急性心肌梗死无合并症或合并轻中度心功能不全者;

(2)稳定型心绞痛;

(3)无症状性心肌缺血;

(4)陈旧性心肌梗死;

(5)PCI 术后;

(6)CABG 术后;

(7)慢性心力衰竭稳定期;

(8)心脏瓣膜置换术后;

(9)心脏起搏器植入术后;

(10)心脏移植术后;

(11)外周血管病出现间歇性跛行;

(12)高血压、高脂血症、糖尿病及代谢综合征、病毒性心肌炎后遗症、心脏神经官能症等;

(13)合并糖尿病、高脂血症、痛风、吸烟、单纯性肥胖以及运动能力低下。

2. 禁忌证

(1)不稳定型心绞痛或急性心肌梗死后病情不稳定;

(2)出现新的心电图心肌缺血改变;

(3)危重抢救患者在严密监护下;

(4)静息时 SBP≥180 mmHg(1 mmHg=0.133 kPa,后同)或 DBP≥110 mmHg;

(5)血液动力学不稳定或低血压,包括血压的异常反应(直立或运动时血压明显变化并有症状);

(6)严重心律失常(静息时心率>120 次/min、没有控制的房颤或室上性心动过速、频发室早>15/100 次、高度房室传导阻滞);

(7)没有控制的心衰或心原性休克;

(8)严重合并症,包括体温超过 38℃、急性心肌炎或心包炎、未控制的糖尿病或甲亢或黏液性水肿、血栓或栓塞;

(9)动脉瘤或严重瓣膜疾病或主动脉狭窄;

（10）发绀型先天性心脏病；

（11）梗阻性肥厚型心肌病；

（12）严重肺动脉高压；

（13）急性全身性疾病或肝肾疾病；

（14）洋地黄或其他药物中毒；

（15）手术切口异常；

（16）严重贫血或电解质紊乱；

（17）运动诱发支气管痉挛；

（18）长期激素治疗；

（19）植入频率固定的起搏器；

（20）明显精神紧张或患者不理解或不配合进行康复治疗。

国外有相对禁忌证，但出于对我国国情和患者安全的考虑，也将其纳入绝对禁忌证范畴。

五、心脏康复的分期

心脏康复包括三个阶段，各有分工、相互融合。每一阶段的目的都是帮助患者恢复功能并预防远期的心血管事件。心脏康复的内容是功能测定和康复治疗。

Ⅰ期：院内康复期，是指从患者入院开始，直到出院为止。从住院 24 h 内开始，如病情不稳定，可延迟至 3～7 天以后，强调循序渐进，由被动运动逐步过渡到坐位、床旁站立、床旁行走、病房内步行以及上 1 层楼梯或固定踏车训练。主要内容包括病情评估、患者教育（包括生存教育与戒烟）、监护下的运动康复及日常生活指导。此阶段治疗的主要目标是为住院患者提供康复及预防服务，以缩短住院时间，减缓病痛，促进日常生活与运动能力的恢复，减少再住院，避免卧床所引起的不良影响，并为Ⅱ期康复打好坚实的基础。出院前应根据病情进行次极量负荷试验或 6 min 步行试验，以客观评估患者的运动能力，指导其出院后的日常活动，并为进一步实施运动康复计划提供客观依据。

Ⅱ期：院外早期康复或门诊康复期，一般在患者出院后 1～6 个月，CABG 和 PCI 术后常规 2～5 周进行。此期心脏康复在继续Ⅰ期康复的基础上，对患者进行危险评估和常规运动康复程序、纠正不良的生活方式、日常生活指导以及工作指导。Ⅱ期康复首先强调危险评估的重要性，要求在进行运动康复前必须对每位患者进行危险分层。此期有时可省略，直接进入Ⅲ期。

Ⅲ期：院外长期的社区/家庭康复。Ⅲ期康复为Ⅱ期的延续，为发生主要心血管事件 1 年后的院外患者提供预防和康复服务。此期的关键是维持已形成的健康生活方式和运动习惯，继续运动康复和纠正危险因素，以及社会心理状态的恢复。Ⅲ期主要强调维持健康的生活习惯和坚持循证药物治疗的重要性，同时强调关注患者的社会心理状态。运动康复的形式可以是以社区、家庭或健身房为基础的运动锻炼。

六、介绍几个概念

1. 代谢当量(METs)

人体活动所需要的能量绝大部分来自碳水化合物和脂肪的氧化,因而能量的释放是以氧的消耗为基础的,故可用耗氧量表示运动强度。耗氧量越多,运动强度越大。目前大多采用运动心肺功能仪直接测定活动状态的耗氧量,由于耗氧量与体重有关,所以常用其绝对值表示[单位:ml/(kg·min)]。在安静状态下,机体平均的耗氧量为 3.5 ml/(kg·min),即为 1 MET。不同活动强度的耗氧量以 3.5 ml/(kg·min)的倍数计算。METs可以精确地量化体力活动的容量和心脏功能容量,定量地确定各种日常生活活动和生产劳动时的能量消耗,指导患者的日常活动和职业活动,并可以对患者进行危险分层,指导患者进行合适的康复运动训练。

如一个急性心肌梗死后患者的心脏功能容量是 5 METs,相当于安静坐位时耗氧量的 5 倍,即为 17.5 ml/(kg·min),相当每公斤体重每分钟 17.5 毫升的耗氧量,表示其心脏能够承受 5 倍于安静坐位时耗氧量的活动或运动。那么,整理床铺这样的家务活动(平均能量需求 3.4 METs)对其来说是可以胜任的,而提 20 公斤重物上楼(平均能量需求 7.1 METs)显然是其力所不能及和危险的。

2. 主观劳累程度分级(RPE)

RPE 是瑞典的 Gunnar Borg 提出的,它将患者的主观劳累感觉分成 12～15 个等级(表 3-1)。它就像一把尺,左端是 0 或 6 代表运动强度非常轻,右端是 10 或 20 代表非常累。RPE 提供了一种有效、可信的即时用力的指数,即使在使用某些影响心率的药物时,仍能很好地反映运动强度。

表 3-1 Borg 主观劳累程度分级表

10 级表		20 级表	
级别	疲劳感觉	级别	疲劳感觉
0	没有	6	
0.5	非常轻	7	非常轻
1	很轻	8	
2	轻	9	很轻
3	中度	10	
4	稍微累	11	轻
5	累	12	
6		13	稍微累
7	很累	14	
8		15	累
9	非常累	16	
10	最累	17	很累

10级表		20级表	
级别	疲劳感觉	级别	疲劳感觉
		18	
		19	非常累
		20	

七、心血管病患者应如何运动?

尽管大多数人都知道适当的运动有益于健康,但对于心血管病患者而言,应如何达到"适当",这是至关重要的。不适当的运动会导致身体负担加重,甚至会诱发心血管事件。因此,对"适当"这两个字的把握就非常重要。"适当运动"包含的内容很多,主要有适当的运动类型、运动强度、运动频率、持续时间等。而针对这些内容,心脏康复医师会根据患者的具体情况,通过精确的测定(如心肺运动试验、6 min步行试验、肌力测试、平衡性/协调性测定等),制定相应的"运动处方"来阐明,为其量身定制个体化的运动治疗方案。这将最大限度地确保心血管病患者的运动治疗效果和运动安全,从而充分获得运动对健康的益处(图 3-1)。

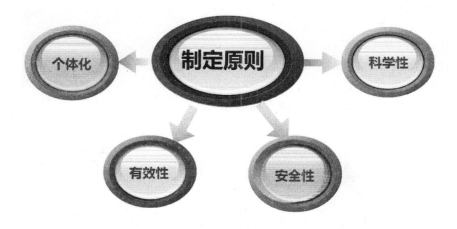

图 3-1　运动处方的制定原则

训练原则包括:

(1)个体化原则:必须根据患者的年龄、性别、心脏损害的部位和程度、相应的临床表现、整体的健康水平、危险因素的情况、目前的心脏功能状况、过去康复训练的种类和程度、过去的生活习惯和爱好、患者的心理状态及需求等,因人而异地制定康复方案。

(2)循序渐进原则:先从低水平的运动训练开始,并根据患者的具体情况逐渐增加运动量。

(3)持之以恒原则:训练效应的产生是一个从量变到质变的过程,训练效果的维持同样需要长期的坚持。停止运动2周后训练效果开始减退,5周后约有一半的训练效果消失。因此,康复运动训练方案的目的是使患者长期坚持运动,把运动训练变成一种生活习惯。即使在休假期间,患者也应继续维持原来的运动方案或其他类似的活动。

（4）兴趣性原则：兴趣可以提高患者参与并坚持康复治疗的主动性和依从性。

（5）全面性原则：将人作为整体来全面看待,兼顾身体和心理,考虑医学之外的相关社会因素。

八、心血管病患者的运动类型

1. 有氧运动

有氧运动是我们日常接触最多的运动类型,它可以明显提高心输出量和改善心肺功能,改善骨密度,减轻体重,提高患者的生活质量。常见的有氧耐力运动的形式有散步、慢跑、游泳、骑自行车等低、中强度的节律性活动。另外,全身肌肉参与的中等强度有氧体操,也是很好的运动,如医疗体操、健身操、木兰拳、太极拳（图 3-2）等。还可以适当选择一些娱乐性球类活动,如门球、保龄球、羽毛球等。爬山、爬楼梯也属于有氧运动,但容易造成膝关节的损害,故不作常规性推荐。

2. 抗阻训练

抗阻训练又称力量训练,它可以有效地增强肌力、提高肌耐力、增加骨密度、降低体脂百分比、提高胰岛素受体敏感性等。常见的间歇性力量训练方法有弹力带、拉力器、哑铃（图 3-2）等。其流程、适应证和禁忌证见图 3-3、表 3-3。

力量训练的基本原则：

（1）因人而异,个体化制定运动处方；

（2）循序渐进,逐渐适应；

（3）持之以恒,贵在坚持,不可随意间断；

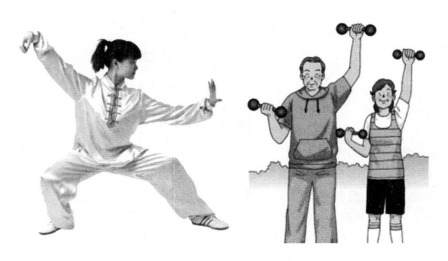

图 3-2　有氧运动（左）和抗阻训练（右）

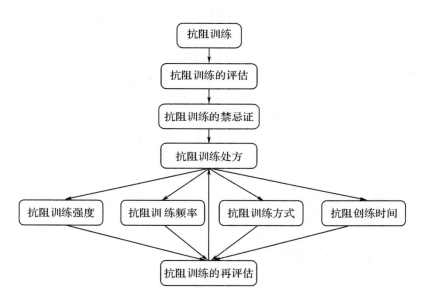

图 3-3 抗阻训练的流程

表 3-3 抗阻训练的适应证和禁忌证

绝对禁忌证	相对禁忌证(运动前须向医师咨询)
①不稳定型冠心病	①有冠心病的高危因素
②失代偿性心力衰竭	②任何年龄的糖尿病
③未控制的心律失常	③血压控制不良(>160/100 mmHg)
④严重肺动脉高压(平均肺动脉压>55 mmHg)	④运动耐力低(<4 METs)
⑤严重的有症状的主动脉狭窄	⑤骨骼肌肉限制
⑥急性心肌炎、心内膜炎或心包炎	⑥体内植入起搏器或除颤器
⑦未控制的高血压(>180/110 mmHg)	
⑧主动脉夹层	
⑨马方综合征	
⑩活动性增殖型视网膜病变或中、重度非增殖型糖尿病视网膜病变患者施行高强度抗阻训练(80%~100%1-RM)	

(4)内容有趣,主动积极参与;

(5)密切观察,随时调整训练计划。

训练方法:

(1)等张训练(动力性训练):等张训练在肌力增强训练中应用较多。

1)基本抗阻训练方法:举哑铃、沙袋等;通过滑轮及绳索提起重物;拉长弹簧、橡皮条等;专门的训练器械,通过摩擦或磁电效应等原理提供可调节的阻力,以自身体重作为负荷,进行俯卧撑、下蹲起立、仰卧起坐等训练。

2)渐进抗阻训练方法:先测出待训练肌群连续 10 次等张收缩所能承受的最大负荷量,简称为 10-RM。取 10-RM 为制定运动强度的参考量,每日的训练分 3 组进行,即第 1 组运动强度取最大负荷的 50%,重复 10 次;第 2 组运动强度取最大负荷的 75%,重复 10 次;第 3 组运动强度取最大负荷的 100%,重复 10 次。每组间可休息 1 min。1 周后复试 10-RM 量,如肌力有所进步,可按照新的 10-RM 量进行下一周的训练。

(2)等长训练(静止性训练):是指肌肉静态收缩,不引起关节活动,是一种简单而有效的肌力增强训练方法。

1)基本方法:使肌肉对抗阻力进行无关节运动,这是一种仅维持其固定姿势收缩的训练。这种训练不能使肌肉缩短,但可使其内部张力增加。

2)"tens"法则:训练中每次等长收缩持续 10 s,休息 10 s,重复 10 次为 1 组训练,每次训练做 10 组训练。

3)多点等长训练:在整个关节活动范围内,每隔 20～30 min 做 1 组等长练习。

4)短促最大训练:抗阻等张收缩后维持最大等长收缩 5～10 s,然后放松,重复 5 次,每次增加负荷 0.5 kg。

(3)等速练习

由专用仪器(如等速运动仪)预先设定和控制运动速度,使肌肉自始至终在适宜的速度下进行训练。利用等速运动设备进行抗阻训练是大肌群肌力训练的最佳方式。等速训练除了可以提高肌力、治疗和预防肌肉萎缩及保持关节的稳定性外,还具有改善和扩大关节活动度的治疗作用。但是等速运动的设备价格昂贵,难以普及。

3. 柔韧性训练

可以降低运动引起机体损害的风险,对于老年性骨关节、韧带疾病有一定的治疗作用。

评估柔韧性的 3 种方法:坐椅/坐位前伸试验、抓背试验、转体试验(图 3-4)。

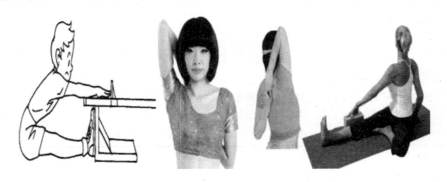

图 3-4　评估柔韧性的方法

柔韧性训练的方法:

(1)坐式拉伸韧带:前胸向膝盖靠拢,膝盖不要弯曲。感觉腿部韧带与后背有酸痛感,停止拉伸并做 2 次深呼吸,慢慢恢复为起始动作,重复动作 12 次。

(2)卧式拉伸韧带:慢慢拉起绷直的左腿,膝盖不要弯曲,臀部与大腿肌肉绷紧,直到大腿与身体呈直角后停止拉伸,做 2 次深呼吸,慢慢恢复为起始动作。

(3)简单动作:站直,双脚打开与肩同宽,脚尖向腿的方向外八字打开,脚不要弯曲,上身向下弯曲,用手去碰脚尖。感觉到双腿内、后侧肌肉有拉伸的感觉。

(4)仆步压腿两脚左右开立,一腿屈膝全蹲,另一腿挺膝伸直,身体向直腿一侧振压。练习时,左右腿交替进行。

(5)横叉:两手在体前扶地,两腿左右分开成直线,上体俯卧或侧倾。

4. 平衡性训练

这是以恢复或改善身体平衡能力为目的的康复性训练,可以降低老年患者意外跌倒的风险。利用平衡板、平衡木或在窄道上步行、身体移位,适用于因中枢神经系统病变而导致平衡能力差的患者。

(1)平衡功能的分类

1)静态平衡:是指身体不动时,维持身体于某种姿势的能力,如坐、站立、单腿站立、倒立、站在平衡木上维持不动。

2)动态平衡:是指运动过程中调整和控制身体姿势稳定性的能力。动态平衡从另外一个角度反映了人体随意运动控制的水平。坐或站着进行各种作业活动、站起和坐下、行走等动作都需要具备动态平衡能力。

3)反应性平衡:当身体受到外力干扰而使平衡受到威胁时,人体作出保护性调整反应以维持或建立新的平衡,如保护性伸展反应、迈步反应等。

人体平衡功能发生障碍时的主要表现包括:肌力和耐力的低下;关节的灵活度和软组织的柔韧度下降;中枢神经系统功能的障碍;视觉、前庭功能、本体感受效率下降;触觉的输入和敏感度降低;空间感知能力减弱等。

(2)平衡功能的评定方法

1)观察法(如 Romberg 检查法);

2)量表评定法(Berg 平衡量表、Tinetti 量表及"站起—走"计时测试);

3)平衡功能测试仪检查法(定量姿势图)。

(3)注意事项

1)测试时保持环境安静,不要说话或提示;

2)采用仪器评定时,60 s 直立困难的病例可进行 30 s 测试;

3)患者不能安全独立完成所要求的动作时,要注意予以保护,以免摔倒,必要时给予帮助;

4)对于不能站立的患者,可评定其坐位平衡功能;

5)仪器定期保养维护。

(4)几种常用的平衡能力评估方法(图 3-5)

1)闭眼单脚站立测试:受试者闭眼站立,双手叉于腰间,听到"开始"口令后,抬非优势脚使脚底固定于优势脚内踝部位,并记录保持此姿势的时间。时间越长,静态平衡能力越好。一般认为 60 s 以上为良好,30~60 s 为一般,30 s 以下为差。

2)功能性前伸试验:测试者站立时尽量向前伸展手臂,记录躯体保持平衡时,手臂向前可伸达的最远距离而评价动态平衡的能力。该方法最早用于预测老年人跌倒的发生概

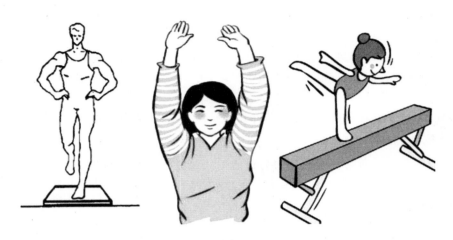

图 3-5　评估平衡能力的方法

率。由于该试验仅测试手臂前伸的最远距离,评价较为片面。因此,后人对其进行了改良,增加了向后、左、右方向的伸展,形成了应用较为普遍的多向伸展试验。

3)平衡木测试:受试者在平衡木上正常行走时,记录从设定的起点到终点的时间,或在平衡木上往返的时间。时间越短,动态平衡能力越好。一般平衡木的规格为高 30 cm、宽 10 cm、长 10 m。

(5)平衡性训练方法举例(图 3-6)

1)单腿平衡练习:一只脚直立,稍微弯曲受力腿的臀部、膝盖和脚踝,保持平衡,防止倒向另一只腿的方向,坚持 1 min 以上。

2)单腿蹲练习:单腿支撑身体,另一条腿悬空后抬,平衡身体。慢慢下蹲,让支撑腿弯曲到 90°,然后再慢慢蹲起。做 1~3 组,每组 6~12 个起蹲。

3)箭步蹲练习:直视前方,双手叉腰,走一大步,弯曲膝盖,降低身体,前腿弯曲 90° 角。然后慢慢退回到原来的位置,开始时每条腿做 6~8 次。

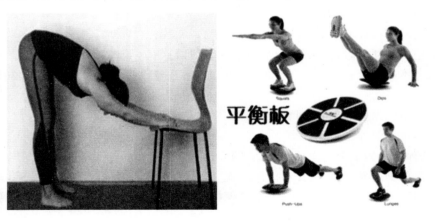

图 3-6　平衡性训练的方法

5. 协调性训练

（1）协调性评估

包括指鼻试验（图 3-7）、指—指试验、轮替试验、拍地试验、跟—膝—胫试验、握拳试验。协调功能分级见图 3-8。

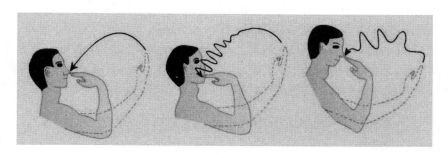

图 3-7　指鼻试验

> **协调功能分级**
> 根据协调活动的完成情况，可将协调功能分为5级。
> 　Ⅰ级：正常完成。
> 　Ⅱ级：轻度残损，能完成活动，但较正常速度和
> 技巧稍有差异。
> 　Ⅲ级：中度残损，能完成活动，但动作慢、笨拙、
> 明显不稳定。
> 　Ⅳ级：重度残损，仅能启动动作，不能完成。
> 　Ⅴ级：不能完成活动。

图 3-8　协调功能分级

（2）协调性训练

协调性训练包括纵跳、前后跳、侧跳三种：①纵跳：双脚并拢手弯，向上跳；②前后跳：方法要领同上，但向前与向后跳；③侧跳：方法要领同上，但向左与向右跳。具体训练方法如下：

1）不习惯动作之各种身体练习；

2）反向完成动作；

3）改变习惯动作的速度与节奏；

4）以游戏方式完成复杂动作；

5）要求创新或改变完成动作的方式；

6）采用不习惯组合动作，使已掌握的动作更加复杂化，并加以练习；

7）改变动作的空间范围；

8）利用器械或自然环境做各种较复杂的练习；

9）适时用信号或有条件刺激以使运动员做改变动作之各种练习。

九、心脏康复运动治疗与自我运动锻炼的区别

在医院内做心脏康复运动治疗，和患者平时自我运动锻炼有明显的不同，区别在于：

（1）心脏康复是按照医师的运动处方进行的运动。

（2）心脏康复运动时有心内科医师、康复治疗师的严密观察和监护。

（3）心脏康复的整个过程是在血压、心电图、血氧饱和度等的严密监护下进行的。

运动处方是否合适，只有通过实践后才能知道。所以，运动中患者的自我感觉是最为重要的（图 3-9）。运动中的血压、心肌缺血、心律失常等变化，只有在严密的监护下才能发现，而医务人员也会根据这些情况及时调整运动量，以确保运动的安全性和有效性。

通过简单的问询快速判断患者的运动耐量水平

您能够…

- 照顾自己吗？ $\dashrightarrow$ 2METs
- 吃饭、穿衣或上厕所吗？ $\dashrightarrow$ 3METs
- 在平地上连续步行1km吗？ $\dashrightarrow$ 4METs
- 在家里做一些轻体力家务如除尘或洗碗吗？ $\dashrightarrow$ 5METs
- 爬一层楼梯或攀登一座小山吗？ $\dashrightarrow$ 6METs
- 能够快速敏捷地在平地行走吗？ $\dashrightarrow$ 7METs
- 能够进行慢跑吗？ $\dashrightarrow$ 8METs
- 能够参加适度的娱乐活动如保龄球、跳舞吗？ $\dashrightarrow$ 9METs
- 能够参加游泳、足球、滑雪等激烈的运动吗？ $\dashrightarrow$ 10METs

图 3-9 运动耐量水平的判断

"运动是良医"这一理念在中国的宣传和落地，极大地激发了全民健身的热情，简单易行的 6 min 步行试验、每天 1 万步的目标，得到越来越多医务人员和社会民众的响应。但是，涉及运动治疗技术的分类，我国还没有实施规范的康复评定，也没有按照运动治疗技术的要求来指导患者训练。目前，我国很多心脏康复中心都未根据心肺运动试验来评估患者的心肺耐力以及设计运动处方，亦未形成临床训练和人员培训的路径。

规范和有指导的心脏运动康复是安全、有效的，但简单地把"运动是良医"理解为人人都可以从运动中获益，让心脏病患者随意进行体育训练将带来巨大风险（图 3-10）。不加评估和指导的运动很难达到预期效果，应避免运动不足、运动过量和运动不当。康复医学发展极为迅速，专业上有国际认可的规范康复评定，有专业的物理治疗师，有运动治疗技术的临床规则。所以，心脏运动康复不能沿用体育运动的训练方法，应根据心血管病患者的体能特征和心肺功能反应来设计精准的运动处方。

十、心脏康复是一种崭新的医疗保健模式

无论在发达国家还是在发展中国家，心脏康复都曾被误认为是属于单一的理疗科或单一的心脏内科亚专业的范畴，或归类为疗养、养护性质。目前，医学界必须澄清一些概念，顺应医学发展的趋势，回归医学的本源，变被动治疗为主动干预，变被动治病为主动防病，使"防—治—康"三位一体的人文医疗真正落地。希望有一天，医学对生存的诠释不再

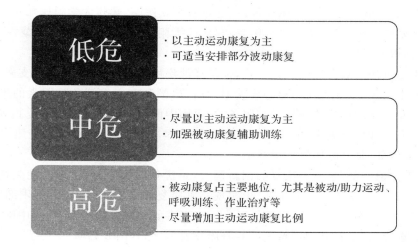

图 3-10　不同危险程度患者的康复指导

是生命时间的延长或苟延残喘地活着,而是通过减少残障率,使患者继续健康生活,快乐工作,创造价值,并且体现自我的心理满足,使精神得以解放。

心脏康复是一种涉及多学科、多门类、多形式的医疗保健模式,可以大大减少被动治疗的花费,提高成本—效益比。

(1)多学科:涉及心内科、心外科、心理科、康复科、营养科等;

(2)多门类:包括营养学、运动医学、精神心理学、药理学、内科学、伦理学、外科学等;

(3)多形式:医学保健组织呈现多样性,如正规三级医院的康复程序、社区的康复程序、家庭的保健程序等。

十一、"人生俱乐部"的康复模式

目前,国内开展心脏康复工作的基本模式有三种:一是心内科和心脏康复中心一体化的模式;二是大康复中包括心脏康复的模式;三是单独心脏康复的模式。从中国综合性医院的学科建设情况来看,心内科和心脏康复中心一体化的模式,对于现阶段促进心脏康复事业的发展更加有利。因为中国心脏康复还处在发展阶段,国内还没有完全普及,百姓还不太知道心脏康复,所以心血管病患者不可能首先去心脏康复中心看病,大康复中的心脏康复、单独的心脏康复中心就会存在患者来源不足等问题。

心内科和心脏康复中心一体化的模式有以下优点:

(1)不间断的病源,不用转科就可以延续康复治疗,心内科医师掌握主动权,有利于心脏康复工作的开展;

(2)经济效益和社会效益并存,可以减少平均住院日,节约医疗资源;

(3)最大限度地保证了心脏康复的安全性;

(4)实现了"防—治—康"三位一体式全程管理,学科建设更加丰满;

(5)部分非介入医师有了职业生涯的方向。

目前,运行心内科和心脏康复中心一体化模式的医院,包括浙江大学绍兴医院、北京大学人民医院、长春中医药大学附属医院、辽宁省金秋医院、郑州大学附属郑州中心医院、同济大学附属同济医院、大庆油田总医院、福建医大附属泉州第一医院、内蒙古自治区人民医院、深圳市人民医院等。

　　心脏康复是慢性病管理的一种方式，也是降低疾病死亡率的"良药"。"支架人生俱乐部""房颤人生俱乐部"等旨在为冠心病支架术后、房颤和有心血管危险因素的患者，提供全面、全程、专业化的疾病管理指导与服务，并运用中西医结合方式给予康复指导，帮助患者过好支架人生和房颤人生，通过系统化的康复流程，打造中西医结合心脏康复"4S"店。这类"人生俱乐部"是心脏康复的形式之一。

　　"支架人生俱乐部"是心脏康复的创新模式，是优化健康服务、实现人性关怀的体现。冠心病患者可以在"支架人生俱乐部"里实现心脏康复的全程管理，这个俱乐部实现了人文关怀和医学关怀的有效结合，搭建了一个为患者多元化服务的平台，这是中国心脏康复发展的必然选择，也是具有中国特色的心脏康复发展之路（图 3-11）。

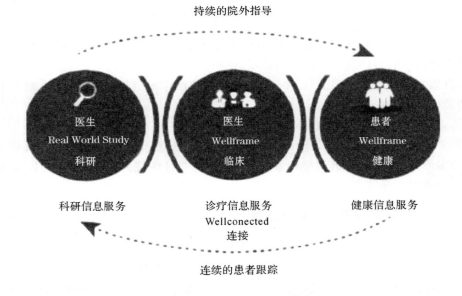

图 3-11　心脏康复的管理模式

　　"有时去治愈，常常去帮助，总是去安慰"，"支架人生俱乐部"体现了关爱、帮助、安慰、同情，体现了医患和谐，体现了医患命运共同体的鱼水之情。尊重医师、信任医师，关爱患者、温暖患者，这体现了人性光芒的传递、医学真谛的表达。"支架人生俱乐部"是最温暖的医学之家，是人文医学最好的体现。

第四章　肺康复的历史和概述

肺康复（Pulmonary Rehabilitation，PR）是 21 世纪医学发展的新潮流。

呼吸系统疾病也是我国最常见的慢性病，严重危害着人们的健康。据最新统计显示，目前我国有近 6000 万名患有慢性呼吸系统疾病的患者，其中致残近 500 万名。呼吸系统疾病作为死因的死亡率占城市居民总死因的 22.6%，占农村居民总死因的 25.1%。我国 20 岁以上人群中慢性阻塞性肺病（COPD）的发病率为 10%，40 岁以上人群中该病发病率则高达 12.3%。2013 年，我国有 COPD 患者 3800 万人，每分钟有 2.5 人死于此病。预计在 2010 年到 2030 年之间，我国 COPD 的发病率将有可能超过心肌梗死、糖尿病等高发疾病的发病率，并且其致残率和致死率将都增加 60%～100%。

另外，在我国每年幸存的脑卒中、脊髓损伤患者中，因脑卒中相关性肺炎、坠积性肺炎、睡眠呼吸暂停综合征等呼吸系统并发症需要康复服务的残疾患者有 600 万人，我国每年新发脑卒中患者 200 万人，卒中相关性肺炎发病率在 5.6%～53.6%。备受社会关注的运动神经元疾病——"渐冻症"的患者也会最终因呼吸衰竭而致死。WHO 预计到 2020 年，因 COPD 导致的死亡率将占全球致死疾病的第 3 位。

以上数据进一步说明，社会对肺康复方面的服务有着巨大的现实需求。但现实情况是，很多 COPD 患者的病情即使到了轻中度，也没有来就诊，依然继续拖延，根本没有肺康复的理念。

COPD 是一种具有全身性炎症的疾病，其全身效应具体表现在：

①低体重（BMI 下降）；

②人体的组成改变[去脂肪体重（FFM）下降]；

③骨骼肌功能障碍；

④全身炎症反应；

⑤其他系统（心脑血管、神经精神、骨骼、内分泌等）发生继发性改变。

肺康复对于 COPD 的治疗非常重要，不仅可以缓解患者的症状，还可以对患者树立长期的健康理念有促进作用。

第一节　肺康复的历史

一、世界肺康复的发展史

1781 年，历史上第 1 次记载了治疗性呼吸训练。

1940—1950 年，美国和其他国家开始了对肺结核急性期后肺损害所导致的呼吸困难、神经肌肉疾病所导致的呼吸肌麻痹、急性脊髓灰质炎急性期后的患者进行肺康复训练（图 4-11）。

1970 年，肺康复进入了一个新的历史阶段，肺康复的概念不断更新，各种方法和路径发展得更为具体、更为实际、更能够体现大康复的理念。

1974 年，美国胸科医师学会（ACCP）肺康复委员会首先提出了肺康复的定义："肺康复是一种医学实践的艺术，是为患者个体量身定制的、多学科的计划。它通过正确的诊断、治疗、心理支持和教育，使患者的疾病在生理病理学和精神病理学两个方面达到稳定或逆转，并且尝试使患者恢复到最佳的功能状态。"

1981 年，美国胸科学会（ATS）正式发表了关于"肺康复的立场说明"。

20 世纪 90 年代以来，由于检查手段的不断完善和监测设备的快速更新，使得评估技术不断进步。另外，循证医学又为我们带来了科学的、具有临床指导性的证据。因此，这个时期也是肺康复的现代阶段。（图 4-11）

1997 年，美国胸科医师学会（ACCP）和美国心血管和肺康复学会（AACVPR）发表了肺康复的循证医学指南。

1999 年，美国胸科学会（ATS）发表了"肺康复—1999"并重新定义了肺康复，"肺康复是为慢性呼吸损伤患者进行的、按照个体化原则设计的、一个多学科的治疗计划，其目的是尽可能有效地促使患者的躯体、社会功能和自主性得到改善"。

2007 年，美国胸科医师学会（ACCP）和美国心血管和肺康复学会（AACVPR）对指南进行了更新。

2013 年，英国胸科学会（BTS）制定了成人肺康复指南，美国胸科学会（ATS）和欧洲呼吸学会（ERS）共同制定了共识：肺康复的关键概念和进展。

2015 年美国胸科学会（ATS）和欧洲呼吸学会（ERS）发布了政策声明：加强肺康复的实施、使用和保险支付。

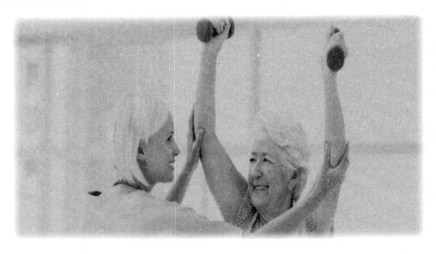

图 4-1　心肺联合康复

二、我国肺康复的发展史

1999 年,南京医科大学附属第一医院周士枋教授提出了肺康复理念。

2007 年,北京医科大学人民医院何权瀛教授进一步规范了肺康复治疗。

2009 年,中国医师协会康复医师分会心肺康复专业委员会成立。专委会的成立,促进了我国肺康复医学专业同仁之间理论和实践的交流与合作,启动了肺康复医学的临床和基础研究,制定了肺康复的诊疗规范、技术标准。通过学习班、学术会议,不断探讨和交流肺康复机构的管理模式,加强了肺康复学科的建设,也强化了与国外肺康复机构的交流与合作,使我国肺康复的技术水平得以快速提高。

第二节　肺康复概述

一、肺康复的定义

1997 年,美国胸科医师学会(American College of Chest Physicians,ACCP)和美国心血管和肺康复学会(American Association of Cardiovascular and Pulmonary Rehabilitation,AACVPR)发表了肺康复的循证医学指南,并于 2007 年对该指南进行了更新。新指南将肺康复定义为:是对有症状的、日常生活能力下降的慢性呼吸系统疾病患者采取的多学科综合干预措施。在患者个体化治疗中加入综合性肺康复方案,通过稳定或逆转疾病的全身表现而减轻症状,优化功能状态,增加患者的依从性,减少医疗费用的支出。

这一定义中,有三点值得我们好好学习和借鉴:

(1)综合性肺康复方案是通过稳定或逆转疾病的全身表现而达到康复目的;

(2)要达到减少医疗费用的目的;

(3)肺康复的多学科团队应包括呼吸内科医师、护士、呼吸治疗师、物理治疗师、职业治疗师、心理医师、运动专家、志愿者和其他专门人才。我国现阶段开展肺康复治疗的模式是以呼吸内科医师或社区全科医师为主,护士或物理治疗师配合进行的模式。

COPD 患者随着肺储备能力的下降,患者呼吸困难情况恶化,并出现日常活动对呼吸机的依赖性增加。通过提供多学科的培训,可以提高患者处理和应对进展性呼吸困难的能力。在不断的临床实践中,美国胸科学会(American Thoracic Society,ATS)和欧洲呼吸学会(European Respiratory Society,ERS)于 2013 年发布的《ATS/ERS 共识:肺康复要点与进展》进一步指出,肺康复是一种基于个体化治疗,对患者深入评估后采用的综合干预措施,这些措施包括但不限于运动训练。教育和行为改变,旨在改善患者的生理心理状况,并促使患者长期坚持这些促进健康的活动。

从最新的肺康复定义中可以看出,肺康复具有以下特征:

(1)多学科综合干预;

(2)个体化原则;

(3)关心心理和生理的健康;

（4）促进长期的行为改变。

这个定义也向医患双方提出了一些要求：

（1）要使患者了解治疗的目的和方法，以取得患者及其家属的支持与合作。康复过程自始至终都需要患者的积极参与，所以，患者应有参加康复的积极性和必要的经济条件，以及得到家庭其他成员的支持。因为患者是康复治疗的中心和关键，决定康复方案成败的关键在于患者对其疾病的了解、态度和个人希望达到的目标。

（2）要有一支训练有素的康复队伍。包括有经验的呼吸内科医师、护士、呼吸治疗师、心肺功能测定技师、理疗师、康复科医师、心理咨询师、营养师等，可根据患者的情况和需要提供必要的咨询和服务。多学科、综合性小组的协作（MDT）对于提高肺康复水平和开展科研教学尤为重要。

（3）要全面检查，准确诊断，全面掌握患者具体的情况。

（4）要制定个体化的、综合性和可行性的治疗方案。制定康复方案最重要的就是必须根据患者的具体情况和个体化的原则，充分考虑患者肺部疾病的类型、严重程度、其他伴随疾病、社会背景、家庭情况、职业和教育水平等因素。

二、肺康复的对象和目的

COPD患者的肺康复已经成为该疾病标准治疗方案的内容之一。循证医学研究证实，除COPD以外的其他慢性呼吸系统疾病（如间质性肺疾病、支气管扩张、囊包性纤维症、哮喘、肺动脉高压、肺癌、肺减容术以及肺移植术）患者进行肺康复后也可改善症状，可以明显提高患者的运动耐量及生活质量。另外，继发性呼吸障碍也是肺康复的对象，主要包括其他原因造成呼吸障碍的疾病，如周围肌肉病、神经肌肉疾病、呼吸肌功能障碍、心肌损伤、社会心理异常等可能引起呼吸障碍的疾病和状态。

肺康复的主要目的是，最大限度地恢复患者的独立生存功能。肺康复可以帮助患者更积极地进行运动训练，更多地了解疾病的本质、治疗的选择和急性加重时的应对措施；可以帮助患者积极参与社会，独立进行日常活动，减少对专业人员和昂贵医疗资源的依赖。肺康复不仅要稳定和逆转疾病的进程，更重要的是尽量减轻症状和疾病致残的程度。

针对COPD致残患者的完整康复方案，包括患者评估、运动训练（图4-2）、宣传教育、营养干预和社会心理支持等。近年来的证据显示，肺康复还成功地应用于间质性肺病、囊包性纤维症、支气管扩张症和胸廓异常等患者，以及肺移植和肺减容术等外科手术的术前评估和准备，以及术后的康复。

我国目前的肺康复治疗适用于所有慢性呼吸系统疾病的稳定期患者，如果病例选择恰当且康复治疗目标切合实际，则晚期患者也可从中获益。

1. 肺康复的适应证

（1）慢性肺部疾病（主要是由COPD导致）

1）活动时呼吸急促；

2）社会活动受限；

3）轻微的体力或非剧烈运动受限；

4）室内或室外的一般活动受限；

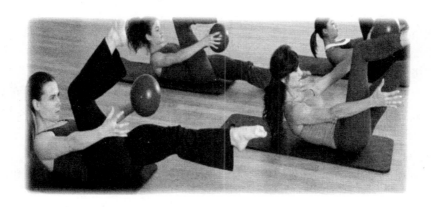

图 4-2　肺康复训练

5）日常生活能力受限；

6）因疾病导致的心理学障碍；

7）独立性丧失。

（2）非慢性肺疾病

1）哮喘、胸壁疾病、囊包性纤维症；

2）间质性肺病，包括急性呼吸窘迫综合征（ARDS）后肺纤维化；

3）肺癌、神经肌肉疾病；

4）围手术期患者（如胸部、上腹部手术）；

5）脊髓灰质炎后综合征；

6）肺移植术和肺减容术前后。

2. 肺康复的禁忌证

（1）COPD 急性加重期；

（2）近期心肌梗死和不稳定型心绞痛；

（3）进展期的关节炎致使活动受限；

（4）合并其他器官功能衰竭；

（5）严重的认知及精神异常、老年痴呆症、高度近视、听力障碍；

（6）血氧饱和度＜90％；

（7）神经肌肉疾病导致的活动困难；

（8）周围血管疾病。

这些禁忌证是相对的，主要是针对运动疗法而言，上述大多数患者仍可参与其他的康复课程。

三、肺康复的目标

通过准确的诊断、治疗、心理支持和教育，采用综合性多学科康复方案，用以稳定或逆转肺疾病的病理生理和病理心理改变，发挥患者最大呼吸功能的潜力，为肺部疾病患者提供良好的、综合的呼吸治疗。

肺康复的主要目标：

（1）缓解或控制呼吸系统疾病的急性症状及并发症；

（2）消除疾病遗留的功能障碍和心理影响，开展积极的呼吸和运动训练，减轻呼吸残疾，挖掘呼吸功能的最大潜力；

（3）教育患者如何争取在日常生活中达到最大的活动量，并提高其对运动和活动的耐力，增加日常生活的自理能力，改善生活质量和健康状况，减少再次住院的需要。

COPD治疗的目标（当前病情控制＋未来风险预防）包括：

（1）预防疾病进展、缓解症状、改善运动耐力、改善健康状态；

（2）预防和治疗疾病的急性加重期、预防和治疗相关并发症、减少死亡率和治疗引起的副反应。

由于医学科学技术和社会经济的发展，肺的康复治疗已越来越受到人们的重视。医护人员的职责不仅在于为患者明确诊断和治疗疾病、减轻痛苦，更重要的还要帮助患者尽可能地恢复身心健康，恢复受损的器官功能，减少疾病的复发。慢性疾病（如COPD）随着病情的进展，可形成一个恶性循环，使低氧血症、红细胞增多症、肺心病和充血性心力衰竭等并发症相继发生。因此，对COPD的治疗不能局限和满足于急病加重时的成功抢救，而应追求通过逐步的努力以减轻病情、减少症状，提高生命质量。

已有充分的证据表明，通过对患者采取全面的肺康复措施，包括健康教育、心理和药物治疗、氧疗和气溶胶吸入治疗、物理治疗、呼吸和全身运动锻炼、营养支持等，患者的症状可明显改善，呼吸运动效率增加，生活自理能力加强，住院次数明显减少。

四、肺康复的技术结构

肺康复依靠的是多学科的康复小组。多学科的康复小组是以患者及其家属为中心，由呼吸内科医师、康复医师、护士、物理治疗师、呼吸治疗师、精神科医师、营养师、职业咨询人员、志愿者组成。肺康复的技术结构是以患者为中心，以呼吸内科医师为主导。因为呼吸内科医师最先面对这些呼吸障碍患者，并对其进行诊断和药物治疗。肺康复正是基于对患者疾病的正确诊断和充分的药物治疗的基础上，能够使患者进一步受益的手段。而这些治疗手段的选择原则，是在正确的时机选择正确的手段，以求最大限度地使患者的症状得到改善。肺康复不仅仅是COPD稳定期使用的治疗手段，在呼吸机辅助通气时和准备脱机时、肺减容术实施前后，都是很重要的治疗手段。

第三节　肺康复方案的制定与实施

综合性肺康复方案包括对患者进行评估、运动训练、宣传教育和社会心理支持等，体现多学科合作、满足个体化需求、关注身心和社会机能、优化药物治疗等特点。

一、康复治疗前/后的评估

制定康复方案之前，首先应对患者的情况进行全面评估，包括全面详细的病史、体格检查、胸部 X 线检查、肺功能测定、心电图，必要时做动脉血气分析、痰液检查、血茶碱浓度测定、血电解质和血常规检查。呼吸系统以外的其他伴随疾病，如心脏病、高血压、胃肠道疾病、肾脏疾病等也需认真了解，因为这可能会影响患者的康复能力。如患有癌症、脑血管意外或其他器质性脑病、心力衰竭、严重呼吸衰竭、严重关节炎等，可限制患者的活动，使其难以从肺康复中获益。影响肺康复疗效的其他因素还包括年龄、智力、职业、受教育水平等。具有良好的家庭支持和帮助、个人参加肺康复愿望强烈的患者能够从肺康复中获益更多。

除患者的病情和身体状况外，还要详细了解患者及其家属对疾病的态度，了解疾病对患者的影响，如心情、性格和生活方式的改变，是否感到焦急、忧虑、恐惧、痛苦，是否悲观失望，是否失去自信自尊，是否有退出社会和躲避生活的想法。临床医师要像重视患者呼吸困难、喘息那样，来重视患者患病后的心理和情绪改变。

以下评估方法需定量、定性综合应用，才能实现有效的评估。

(1)6 min 步行试验：COPD 康复疗效评定常采用 6 min 步行试验，主要评估患者的运动耐力，即患者 6 min 内以最快速度平地行走的距离。健康男性与女性的平均行走距离分别约为 576 m 和 494 m，COPD 患者 6 min 步行距离明显缩短。此指标与最大氧摄取量相关，但患者的合并症(如关节炎或心力衰竭)等均可导致运动能力的下降，在实施检查时应综合考虑。

(2)肺功能检测：指标主要包括用力肺活量(FVC)、第 1 秒用力呼气容积(FEV1)、FVC 占预计值的百分比(FVC%)、FEV 占预计值的百分比(FEV%)等，具有客观量化的优势，能准确反映患者的肺功能改善情况。

(3)BODE 指数：是综合评估 COPD 病情严重程度的指标，包括患者肺功能受损程度、活动能力、呼吸困难程度及体质指数等。

(4)综合评估：临床症状评估采用中医症状评分量表、Borg 主观劳累程度分级，主要参照患者的症状，具有一定的主观性。生活质量评定采用 CAT(COPD Assessment Test,CAT)评分、生活质量问卷(Quality of Life,QOL)。CAT 问卷评分项目包括咳嗽、咯痰、胸闷、活动后喘憋、日常活动所受的影响、对外出的自信心、睡眠、精力等 8 个条目，答卷过程中不给患者暗示及干扰，一般要求 5 min 内完成答卷；CAT 问卷满分 40 分，分值越高，患者的生活质量越差。圣·乔治呼吸问卷(St. George's Respiratory Questionnaire Scores,SGRQ)共 76 项内容，包括症状、活动能力、社交心理影响和总评分 4 个部分。根据生活质量逐项评分，各项满分 100 分，分数越高，质量越差；各项评分波动大于4% 有意义。SGRQ 的可信性、可行性及敏感性得到部分国家的认可，并在临床应用中取得了良好的效果，已逐渐成为评定 COPD 患者生活质量及治疗效果的重要指标。

二、确定康复目标

在对患者的身心状况进行评估之后，应确定肺康复的目标。确定目标时应充分考虑疾病的危重情况、病损的程度，以及患者的性格、体能、生活方式、环境条件等。要把目标定得既细致具体、简单明了，又切实可行、操作简便，并让患者充分表达自己的愿望。任何方案的近期目标都应是控制症状(如呼吸困难等)，巩固急性发作期的疗效，防止病情反复,解除严重的心理压力。然后再致力于呼吸和运动训练,增加体力和耐力,改善日常生活的能力,并争取早日恢复工作。应让患者了解呼吸困难的病理生理改变,以避免或减少病情的恶化。康复的远期目标则是减少患者对他人的依靠,增强独立自主性,阻止或延缓肺疾病的进一步发展。

三、制定康复方案

为实现确定的目标,需进一步制定康复的步骤和方法、详细的康复内容和计划,并提供必要的医疗支持、训练条件和器材等。此外,还应有康复的详尽时间表,一般每期肺康复可安排 8 周,每周 3 天。

肺康复方案通常包括以下内容:

(1)一般的康复措施:对患者及其家属进行教育;适当的营养,包括饮食习惯的调整,控制体重;帮助戒烟,避免刺激性有害气体的吸入;避免感染(如预防感冒、应用免疫治疗、疫苗注射等);水、电解质的正常摄取和维持。

(2)药物治疗:支气管舒张剂、黏液溶解剂、抗菌药物、利尿剂、精神或镇静药物、伴发其他疾病的药物治疗。

(3)呼吸治疗:气溶胶吸入疗法、氧气疗法、无创性通气等。

(4)物理疗法:休养疗法、呼吸管理、胸部叩击和体位引流、有效咳嗽训练和咳痰、缩唇呼吸。

(5)运动和体疗:游泳、散步、骑自行车、呼吸操等运动,以增加体力和耐力。

(6)日常生活能力的训练:日常生活动作的训练,挖掘潜能,增加独立生活的能力。

(7)精神和心理的康复。

(8)工作能力的锻炼和职业康复。

四、肺康复方案的实施

1. 宣传教育

教育的目的是讲解疾病的相关知识,提高患者自我保护和防治疾病的能力,明确康复对自己的好处和解除对疾病的忧虑。因人施教,针对疾病和患者所关心的问题,如正常肺是如何工作的? 什么是 COPD? 应该如何防治? 康复锻炼的作用机制是什么? 什么时候需要找医师? 饮食和营养要注意什么? 外出旅行或日常生活应如何安排? 怎样才能减少紧张和避免疲劳? 教育应采取启发式和开放式,允许患者提问和讨论,充分发挥患者的主观能动性。不仅从理论上,而且要从切身感受上让患者理解为什么要进行康复锻炼、怎样去进行康复锻炼,增强康复的信心和兴趣。教育应深入浅出,可以利用录像、电视、电影、广播等电子化视听教育法。应避免枯燥乏味和照本宣科,应进行同质化、规范化的健康宣教。在讲解呼吸锻炼、体位引流、呼吸疗法或氧疗仪器的使用等内容时,一定要进行现场示范和实际操作,尽量让每位患者都有实践的机会,并在实践操作时详细进行辅导。宣传教育的对象还应包括患者的家属,以取得家属的最大支持和配合。

2. 一般治疗

COPD 患者避免吸烟十分重要。如果在气道阻塞的早期就戒烟,COPD 的病程就可能改变。在 COPD 的任何阶段戒烟,均可延缓疾病的发展和恶化。戒烟应该是任何康复方案中不可缺少的部分。医师不仅要宣传戒烟的好处,而且要具体帮助和指导患者如何戒烟。吸烟者有不同的想法和戒烟的具体困难,医师应与患者一起讨论,帮助找出最适合的戒烟技术和方法。各种尼古丁替代用品,也可减轻与尼古丁成瘾相关的戒断综合征。

患者应避免吸入受污染的空气和其他刺激性气体,避免与呼吸道感染患者接触。在呼吸道传染病流行期间,应尽量避免去人群密集的公共场所或参加大型集会。每年在流感季节到来之前,应给予流感疫苗注射;如有条件,可注射肺炎球菌疫苗。

环境因素如温度、湿度、海拔高度等,也应予以考虑。温度和湿度过高或过低均可使气道阻塞的症状加重。室内使用空调、湿化器或空气过滤系统可能是有益的。飞机一般在 5000～10000 m 的高空飞行,COPD 患者乘飞机旅行时,将承受机舱内的压力,这可能导致严重的低氧血症。

3. 药物治疗

COPD 患者康复方案中的药物治疗也是其重要的组成部分。在实现近期目标方面,药物治疗具有十分重要的作用,但应将药物治疗与其他措施联合应用,作为综合性呼吸治疗方案的一部分。COPD 患者往往同时服用多种药物,须仔细避免药物的副作用和药物之间的相互作用,应科学地安排用药时间和康复锻炼的时机,以便使患者的日常生活协调、规律。活动之前雾化吸入支气管舒张剂,可逆转或预防支气管痉挛,改善患者的活动能力。

4. 介绍一些呼吸疗法

有几种呼吸疗法对肺疾病患者十分有益,如气溶胶吸入疗法、湿化疗法及氧气疗法等。

支气管舒张剂的气溶胶吸入后快速起效,与口服法比较,全身的副作用少。常用定量吸入器(MDI)吸入,也可用各种雾化器来吸入,有手动、脚踏或压缩泵雾化器以及氧雾化器、超声雾化器可供选择。间歇正压呼吸装置偶尔也可用作支气管舒张剂的气雾吸入器。

气道分泌物黏稠或痰少不易咳出的患者可使用黏液溶解剂雾化吸入,或以 2% 碳酸氢钠或温盐水来湿化气道。但对痰多、咳嗽反射不强的患者不宜应用。

伴有低氧血症的 COPD 患者应给予持续低流量吸氧,可使心理试验、活动协调、运动耐力和睡眠方式等方面得到改善。研究表明,每日吸氧可使 COPD 患者的肺动脉高压和肺心病延迟发生。国内外均已有多种便携式氧源或氧气发生装置,可供患者在家里或外出活动时应用。

吸氧一直以来就是肺康复的常规治疗手段,目的是维持氧饱和度在 88% 以上。研究显示,这种治疗可使患者的运动能力和氧饱和度提高、运动耐力延长 30%、生活质量得到改善。

正压通气是否可以改善重度 COPD 稳定期患者的功能和健康状态,一直存在争议。一项来自意大利的随机对照研究证实,对重度 COPD 和慢性 CO_2 潴留患者每日使用正压通气 2 h,连续 2 年,与对照组相比,患者白天的换气能力增强,健康状态的恶化得到缓解,每年的住院天数减少。正压通气技术也可以在运动训练时使用,并使训练中的高强度运动成为可能,潜在地扩大了运动训练效果,训练后患者的 6MWT 好转、生活质量改善。

肺康复通常采用两种无创通气方式:①运动中进行无创正压通气,包括持续气道正压通气技术、压力支持和比例辅助通气;②运动期间使用夜间无创正压通气治疗。用无创正压通气作为辅助治疗,可以使患者的呼吸困难和运动耐力在短期内得到改善,但这种改善尚不能区分是否为重复使用无创正压通气的结果。指南中将无创通气作为严重 COPD 患者运动训练的辅助治疗,推荐级别为ⅡB级。

5. 呼吸锻炼

主要应用于非长期卧床治疗的 COPD 患者,对支气管扩张、肺囊包性纤维症及慢性哮喘引起的呼吸肌功能减退患者也有益处。呼吸锻炼的治疗目的:①恢复膈肌至较正常的位置和功能;②控制呼吸频率和呼吸方式以减少气体陷闭;③减少呼吸做功,增加呼吸肌的工作效率;④减轻患者的呼吸困难和焦虑。呼吸锻炼有以下一些方式:

(1)缩唇呼吸

患者闭嘴经鼻吸气,然后通过鼓腮、缩唇(吹口哨样口形)缓慢呼气 4~6 s。呼气时,缩唇大小的程度由患者自行选择调整,不要过大或过小。呼气时可伴有或不伴有腹肌收缩。在开始缩唇呼吸以后,呼吸困难几乎即刻缓解。

(2)头低位和前倾位

头低位或前倾位常可以缓解 COPD 患者的呼吸困难。头低位时让患者斜卧床上并垫高床脚。前倾位则是患者坐位时保持躯干前倾 20°~45°,为保持平衡患者可用手或肘支撑于自己的膝盖或桌上。立位或散步时也可采用前倾位,可用手杖或扶车来支撑。

(3)控制性慢而深的呼吸

COPD 患者经常呼吸浅快,如能对浅快呼吸进行控制并代之以慢而深的呼吸,可减少做功和无效腔通气量;较长的吸气时间有利于气体在肺内的均匀分布和改善通气/血流灌注的比例;深呼吸后可使原来闭合的基底部气道开放;延长呼气时间有利于消除肺内的气体陷闭。

(4)腹式呼吸锻炼

又称膈式呼吸锻炼。腹式呼吸锻炼的目的,是增加膈肌的收缩能力和收缩效率,变胸式呼吸为腹式呼吸。腹式呼吸锻炼的关键,在于协调膈肌和腹肌在呼吸运动中的活动。呼气时,腹肌收缩帮助膈肌松弛,随腹腔内压增加而上抬,增加呼气潮气量;吸气时,膈肌收缩下降,腹肌松弛,保证最大吸气量。呼吸运动时,尽可能减少肋间肌等辅助呼吸肌的无效劳动,使之保持松弛休息。因此,满意的腹式呼吸可增加潮气量,减少功能残气量,提高肺泡通气量,降低呼吸功耗,缓解呼吸困难症状,改善换气功能。

开始锻炼腹式呼吸时,医护人员应在场,先做示范动作,然后给予具体的辅导和纠正。开始时每日锻炼 2 次,每次 10~15 min,掌握方法后增加锻炼次数和时间,以力求成为患者自己的呼吸习惯。一般说来,大多数患者经 3~7 周的示范和指导后均能顺利学会腹式呼吸。

腹式呼吸通常与缩唇呼吸、前倾体位等联合应用,以获得呼吸困难的最大改善。大多数坚持腹式呼吸锻炼的患者,都可取得较好的效果,使呼吸困难和疲劳的症状缓解,运动耐力提高,自觉呼吸功能改善。尤其是肺气肿严重、膈肌低平和有明显的呼吸膈肌矛盾运动的患者,可以从腹式呼吸锻炼和综合训练措施中获益更多,症状的改善也更明显。

(5)膈肌起搏/电刺激呼吸

使用低频通电装置,将非刺激电极放在胸壁,刺激电极放在胸锁乳突肌外侧、锁骨上2~3 cm 的部位。适用于经过呼吸锻炼后,膈肌运动仍不十分满意者或由于粘连限制了膈肌活动时。由于电极靠近臂丛神经,操作时必须小心。开始时每日 6~15 次,逐渐增加到每日 100 次左右。

(6)其他呼吸锻炼的方式和装置

Video-Resp 可以帮助患者进行腹式呼吸或较慢频率的胸式呼吸。Chrono-Resp 是一种闪光调控装置,患者只要努力保持呼吸与其闪光同步,按吸气—暂停—呼气—暂停的规律进行,就可逐步学会和达到较正常的呼吸方式。在患者较熟练掌握呼吸锻炼方式之后,该仪器还可提供进一步的帮助,发出一种柔和连续的声音伴着患者进行呼吸。当患者的呼吸不能跟上 Chrono-Resp 的固定节奏时,仪器的声音就会变得纷乱和断续。

6. 运动锻炼(呼吸肌力量锻炼)

除了上述几种呼吸锻炼方式以外,近年来还开展了各种呼吸肌力量锻炼的方法,以增加最大呼气肌和吸气肌力量。呼吸肌耐力锻炼的目的,在于能够维持正常 CO_2 分压下的最大 15 min 通气量。锻炼使用的装置多属吸气或呼吸二相通气阻力器。使用时加鼻夹,用口呼吸,吸气阻力器附装单向活瓣。锻炼时间一般限制在 5~20 min,每日 2~3 次,可在静息通气和增加通气条件下进行。锻炼时要注意防止过度通气所导致的呼吸性碱中毒。此锻炼不仅可增加吸气肌(膈肌)的力量,也有助于肺泡气体的排空,并可改善肺泡侧支通气和小气道分泌物向大气道引流。

目前,也有一些简单实用和便携式装置,可供作呼吸肌的力量锻炼,如容器内盛有一个或数个一定重量的小球体,患者从口含管处呼气以观察小球的运动状况。另外,也可以通过测定最大吸气口腔压,来判断呼吸肌力量锻炼后的效果。

呼吸肌训练研究的难度在于:

(1)研究训练效果的方法学不统一;

(2)难以界定适合各种训练形式的人群。

适合进行呼吸肌训练的人群,包括 COPD、呼吸肌无力、呼吸困难、运动受损水平和健康状况下降的患者。我国过去开展的肺康复研究中,多使用呼吸训练和呼吸肌训练,由护理人员主导进行,评估方法和试验设计欠科学和统一,不能提供更多有价值的研究结果。

7. 其他呼吸锻炼方法

各种传统的民间锻炼方法,如太极拳、气功、呼吸操、保健操等,都很讲究"运纳吐气"和呼吸方式。如体力能胜任并能坚持锻炼,相信这些锻炼方法对缓解 COPD 患者的呼吸困难,锻炼呼吸肌的功能和协调力会有好处。

中医肺康复通过结合现代康复学的方法与技术,对中医临床和养生学中有关肺部功能康复的内容进行了整合与提升。虽然中医养生康复理念历史悠久,康复手段也丰富多样,但中医肺康复理念在 20 世纪 90 年代后才开始提出,主要包括功法锻炼、中药、针灸、按摩、穴位贴敷、食疗、心理治疗等。传统中医肺康复根植于中国传统文化之中,以中医

"整体观"与"阴阳理论"为基础,通过"平调阴阳"修正机体阴阳失衡状态,把改善机体整体健康状态与改善肺局部功能相结合,达到改善患者症状、提高生活质量的目的。

总的来说,中医肺康复有成本低廉、实施方便、患者依从性高、疗效显著等特点,有广泛的临床应用前景,适合家庭、社区长期的肺康复。

8. 社区和家庭肺康复

在社区卫生服务中心推广肺康复疗法,能够最大限度地节约资源,使更多的肺康复患者获益。肺康复的发展更依赖于临床医师的信心和责任心,呼吸内科和全科医师在对慢性呼吸系统疾病患者进行药物治疗的同时,应该积极推广和使用肺康复疗法,使更多的患者受益。

社区肺康复的目的:

(1)缓解或控制患者的急性症状及并发症,稳定和逆转疾病的进程。

(2)通过运动疗法、呼吸治疗、教育管理等使患者积极地进行运动训练,最大限度地恢复患者的独立生活能力,改善生活质量,减少对专业人员及医疗资源的依赖。

(3)消除疾病遗留的功能障碍和心理阴影,开展积极的呼吸和运动训练,发掘自身的功能潜力。

家庭肺康复作为一种简单有效、安全经济的临床干预措施,可以帮助患者在家中进行自我康复训练。相较于医院或门诊的肺康复项目,它更具时空方面的便捷性,且康复内容简单易学,便于患者掌握,疗效也不亚于医院或门诊的肺康复。因此,逐渐成了近年COPD患者肺康复发展的新趋势。

然而,家庭肺康复项目仍然存在许多不足,到目前为止仍有许多问题未得到解决,如患者运动训练依从性的监督问题,最优的运动训练内容、周期以及频率尚不清楚,而现有指南中关于家庭肺康复的详细信息较为缺乏,故优化家庭肺康复方案有待进一步的探索。

五、运动处方

(1)评估COPD患者的运动能力和运动锻炼后的效果,可采用最大氧耗率(VO_2max)、无氧代谢阈值、单级试验(Single Stage Test)、6 min步行试验和精神物理学试验(Psychophysical Test)等,其难易程度不一,究竟哪一项试验更好也存在相当大的争论。一般来说,试验应简单易行、安全客观。6 min步行试验是评估运动能力和运动耐力的较好方法。

(2)运动训练是综合性肺康复方案的主体。运动处方应包括4部分的内容:①运动方式(表4-1);②运动强度;③运动时间;④运动频率。

COPD患者可以进行下肢低强度和高强度训练,且低强度和高强度训练均产生临床获益。目前,大多数运动训练强度是用极量或次极量心肺运动试验来确定的。达到最大耗氧量20%~40%的运动量为低强度,60%~80%的运动量为高强度。肌肉力量训练属于无氧运动,能够增加中、重度COPD患者的肌肉力量和质量,可作为独立的干预措施以改善患者的生活质量。力量训练也分为低强度和高强度2种类型,低强度推荐20~25RM,高强度推荐10~12RM。

表 4-1　肺康复运动方式的推荐意见和证据级别

内容/结果	推荐	证据级别
下肢运动	推荐包括运动耐力训练的下肢运动作为肺康复的一部分	A
上肢运动	包括对抗和耐力的上肢机能和运动训练应当包括在肺康复中	B
呼吸肌训练	证据不支持在肺康复中常规使用,在伴有呼吸肌力量减弱或喘息的患者中可以选用	B
心理学、行为学、教育内容和结果	证据不支持作为单独治疗方式的短期心理学干预的益处,长期干预可能是有益的,专家的意见支持将教育和心理干预作为肺康复的内容	C
呼吸困难	肺康复内容包括呼吸困难的症状	A
生活质量	肺康复内容包括与健康相关的生活质量	B
健康管理成本	肺康复后已经减少了住院人数和住院天数	
生存期	肺康复可以改善生存期	C

系统的肺康复周期一般为 12 周,之后进行门诊康复或社区/家庭康复。康复周期应该越长越好,长期坚持门诊—社区—家庭的肺康复模式可使患者长期获益。

目标心率(Target Heart Rate,THR)可作为大多数 COPD 患者运动强度的指标。THR=[0.6(PHR-RHR)]+RHR,公式中 PHR(Peak Heart Rate)为最大心率,是最大运动应激试验时的心率;RHR(Resting Heart Rate)为静息心率。当 COPD 患者的肺功能损害已十分严重时,可教患者用运动时的"呼吸困难程度"或"费力感觉"作为决定运动强度的替代指标。

运动锻炼要循序渐进。开始时可以只运动几分钟,以增加患者的信心,后逐步增加运动的强度。运动时间一般每次至少 20~30 min,每周 3~5 次。一般情况下,只有规律的运动才能改善患者的运动能力。当运动锻炼有规律地进行时,患者对呼吸困难的耐受力往往能增加,食欲也会增进,表明患者的体能也有所恢复。运动期间可应用指脉氧测定仪来监测患者的血氧饱和度(S_pO_2),有条件时也可同时监测心电图及其他指标。如果患者的 S_pO_2<7.3 kPa(55 mmHg),应允许患者在运动时吸氧,以保证其运动训练方案的完成。

六、气道分泌物廓清技术

目的是清除过多的或潴留于气道的分泌物以预防或治疗因黏液堵塞气道引起的肺不张。常用技术包括体位引流、胸部叩拍和震动、有效咳嗽训练和用力呼气等。该技术常用于患有各种肺部疾病的住院患者,以及慢性气道阻塞、气道黏液分泌物过多的非卧床患者,如支气管扩张、慢性支气管炎和囊包性纤维症患者,以减少并发症的发生。

七、日常生活能力的评估和训练

对患者日常生活能力的仔细观察可发现很多问题,然后针对这些问题向患者教授各种节省体能的动作,指导患者学会日常生活中很多常用的康复方法。如有适用的装置或工具也可提供给患者,以便患者在完成日常动作(如从地板上捡东西、穿衣、洗脸、洗澡、吃饭等)时既方便、又省力。其目的是减少日常活动时的氧耗,使体能更节省、更有效,从而增加患者生活的独立自主性,减少对他人的依靠。

八、营养的评估和调理

COPD 患者一般给予低脂、复合碳水化合物饮食。伴高碳酸血症者则应给予必要的饮食指导,应避免过多的液体量。因呼吸困难引起食欲减退时要分析其原因,有时可能是在做不自主的吞咽动作时咽下空气引起的腹胀,有时可能是药物引起的恶心,应分别对症处理。食欲未恢复前可少量多餐,而不是固定的 1 日 2～3 餐。食欲很差的患者应通过肠道外途径补充营养。就餐时吸氧有助于低氧血症患者感觉舒适。肥胖患者应设法减轻体重以减少呼吸做功。呼吸困难、辅助呼吸肌的过度工作增加热能消耗致体重进行性下降的患者,适当的营养补充是十分重要的。患者的血钾、镁、磷水平应维持在正常水平,以保证肌肉的强度和耐力。

九、社会心理的评估和调整

成功的肺康复治疗必须既能处理患者的疾病,又能解决其心理上的障碍。对患者的社会心理状态进行认真评估是一项细致的重要工作,也是综合性康复的组成部分。评估的重点应集中于患者对疾病的态度,以及疾病对患者造成的精神压力、情绪低落和性格改变。焦虑、压抑和忧郁是最常见的。患者往往对呼吸困难有恐惧心理,否认各种症状,易怒、孤独、整天静坐不动,不愿参加娱乐、社会活动和人际交往,过分依赖家人或医疗服务。性功能障碍和害怕性活动也很常见。还有些患者伴有各种神经精神症状,如失眠、多梦、记忆力减退、识别不能、谵妄等,这也许与低氧血症导致的脑缺氧有关。

处理办法应该是动员患者的家属、朋友一起来做工作,热情关心、同情、帮助患者,增强患者与疾病斗争的勇气和信心。通过耐心细致的说服和解释工作,解除各种不必要的顾虑,支持其参与力所能及的各种社会活动和人际交往。除以上心理治疗外,也可考虑给予必要的神经精神药物,但治疗焦虑的药物只可短期应用,以避免药物的依赖或成瘾。当焦虑和抑郁同时存在时,要分清患者究竟是需要抑制剂还是兴奋剂。多塞平是治疗焦虑较好的药物,同时也有一定的抗抑郁作用。对于伴有严重 CO_2 潴留的患者,使用镇静类药物时必须谨慎。

十、教育及心理行为干预

COPD 患者的肺康复方案中,对教育和心理行为的干预包括:

(1)教育干预:由于在综合肺康复方案中均包含教育的内容,健康教育是患者积极参与肺康复和坚持健康行为的保证,也是完成肺康复的保证。

(2)心理行为干预:COPD 患者容易合并抑郁和焦虑,特别是 COPD 急性加重期和有机械通气经历的患者更容易产生抑郁和焦虑。希望我国的呼吸科医师和康复医师关注COPD 患者的精神和心理问题,并为其提供帮助。

第五章　心脏早期康复与二级预防

　　预防和康复,作为"防—治—康"三位一体医疗链的两极,一个是治疗的关口前移,另一个是治疗的后续管理,具有十分重要的作用。目前,相对于强大的治疗体系来说,预防和康复环节还比较弱小,也没有受到应有的、足够的重视。心脏康复就是二级预防,或者说,心脏康复是二级预防中的重要内容。所以,在这个共识下的实际操作层面,心脏康复其实已经与二级预防进行了有效整合,许多学(协)会也已经将原来的"心脏康复专业委员会"改名为"心脏预防与康复专业委员会"。

　　循证医学时代的到来和冠心病血运重建技术的发展,使冠心病患者的预后显著改善,死亡率已呈下降趋势。但在我国,心血管危险因素的流行趋势仍然严峻。患病年轻化,心血管病发病率快速攀升,心血管病带病生存人数不断增加,这些患者不仅劳动能力下降,而且需要更多的医疗服务,给家庭和国家带来了巨大的经济负担和劳动力损失。如何使我国心血管病患者尽可能恢复正常的生活和工作,使患者活得有尊严,避免心血管事件的再发、患者反复住院和英年早逝,更合理地控制医疗费用,是临床医学目前最值得研究的课题之一。

　　国外心血管病预防和控制的经验值得借鉴。20世纪30年代后期,美国结束了有史以来最大的经济危机,冠心病及其他心血管病开始在人群中"泛滥"。于是,人们开始了与心血管病的斗争。到80年代后期,美国冠心病患者的死亡率较60年代下降了50%。人们逐渐认识到,通过手术和药物治疗并不能有效、持久地改善心血管病患者的预后,只有通过综合干预改变患者的不良生活方式,帮助患者培养并保持健康的行为习惯,控制心血管危险因素,坚持循证药物治疗,才能使患者的生理、心理和社会功能恢复到最佳状态,才能在延长患者寿命的同时,显著提高患者的生活质量,这就是现代心脏康复的精髓。

　　国内心脏康复的发展开始于20世纪80年代。但由于人们对心脏康复缺乏重视,而且心脏康复专业性较强,流程相对复杂,存在一定操作风险。康复模式与肢体康复完全不同,虽经过30年的发展,但仍处于初级阶段,心脏康复的发展明显滞后于肢体康复,90%的医院没有开展心脏康复业务。而同期,日本、美国、欧洲各国都已认识到心脏康复对冠心病患者预后的重要价值,均将心脏康复纳入了医疗保险范畴,实现了三级医院—社区—家庭的心脏康复体系。

　　统计显示,心血管病患者中只有11%~38%的人接受心脏康复服务。另一项在全美开展的调查结论也显示,在患有心血管病的庞大群体中,大多数个体未接受心脏康复治疗。这些发现很可能反映了以下几个问题:

　　(1)缺乏后勤保障和配套服务,如患者因返回工作岗位后不能参加定期康复训练活动,也没有当地的其他活动项目可参加,去有康复设施的场所又路途太远或缺乏便利的交通;

（2）缺少医师的指导或没有强化患者继续康复的意愿；

（3）缺乏人力支持系统（没有或缺乏配偶、家庭或其他重要人物的支持）；

（4）没有足够的资金来源，诸如缺乏适当的保险、无能力或不愿意自付康复的相关费用；

（5）患者不喜欢参加运动或关于危险因素干预的宣教及咨询等活动。

传统的心脏病医疗服务，可替代或可选择的服务项目有限，使很多患者没有合适的方案可以选择。甚至那些选择了传统医疗服务的患者，治疗的持续时间（即参加活动的次数）和治疗的重点（如饮食营养、运动、戒烟、社会心理学干预等）也常受经济等方面因素的限制。也就是说，患者的财力与政府的补偿政策比病情的需要更重要。

为满足大多数心血管病患者的需求，需要更多的研究去评价可供选择的二级预防服务的成本—效益比，以决定最佳的服务组合，如有监护的运动训练、以家庭为基础的危险因素管理和满足患者不同需要的社区支持等。在这些研究的基础上，决策者、临床研究者和卫生保健人员必须在临床实践指南和经济政策的制定方面共同合作，使服务能够得到灵活、优化的使用，并得到应有的补偿，以达成最佳成本—效益比。

2013年，中国康复学会心血管病专业委员会颁布了《冠心病康复/二级预防中国专家共识》，明确了心脏康复的具体内容：

（1）生活方式的改变：主要包括指导患者戒烟、合理饮食、科学的运动以及睡眠管理；

（2）双心健康：注重患者心功能的康复期和心理健康的恢复；

（3）循证用药：冠心病的康复必须建立在药物治疗的基础上，根据指南循证、规范用药是心脏康复的重要组成部分；

（4）生活质量的评估：生活质量的评估也是心脏康复的组成部分，冠心病康复的最终目的是提高患者的生活质量，使患者尽可能恢复到正常或接近正常的生活质量水平；

（5）职业康复：冠心病康复的最终目标是使患者回归家庭、回归社会、回归职场，患者病后能不能回归社会、继续从事其以前的工作或病后力所能及的工作，是医务人员必须解决的问题。

体力活动减少，出现高脂血症、肥胖、糖尿病等心血管危险因素，最后导致心血管病的发病率增加。心脏康复是防治心血管病发生发展的重要措施之一。目前，心脏康复不仅局限于心血管病的二级预防，还逐渐扩大至心血管病的一级预防。近年的研究显示，以运动疗法为基础的心脏康复在心血管病的一级预防中发挥着越来越重要的作用。社会老龄化现象加剧，老年人常合并多系统的功能障碍，如心、肺、脑、骨骼和肌肉病变，这就要求心脏康复医师有能力去处理多系统的疾病，帮助患者回归社会。

一、心脏早期康复

根据国内外指南和共识，心脏康复在CCU中应该尽早开始，也就是早期心脏康复。因为，Ⅰ期康复期是心脏功能恢复、建立康复意识、进行康复宣教等的关键时期。

在CCU中开展心脏康复最早的记录，是1971年Rosemary Samios介绍了澳大利亚CCU里开展早期康复的情况。当时的冠心病患者住院时间通常在18～22天，但在住院第2天就根据情况开始了床上呼吸训练、被动关节活动、放松训练等，然后逐步过渡到主动训练、床边坐起训练、步行训练等。1978 年 Nancy H. Cohen 又对急性心肌梗死在 CCU 中的最早康复进行了阐述,包括复杂性心肌梗死和非复杂性心肌梗死。在 CCU 中开展早期心脏康复的目标是使患者恢复工作和生活的能力。早期心脏康复能改善患者的心血管功能、缩短住院时间和改善预后,所采取的方法就包括了进阶性的活动、健康教育和运动训练。

随着心脏康复的发展和完善,现代心脏康复应该包括以下特征:全面综合的康复、尽早开始康复、连续性康复、分阶段性康复、个体化康复和患者易接受性康复。完整的心脏康复至少包括以下几个方面:临床评估、优化合理用药、运动训练、心理康复、冠心病风险评估与规避、生活方式调整、患者及其家属的健康教育(图 5-1)。经过 40 多年的发展,有关早期康复在 CCU 中的应用也总结出了一些可操作的原则和路径。

(1)康复介入的时机越早越好,在急性发病或危险期过后即可开始。这个阶段的康复目标是优化用药结构、预防制动的并发症、改善运动能力、评估患者精神状态、减少焦虑和提供心理支持、患者宣教和评估临床情况、制定康复计划。患者宣教内容包括对疾病的认识、治疗的方法和管理、冠心病危险因素和减少危险因素的策略。CCU 中的运动可根据左心功能、复杂性室性心律失常、运动导致的心肌缺血症状、运动能力、运动时的血液动力学反应和临床情况进行危险分层。

(2)临床病情稳定后,在康复治疗师的监护下增加训练强度。初始阶段以呼吸训练、放松训练和小肌群的活动训练为主;继续阶段开始大肌群活动训练、坐站和行走训练;在 4～6 天时,可以在治疗师的辅助下尝试爬楼梯训练。推荐在整个早期心脏康复过程中进行活动训练,而不局限于 CCU 中的早期康复过程,但应该避免 Valsaval 动作。在 CCU

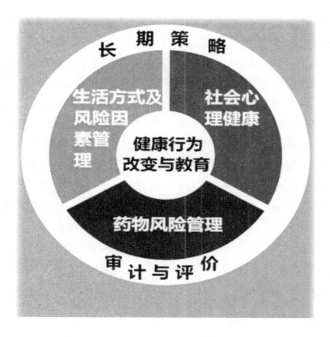

图 5-1　心血管病预防及康复的六大要素

中进行心脏康复时,应在心电监护下进行,并于运动前、运动中、运动后测量心率、血压。

(3)早期在CCU中开展心脏康复是非常重要的。因为,在这个阶段是与患者的首次接触,也是传播心脏康复理念、消除患者疑虑的好时机。这个阶段的目标是早期进阶性活动,然后主动过渡到日常生活活动,如坐起、梳头、进食、如厕、面部清洁和腹式呼吸的训练。一般情况下,24 h后患者临床情况稳定时就可以开始简单的被动活动、主动辅助活动,然后过渡到主动活动。从仰卧位到坐位,再到立位,进行手、肘、肩、脚趾、踝、膝、髋等的关节活动。在CCU中,物理治疗师还要检查患者的分泌物排出能力和通气状态。必要时给予治疗辅助,包括改善通气、促进排痰的技巧训练(呼吸训练、呵气训练和有效咳嗽技巧训练)。

(4)CCU是一个相对封闭的环境,患者的病情危重,第一次罹患心脏病的患者的压力是很大的,甚至有的患者会出现焦虑、抑郁等心理问题,或出现谵妄等精神问题。Novaes于1997年对CCU中的50名患者进行了重症压力量表评估,发现患者的压力情况和疾病种类、治疗方案没有明显相关性。也有研究发现,在CCU中,患者在"听到不熟悉的声音和噪音"和"听到别人在议论"时会感到更加有压力。

(5)早期心脏康复的效果评估方法包括6 min步行试验、主观劳累量表、运动诱发心肌缺血、年龄预计最大心率百分比和早期康复是否出现并发症等。S. D. Livia将6 min步行试验用于152例心脏病早期患者,评估急性心梗后4天内的活动能力,发现急性心梗后4天内的患者也都完成了试验,步行距离、运动反应等与4天后的患者无明显差异。而且只有3.9%的患者在运动中出现了不良反应,如心绞痛、血压下降、室性心动过速,但没有出现很严重的、需要治疗的并发症或死亡。因此,一般认为6 min步行试验可用于早期心脏康复的评定,而且是安全的。

(6)为了减少诱导心脏病复发的危险因素,促进心脏功能的恢复,改善心脏病患者的生活质量,国内外学(协)会推出了一系列基于循证医学证据的指南或共识。虽然这些指南、共识都有大样本、多中心、随机对照试验等强有力的支持,但理论到实践之间还有很大的差距,国内外早期心脏康复的参与率都比较低。造成参与率低的原因是多样的,大致可分为知识意识因素(缺乏康复意识或不熟悉心脏康复)、态度因素(缺乏自信或缺乏效果期望值或惯性思维或惰于外部因素障碍)、行为因素(外部因素与患者的接受度有关,如缺少时间、资源、资金等)。如果不能给患者提供足够的健康教育知识,患者就不能很好地依从康复治疗。研究证明,尽快跨越这个"知识—态度—行为"障碍,而且由风险控制护士参与其中,对于达成在CCU就开始心脏康复是有帮助的。D. H. Mohamed认为,有一个对早期康复有认知的领导,会更加有效地改变CCU的传统文化,更加有效地执行早期活动与康复。

使CCU里有早期心脏康复适应证的患者都能得到恰当的康复治疗,并缩短患者入住CCU的时间,降低心脏重症疾病的复发率和死亡率,使患者能够更好地回归社会,这是心内科医务人员的责任和使命。

二、心脏康复即二级预防

从Framingham的研究开始,人们逐渐认识到冠心病是多重危险因素综合作用的结果,既包括不可改变的因素,如年龄和性别等,也包括可以改变的因素,如高血压、糖尿病、血脂异常、腹型肥胖、吸烟、饮酒、规律的体力活动减少、摄入水果蔬菜不足、心理社会压力等。因此,冠心病是可防可控的:90%的冠心病可以被预测、被预防。

90%的心肌梗死可被9种易于测定评估的危险因素所预测:①异常血脂比率(ApoB/ApoA-Ⅱ);②吸烟;③糖尿病;④高血压;⑤腹型肥胖;⑥紧张;⑦日常缺乏水果、蔬菜摄入;⑧缺乏运动;⑨饮酒。因此,改变生活方式能够预防大多数心肌梗死。值得庆幸的是,国家的卫生方针已转移到重视预防、重视健康上来了。有氧运动能够减轻体重、预防肥胖、影响糖脂代谢、缓解紧张等,从而与多项心血管危险因素的控制有关。因此,有氧运动对心血管病一级预防及二级预防具有重要的意义。

预防体系的构建有五个层面的内容:

(1)防发病,主要针对健康人群,防患于未然;

(2)防急性事件,对于已有动脉粥样硬化证据的患者,保持斑块稳定,防止血栓形成,预防急性冠脉综合征(ACS)等可能致死或致残的心血管事件;

(3)防不良后果,对于已发生心血管事件的患者,要做到早期识别,及早干预,挽救心脏,挽救生命;

(4)防复发,避免反复住院、反复手术;

(5)防治心力衰竭。

心脏康复的理念,从20世纪80年代以前的以患者运动训练为核心,与时俱进,逐渐发展成为基于运动疗法并包括生理、心理、社会的综合性医疗服务模式。发病前的预防和发病后的心脏康复,是心血管病全程管理的重要组成部分。心脏康复的核心组成部分包括医学评价、积极的危险因素管控、营养咨询、运动训练以及社会心理咨询(图5-2)。

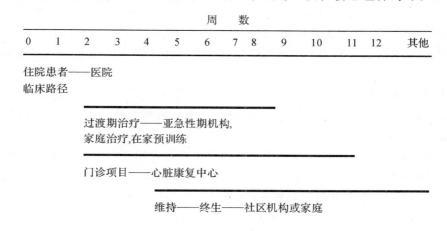

图 5-2　心脏康复各期的时间安排

国内外冠心病的治疗指南均强调,使用有充分循证证据的药物是冠心病二级预防的重要措施,个体化的药物处方可控制心血管危险因素,控制血压、血糖,调节血脂,以延缓疾病的进展并改善预后。建立在疾病正确诊断之上的运动干预可以改善患者的心功能,改善冠状动脉微循环,使心血管病的发病风险得到降低。

营养缺乏、代谢综合征、肥胖是心血管病的重要高危因素,所以,对食物营养的理解和饮食质量的改变是营养处方和心脏康复的关键点。患者主动的营养咨询可增加膳食的多样性,提升心脏康复患者的"饮食幸福感",并改善患者及其家属的健康状况,这种方法简单、经济、高效,无不良作用。

良好的心理干预可消除焦虑、抑郁等负面情绪,增加患者的自信,与心脏康复相互促进、协同发展。吸烟是心血管病的主要危险因素,是急性心血管事件后复发和死亡的有力预测因子。戒烟可明显降低 6 个月内心肌梗死的复发率,减少心血管病的发生率和死亡率,其长期获益至少等同于目前常用的冠心病二级预防药物。心脏康复这些措施的落实,与二级预防密切相连。因此,现代心脏康复包含康复(恢复和提高患者的功能能力)和预防(预防疾病再发和死亡)双重含义。二级预防逐渐融入心脏康复之中,而心脏康复也拓展成为广义二级预防的一部分。因此,心脏康复/二级预防的平台建设从根本上挑战和改变了传统的单一生物医疗模式。心脏康复/二级预防是构筑冠心病综合防治网络的重要手段,可以显著缩短平均住院日、减少住院费用、降低死亡率和减少心血管事件,改善我国心血管病患者的生活质量和远期预后。

对于 40 岁以上男性、50 岁以上女性,以及其他所有心血管危险增高的个体,至少每 5 年进行 1 次系统的心血管危险评估。当心血管风险接近阈值时,建议增加评估次数。存在下述 1 项及以上危险因素者,应及时进行心血管风险评估:吸烟、超重、高脂血症、有早发心血管病或主要危险因素(如高脂血症)家族史。有疑诊心血管病症状的患者,也应立即进行心血管风险评估。不推荐无心血管风险的<40 岁的男性和<50 岁的女性进行系统评估。

心血管病的预防策略包括两个层面:

(1)大众人群的预防策略:可通过面向全社会公众的健康教育,尤其是生活方式改变和环境变化来实现。其优点是可带来大众层面的获益,对总体人群心血管事件的影响可能会很大。因为,所有人群参与了干预措施,且大多数事件实际上发生在仅有低度风险的个体中。

(2)高危人群的预防策略:在那些高风险人群中进行心血管风险评估,根据危险分层制定减少和控制危险因素的目标及治疗措施。该策略能使高危人群明显获益,但对整体人群的影响有限,因为高危群体毕竟是少数。

研究表明,80%~90%的心血管病可以通过生活方式和膳食干预来预防,但是慢性病患者仍然消耗了 80%以上的全球医疗资源。为更好地防治心血管病和促进全球健康,必须建立一个多层次、全方位的防控体系,包括 6P:预测(Prediction)、精准(Precision)、个体化(Personalization)、预防(Prevention)、人群(Population)和政策(Policy);3G:健康的饮食(Good food)、良好的环境(Good environment)和健康的行为(Good behavior);4I:解读(Interpretation)、整合(Integration)、实施(Implementation)和创新(Innovation)。

三、心脏康复与预防心脏病学

心脏康复更多关注急性心血管事件的综合药物治疗和生活方式干预。从个体而言,减少疾病复发成了最主要的目标,而从全社会的角度,对高危心脏病人群的管控才是国家医疗健康的目标。欧美国家通过几十年的心脏康复实践,试图从临床指南的角度,取消一级和二级预防的界限,将慢性病的临床管控演变成为一种连贯性的干预措施。2016 年,欧洲心脏病学学会(ESC)将心脏预防与康复学会改名为预防心脏病学学会,正是反映了这种观念的转变。

预防心脏病学不仅包括控制危险因素、避免或减少心血管病的发生,也涵盖心血管事件发生后的康复和使患者尽快回归正常生活,以及再发主要心血管不良事件的预防,集"防—治—康"养护、提高运动能力和生命质量于一体。

预防心脏病学专业的组成包括危险因素评分与干预计划、动脉粥样硬化临床评估、心理和行为、运动心肺功能评估和运动心脏康复等。基于运动的心脏康复需要精准医疗,需要根据不同疾病和运动的心血管反应来设计运动处方。不同形式的运动会产生许多生理性反应,剧烈运动和长期运动对心血管也有不同的影响。有缺血性心脏病和心功能不全的心血管病患者,要根据心血管反应来制定精准的运动处方,采取安全的运动形式,并根据患者在运动中和运动后的反应及时调整,定期进行心功能、心肌缺血、心肺运动试验及危险因素的临床再评估,以期达到获益最大和风险最低。不提倡心血管病患者在无专业医疗评估的情况下自行锻炼或托付给体育教练的康复模式。运动是良医,运动有助于心血管病康复,但心血管病患者的运动需要严格的限制和指导。

心肺运动试验必须成为心脏运动康复医师的必修课。有一点必须明确,心脏运动康复不同于骨科康复和神经康复中的肌力恢复。心脏运动康复主要体现在脏器康复和心肺耐力康复,其训练方法不仅仅是关注肌肉力量和速度的改善,而要全面考虑心血管的全身适应性恢复,包括心功能和体能的恢复。需要注意的是,不适宜的运动处方会导致心房颤动、心力衰竭和室壁瘤等严重并发症的发生。心脏康复医师要在心血管病患者运动康复的临床实践中,把功能解剖与康复物理治疗知识融会贯通,做好心脏运动康复的评定、运动处方的设计和运动注意事项的落实。

发生急性心血管事件住院的患者不仅需要早期再灌注治疗,也需要早期康复介入。从精神心理、饮食护理、危险因素控制、规范药物治疗到早期床上或床旁运动,全方位地进行干预和指导。住院期间和出院后的心脏运动康复内容包括围手术期全身肌肉骨关节的康复、抗阻训练、吸气肌训练、从坐姿到站立位的心血管反应、住院期间或出院前的运动心肺功能检测、抗阻训练评定以及有氧运动处方的设计(表 5-1)。

表 5-1　出院后的步行指导

周	最大持续时间(min)	步行距离(m)	次(d)	步行方式
1	5~10	250	2	漫步
2	10~15	500	2	舒适行走
3	15~20	1000	2	舒适行走
4	20~25	1500	1~2	舒适行走或大步走
5	25~30	1500	1~2	舒适行走或大步走
6	30	2000	1~2	舒适行走或大步走

一分预防胜过十分治疗。我们要呼吁政府加强社会保障体系对康复事业的支持,开

创具有中国特色的心脏康复发展之路。心血管病的预防康复与慢性病管理的目标是一致的，应把疾病预防康复与慢性病管理相结合，将工作重点和经费更多地用于疾病预防和康复的"基础建设"和"惠民工程"上，将处理危急重症心血管病的三级医院与康复机构、基层医疗单位有机整合，既各司其职、有序分级诊疗，又紧密合作。通过个人、集体、全民医保体制与不同的保险机构相结合，共同支付心脏康复和预防干预的费用。

随着老年社会的来临，国家层面大健康战略和全面医保政策的实施，需要建立适应我国国情的预防体系；要从实际出发，在制度层面上做好中国心血管病"双重预防"的顶层设计；需要建立国家层面预防心血管病的专业组织架构，发布心血管高危患者心脏康复的专业和社会教育计划，将运动康复融入健康的全程管理之中。预防心脏病学的临床实践需要更多的医师加入，专业的医疗评估可以在三级医院中进行并定期随访，经过培训的基层医院医师、全科医师、家庭医师、护士和慢性病管理人员可依据患者的二级预防和运动处方，具体指导心血管病患者实施规范的运动康复训练。这也可以成为做强医联体、医共体的有效途径和手段。

四、国外的心脏康复优势

英国是医疗整合做得非常好的国家，特别是在基层医疗和初级卫生保健上，另外它有配套的高档次民营医院，可以解决特殊人群的需求。全民医保对于英国来说是值得骄傲的，因为医疗卫生作为社会保障，肯定是公益为先、兼顾效率，绝对不可以效率为先。其实要想提高效率，就需要把急病急起来，把慢病慢下去。如稳定型心绞痛不需要做紧急冠脉造影甚至支架植入，而对于急性心肌梗死患者肯定需要优先使用导管室，从而挽救患者的生命。医疗资源是有限的，如果让稳定型心绞痛的患者整天占着导管室，而让急性心梗的患者等待，这样可能就会错过后者最好的治疗时机。完美的医疗模式就是急病优先急救，慢病规范治疗，公平为主，兼顾效率。

古巴的医疗模式也非常好。每个社区都有心理卫生服务，50％以上都是由社区医师负责，每个社区医师要负担30～50个家庭成员的生老病死。如果出现复杂疾病的患者，社区医师就会预约上级医院的医师进行会诊，上一级医师也会将会诊意见认真详细地告诉社区医师，病情稳定后还是由社区医师管理，这就叫无缝对接，是真正的医疗资源整合。

关于心脏康复的发展，西方国家积累了大量的经验和数据，建立了很多康复模式。大量临床研究的证据显示，心脏康复能够延缓动脉粥样硬化的进程，降低再发冠心病事件的风险和反复住院率，降低医疗费用，延长健康寿命。欧洲心脏病学学会、美国心脏学会和美国心脏病学会，均将心脏康复列为心血管病治疗中最高级别（Ⅰ级）推荐。

1. 欧洲国家心脏康复的现状

心脏康复在欧洲已经发展了40多年，在经验、政策、程序以及运行模式等方面都取得了丰富的成果。在30年的随访调查中发现，北欧和西欧冠心病患者的死亡率明显下降，而在中欧和东欧则处于上升态势，这得益于北欧和西欧早期的康复干预和医疗保健机构的完善。欧洲专门成立了心脏康复协会，并通过立法支持心脏康复事业的发展，但心脏康复在欧洲同样面临着低转诊率和低参与率（30％～50％）的问题。

2. 美国心脏康复的现状

美国认为高发病率的肥胖、静坐的生活方式、2 型糖尿病、高血压及营养问题等是诱发冠心病的危险因素。其中，静坐的生活方式和营养问题是最为主要的因素，同时肥胖、2 型糖尿病和高血压的低龄化也是冠心病发病率上升的原因。

(1)心脏康复的运动训练项目确实使冠心病患者获益，降低了冠心病的发病率和死亡率(图 5-3)。有数据表明，心脏康复的运动训练能使那些即使已经接受过血运重建或药物治疗的冠心病患者获益。更重要的是，心脏康复的运动训练也能改善心衰患者的预后。

(2)有证据表明，经过正规的心脏康复运动训练之后，可以使高密度脂蛋白含量升高 17%，而使低密度脂蛋白含量降低 11%。

(3)肥胖和代谢综合征在美国很普遍，容易引起高血压、胰岛素抵抗、血脂异常以及心衰。在冠心病二级预防中，减轻体重可以使冠心病患者获益。最近的一项研究结果表明，在肥胖或超重的患者中，通过减轻体重可以明显减少冠心病的危险因素，如血脂、空腹血糖及炎症反应。心脏康复的运动训练可以减少肥胖患者的冠心病风险，也可间接降低心血管病的总死亡率。

(4)在冠心病人群中，大部分患者有心理压力。INTERHEART 的研究表明，在心血管危险因素中，心理压力排位仅次于血脂和吸烟，可以与高血压和腹型肥胖相等同。在心衰抑郁患者研究中发现，心脏康复的运动训练可以明显改善抑郁症状，从而改善长期预后。有一项研究对 500 位参与心脏康复运动训练的冠心病患者进行了一年半的观察，发现年轻患者较年长患者存在更多的不良情绪。在接受心脏康复后，整个群体的冠心病危险因素均降低，尤其是年轻人群。

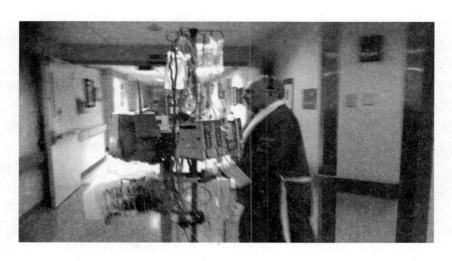

图 5-3 美国心脏早期康复的实践

在美国，心脏康复的参与率仍然偏低，包括低转诊率和高退出率。女性、非白种人群、老年人、乡村人群及低社会经济地位人群的参与率相对偏低。低转诊率、低参与率和高退出率的原因包括：

(1)缺乏正规的转诊程序；

(2)医疗机构之间未建立完善的转诊制度；

(3)初诊医师对转诊定点医疗机构不熟悉；

(4)地理交通不便或地域偏远；

(5)初诊医师的建议不充分；

(6)肥胖或运动能力欠佳；

(7)静坐的生活方式；

(8)吸烟或抑郁；

(9)高额治疗和康复费用或社会支持不足；

(10)文化程度低；

(11)短期效果不明显；

(12)患者时间不足等。

3. 日本心脏康复的现状

在日本，由于生活方式西化及社会老龄化等问题，代谢性疾病成为心血管病的主要危险因素。在冠心病正规的药物治疗及对危险因素的有效干预之下，近年来，日本心血管病的住院率及死亡率均有所下降，但仍高于美国。有报告表明，日本急性心肌梗死发病率呈先升后降趋势，城市居民中的中年男性比例较高。

心脏康复被纳入日本的医疗保险系统。覆盖的人群为——急性心肌梗死、心绞痛、心衰、PCI 和 CABG 术后等。对于年龄小于 70 岁的心脏康复患者医保提供 70% 的资金支持，大于 70 岁的心脏康复患者医保提供 90% 的资金支持。但医保机构对心脏康复的实施有以下 3 条监管标准：

(1)至少配备 1 名心内科/心外科医师和 1 名经验丰富的心脏康复治疗师；

(2)配备 2 名以上有经验的心脏康复物理治疗师或专业护士；

(3)配置 1 个能够应对紧急情况的 CCU 和急救医疗系统（如导管室）。

2004 年，日本第 1 次全国心脏康复调查结果显示：①具有心脏康复配置的医疗机构均为中等规模的医疗机构；②PCI 治疗率和急诊介入治疗率高；③急性心肌梗死患者早期的心脏康复参与率约为 50%；④急性心肌梗死患者的后期心脏康复不足，包括康复教育计划、运动耐量和心肺功能评估等方面；⑤门诊心脏康复的参与率为 9%。

2009 年，日本第二次全国心脏康复调查与 2004 年相比发现：①PCI 治疗率仍较高；②门诊心脏康复参与率从 9% 升至 21%；③超过 50% 的医疗机构，即使有较高的 PCI 治疗率，但并未提供心脏康复。

目前，日本心脏康复医疗机构的数量在增多，但门诊心脏康复参与率仍偏低。所以，如何提高门诊心脏康复参与率成了日本医疗界需要解决的难题。日本制定了心脏康复的未来目标：①明确日本国民的冠心病危险因素；②探索适用于心血管病患者的最科学合理的运动模式，如制定高、中强度间歇训练和低层次的培训计划；③制定针对老年患者的最佳运动训练计划，尤其是对心力衰竭的患者。同时，日本认识到要将心脏康复普及到更广的范围，建立更多的心脏康复培训机构并相互成为网络结构（心脏康复联盟），以便更多的心血管病患者参与进来。

五、我国心脏康复/二级预防的实施与努力方向

人是医学的服务对象,是一个不可分割的有机整体。西方医学专业过度细化,把一个完整的人分割成一个个的系统和脏器,有的脏器又被分解为一个个的"零件",使得"以人为本"的医学临床服务变成了"以病为本""以病变为本"。于是,在大医院里,一个个专科犹如一个个分战场,临床医师各自为政,与专业细化了的疾病捉对厮杀。这些方向性偏差严重限制了诊疗水平、服务质量和疾病的预防、治疗、康复,造成了现代慢性病爆发性递增的态势。当前,一些有识之士已经提出了医学整合的命题,转化医学、整体医学、整合生理学等理论体系作为全新的理念受到了医学界的高度重视。

"一家水管漏水了,全家老少都在忙着拖地板,却没有人站起来拧住漏水的水龙头,这即是今日的医学。"在2016年第65届美国心脏病学会(ACC)年会的开幕式上,大会主席Kim Allan Williams打了这么一个比方,揭示了心血管病预防与治疗的关系和现状。

世界心血管病一级与二级预防研究显示,各国一级预防对减少心血管病死亡率的作用占50%～74%,二级预防/康复作用占24%～47%,可见一级与二级预防/心脏康复对降低各国心血管病的死亡率非常重要。尽管一级预防和二级预防/心脏康复的作用如此之大,人们却未给予足够的重视与投入。

错误的医学目的必然导致医学知识和医疗技术的误用和滥用。把医学发展的优先战略从"以治愈疾病为目的的高技术追求"转向"预防疾病和损伤,维持和促进健康",这才是医学的真正目的。只有以"预防疾病,促进健康"为首要目的的医学才是供得起、可持续的医学,才是公平和公正的医学。如果我们继续把主要精力放在得病后的急性事件处理等方面,国家投入越多,个人投入越多,浪费也就越大,效果也就越差。无论美国还是中国,这都是难以为继的,更谈不上可持续良性健康发展。

WHO把心脏康复定义为,要求保证使心血管病患者获得最佳的体力、精神和社会状况的活动总和,从而使患者通过自己的努力,在社会上重新恢复到尽可能正常的位置,并能独立自主地生活。其干预措施包括运动疗法和二级预防的健康教育。

目前,心脏康复已在国内外得到了普遍认可。以循证医学为基础制定的《美国心脏康复和二级预防项目指南》指出,以患者为中心的目标是提供住院、过渡场所及院外的持续性心脏康复。心脏康复分为3期,即院内康复期、院外早期康复或门诊康复期及院外社区/家庭的长期康复期(图5-4)。

冠心病的发病机制虽然十分复杂,但随着冠心病流行病学、病理学和病理生理学研究的进展,一定会变得越来越清晰。冠心病的发生和发展取决于危险因素(包括年龄、男性、吸烟、高LDL-C、高血压病、糖尿病、肥胖、体力活动缺乏等),而有效控制危险因素,就能够延缓甚至终止冠心病的发展进程,并降低死亡率。

因目前我国冠心病患者的住院时间控制在平均7天左右,因此Ⅰ期住院康复的时间有限。Ⅱ期门诊康复即心脏早期康复已成为心脏康复的核心阶段,既是Ⅰ期住院康复的延续,又是Ⅲ期社区/家庭康复的基础。

心脏早期康复一般在出院后1～6个月进行,在PCI、CABG术后常规2～5周进行。与Ⅰ期康复不同,除了患者评估、患者教育、日常活动指导、心理支持外,Ⅱ期康复计划增加了每

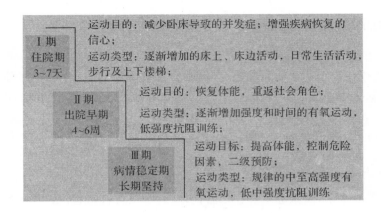

图 5-4　心脏康复各期的运动目的和类型

周 3～5 次心电、血压监护下的中等强度运动,包括有氧运动、抗阻训练、柔韧性和平衡性训练等。每次持续 30～90 min,共 3 个月左右。推荐运动康复次数为 36 次,不低于 25 次。

1. 门诊教育干预

为有利于心脏康复项目的实施,门诊随访时需要制定标准的心脏教育计划,选择相关内容主题;选择合适的、可读性强的辅助材料以加强教育效果;在开始宣教前,应评估患者的学习准备情况;应对教育环节进行评估,必要时予以适当调整。研究表明,对于确诊的冠心病和其他动脉粥样硬化性血管疾病患者来说,进行积极的危险因素控制是有效的(图 5-5)。

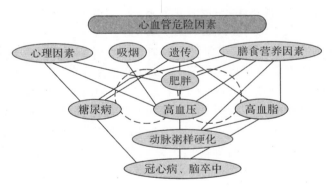

图 5-5　心血管危险因素

教育干预的内容应包括:

(1)降低心脏病风险(通过低脂膳食、血压管理、血脂管理、戒烟、糖尿病管理及压力管理);

(2)管理心脏病急症(如心绞痛、运动时疼痛或不适);

(3)理解疾病的进程(动脉粥样硬化、高血压、糖尿病);

(4)保持心理健康(强调性功能、社会关系,消除抑郁、愤怒、敌意);

(5)适应由疾病所带来的限制(家庭、社会关系、工作、爱好和休闲活动的角色改变)。

心脏康复后广泛的生活方式干预研究（Extensive Lifestyle Management Intervention，ELMI）是一项为期4年的、关于心脏康复后危险因素和生活方式矫正的研究。其结果显示，系统的干预（包括运动课程、电话随访、咨询课程及向患者的初诊医师进行通报）可以降低患者的血脂、血压和 Framingham 危险评分。

典型的综合性二级预防项目应以医务人员主办的健康培训课程和团队支持为核心，并通过单独面谈咨询、运动期间非正式的咨询和教育加以补充。宣教内容的形式宜多种多样，可使用 PPT、录像、小册子等。为使患者达到长期的行为改变，二级预防项目必须包括可以增强自信心的内容，以证明患者自己有能力解决问题，避免养成对工作人员和家人的依赖。

2. 心理、社会支持

在心脏病发病期间，患者会经历一个抑郁、焦虑的过程。心理支持和社会支持都可以帮助患者与社会支持系统取得联系，使患者以健康的心态去应对这些挫折，树立战胜疾病的信心，以提高生活质量，并早日恢复正常的生活秩序。

3. 改变静坐或久坐的生活方式

静坐或久坐的生活方式是最普遍的危险因素。体力活动少的人可增加罹患冠心病的风险，而活动量大的人，尽管存在一些危险因素（高血压、血脂异常、糖尿病、肥胖），其死亡率也较活动量少而没有其他危险因素者低。活动量每周超过 $1500 \sim 2000$ kCal 者，冠心病的发病时间明显延迟，热量消耗与粥样硬化的逆转或其他危险因素的减少明显相关。

4. 评估与危险分层

所有入选运动康复的心血管病患者都应依据运动中发生心血管事件的可能危险进行评估与分层，以指导实施个体化的、安全的心脏康复/二级预防计划。首先需要判断对预后有重要影响的三个因素：缺血心肌的数量、左室功能受损的程度和心脏基础疾病致心律失常的危险性。

对患者的初始评估应包括：既往及目前与心血管病相关的诊断、症状和危险因素、并发症与合并症、平常的生活方式和运动习惯、心理状态与社会支持情况，以及必要的心血管辅助检查，如心肌损伤标志物检查、超声心动图（判断有无左室扩大及测定左室射血分数）、心脏负荷试验等。

运动和活动中发生事件的危险分层，主要来源于与发病率、死亡率增加相关的危险因素的研究。对于参与者来说，这有助于低危、中危和高危的鉴别（表5-2）。低危患者具有表中所有的特点，高危患者具有表中任何一项，不属于任何级别的为中危。

运动负荷试验是进行运动康复前一个重要的监测指标，主要用于临床的诊断、预后的判断、日常生活的指导、运动处方的制定和疗效的评定。常用的运动负荷试验有心电图运动负荷试验和心肺运动负荷试验。两种测试方法均有一定的风险，要严格把握运动负荷试验的适应证、禁忌证。对于冠心病患者，临床上应根据患者的能力水平进行次极量、症状限制性运动试验。如果无设备完成运动负荷试验，可酌情使用 6 min 步行试验、代谢当量问卷等替代方法。

表 5-2　我国主要用于心脏康复的冠心病危险分层

危险分层	运动或恢复期症状及心电图改变	心律失常	再血管化后并发症	心理障碍	左室射血分数	功能储备	肌钙蛋白浓度
低危	运动或恢复期无心绞痛症状或心电图缺血改变	静息或运动时未出现复杂的心律失常	AMI溶栓再通、PCI或CABG后血管再通且无合并症	无心理障碍（抑郁、焦虑等）	>50%	≥7.0	正常
中危	中度运动（5.0～6.9 METs）或恢复期出现心绞痛症状或心电图缺血改变	静息或运动时未出现复杂的室性心律失常	AMI、PCI或CABG后无合并心原性休克或心力衰竭	无严重心理障碍（抑郁、焦虑等）	40%～49%	5.0～7.0	正常
高危	低水平运动（5.0 METs）或恢复期出现心绞痛症状或心电图缺血改变	静息或运动时出现复杂的室性心律失常	AMI、PCI或CABG后合并心原性休克或心力衰竭	严重心理障碍	<40%	≤5.0	升高

5. 运动处方

冠心病的常规运动康复程序：根据对患者的评估及危险分层，给予个体化的运动处方。

运动形式：有氧运动和无氧运动。有氧运动包括步行、慢跑、原地跑、有氧健身操、游泳、骑自行车、爬楼，以及在器械上完成的行走、踏车、划船等；无氧运动包括静力训练、举重或短跑等，也称等长收缩运动。心血管事件后的患者可能尚未痊愈或痊愈时间较短，不宜进行剧烈和竞技性、对抗性强的运动。因此，运动类型宜选择综合性的，以有氧运动为主，无氧运动为补充。心脏康复中最简单和应用最广泛的是步行和慢跑，对肥胖或有关节疾病的患者，原地踏车运动也是极好的选择。

典型的运动康复程序包括以下三个步骤：

第1步：准备活动，即热身运动。多采用低水平有氧运动，持续5～10 min。目的是放松和伸展肌肉、提高关节活动度和心血管的适应性；预防运动诱发的心脏不良事件及预防运动性损伤。

第2步：训练阶段，包括有氧运动、抗阻训练、柔韧性训练等，总时间30～90 min。其中有氧运动是基础，抗阻训练、柔韧性训练是补充。有氧运动每次20～40 min，运动频率每周3～5次。运动强度为最大运动强度的50%～80%。体能差的患者，运动强度可定位在50%，随着体能的改善，可逐渐增加运动强度。

常用的确定运动强度的方法有心率储备法、无氧阈法和主观劳累程度分级法。其中，心率是评估运动强度的最好指标。

（1）目标心率储备法：此法不受药物（β受体阻滞剂等）的影响，临床上最常用。方法如下：目标心率＝（最大心率—静息心率）×运动强度＋静息心率。如，患者最大心率为160 次/min，静息心率70 次/min，选择的运动强度为60%，则目标心率＝（160－70）×60%＋70＝124 次/min。

（2）无氧阈法：无氧阈水平相当于最大耗氧量的 60％左右。此水平的运动是冠心病患者的最佳运动强度（获益最大而风险最小）。该参数需通过运动心肺试验或测乳酸阈值获得，需要一定的设备和熟练的技术人员。

（3）目标心率法：在静息心率的基础上增加 20～30 次/min。此方法简单方便，但欠精确。

（4）主观劳累程度分级法：多采用 Borg 主观劳累程度分级表（6～20 分），通常建议患者在得分 12～16 分的范围内运动。

抗阻训练与有氧运动比较，抗阻训练引起的心率反应性较低。主要增加心脏的压力负荷，从而增加心内膜下的血流灌注，可获得较好的心肌氧供需平衡。另外，尚可增加骨骼肌质量，提高基础代谢率，并增强骨骼肌力量，改善运动耐力，帮助患者重返日常生活和回归工作。其他慢性病，包括腰痛、骨质疏松、肥胖、糖尿病等，也能从抗阻训练中获益。

第 3 步：放松运动即整理活动，是运动训练中必不可少的一部分。放松运动有利于运动系统的血液缓慢回到心脏，避免心脏负荷突然增加而诱发意外事件。放松方式是慢节奏有氧运动的延续，或是柔韧性训练，根据患者病情轻重可持续 5～10 min。病情越重者，放松运动的持续时间宜越长。

6. 运动期间的医学监护

对运动方案实施过程中的医学监护强度，包括必要的监护人员、监护类型和期限及心电图监测频率（持续和间隙），应由制定该方案的医学负责人来决定，并考虑转诊医师的建议。医学监护的强度也应由入选运动方案时患者的类型所决定。在心脏康复中，医学监护是最重要的日常安全保障。

1 份心脏康复方案必须保证患者在训练现场发生急诊事件时，医师在 3 min 内能到达现场。心电图监测似乎与危险性相关，但没有确切的预测因子来帮助辨认哪些患者没有必要进行心电监测。持续的心电监测有利于：①鉴别危险的心律失常或并发症出现前的心电图变化；②监测运动处方的依从性，尤其是心率；③增加患者独立生活的信心。目前，心电图监测的类型包括床边心电监测、远程或计算机心电监测、部分带有家庭监测功能的起搏器、动态心电图记录、植入式长时程心电图监测等。

心脏康复/二级预防在提高心血管慢性病管理的成效方面具有以下作用：

（1）心脏康复推动心血管病慢性病管理的规范化和精准化

心脏康复的五大处方在心血管病急性期的治疗中已得到了广泛应用，同时也是慢性病管理非常有效、全面的适宜技术，可促进生活方式管理更加精准、规范，是整合医学的重要组成部分。心脏康复是以患者为中心，以团队服务为模式的全面和全程的疾病管理与关爱，可改变当前心脑血管慢性病管理缺乏后续服务内容及适宜技术支持的现状，并可复制到其他病种的慢性病管理中。

（2）心脏康复推动医疗模式向"防—治—康"三位一体人文医疗模式转化

心脏康复模式在各级公立医院临床路径中的实施，可以引导医疗模式的转化：以疾病为中心的模式转为生物—心理—社会—环境（生态）医学模式。一些能改善预后的关键措施，在传统医疗模式下有社会效益、健康效益，但是没有明显经济效益的慢性病治疗方法，如运动、营养、心理、戒烟、患者教育等，可通过公立医院临床路径在患者就医这个最佳时机进行强化,并延伸到社区和家庭,实施持续全程的慢性病管理,使"防—治—康"真正融入患者的全程防治之中。

(3)心脏康复突出以患者为主导的慢性病管理模式

过去慢性病管理更多强调社会责任,患者的责任意识不强,慢性病管理模式比较被动。虽然国家持续投入,但成效没有达到预期,也给医保统筹基金带来潜在风险。因为,没有一个国家的预算能够满足人们所有的医疗卫生需求,除非患者个人承担起自我管理的责任。

心脏康复的慢性病管理平台通过医患互动,帮助患者主动参与到慢性病的自我管理之中,让患者认识到疾病转归是自己的责任,引导患者在享受国家医保的同时,自身有责任和义务在医师的指导下进行心脏康复(药物、心理、运动、营养、戒烟和患者教育等),进行生活方式的持续改进和科学用药。如日本的心脑血管病患者,其家庭成员每月必须参与1次健康教育才能领取医保费用,提倡患者对自身健康负责。心脏康复模式引导患者必须对管理自身的健康承担责任,调动患者对于慢性病管理的主动性,降低并发症及再住院率,降低心血管病死亡率。

(4)心脏康复慢性病管理路径促进节俭型医疗模式的建立

心脏康复是一个非常有成本效应的创新,可以弥补传统卫生行业预防和治疗的断层,能够帮助患者和社会减少后续的医疗成本。目前,我国预防和治疗是断层的、脱节的,"防—治—康"很难在一个患者身上同时实现。这样的被动及滞后性使患者的二级预防缺失,导致了恢复到原来健康状态的成本大大提高,再住院率增加,后续的医疗费用增加。因此,心血管慢性病管理的实效性及可持续性依赖于心脏康复路径的实施。只有建立节俭型医疗模式,才能保证医疗支付体系的可持续性。

(5)心脏康复的"互联网+"模式创新慢性病管理平台

心脏康复的"互联网+"模式给慢性病管理平台的创新提供了智能工具,利用互联网技术建立一个没有围墙的心血管慢性病防治联盟,指导患者进行慢性病管理,提高慢性病的管理效率。推动心脏康复成为可持续的慢性病防治模式,为心血管病的防治提供了重要机遇,这也正是心血管病防治的未来(图5-6)。

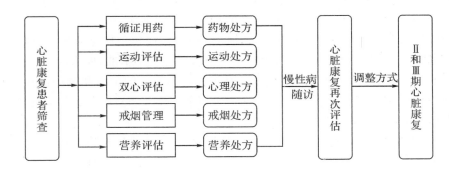

图 5-6　心脏康复的流程图

7. 我国心脏康复的努力方向

（1）要大力提升心脏康复的社会影响力

我国心脏康复开展的时间较短，首先需要将心脏康复的概念和理念普及到整个社会，增强心脏康复的社会影响力。其中，使临床医师有专业心脏康复知识，让医师和护士首先认识到心脏康复的重要性与必要性，这一点非常重要。要熟悉心脏康复的流程，积极做好上下级医院之间的转诊工作，并积极向社区及农村人群宣传讲解心脏康复的相关知识，对附近心脏康复医疗保健机构要熟悉，并做好推介工作。

（2）要尽快建立支持心脏康复的政策环境和资源配置制度

由于病床周转率等各个方面的限制，医院也缺少对心脏康复医师早期介入康复的政策支持，最终影响了住院期间心脏康复的完成。国家及各医院领导应积极给予相关政策的支持和引导，并建立完善的医疗保险制度。目前，心脏康复的低参与率，很大一部分原因是资金问题，导致很多需要进行心脏康复的患者无法参与到这项工作中来。我国人民的生活水平虽然得到了提高，但由于心血管病的药物治疗基本需要长期进行，昂贵的医药费及后续的康复费，往往使经济地位低下的人群不能得到更好的治疗与康复。需要国家建立完善农村人口相关的医疗保险制度，使心脏康复的获益普及到更大的范围。应制定心脏康复指南，明确符合心脏康复标准的心血管病患者，并尽快将慢性心衰纳入心脏康复的管理范围。制定针对不同疾病、不同年龄、不同阶段的康复计划，并使康复内容更加细化与具体化。

（3）要加快建立规范化的心脏康复中心和心脏康复医师培训基地

从大型医院到社区医院，都要建立各种形式的规范化心脏康复中心。国家层面和学（协）会要尽快制定规范化心脏康复中心的建设样板和认证标准，加快认证的进度，并积极培育国家级心脏康复医师。心脏康复包括住院康复、门诊康复、社区/家庭康复，建议在上级医院进行心脏康复的业务指导及计划制定，在下级医院完成具体的康复锻炼。建立上下级医院分级康复和双向转诊制度，形成心脏康复的协作网。已经认证的国家级心脏康复医师培训基地，要承担起培养专业心脏康复医师、护士及相关人员的责任。心脏康复是一个完整的上下联动、左右协作的体系，需要在规范化的心脏康复中心和专业的康复治疗师指导下完成整个康复过程。

（4）要完善心脏康复的随访机制和质控标准

要提高患者的随访率，制定并引入质控标准，进一步加强患者对康复的依从性。我国心血管病患者对心脏康复的依从性普遍较差，很多患者对医学知识并不了解，又得不到正规和准确的医学指导，存在自行停药、不复查、不康复等问题。要加快完善随访机制，在社区医院和大型医院设立专门的随访门诊，并配置专业的医师进行电子化随访管理，包括随访内容、随访时间、药物调整方案及病情评估、康复方案、康复效果等。

心脏康复可以降低心血管病患者的死亡率和再入院率，但由于医疗行业发展的不平衡，我国心脏康复的普及范围仍然有限，患者对心脏康复了解甚少，所以，尽快建立完善的心脏康复体系迫在眉睫。如果有社会、资金、设备及专业的心脏康复治疗师和护士等力量的支持，就能使心脏康复更大范围地得到安全的实行和普及，从而在心血管病的预防、治疗和康复三个过程中，降低发病率和死亡率，并改善患者的预后，减轻家庭和社会的负担。

第六章 心肺康复的评估

加拿大心脏康复协会认为,康复的目标是减轻症状、改善心血管系统的功能和生活质量。康复的策略应包括减轻体重、戒烟、控制血压和脂质代谢异常等各项服务措施,帮助解除精神紧张和争取社会支持;制定运动处方,帮助患者增加运动耐量。

近年来,COPD患者的数量逐渐增加。研究表明,我国40岁以上人群中COPD患者的占有率为8.2%。预计到2020年,COPD将上升为全球死亡原因的第3位。慢性肺部疾病与心血管病一样,已成为全球重要的公共卫生问题。因此,许多医院开始注重肺康复训练,推出了呼吸操、弹力带操等项目来帮助患者改善呼吸方式,锻炼呼吸肌的肌力。完整的肺康复除了运动训练外,还包括营养建议、健康教育、社会行为和心理干预等方面,通过以上途径进一步提高患者院外的生活质量,改善疾病的预后。

肺康复通过对COPD患者制定个性化的治疗方案,以改善肺通气状况、增强呼吸肌的力量、促进排痰等,达到缓解呼吸困难、纠正低氧血症、预防肺炎、提高生活质量、调节心功能的目的。肺康复已成为慢性肺部疾病的非药物疗法之一,大大减少了医疗资源的使用。

心脏康复和肺康复的主要任务有两个:缓解症状、降低再发事件概率和疾病风险,减少反复住院和不必要的手术;让患者恢复最佳体力、精神状态及社会功能。要实现上述目标,需要首先了解哪些因素会影响患者的近、远期预后,哪些因素会影响患者的生活质量,从而有的放矢地制定治疗方案,这就需要心脏康复和肺康复的评估。这一过程从首次接触患者开始,贯穿于整个心肺康复过程的始终,是心肺康复中非常重要的环节。

康复评估包括生物学病史评估、危险因素评估、心肺功能和运动风险评估等。通过评估,了解患者的整体状态、危险分层,以及影响治疗效果和预后的各种因素,从而为患者制定急性期和慢性期最优化的治疗策略,实现全面、全程的医疗照护和管理。

最新的数据显示,在心脏康复运动训练项目中,心脏停搏、非致死性心肌梗死、死亡的概率分别为每小时1/117000、1/220000、1/750000。尽管运动风险不能绝对预防,但运动前的评估及危险分层是控制心血管病患者运动风险行之有效的措施。

心肺康复的评估是康复实施的前提和效果保证,是在心肺疾病临床诊断的基础上进行的进一步功能评估,是开展心肺康复的基础。通过首次评估,可全面了解患者的身体状况,进行患者筛选、危险分层,进而制定个体化的运动处方;康复过程中的再评估有助于判断康复治疗的效果,有利于治疗方案的及时调整。此外,康复评估还有助于判断疾病的预后。

(1)评估时间点

共有五个时间点,分别为:初始基线评估、每次运动治疗前评估、针对新发或异常体征/症状的紧急评估、心脏康复治疗周期中每30天再评估、结局评估。没有接受结局评估,意味着患者没有完成心脏康复治疗。

（2）评估团队

由心血管康复医师制定评估方案,护士和运动治疗师协助完成各项评估,心脏康复医师完成对整个评估结果的解析。

（3）评估内容

包括生物学病史评估、危险因素评估、心血管功能和运动风险评估（图 6-1）。评估形式包括主观评估和客观评估。

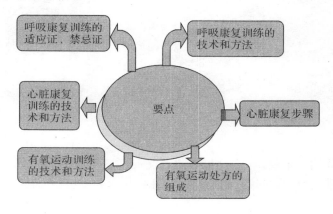

图 6-1　心肺康复的评估要点

第一节　心肺康复的评估方法

心肺康复评估方法按是否使用器械,可分为器械评估（图 6-2）和徒手评估两大类。其中,器械操作部分需要由医师执行,徒手操作部分可以由心血管专科护士执行。心脏康复是全程、全面的医学管理,其有效的实施依赖于医护人员、患者及其家属的共同参与和配合,而护士在心脏康复中有望发挥非常重要的作用。

器械评估的优点在于精确和可量化,多是相应评估指标的金标准。其局限性包括设备昂贵、操作有一定难度、部分患者无法耐受等。

徒手评估的优点在于无须设备、成本低、易操作,可应用于无法耐受器械评估的患者,是器械评估的必要补充。与器械评估相比,徒手评估的精确程度相对较低,但能满足基本的评估需求。对于缺少心脏康复评估器械的医疗机构来说,徒手评估可减轻其心脏康复项目的起步和发展压力,而对于基层康复机构来说,则可作为常规的评估手段。

在心脏康复开展较好的欧美国家,徒手评估技术已较为普及,但国内的开展尚不尽如人意。目前,国内应用较多的是一些徒手心肺功能评估技术,如 6 min 步行试验。然而运动方式,作为心肺康复运动处方的重要组成部分,包括有氧训练、抗阻训练、柔韧性训练和平衡能力训练等内容,旨在提高心血管病患者的心肺功能、肌力和耐力、柔韧性和平衡功能。所以,心肺康复评估技术亦应涵盖最基本的心肺功能评估、肌力和耐力评估、柔韧性

69

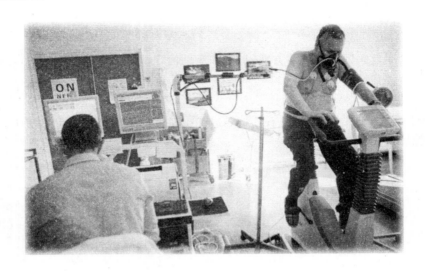

图 6-2 心肺功能测定

评估和平衡能力评估技术等。

鉴于我国的现实情况,应该提倡一些徒手评估技术和方法,并将这些适宜技术向各级医院推广。

一、徒手心肺功能评定

心肺功能是心脏康复的基础评定项目。其中,心肺运动试验(CPET)是心肺功能评定的金标准,目前国内尚未完全普及。徒手心肺功能评定的方法值得推广,主要分为固定时间测试、固定距离测试以及递增负荷测试 3 大类。常用的方法包括 6 min 步行试验(6MWT)、2 min 踏步试验(2-minute Step Test,2MST)、200 m 快速步行试验(200-meter Fast Walking Test,200MFWT)、递增负荷往返步行试验(Incremental Shuttle Walking Test,ISWT)、2 min 步行试验(2-minute Walking Test,2MWT)、12 min 步行试验、5 min 步行试验和 9 min 步行试验、短距离步行试验、100 m 步行试验、400 m 步行试验等。

以上徒手评定方法在评估心血管病患者体能方面发挥了各自独特的作用,各种评定方法强度不尽相同,适用对象也有一定差异。2MWT 比 6MWT 的强度更低,适用于那些运动能力较差而不能耐受 6MWT 的患者,常用来评估近期进行过心脏手术患者的心脏功能。

(1)6MWT(图 6-3):1982 年 Butland 等首次提出用"徒步 6 min 可达到的最远距离"来评估患者的心肺功能。6MWT 的方案已逐步发展完善,在全世界范围内被广泛应用。另有研究表明,可利用 6MWT 的结果来预测 VO_2 峰值。6MWT 的结果受多种因素的影响,包括年龄、性别、身高、体重、功能能力、健康状态、测试中鼓励性的言语、是否携带氧气、是否使用助行器、跑道长度等。因此,6MWT 要求跑道长度最好达到 30 m 以上,且每次测试时必须详细记录测试的具体情况,在复测时尽量使各种变量一致,以保证结果的可比性。

(2)2MST:是计量受试者 2 min 内单侧膝盖能达到指定高度(通常为髌骨与髂前上

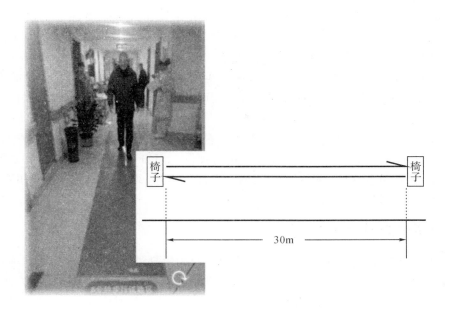

图 6-3 6 min 步行试验

棘连线中点高度)的次数。进行 2MST 仅需一面墙(用于贴高度标志物,亦可供体弱者扶墙进行测试),当场地、天气等因素影响 6MWT 进行,或患者体质虚弱无法耐受 6MWT 时,2MST 可以作为替代方案。2MST 进行时,受试者可以根据自身情况调整步速,甚至可以中途停止,休息后继续试验,但整个试验过程中不停止计时。

(3)200MFWT:是测量受试者快速步行 200 m 所需的时间。200MFWT 对患者的体能要求高于 6MWT,可用于运动耐力更高的受试者。

(4)ISWT:起源于"20 m 往返跑步试验",最初用于评估健康受试者的最大耗氧量。测试时,患者须按照声音指令的间隔调整步行速度,在 2 个相距 9 m 的标记物之间往返,声音指令的间隔逐渐缩短。当受试者不能在声音指令前到达标记物,或出现难以继续测试的情况时终止测试,记录步行的总距离。

二、肌力与肌耐力的徒手评估(表 6-1)

有效的肌力和肌耐力评估是评估患者身体状况、指导力量训练的前提。等速肌力测试是肌力和肌耐力评估的金标准,可直接测得目标肌群的肌力、肌耐力、爆发力等指标。徒手肌力和肌耐力评估的方法很多,常用方法主要包括 30 s 椅子站立试验(30-second Chair Stand Test,30SCST)、30 s 手臂弯曲试验(30-second Arm Curl Test,30SACT)、握力计测试、原地坐下站立试验(Sitting-Rising Test,SRT)等。

(1)30SCST:是测试受试者 30 s 内所能完成的、由坐位站起的次数,适用人群更广。研究表明,30SCST 在评估下肢肌力和耐力方面具有很好的可靠性与有效性。推荐座椅高度为 43 cm,或根据受试者的小腿长度,对椅子的高度进行最优化调整,以满足试验的精确性。

(2)30SACT:是测试受试者 30 s 内优势手负重情况下完成前臂屈曲的次数。测试时,男性抓握 8 磅哑铃,女性抓握 5 磅哑铃,前臂屈曲的同时保持肘部的位置固定。本测试能够反映受试者上肢肌力和耐力。

(3)握力测试:握力是个体在抓握物体时产生的最大力量,是衡量上肢功能的重要指标之一。通过握力计即可测得,具有快速、准确、可量化等优点。研究表明,最大握力值达到 9 kg 是满足日常生活各种活动的最低值。

(4)SRT:是另一项评估下肢肌力的方法。它要求受试者用最少的支撑完成"立位—原地盘坐—起立"这一动作过程,并对过程进行评分。总分 10 分,坐下和起立过程各 5分,过程中尽量不用手、前臂、膝或大腿的侧面等部位支撑,每多用 1 个支撑面扣除 1 分,总分越低提示肌力越差。

三、柔韧性的徒手评估(表 6-1)

柔韧性也是维持人体基本功能的必需素质。心脏康复过程中辅以柔韧性训练有助于舒缓情绪,增加关节活动度和关节营养,降低运动损伤的风险。进行柔韧性训练前,需评估患者的柔韧性,以便制定个体化的训练方案。评估方法主要有座椅前伸试验、改良转体试验、抓背试验等。

(1)座椅前伸试验:进行座椅前伸试验时,使受试者坐于高 43 cm 的标准座椅上,优势侧腿伸直时,前臂尽力前伸,测量中指指尖与足尖的距离。中指指尖超过足尖记为正数,反之记为负数。本测试用于评估双下肢和下背部的柔韧性,可替代传统的屈体前伸试验。该试验可应用于各种人群的柔韧性评估,可重复性强,信度及效度良好。

(2)抓背试验:是评估肩关节柔韧性的徒手评估方法。测试时,受试者肩后伸,双手在背部尽量沿脊柱方向相互接触或超过彼此,动作稳定维持 2 s 以上时测量双手中指指尖之间的距离。本测试与受试者日常生活中使用工具的能力密切相关,适用人群较广,但有颈肩损伤、肩周炎、神经根型颈椎病或其他不适的人群不宜进行该项测试。

四、平衡功能的徒手评估(表 6-1)

评估受试者的平衡功能储备以及跌倒风险,是制定心脏康复平衡功能训练处方的依据。其中,平衡功能测试仪是评估平衡功能的金标准,能够精确评估立位和坐位平衡、静态和动态平衡。常用的评估方法包括:起身行走试验(Timed Up and Go Test,TUGT)及2.4 m 起身行走试验(2.4 m Timed Up and Go Test,2.4 mTUGT)、单腿直立平衡试验、功能性前伸试验(Functional Reach Test,FRT)等。

(1)TUGT 和 2.4 mTUGT:测试受试者从坐高 43 cm 的直背式座椅上起身,步行 3 m 后再返回原先位置所需的时间。2.4 mTUGT 的测试方法与 TUGT 基本相同,仅将步行距离由 3 m 缩短为 2.4 m。有研究表明,2.4 mTUGT 结果超过 8.5 s 的患者,其跌倒的风险较高。还有研究认为,12.5 s 是预测老年患者跌倒高风险的临界值。然而,在通过该试验评估跌倒风险时,仍需充分考虑潜在的混杂因素,如年龄、性别、并发症等。

(2)单腿站立试验:要求受试者一腿屈膝,使脚抬离地面 15~20 cm,双腿不能相碰,并保持双手自然下垂于身体两侧,受试者维持单腿站立姿势并计时。若受试者单腿站立时间超过 60 s,则使其在闭眼状态下重复试验。

(3)FRT:测量受试者保持一个稳定的、能够支撑身体的姿势时,手臂尽量前伸所能达到的距离,可用于评估老年人的平衡功能。研究表明,前伸距离小于 25.4 cm,是预测跌倒的临界值。

表 6-1 肌力、肌肉耐力、平衡性、柔韧性徒手评估方法

上肢力量	30 s 内,单手屈臂举哑铃次数(男 5~8 磅,女 3~5 磅)。
下肢力量	30 s 内从折叠椅上站立起来的次数。
心肺功能	1 min 内高抬腿踏步的次数。
坐—立位试验	5 次,每个动作 1 分,满分 10 分。如用手或下肢做额外支撑,减 1 分。8 分以下者死亡率增加 2 倍。
肩关节柔韧性	一只手越过肩,另一只手上探,两手之间的最短距离。
髋关节柔韧性	坐在折叠椅上弯腰伸臂,测量中指到脚趾的距离。
灵敏性和运动平衡能力	从折叠椅上站起,向前走 3 m,转身,再走回到折叠椅,坐下,总共需要的时间。

第二节 心脏康复与二级预防的评估

一、危险因素的评估

1. 了解详细病史

一份详细的病史必不可少,包括(表 6-2、表 6-3):

(1)患者的基本信息;

(2)确定的疾病诊断,心血管病的合并症和并发症,其他系统的疾病;

(3)现病史及典型症状,包括心绞痛、气促、心悸,以及与运动相关的症状;

(4)心功能 NYHA 分级,心绞痛 CCS 分级;

(5)目前服用的药物及剂量;

(6)呼吸系统疾病史、骨骼肌肉疾病史,以及神经系统疾病史;

(7)营养状态;

(8)心血管危险因素评估;

(9)既往运动史和工作史;

(10)依从性;

(11)社交及心理问题;

(12)其他特别需要关注的问题。

表 6-2　心脏康复的评估内容

项目	内容/方法
详尽的病史	心血管病史、相关合并症及治疗史
一般功能评估	筛查心血管危险因素 常规 ECG、心功能 NYHA 分级和心绞痛 CCS 分级 检查运动系统、神经系统等影响运动的因素、其他重要脏器的功能 患者日常的活动水平和运动习惯
有氧运动能力评估	平板运动试验 心肺运动试验 6 min 步行试验 递增负荷步行试验
柔韧性、协调性、平衡能力评估	柔韧性评估 协调性评估 平衡能力评估
心理评估	各种量表评分

表 6-3　病史及辅助检查评估

一般信息	临床相关情况
①性别、身高、体重 ②身体活动的水平 ③职业情况 ④有无饮酒、药物滥用及吸烟史 ⑤患者自我感觉的运动受限种类 ⑥抑郁焦虑或其他心理问题（GAD-7、PHQ-9）；睡眠情况（匹兹堡睡眠质量指数量表）；生活质量（常用 SF-36 量表） ⑦营养状态 ⑧简明的相关检查（运动试验、心电图、超声心动图等）	①疾病诊断 ②体格检查 ③静息心电图 ④用药情况 ⑤可选的其他辅助检查：胸片、下肢血管 B 超、静息肺活量、静息动脉血气、血常规 ⑥评估患者有无运动的禁忌证

　　了解患者存在哪些会影响预后的因素,包括肥胖、高血糖、高血压、高血脂、吸烟、不健康饮食和精神心理状态(包括睡眠),并给予针对性的预防和治疗。

2. 评估吸烟状况

　　通过详细的问诊,了解患者是否吸烟、每日吸烟支数和年数,了解戒烟意愿,通过法氏烟草依赖评估量表(Fagerström Test for Nicotine Dependence,FTND)评价患者的烟草依赖程度,从而预测患者在戒烟过程中存在的障碍和困难程度。FTND 是目前公认的用以评价吸烟患者尼古丁依赖程度的自评量表,只有 6 个问题,简便易行,适用于吸烟患者尼古丁依赖程度的筛查。了解患者戒烟的意愿,鼓励所有的吸烟者戒烟,并通过咨询和制定戒烟计划以帮助患者戒烟。可以采用药物或参考专门的戒烟程序并进行随访,督促患者避免在家里和工作场所被动吸烟。循环往复的诱导、警告和强化是帮助患者戒烟的最佳方法。对不吸烟者需了解是否有二手烟/三手烟接触史。对已经戒烟的患者,应了解戒烟的时间,是否有再次吸烟的经历。对戒烟半年内的患者,应评估是否有戒断症状,以及再次吸烟的风险。

3. 评估血压

包括坐位和站立位的双上肢血压,必要时应测双下肢血压。测量仪器可使用台式汞柱血压计、自动或半自动上臂式血压计,不建议使用腕式或指式血压计。明确患有高血压的患者,应采用 24 h 动态血压、心脏超声、血液检查等来评估血压控制是否达标、合并的危险因素和有无靶器官损害情况。

虽然美国新指南将高血压定义为≥130/80 mmHg,但根据我国的国情,降压的目标值仍为<140/90 mmHg(1 mmHg=0.133 kPa),糖尿病、稳定型冠心病或慢性肾病患者的降压目标值为<130/80 mmHg,65 岁及以上老年人的收缩压应控制在 150 mmHg 以下,如能耐受还可进一步降低。对急性期的冠心病或脑卒中患者,应按照相关指南进行血压管理。对高血压患者推荐开始或维持健康的生活方式,包括控制体重、增加体力活动、适量饮酒、减少钠盐摄入、增加新鲜水果蔬菜和低脂乳制品的摄入量。

4. 评估血糖

通过问诊了解患者是否患有糖尿病。如确诊为糖尿病,应检测空腹血糖和糖化血红蛋白含量,尿微量白蛋白、24 h 尿蛋白含量,以及眼底情况,了解糖尿病的控制效果。如无糖尿病病史,首次就诊时也应考虑进行糖耐量试验,以评估患者是否存在糖耐量异常或糖尿病。理想目标是空腹血糖(Fasting Blood Glucose, FBG)含量<6.1 mmol/L,糖化血红蛋白(Hemoglobin A1c,HbA1c)含量<7%。推荐措施包括以下 3 点:制定个体化的干预措施,改变生活方式和药物治疗,使 HbA1c 接近正常;开始对其他危险因素的强力纠正(如进行体力活动,以及控制体重、血压和胆固醇);与患者的初诊医师或内分泌专家、专科护士配合,共同进行糖尿病相关的管理和护理。

5. 评估血脂

患者应每年检测空腹血脂 1 次,用于评价患者的血脂状态和降脂治疗效果。化验单上的正常值只用于正常人的参考,对于有心脑血管疾病的患者,则要根据指南的要求降至更低的水平。低密度脂蛋白胆固醇(LDL-C)每下降 1%,主要冠心病事件的相对危险减少约 1%。对于高危患者,推荐的 LDL-C 目标值为<2.6 mmol/L,但是当患者的危险度很高时,应将目标值定为<1.8 mmol/L。血脂异常是冠心病最重要的危险因素。TC、TG 及 LDL 水平越高,而 HDL 水平越低,冠心病的危险性就越大。推荐措施:开始饮食治疗,减少饱和脂肪酸占总热量的比例(<7%)、反式脂肪酸和胆固醇(<200 mg/d)摄入;增加植物固醇(2 g/d)和纤维素(>10 g/d)摄入;增加日常体力活动并控制体重;为降低危险,鼓励以鱼或鱼油胶囊的形式增加 ω-3 脂肪酸的摄入(1 g/d),治疗高甘油三酯血症时,则需要更高剂量。应评估所有患者的空腹脂质谱,急性心血管事件患者须在入院 24 h 内完成该检查。

6. 评估体质指数

测量患者的身高、体重、腹围，计算体质指数（Body Mass Index，BMI），了解患者是否存在超重或肥胖，是否有腹型肥胖。

BMI＝体重/身高^2，正常 18.0～23.9 kg/m^2，超重 24.0～27.9 kg/m^2，肥胖 ≥28.0 kg/m^2。

腰围（Waist Circumference，WC）：指腰部周径长度，是目前公认的衡量脂肪在腹部蓄积（即中心性肥胖）程度的最简单、实用的指标。来自国际糖尿病联合会的建议是，欧洲男性 WC＜94 cm，欧洲女性 WC＜80 cm。对于 BMI 值不太高的人来说，WC 大于临界值可成为独立的危险性预测因素。应该这样说，将 WC 和 BMI 这两个指标合并使用，可以更好地评估与冠心病的关系。推荐措施：每次就诊均应评估 BMI 和 WC。如超标，则鼓励患者通过体力活动、降低热量摄入和运动来维持或降低体重；初始的降低体重目标应该是减少体重约 10%，成功以后，如进一步评估体重仍偏高，可继续降低体重。

7. 评估营养状态

膳食日记和膳食习惯分析是评价患者营养状态的金标准，但较耗费时间，不建议常规使用。目前尚没有统一的营养膳食结构测评量表，可以使用食物频率问卷，也可以通过问诊以了解患者一天的蔬菜水果的用量、肉类或蛋白的用量、油盐的用量、饮酒量，以及家庭饮食习惯、外出就餐次数。

8. 评估饮酒、喝浓茶和咖啡的量、种类和时间

有报道认为，饮酒与冠心病死亡率的关系呈"U"字形。适量饮酒可防止血栓形成，减少冠心病的死亡，其正面效果在女性身上更为明显。但过量饮酒可使血压及 TG 水平升高，增加患病风险。茶叶中的茶碱和咖啡中的咖啡因过浓，可诱发心率加快、心律失常，使心肌耗氧量明显增加，可诱发心血管事件。

9. 评估患者目前的症状及药物的使用

要定期评估药物处方的合理性。抗血小板药物、β 受体阻滞剂、他汀类调脂药物、ACEI/ARB 等药物的规范化使用、最小或最少化使用，是心肺康复的主要组成部分。要关注患者是否按时、按剂量服用二级预防药物，包括是否遵医嘱按时、按剂量服用；是否存在无法准时服用或随意停服（如出现药物不良反应）的情况；是否随意减少药物剂量或服用次数的情况；是否存在漏服、重复用药或擅自更换药物等情况。

10. 评估患者的家族史

有过早发生冠心病的家族史可增加患病的风险。另外，年龄也是预测冠心病死亡的重要危险因素。如急性冠脉综合征（ACS）患者，在控制其他危险因素的情况下，年龄每增加 10 岁，其死亡率增加 7%。对于性别来说，男性较女性更易患冠心病，患病率之比约为 2∶1，女性在绝经后冠心病的患病率会明显增高。

二、身体适能/功能的评估

评估患者的运动强度很重要（图 6-4）。有四种方法，包括：

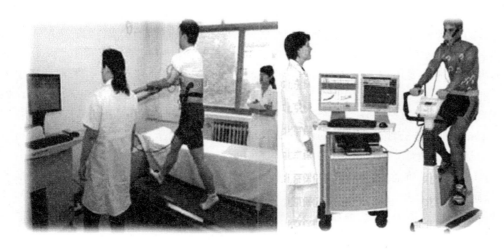

图 6-4　平板运动试验(左)和心肺运动试验(右)

(1)无氧阈法:无氧阈水平相当于最大耗氧量的 60％ 左右,是冠心病患者的最佳运动强度,此参数需通过心肺运动试验获得,需一定的设备和熟练的技术人员;

(2)心率储备法:该方法需要掌握心率计算公式,即(运动最大心率－静息心率)×(0.3～0.6)＋静息心率,此即为患者合适的运动强度;

(3)靶心率法:该方法不需计算公式,在静息心率的基础上增加 20～30 次/min,即可认为是患者合适的运动强度;

(4)主观劳累程度分级法:多采用 Borg 评分表(6～20 分),采用运动负荷耐受级别评分。通常建议患者得分在 12～16 分的范围内进行运动(即轻松～稍有疲劳感)。

极量运动试验的目标心率＝220－年龄,次极量运动试验的目标心率＝(220－年龄)×85％;症状限制性运动试验以出现症状和体征作为终止运动的指征。

通过 6MWT 进行运动负荷试验,结合 Borg 主观劳累程度分级,评估患者对运动的反应结果,制定个体化的运动处方,其目的是持续、安全地进行中、强度的有氧运动。以上这些评估可帮助患者尽快恢复日常生活。一种临床上常用的评估方法建议如下:患者在10～15 s 之内爬完 20 级楼梯而没有出现呼吸急促、胸痛等症状,与安静时相比,每分钟心率增加＜20 次,最大心脏负荷＜5 METs,注意要备硝酸甘油。目前,大多数学者认为,通过心肺运动试验获得的无氧阈强度,是心血管病患者推荐有氧运动强度的重要依据。

心肺康复应该在医务人员的密切监护下进行。根据个体化原则,如出现以下情况应适时终止康复:①活动时出现明显疲劳、心前区疼痛、大汗、心悸、气促等症状;②心率＞110～120 次/min 或增加 20％;③活动后收缩压下降 10 mmHg 或上升 20～40 mmHg;④心电图示 ST 段缺血型下移≥0.1mV,上抬≥0.2mV;⑤出现严重的心律失常。

三、日常生活活动的评估

评估日常体力活动、是否有规律运动(每周次数、每次运动时间及连续运动时间);评估每日职业或业余活动需要的体能和代谢要求,帮助患者建立循序渐进的体力活动目标,推荐安全的每日体力活动量,推荐提高规律体力活动依从性的策略。

体力活动的评估方法繁多。其中,心肺运动试验(CPET)可以综合评价人体各系统对同一运动应激的整体反应,是临床采用的金标准。其常用指标最大摄氧量($VO_2 max$)是体力活动的重要体现。标准的 6MWT 是测量患者在 6 min 内于 30 m 平直长廊中折返步行能达到的最大距离,但由于受空间的限制,临床上对走廊长度的选择不尽相同。根据 6MWT 步行距离的长短分为 4 个等级(Ⅰ级:步行距离小于 300 m,Ⅱ级:步行距离 300～374.9 m,Ⅲ级:步行距离 375～449.5 m,Ⅳ级:步行距离大于 450 m)。步行距离越长,提示体力活动量越大。

AHA/ACC 推荐的运动处方建议,运动时间为 30～60 min/d,每周 3～5 天。推荐措施:鼓励患者每日进行 30 min 以上的适当强度有氧运动(如快走),最好是每天进行,并在日常生活中增加体力活动;鼓励每周 2 天的循环抗阻训练;建议对高危患者制定有监护的训练计划。

(1)运动时间段:选择不同的运动时间段可对冠心病患者带来不同的影响。多项研究证明,人们在晨起时血压、心率逐渐增加,至上午 10 点左右,血压、心率达到最高峰,此时如有剧烈运动最易发生心血管意外,而血压在下午运动时则会下降。此外,最大运动试验也证明,冠心病患者在下午时段运动时,心脏处于最佳的功能状态。所以说,对于冠心病患者选择下午运动训练时较上午、早晨发生心血管事件的风险更低。

(2)运动频率:至少每周 3～5 次,每次 30～60 min,包括 5～10 min 的热身活动,20～40 min 有氧运动,5～10 min 放松整理活动。也可以隔日进行 1 次,按照每位患者的康复效果,及时调整方案。

(3)运动持续时间:因人而异。对于年轻、心功能较好的冠心病患者,建议锻炼期每次持续 30～60 min。而对于老年心功能较差的冠心病患者,建议进行间断性锻炼,每次锻炼 10 min,然后休息片刻,再次进行,总时间达到 30 min 左右。有许多学者认为,间断性运动训练也可以使患者承受较高的运动强度。

个体的活动能力水平与心肺功能水平并不一定平行。身体活动能力是用日常生活中的活动能力(Activities of Daily Living,ADL)来进行评估的。在心脏康复中,常用各种日常生活活动和职业活动来确定其所需的 METs 并制成表格(表 6-4)。

表 6-4　日常活动的能量需求

活　　动	代谢当量(METs)
生活及家务活动	
大便:卧位	4.0
坐位	3.6
靠坐	1.0
独立站	1.0
穿衣	2.0
吃饭	1.4
坐床边	2.0

活动	代谢当量（METs）
整理床铺	3.4
淋浴	3.5
简单地清洁房间	2.3
作业治疗性活动	
轻木工活、磨砂板、抛光、编织篮筐	2.5
轻度机械性活动	2.3
体育运动	
步行速度为（1.6 km/h）	1.5～2.0
步行速度为（2.4 km/h）	2.0～2.5
散步速度为（4.0 km/h）	3.0
步行速度为（5.0 km/h）	3.4
骑车（慢速）	3.5
骑车（中速）	5.7
交谊舞（慢）	2.9
排球（非竞赛性）	2.9
交谊舞（快）	5.5
羽毛球	5.5
有氧舞蹈	6.0
游泳（慢）	4.5
游泳（快）	7.0
跳绳	12.0
网球	6.0
乒乓球	4.5
园艺劳动	
用水桶浇水	2.0
挖掘	1.5
种花、种菜	2.1
用尖镐挖土	2.3
修剪树枝	2.8

临床上，先测定运动时的代谢当量（METs），从而较精确和定量地判断体力活动的能力，并根据所得的 METs 数与表中活动的能量需求进行对照，以确定患者可以安全进行的身体活动。

四、社会参与能力的评估

能否恢复各种社会生活，是评估心脏康复效果最重要的指标。患者能否回家独立生活? 能否恢复与家人、朋友的正常交往活动,以及文化娱乐活动? 能否恢复职业活动? 能否恢复到患者感到满意的社会角色之中? 这就不仅要使患者提高心脏的工作容量以适应社会环境的需要,而且也需要直接介入到患者的生活环境之中。主要的评估工具是患者的生活质量(QOL),特别是主观定向的总体生活质量(Subjective-based QOL)和疾病相关的生活质量(Disease-related QOL)。目前,临床上广泛采用 SF-36、WHOQOL-100 等量表。

五、心肺运动风险的评估

通过运动负荷试验对患者进行临床评估,把握运动负荷试验的绝对和相对禁忌证及终止指征。康复运动前必须进行风险评估,包括评估患者的既往史、本次发病情况(症状和体征)、冠心病的危险因素、平常的生活方式和运动习惯,以及常规辅助检查(心肌损伤标志物、超声心动图、运动负荷试验和心理评估),对患者进行评估及危险分层。运动负荷试验是危险评估的重要内容,包括心电图运动负荷试验和心肺运动负荷试验等。

危险评估的价值在于:低危患者与大多数成年人一样,可以在无监护条件下进行锻炼;中、高危患者应延迟运动,或在医师/康复治疗师的监护下进行锻炼。

危险性分层:对急性心肌梗死患者进行危险分层是运动康复训练的基础。根据患者的临床特点,将急性心肌梗死患者分为低危层、中危层和高危层患者。

(1)低危层(每一项都存在时为低危):住院时无临床并发症;无心肌缺血的证据;心脏功能容量≥7 METs;左室功能正常(LVEF≥50%);无静息时或运动引起的复杂心律失常。

(2)中危层(不符合典型的低危或高危者设为中危):ST 段呈水平型或下斜型压低≥2 mm;冠状动脉核素心肌灌注显像异常且为可逆性的;左室功能中等或较佳(LVEF 为35%~49%);心绞痛发作的形式改变或新近发生心绞痛。

(3)高危层(任意危险因素存在时为高危):以前或新近心肌梗死波及 LVEF≥35%;静息时 LVEF<35%;运动负荷试验时收缩压下降或收缩压上升≤10 mmHg;入院后缺血性胸痛持续或反复发作时间≥24 h;心脏功能容量<5 METs,运动试验时伴有低血压反应或 ST 段压低>0.1mV;住院期间有充血性心力衰竭症状;在最大(峰值)心率≤135次/min 时 ST 段压低≥0.2mV;静息或运动引起的复杂室性心律失常。

按照冠心病患者发生心肌梗死、死亡的危险程度进行分层,对于判断预后、指导二级预防、治疗、康复运动有重要的意义。心肌梗死低危层患者多可顺利完成较短的康复程序,出院后的康复活动一般无须心电监护;而高危层患者的康复活动必须在连续的心电监护下进行。

此外,需要补充说明的是:年龄大于 70 岁的患者危险性更大;心肌缺血发作(心绞痛或无症状性)程度重、持续时间长、对内科治疗反应差者,危险性更高;陈旧性心肌梗死患者的危险性更大,若心绞痛是由非梗死区心肌缺血所致,应视为高危层;合并其他器质性疾病如高血压、未控制的糖尿病、慢性阻塞性肺病、肾功能衰竭等,也可明显影响患者的中、远期预后,使危险性上升。应用有可能引起低血钾的排钾、排镁类药物,或合并应用抗抑郁药或抗精神病药时,应将患者列为中危层,出现低血钾时则为高危层。

六、精神与心理的评估

1. 心理状态评估

通过问诊或使用心理筛查自评量表了解患者的一般情绪反应,推荐采用躯体化症状自评量表(Somatic Self-rating Scale,SSS)、患者健康问卷-9(Patient Health Questionnaire-9,PHQ-9)、广泛性焦虑问卷-7(Generalized Anxiety Disorder-7,GAD-7)、综合性医院焦虑抑郁量表(Hospital Anxiety and Depression Scale,HADs)。这 4 个自评量表有较好的阴性预测值,同时条目少,使用起来简单方便。自律神经测定仪和心理量表软件可以作为补充工具。

评估患者的精神心理状态、评估有无心理压力和相应的表现行为(生气、抑郁、敌意、孤独)、评估既往心理或精神治疗史,是开具心理处方的基础。要了解患者对疾病的担忧、患者的生活环境、经济状况和社会支持对患者病情的影响;可通过一对一的方式或小组干预方式对患者进行健康教育和咨询;应促进患者的伴侣和家庭成员、朋友等参与对其进行及时适当的干预;轻度焦虑、抑郁的治疗应以运动康复为主;对中度焦虑和抑郁症状明显者,应给予对症药物治疗,包括正确的疾病认识教育和对症的药物治疗;对重度焦虑、抑郁的患者,需转诊至精神科进行专科治疗。

2. 睡眠状态评估

通过问诊了解患者对自身睡眠质量的评价;采用匹兹堡睡眠质量评估量表客观评价患者的睡眠质量;对高度怀疑有睡眠呼吸暂停综合征的患者,采用多导睡眠监测仪或便携式睡眠呼吸暂停测试仪,了解患者夜间的缺氧程度、睡眠呼吸暂停时间及次数。中度和重度睡眠呼吸暂停综合征的患者需要通过减肥锻炼、口器矫正、无创正压通气或外科手术治疗。

经冠脉造影证实,与社会隔绝的冠心病患者,5 年内的病死率达 50%,而非隔绝患者的病死率为 17%。对心肌梗死后患者的研究发现,严重抑郁的患者 6 个月内病死率比无抑郁者高 5 倍。在心理康复过程中,对这些患者的处理应将集体和个体化的心理咨询结合起来。还应该认识到与社会隔绝、担忧和抑郁,不仅是普通人群发生冠心病的危险因素,也是确诊冠心病患者发生心血管事件的危险因素。

研究证实,A 型性格(时间和竞争意识强烈)者心肌梗死的复发率为 B 型性格(不争强好胜的中庸性格)者的 5 倍;通过改变 A 型性格的行为方式,可以显著减少心脏事件的发生率。

有研究结果显示,老年冠心病患者症状自评量表(SCL-90)在躯体化、人际关系、抑郁方面的得分显著高于全国常模($P<0.01$)。心血管病患者焦虑、抑郁等心理障碍的发生率显著高于非心血管病患者。有研究显示,对患者实施连续、系统的"双心医疗"干预,可显著降低焦虑、抑郁等负性面情绪,提高患者对疾病的认知及治疗的依从性,从而改善其生活质量。

国外的研究表明,不良的精神心理因素(如愤怒、紧张、焦虑、过度兴奋等)可间接导致血压、胆固醇、甘油三酯和血糖升高,从而增加冠心病的发病风险,尤其是当合并有吸烟、暴饮暴食时,其危险性更大。避免熬夜,保证充足的睡眠时间,平时保持心情舒畅,避免情绪过大波动,对防止冠心病的发生和延缓病情的恶化有非常重要的作用。

七、心功能评估

(1)6MWT:是一项用于评估患者运动耐力简单易行、安全、方便的试验,要求患者在平直走廊里尽可能快地行走,测定 6 min 的步行距离(<150 m 为重度心功能不全,150～425 m 为重度心功能不全,426～550 m 为轻度心功能不全,>550 m 为心功能正常)。

(2)血浆 BNP 的测定:BNP<100 pg/ml,心力衰竭的可能性极小,其阴性预测值为90%;如果 BNP>500 pg/ml,心力衰竭的可能性极大,其阳性预测值为 90%。

目前国际上公认的诊断慢性心力衰竭的 BNP 参考值如下:

1)心功能正常者:BNP<80 pg/ml;

2)心功能Ⅰ级患者:BNP=(152±16) pg/ml;

3)心功能Ⅱ级患者:BNP=(332±25) pg/ml;

4)心功能Ⅲ级患者:BNP=(590±31) pg/ml;

5)心功能Ⅳ级患者:BNP=(960±34) pg/ml。

(3)NYHA(纽约心脏学会)分级

Ⅰ级:患有心脏病,但活动量不受限制,平素一般活动时不引起疲劳、心悸、呼吸困难或心绞痛;

Ⅱ级:患者体力活动受到轻度限制,休息时无自觉症状,平素一般活动时可出现疲劳、心悸、呼吸困难或心绞痛;

Ⅲ级:患者体力活动明显受限,小于平素一般活动时即引起上述症状;

Ⅳ级:患者不能从事任何体力活动,静息状态下也出现心衰症状,体力活动后病情加重。

(4)心力衰竭的分期

1)前心衰阶段(A 期):患者存在心衰的高危因素,但目前尚无心脏结构或功能异常,也无心衰的症状和(或)体征,包括高血压、冠心病、糖尿病、代谢综合征、使用心肌毒性药物等可发展为心衰的高危因素;

2)前临床心衰阶段(B 期):患者无心衰的症状和(或)体征,但已发展为结构性心脏病,如左室肥厚、无症状瓣膜性心脏病、既往心肌梗死史等;

3)临床心衰阶段(C 期):患者已有基础结构性心脏病,既往或目前有心衰的症状和(或)体征;

4)难治性终末期心衰阶段(D 期):患者虽经严格优化的内科治疗,但静息时仍有症状,常伴心原性恶病质,需反复长期住院。

(5)急性心肌梗死泵衰竭的 Killip 分级

Ⅰ级:无明显心力衰竭,无肺部啰音和第三心音;

Ⅱ级:有左心衰竭,肺部啰音<50%肺野;

Ⅲ级:有急性肺水肿,肺部啰音≥50%肺野;

Ⅳ级:有心原性休克表现(收缩压<90 mmHg)。

(6)加拿大心血管病学会(CCS)的心绞痛严重程度分级

Ⅰ级：一般体力活动(如步行和登楼)不受限，在强、快或持续用力时发生心绞痛；

Ⅱ级：一般体力活动轻度受限，快步、饭后、寒冷、刮风中、精神应激、醒后数小时内发生心绞痛，一般情况下平地步行 200 m 以上或登楼 1 层以上受限；

Ⅲ级：一般体力活动明显受限，一般情况下平地步行 200 m 内，或登楼 1 层，即引起心绞痛；

Ⅳ级：轻微活动或静息时即可发生心绞痛。

第三节　肺康复与二级预防的评估

一、临床评估

主要是借助于心内科和呼吸内科常规的功能和形态学诊断手段。

1. 心脏功能和形态学检查

(1)临床症状和体征：如呼吸困难、疲乏和虚弱、头痛、失眠、记忆力减退、焦虑、精力不集中等。体征则因心脏病的种类不同而异。出现心力衰竭时，一般参照美国纽约心脏协会(NYHA)的分级法。

(2)心脏超声检查：直接观察心脏和大血管的形态结构，还可以推算心脏的收缩功能和舒张功能。多普勒和运动超声心动图则可进一步记录多普勒超声频谱和运动状态下的心脏形态改变。食道超声可了解心房内血栓的形成。

(3)心导管检查：可选择左心室造影、稀释法测心脏功能。

(4)CT、磁共振和 PET-CT 检查：可以清楚地观察心脏的形态学改变(表 6-5)。

表 6-5　不同检查技术对存活心肌检测的价值

设备/技术	心肌代谢	心肌灌注	心肌疤痕	心肌收缩力
MRI	不可检测	显示	显示	可测
CT	不可检测	显示	显示	不可测
Echo	不可检测	显示	间接显示	可测
PET-CT	可检测	显示	不显示	不可测
SPECT	可检测	显示	不显示	间接可测

2. 心肌缺血的检查

(1)临床症状：主要以是否出现心绞痛及其严重程度来判断。

(2)心电图表现：主要是观察 ST 段、T 波的形态和变化，其中 ST 段的变化最为重要。在普通心电图上，缺血型 ST 段的变化可表现为水平型压低、下斜型压低、弓背型压低、下斜型压低等类型。通常缺血型 ST 段的变化使用 ST 段压低、ST 段斜率和 ST 段指数等方法进行测量和计算。T 波改变在判断心肌缺血上的意义小于 ST 段的特征性改变对此的意义。心电图运动试验在判断心肌缺血时有十分重要的价值。

（3）心肌声学造影及放射性核素（ECT、PET-CT、MRI/PET-MRI、D-SPECT）检查：对了解心肌供血情况有更直观的价值。

3. 肺疾病的主要症状

Anthonisen 等将肺疾病的有关症状进行 4 级积分分级：①咳嗽，2 分为仅有早晨咳嗽，3 分为全天几次咳嗽发作加上早晨咳嗽；②咳痰，2 分为每日少于 1/4 杯，3 分为多于 1/4，但少于 1 杯；③喘息，2 分为中度活动偶发作，3 分为多数日常活动时发作，但休息时不发作；④呼吸困难，2 分为仅快步走或爬坡时发生，3 分为多数日常活动时发生，但休息时不发生。由于劳力性呼吸困难是 COPD 的主要临床症状，评价呼吸困难的程度对了解疾病的严重程度和评价疗效有着重要的意义。

4. 生物学指标

外周血液、呼出气体、痰液及支气管肺泡灌洗液等有关的生物学指标，目前尚不能以其来诊断 COPD，但部分指标的变化与 COPD 的病理改变一致。与 COPD 发生发展有关的指标还包括炎性细胞、炎性介质、细胞因子等。

5. 综合的评估指标

体重指数、气流阻塞程度、呼吸困难、运动能力等均是 COPD 病情和疗效的重要指标，但每个指标都有其局限性。因此，Celli 等提出了 COPD 病情和预后评估的指标体系（表 6-6），即采用 4 种因素综合判断和预测患者的病情和病死率，即体重指数（BMI）、气流阻塞程度（O）、呼吸困难（D）、运动能力（E），将这些参数综合计算 BODE 指数，是一种多维分级系统。BODE 指数容易计算，无须特殊设备，可以广泛推广使用。BODE 指数分值，总分为 10 分，分值越高，情况越差。可分为 4 级：1 级，0～2 分；2 级，3～4 分；3 级，5～6 分；4 级，7～10 分。与 FEV1 相比较，BODE 与 COPD 患者的预后相关性更强，可判别 COPD 的病情轻重，是预测死亡危险的有效指标。

表 6-6　BODE 指数的评分标准

变　量	分　数（分）			
	0	1	2	3
FEV1（%）	≥65	50～64	36～49	≤35
6MWT（m）	≥350	250～349	150～249	≤149
MMRC（scale）	0～1	2	3	4
BMI/（g/m²）	>21	≤21		

二、康复性损伤的评估

可参考美国对心血管系统永久性损伤的评估标准。

（1）心血管病的损伤情况与运动能力有关。

（2）各种常见心脏病的损伤分级，其中对心脏瓣膜疾病、冠心病、先天性心脏病、高血压性心脏病、心肌病、心包疾病、心律失常等常见心脏病的心功能分级和占全身损伤的百分比都作了明确的阐述。

（3）代谢当量（METs）是在运动试验中通过心肺运动试验仪直接测定耗氧量而计算出来的。

三、肺功能的评估

肺功能测定的目的：

（1）了解呼吸系统的生理状态；

（2）明确肺功能障碍的机制和类型；

（3）判定病变损害的程度，指导疾病的康复；

（4）评定药物和其他治疗方法的疗效；

（5）胸部或胸外疾患治疗的疗效评估；

（6）估计肺的功能储备，为医疗提供参考，如外科手术前，动态观察病程的演变；

（7）劳动强度、耐受力的评估。

可采用一系列手段检测肺的气体交换功能（表 6-7）。包括肺容量测定、肺通气功能测定、通气和血流在肺内的分布及通气/血流比率测定、气体弥散、肺顺应性、气道阻力、小气道功能等的测定，以及运动试验、动脉血气分析等。临床上常规的检查项目主要是肺容量测定、肺通气功能测定和动脉血气分析。

表 6-7　肺功能不全分级标准

	VC 或 MVV（%）	FEV1（%）	SaO_2（%）	PaO_2（%）	$PaCO_2$（%）
基本正常	＞80	＞71	＞94	＞87	＜45
轻度减退	80～71	70～61	＞94	＞87	＜45
显著减退	70～51	60～41	93～90	87～75	＜45
严重减退	50～21	＜40	89～90	74～60	＞45
呼吸衰竭	＜20		＜82	＜60	＞45

评价静态肺功能，即肺容量测定，常用指标包括肺活量（VC）、残气量、最大呼气中期流速、最大通气量（MVV）、用力肺活量（FVC）、时间肺活量、第 1 秒用力呼气容积（FEV1）等。主要用于评价和发现气道阻塞（表 6-8），如慢性阻塞性肺部疾病的诊断标准为吸入支气管舒张剂后 FEV1/FVC＜70%。静态肺功能的评估十分重要，但是单独的肺功能测定具有一定的局限性，它只反映肺的通气功能，而忽略了心脏在呼吸循环中起到的作用。

表 6-8　阻塞型通气障碍程度分级

阻塞型通气障碍	FEV1 预计值（%）	FEV1/FVC（%）
轻度	＜80	70～60
中度	＜60	60～40
重度	＜40	＜40

评价动态肺功能，即肺通气功能测定，常用指标包括每分钟静息通气量、肺泡通气量、最大通气量、用力肺活量、呼气峰流量等。

用力肺活量—时间曲线（FVC-t 曲线）：正常人 3 s 左右可将肺活量完全吹完，受检者用力快速呼气至残气位，用肺量计描记的用力呼气过程中肺容积改变与呼气时间相关的曲线为 FVC-t 曲线。

最大呼气流量—容积曲线（MEF-V）：受检者深吸气至肺总量位时，尽快用力呼气至残气位，将其呼出的气体容积及相关的呼气流量描记的曲线称 MEF-V 曲线。

FVC-t、MEF-V 曲线的前半部分取决于受检者大气道以及呼气时用力的大小，而后半部分取决于肺泡的弹性回缩力和外周气道的生理性能，其中若干呼气流量参数可作为小气道阻塞的早期诊断依据。

四、呼吸肌功能的评估

人每时每刻都在呼吸，同样的，呼吸肌也在不停地收缩与舒张。呼吸肌的收缩与舒张引起胸廓有节律地扩张与缩小，也是一个为肺与外界进行气体交换提供原动力的过程。在呼吸肌中，膈肌起主导作用（约占 70％），因此针对膈肌的肌力训练有利于促进肺康复。胸壁与呼吸肌功能的评估，可以采用直观的数据测量或间接的肺功能来反映。

（1）直接测量可以采用直角尺在患者的胸骨柄、脐部测量腹式呼吸的幅度（起伏幅度值），即用力吸气末和呼气末的差值，也可以用皮尺测量患者的吸气围、呼气围，即胸廓起伏幅度值。

（2）间接测量通常使用最大吸气压（Maximal Inspiratory Pressure，MIP）和最大呼气压（Maximal Expiratory Pressure，MEP）这两个指标，用以表明呼吸肌的收缩力，是目前评价呼吸肌功能常用的非创伤性指标之一。MIP 是在残气位或功能残气位、气道阻断时，用最大努力吸气所能产生的最大吸气口腔压，它反映全部吸气肌的综合吸气力量；MEP 是在肺活量位、气道阻断时，用最大努力呼气所能产生的最大口腔压，它反映全部呼气肌的综合呼气力量。

对于患者呼吸肌功能的准确评估，有利于针对患者的个体情况来制定更为合适的呼吸训练计划，达到"精准肺康复"。

常见的呼吸肌锻炼方法有腹式呼吸法、缩唇呼吸法和快吸慢呼法，每日训练 10～20 min，循序渐进，长期坚持。

（1）腹式呼吸法的具体步骤：患者取坐位或仰卧位，左手置于胸前，右手置于腹部。吸气时用腹部呼吸，腹部向外膨隆，右手随之抬起；呼气时腹部向内塌陷，同时右手顺着塌陷的方向给予一定的压力，帮助膈肌回复。在整个呼吸过程中，左手几乎不动，循环往复，保持与每一次呼吸的节奏一致。对于耐受性更好的患者，可以在腹部放置一个适当重量的沙袋，对膈肌进行抗阻训练，更好地锻炼膈肌功能。

（2）缩唇呼吸法的具体步骤：患者取一舒适体位，放松全身肌肉。吸气时闭嘴并用鼻子吸入气体；呼气时缩唇，并缓慢、均匀地向外吐出气体，同时缩紧上腹部，呼气时间长于吸气时间，通常该时间之比为 2∶1 或 3∶1。

（3）快吸慢呼法的具体步骤：用鼻子快速吸气至肺总量，并短暂维持，之后缓慢均匀地呼气，吸气与呼气的时间之比可由患者自行调节。

五、影像学的评估

膈肌在呼吸肌中约占 70％的功能，因此，在影像学上通常以测定膈肌来间接反映呼吸肌功能，判断肺康复的效果。膈肌结构的静态和动态成像方法包括超声、X 线胸片或 CT、磁共振成像（MRI）。

（1）X 线胸片或 CT：膈肌功能障碍是 COPD 患者呼吸困难及活动耐力下降的主要原因，而膈肌形态学改变是引起膈肌功能障碍的重要因素之一。普通的 X 线胸片和 CT 能够观察到膈肌的形态和功能，但是这些图像属于二维平面，不能观测膈肌的全貌，误差较大。高分辨率 CT 能直观显示膈肌全貌，并能全面分析 COPD 患者膈肌的形态学变化，建立膈肌形态学改变与功能改变之间的联系，对肺康复的后期评估至关重要。

（2）MRI：对软组织有较高的分辨率，在评估膈肌功能上具有较高的价值。健康成年人的膈肌呈有规律的运动，呼气时膈肌向上抬起，吸气时向下移动。在中央矢状层面上，膈肌表现为宽活塞运动，伴有前后径的膨胀。随着时间的推移，会呈现锯齿样的峰谷变化。

（3）超声：超声在评估膈肌功能上具有与以上影像学方法相同的精确性，并且具有无创、安全、操作容易等优点。对于病情严重的患者来说，床旁超声可快速准确地评估膈肌功能。目前以"膈肌厚度分数"来反映膈肌的收缩能力。膈肌厚度分数＝（最大吸气末膈肌厚度－平静呼气末膈肌厚度）/平静呼气末膈肌厚度×100％。研究表明，当呼气末膈肌厚度小于 0.2 cm 时为膈肌萎缩，膈肌厚度变化小于 20％则为膈肌瘫痪。M 型超声还能测量膈肌的收缩速度。膈肌收缩速度＝膈肌移动度/吸气时间。短而快的用力鼻吸气动作，有助于膈肌肌力的准确评估。

六、日常生活活动能力的评估

慢性肺部疾病患者的日常生活活动能力受其基础疾病的影响，其行为能力常常大受限制。COPD 患者的功能性呼吸困难分级，可以用呼吸困难量表来评价（表 6-9）：

呼吸困难量表的修改版如下：

0 级：除非剧烈活动，无明显呼吸困难，能正常活动，对日常生活无影响；

1 级：一般劳动、快走或上缓坡时有气促；

2 级：由于呼吸困难，患者比同龄人步行要慢些，或以自己的速度在平地上行走时，需要停下来呼吸，速度较快或登楼、上陡坡时会出现气促；

3 级：在平地上步行 100 m 或数分钟后需要停下来呼吸；

4 级：有明显的呼吸困难、不能离开住所，或讲话、穿衣、吃饭等较轻微活动时，会出现气促；

5 级：静息时也会出现气促，无法平卧。

0～1 级时，患者生活能自理；2～3 级时，部分生活能自理；4～5 级时，不能自理。

呼吸困难的评价也可采用有关特异性量表，常用 PFSDQ、BDI/TDI、BPQ、UCDQ。

表 6-9　呼吸困难量表

5 级表		10 级表	
级别	呼吸困难程度	级别	呼吸困难程度
0	没有	11	没有
1	轻度	11.5	非常非常轻
2	轻度	12	很轻
3	中度,能坚持	13	轻度
4	严重,不能坚持	14	中度
		15	稍微重
		16	
		17	严重
		18	很重
		19	
		20	
		21	非常重

七、生活质量的评价

用于 COPD 患者生活质量评价的量表很多,有普适性量表和特异性量表(慢性呼吸系统疾病的有关量表和呼吸困难的有关量表)。普适性量表主要包括健康状况问卷(General Health Questionnaire,GHQ)、疾病影响程度测定量表(Sickness Impact Profile,SIP)、诺丁汉姆健康量表(NHP)、健康质量指数(Quality of Wellbeing Index,QWB)、SF-36 生活质量量表、世界卫生组织与健康相关生活质量测定量表(World Health Organization Quality of Life,WHOQOL)等。特异性量表包括慢性呼吸系统问卷(Chronic Respiratory Disease Questionnaire,CRQ)、圣·乔治呼吸疾病问卷(SGRQ)、西雅图阻塞性肺病问卷(Seattle Obstructive Lung Disease Questionnaire,SOLDQ)、肺功能状态量表(PFSS)、Manchester 日常活动的呼吸问卷(Manchester Respiratory Activities of Daily Living Questionnaire,MRADL)、COPD 自效能量表(COPD Self Efficacy Scale,CSES)等。近年来,国际较常用问卷有 PFSS、PFSDQ、CRQ、SGRQ 量表和普适性量表SF-36 等。

圣·乔治呼吸问卷(SGRQ)由受试者独立完成,调查者不能给予任何暗示性的提醒。SGRQ 评分包括 3 大部分:

(1)呼吸症状(咳嗽、咳痰、气喘发作等);

(2)活动强度(爬坡、穿衣、游戏、家务等);

(3)疾病对情绪的影响(焦虑、痛苦、不安全感、失望等)。

共计 50 个问题,76 个项目。每个问题的答案都有特定的分数,调查结束后由调查者计算总分值。0 分为无影响,100 分为极度影响。分值越低,代表患者的健康状况越好。

八、精神与心理的评估

目前,对于 COPD 患者的治疗主要是以药物治疗为主,行为治疗为辅,心理治疗则严重滞后。COPD 患者长期存在低氧血症,更严重者反复发作肺性脑病,导致脑皮质、海马组织的神经细胞萎缩,引起患者精神活动状态改变,抑郁、焦虑、压抑的消极情绪增加,使患者的免疫功能下降,疾病的加重又反过来影响情感,形成恶性循环。因此,有必要对 COPD 患者进行精神与心理评估,分析其认知功能和心理状况,必要时给予适当的心理疏导。

多个量表可以对 COPD 患者的精神和心理进行评估,如简易智能精神状态量表(MMSE)、汉密顿抑郁量表(HAMD)、汉密顿焦虑量表(HAMA)、情绪—社交孤独问卷(ESLI)中的孤立量表、症状自评量表(SCL-90)以及社会支持评估量表(SSRS)。其中 ESLI 的评分等级为:<6 分为无孤独,6~8 分为一般孤独,9~12 分为中度孤独,≥13 分为严重孤独。

九、6 min 步行试验(6MWT)

6MWT 在临床上具有广泛的适用性。这是因为该试验接近患者的日常活动,容易耐受,对于病情更具说服力。同时,对于心力衰竭的发生率和死亡率具有很好的预测力。许多研究表明,不同 NAHA 分级的患者,其 6MWT 变化明显,且 NAHA 分级越高,6MWT 的步行距离越短。具体实施方法:在室内一条长 30 m 以上的通道中进行,计算 2 次 6 min 步行试验的平均距离。6 min 内平均步行距离≥350 m 者计为 0 分,250~349 m 计为 1 分,150~249 m 计为 2 分,<149 m 计为 0 分。

在进行 6MWT 前,需充分评估患者的适应证和禁忌证。绝对禁忌证:近 6 个月内存在不稳定型心绞痛或心肌梗死。相对禁忌证:静息状态下,心率超过 120 次/min,或收缩压高于 180 mmHg,或舒张压超过 100 mmHg。在进行试验时,需提前准备抢救备用物品,如氧气、硝酸甘油、沙丁胺醇吸入剂、简易呼吸器、除颤仪等;叮嘱患者穿着舒适衣服和便于行走的鞋,在试验前 10 min 到达试验地点,于起点附近放置一把椅子,让患者就座休息。在正式试验前,让患者站立,应用 Borg 分级评分对其基础状态下的呼吸困难情况进行评估。随后指导患者进行 6MWT,试验完毕后测定 SpO_2、脉搏、血压并记录(表 6-10)。同时,询问患者在运动时的呼吸努力程度,并根据 Borg 分级表加以量化(表 6-11)。

运动强度=6 min 步行距离/6×60%(80%)×处方时间。

6 min 步行距离延长的因素包括身材高大、男性、强刺激、曾经进行过此项试验、试验前服过药物、吸氧等。

6 min 步行距离缩短的因素包括身材矮小、高龄、体重过大、女性、认知障碍、呼吸系统疾病、心血管病、肌肉骨骼疾病、测试走廊过短等。

1. 试验前医师要准备的事项

(1)向患者及其家属说明检查的必要性及注意事项;

(2)试验前应复习患者近 6 个月的静息心电图;

表 6-10　6 min 步行试验(6MWT)记录表

患者姓名：　病历号：　患者序号：　筛选号：　日期：

性别：　年龄：　种族：　身高：　体重：

试验前用药：

试验记录指标

	6MWT 试验前	6MWT 试验后
时间		
血压(mmHg)		
心率(次/min)		
血氧饱和度		
呼吸困难(Borg scale 分级)		
劳累程度(Borg scale 分级)		

表 6-11　Borg scale 呼吸困难量表

评分	呼吸困难程度
0	正常
0.5	非常非常轻微
1	非常轻微
2	轻微(轻度)
3	中度
4	有些严重
5	严重(中度)
6～7	非常严重
8～10	非常非常严重

(3)有症状的患者应准备好相关抢救药物以便随时应对；

(4)试验场地准备，应少有人走动；

(5)设备准备：计时器和圈数计数器、氧气源(如需要)、血压计、除颤器、记录表、便于推动的椅子、标记折返点的参照物。

2. 试验前患者要准备的事项

(1)穿舒适的衣服和合适的鞋子；

(2)晨间和午后进行试验的患者在试验前可少量进餐；

(3)试验前 2 h 内患者不要做剧烈运动，试验前不应进行热身活动；

(4)患者应继续维持原有的治疗；

(5)可以使用日常的行走工具(如拐杖等)。

3. 安全方面的注意事项

(1)将抢救车安放于适当的位置，操作者熟练掌握心肺复苏技术，能够对紧急事件迅速作出反应；

(2)出现以下情况时考虑中止试验：①胸痛；②不能耐受的喘憋；③步态不稳；④大汗；

⑤面色苍白。

4. 操作时的注意事项

(1)测试前不应进行热身运动;

(2)患者日常服用的药物不要停用;

(3)测试时,操作者注意力要集中,不要和其他人交谈,不能数错患者的折返次数;

(4)对每位患者的每次试验应在1天中的相同时间段进行;

(5)如1天要测试2次,应间隔2 h。同日不能测试3次。

5. 方法与步骤

(1)试验前患者在起点旁坐椅子休息至少10 min,核查有无禁忌证,测量脉搏和血压(有条件时测血氧饱和度),填写记录表,向患者介绍试验过程。

(2)让患者站起,用Borg分级量表评价患者运动前的呼吸困难和全身疲劳情况。

(3)计时器设定到6 min。

(4)请患者站在起步线上,一旦开始行走,立即启动计时器。患者在区间内尽自己的体能往返行走。行走中不要说话,不能跑跳,折返处不能犹豫,医务人员不能伴随患者行走。允许患者必要时放慢速度,停下休息,但监测人员要鼓励患者尽量继续行走。监测人员每分钟报时1次。用规范的语言告知和鼓励患者,在行走过程中,需每分钟重复说,"您做得很好,坚持走下去,您还有几分钟"。如患者中途需要休息,可以说,"如果需要,您可以靠在墙上休息一会儿,但一旦感觉可以走了,就请继续行走"。

(5)6 min试验临近结束时,提前15 s告知患者:"试验即将结束,听到停止指令后,请原地站住。"结束时标记好停止的地点。如提前终止,则要求患者立即休息,并记录提前终止的地点、时间和原因。要祝贺患者完成了试验,并在试验结束后,用Borg分级量表评价患者的呼吸困难和全身疲劳情况,询问患者感觉不能走得更远的最主要原因。

(6)记下计数器的圈数。统计患者总步行距离,四舍五入精确到米。监测并记录患者的血压、心率,有条件者测血氧饱和度,认真填写记录表。

(7)6 min步行试验会受到监测场地,以及受试者个人意愿的影响,可以通过数字心肺运动试验来弥补传统6 min步行试验的不足,使心肺疾病患者的功能状态评估更加智能、安全。心肺运动试验的监测指标全面、精确,具有很强的临床指导意义。

十、递增负荷步行试验

用步行测试来模拟平板运动试验、心肺运动试验,主要适用于体力稍差的患者。患者需按照有节奏的音乐或指令,在2个标定距离的障碍物之间往返步行。步行速度由慢至快,直至出现气促或不能继续按指令或音乐的速度完成步行。

注意事项:

(1)复习病史,注意禁忌证;

(2)记录最好的步行成绩,如果测2次,需间隔30 min;

(3)体力较差的患者需间隔几天(1周内)才可进行第2次测试;

(4)使用同一节奏和音乐(同一运动方案);

（5）在递增负荷步行测试中没有鼓励语；

（6）穿着舒适，并在舒适的温度和湿度下进行；

（7）同一患者在相同的距离间进行；

（8）记录血压、心率和血氧饱和度；

（9）试验前休息 15 min 以上；

（10）达到目标心率＝210－0.65×年龄，或血氧饱和度＜85％，或有气促、心绞痛、头晕、极度疲乏时，应结束试验。

十一、心肺运动风险评估

对于 COPD 以及肺心病患者来说，适当的运动有助于锻炼心肺功能，增强患者的体质。但是，这类人群和正常人群相比，在同样运动强度下面对的风险更大。因此，对这类人群制定运动处方时，需要预先进行心肺运动风险评估，并在有监护的条件下进行安全有益的运动。心肺运动试验（CPET）是通过监测机体在负荷递增的运动状态下的耗氧量（VO_2）、CO_2 排出量（VCO_2）、HR、分钟通气量（VE）等来评价心肺和循环系统的相互作用和储备功能（图 6-5、表 6-12）。

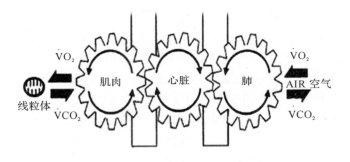

图 6-5　心脏运动试验的机制

表 6-12　运动负荷试验的参数描述

1. 运动耐力

运动耐力的量化根据 METs 计算，以占预计 METs 值的百分比来表示。预计 METs 根据以下公式计算：

（1）男性：预计 METs＝14.7－0.11×年龄

（2）女性：预计 METs＝14.7－0.13×年龄

如低于预计值的 80％，运动耐力归类为低于正常。

2. 心率

记录静息时、各运动阶段结束时、缺血阈值出现时、出现室性或室上性心律失常时、血压异常时的心率。

（1）在运动过程中心率变异的分类

1）达标：未应用 β 受体阻滞剂患者运动中最大心率达到预测心率（220－年龄）的 85％以上，或应用 β 受体阻滞剂者达到 62％以上。

续表

2）未达标：低于上述指标。

（2）恢复过程中心率变异的分类

1）正常：在有运动恢复级别的方案中（平板或踏车），最大运动量和恢复 1 min 时心率的差异＞12 次/min；如果达最大运动量后立即停止运动，两者之间心率差异＞18 次/min。

2）异常：低于上述指标。

3．血压

血压变化分类如下：

（1）正常：每提高 1 METs，收缩压升高约 10 mmHg，且舒张压无变化或轻微降低。最大运动量时收缩压下降＜10 mmHg 也可接受。

（2）血压反应过度：收缩压＞250 mmHg 或舒张压＞120 mmHg。

（3）血压反应不足：收缩压升高＜30 mmHg。

4．心肌缺血

（1）按照指南定义标准，根据训练或恢复过程中是否存在心绞痛或诱发 ST 段抬高/压低等情况，运动试验结论一般分为阴性、阳性、可疑或无结论。

（2）心肌缺血判断的主要根据：出现 ST 段变化及变化幅度，恢复过程中 ST 恢复到正常的时间，与心绞痛的联系，血压下降，以及心率变时功能不全或室性心律失常。

（3）明确心肌缺血阈值时的心率，出于安全考虑，运动过程中训练心率必须较该数值减少 10 次/min。

5．判断预后

与患者心血管死亡及事件风险有关的因素：最大耗氧量、无氧阈时的耗氧量和 CO_2 通气当量（VE/VCO$_2$ 斜率）。

6．有氧训练强度

训练心率（THR）计算方法：心率储备的 60％～80％，或耗氧量储备的 50％～70％，或通气无氧阈值水平时的心率。

在 HF-ACTINO 研究中，2037 例心力衰竭患者行 4411 次心肺运动试验，结果显示，无 1 例与心肺运动试验有关的死亡事件发生，没有因心衰、心绞痛症状加重而住院的事件发生，没有心肌梗死、中风、短暂缺血性事件发生，也没有因运动试验而使 ICD 脱落，仅发生 1 例室颤和 1 例持续性室速。总死亡率为 0/1000，非致命性的心血管事件发生率为 0.45/1000。由此可见，心肺运动试验是安全的。

心肺运动试验的原则：①最大的准确性；②给患者带来最小的压力；③用最短的时间最大限度地研究运动受限的病理生理原因。

1. 受试者准备

（1）受试者在运动试验前 3 h 内不能进食或抽烟；

（2）受试者着装舒适，且至少 12 h 内未进行非正常的体力活动。

2. 医师要注意的事项

（1）医师须了解患者的病史并进行体格检查，尤其是服药（特别 β 受体阻滞剂）、吸烟情况、平时的活动水平、有无心绞痛或其他运动诱发的症状。

（2）排除运动试验的禁忌证。

（3）医师须向患者介绍心肺运动试验的程序及正确执行的方法。因为患者对试验过程和运动用力程度的理解，对顺利进行试验很有帮助。

（4）医师做体格检查时须着重在心、肺、脉搏和肌肉骨骼系统，测量双臂血压、不穿鞋的身高和体重。

（5）心肺运动试验必须征得患者的同意；签知情同意书，告知患者作最大的努力，但也可随时停下；提醒患者与运动相关的不适和风险、所期望获得的信息及患者从中获得的益处；鼓励患者在同意运动前提出任何相关的问题。

（6）告知患者如果有窘迫感或腿痛等不适时，请指出不适部位；感到窘迫时可自行停止运动。另一方面，医务人员要严密监测，如发现患者有严重异常情况，应立即停止运动。

3. 运动平板试验

运动平板试验是一种很好的无创性检查手段，已从单纯判断心肌缺血，逐渐发展到分析病情及评价疗效和预后等方面（图 6-6）。其功能如下：

（1）分辨功能障碍和活动受限的不同程度；

（2）分辨/找出限制运动耐力的因素；

（3）提供资料作为运动处方的指导；

（4）确认是否在运动中存在心血管急性事件的危险因素；

（5）观测患者在运动过程中全身各个系统的表现；

（6）特别关注在运动中出现的缺氧、情绪、血压异常及疲劳状况；

（7）评估计划对于改善运动耐力和活动时出现心肌缺血情况的有效性。

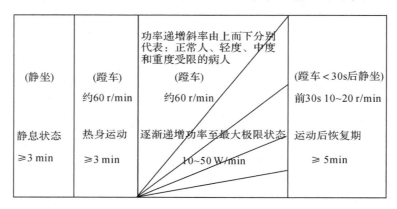

图 6-6　运动负荷试验的操作流程

4. 适应证

（1）协助不明原因胸痛的诊断，评价心肌缺血的情况；

（2）早期检出高危患者中的隐性冠心病；

（3）检测冠心病患者的缺血部位和程度，判断病变血管及有无血运重建的适应证；

（4）了解各种与运动有关的症状（如晕厥、心悸、胸闷等）和病因；

（5）测定冠心病患者的心功能和运动耐量；

（6）了解运动引起的心律失常；

（7）PCI 或 CABG 后效果和再狭窄的判定。

5. 注意事项

（1）运动试验前仔细询问病史及进行体格检查，做 1 次常规 ECG；

（2）避免饱餐或空腹状态下进行；

（3）穿着舒适的鞋子和宽松的衣服（以全棉为宜），避免静电干扰；

（4）询问患者及其家属是否有关节疾病、运动障碍等；

（5）检查前，患者须在运动试验检查告知同意书上签字；

（6）密切观察心电图和血压改变，关注患者的主观感觉；

（7）准备急救药品、氧气、除颤仪、病床等；

（8）及时书写报告，作出阳性、可疑阳性或阴性的结论（阳性患者的冠心病患病率 70%～80%）。

运动是一项需要多脏器共同配合的过程，不仅需要心脏的泵功能、肺的气体交换，还需要运动肌群的收缩活动。CPET 综合应用呼吸气体监测技术、电子计算机和运动平板技术，是唯一能将心与肺偶联的监测方法。它具有无创、定量和敏感的特点，弥补了静态肺功能检查的缺陷（表 6-13）。

表 6-13　不同疾病状态心肺运动试验参数解读

	正常	心原性	肺原性	体力差	没有用力
$VO_2 \max$ 随时间变化	增加	低水平平缓	低水平增加	低水平增加	低水平增加
RER	>1.15	>1.15	<1.15	>1.15	<1.15
呼吸储备	15%～40%	>40%	<10%	25%～60%	>40%
VE/VCO_2	<35	正常或增加	增加		
氧脉搏 随时间变化	增加	低水平平缓	低水平增加	低水平增加	低水平增加
氧饱和度	>90%	>90% 或下降	一般 <90%	>90%	>90%

第七章　危险因素管理与健康宣教

目前，心脑血管病已成为威胁人类健康的首要疾病。其主要危害是急性事件的发生率高，50％以上患者的首次事件发生就表现为急性心肌梗死或猝死。心血管病导致的死亡已经占所有原因死亡的三分之一，分别超过了肿瘤、传染性疾病、意外灾害等引起的死亡数。老年冠心病患者的特点是冠状动脉病变更严重、生活质量更差（图 7-1）。半个多世纪以来，众多学者从基础到临床对心血管病进行了广泛而深入的研究，取得了可喜的成果，特别是心血管病多重危险因素的控制在一级和二级预防中的作用受到了更多的重视。

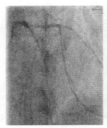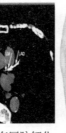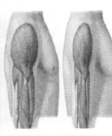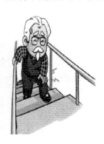

45%为多支病变　　80%有冠脉钙化　　60岁以上老年人肌少症　老年冠心病患者生活
　　　　　　　　　　　　　　　　　的发生率达10%~50%　质量更低(EO-5D评分
　　　　　　　　　　　　　　　　　　　　　　　　　　　　显著降低)

图 7-1　老年冠心病的特点

《黄帝内经》称，"上医医未病之病，中医医欲病之病，下医医已病之病"。我国的大卫生、大健康政策早就明确以"预防为主"，意指我们不但要重视疾病的治疗，更要重视疾病的预防和康复，更要关注亚健康和健康人群。

根据我国流行病学调查，近 50 年来，不论在农村或城市，心脑血管疾病的发病率和死亡率均呈上升趋势。一方面，我国因心脑血管病死亡的人数占总死亡人数的百分比，已由1957 年的 12.07％上升到 2001 年的 42.6％，2017 年更是接近 50％。据世界心脏联盟分析预计，2020 年全球心血管病死亡率将增加 50％，死亡人数将高达 2500 万人。另一方面，现代科学技术发展日新月异，特别是循证心血管病学的不断发展，心血管领域关于各种疾病的诊治规范、共识和指南相继出台，极大地提高了临床诊治水平。在此新背景下，一个新的心血管病防治模式——一手抓规范诊疗、一手抓疾病预防和康复的"两手抓"防治模式的建立势在必行，以充分发挥现代医学科技的作用。"防—治—康"三位一体的医疗模式，应该落到实处，不应该只是挂在网上的宣传和口头的说教。"预防大于天、慢病规范治、急病快速救、康复重实践"，这就是人文医疗，也是医学的本源和初心。

但是，目前心血管病的规范化诊疗现状仍不容乐观，面临较多的问题。心血管病的发生和发展是一个系统的复杂过程，从危险因素到出现临床症状，这中间大概需要几十年的时间(图 7-2)。吸烟、高血压、血脂异常、肥胖,以及近年来人们所关注的代谢综合征等危险因素,可看作是疾病的"上游",有时在一个人身上可集中出现多种危险因素。随着社会压力的加大、环境和生活方式的负向改变,这些危险因素在人群中越来越普遍地存在,并向青少年蔓延。

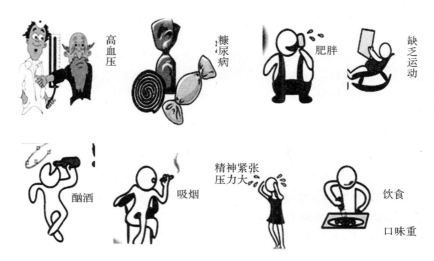

图 7-2　心血管主要危险因素

一、我国心血管病防治的特点

研究结果显示,北京市 18 岁组男性人群期望寿命为 62 剩年,而健康期望寿命为 43 剩年,在疾病或残疾状态下度过的时间相当于 19 年。女性的期望寿命长于男性,而健康期望寿命却比男性更短,女性带病生存的时间更长。

该研究表明,虽然人的期望寿命已超过 80 岁,但一生中会因各种因素使近 20 年处于带病生存状态,主要是受慢性非传染性疾病的困扰。健康期望寿命的影响因素主要为年龄和心脑血管疾病、恶性肿瘤等潜伏期长、病程长的慢性非传染性疾病。

期望寿命和健康期望寿命之间的差距如此之大,一是表明中国快速进入了人口老龄化时代,二是患病和致残的年轻化。处于非健康状态、带病生存的人群越来越多,不仅给个人带来疾苦,而且拖累了家庭,增加了社会负担。

延长健康寿命,缩短健康期望寿命与期望寿命之间的差距,是我们医疗卫生工作者的使命和责任。对带病生存的人群要认真做好疾病的康复/二级预防和慢性病管理,使带病生存者尽可能快地恢复健康,改善生活质量,早日回归社会。而目前我国心脏康复/二级预防的体系尚未建立,"人的健康服务不如汽车的保养",大量心血管病患者缺乏有效的管理。

近年来,我国的心血管病医疗费用在以每年 18.6% 的速度增长,大大超出了国内生产总值(GDP)的增长速度,预示着我国已面临医疗危机。解决医疗危机的根本出路,是重新明确医学的价值和本源,建设健全的"生物—社会—心理—环境(生态)"医学模式和"防—治—康"生命全程关爱体系,关注、关爱患者的全面身心健康。

应对每位患者作出个体化的医疗评估,并充分做好患者及其家属的教育和培训工作,发挥患者自身的主观能动性。只有通过综合评估、综合管理和让多学科团队参与,才能实现综合和全程的慢性病管理。

就我国目前的医疗资源配置格局来看,只靠大医院专科和专家的医疗服务,不可能满足民众医疗和健康服务资源的巨大需求。这不仅仅在发展中国家不行,在发达国家也不行。

要重视专业人员与群众参与相结合,培训转岗的护士、社工和志愿者,也包括慢性病患者的家属。应特别重视心血管病预防和康复模式的探索和创新,要重视使用现代信息技术,降低运营成本,做好健康管理与康复/二级预防工作。

发展我国的心血管病预防与康复事业,不可能依赖目前人满为患的大型医院,而应将二级医院、中医医院转型,并吸引民营资本开设"4S店"。在此基础上,各级医院与社区/家庭通过电子医疗、互联网、物联网紧密联系地在一起。

当前,国家鼓励和支持健康服务业的发展,同时也鼓励多点执业、双向转诊、分级诊疗,为心血管病预防康复"4S店"的发展创造了良好的政策环境,带来了难得的发展机遇。

延长健康寿命更为重要和有效的措施是,实现医疗战略的转移,做好零级和一级预防,重视全民健康促进,倡导健康的生活方式。要从源头抓起,从婴幼儿期、青少年,直到老年的全生命周期,都要重视健康问题。

倡导老百姓养成4个理想的健康习惯:

(1)戒烟或不吸烟,远离二手烟/三手烟;

(2)坚持运动,中等强度的有氧运动每周至少进行150 min,良好的运动习惯将一生受益;

(3)健康的饮食习惯,坚持低盐饮食,少喝含糖饮料;

(4)保持理想的体质指数。

做好这些并不难,关键在于长期坚持。从源头做好预防,不仅心血管病、卒中的发病率会减少,而且对癌症、糖尿病、慢性呼吸道疾病都会有全面的综合效果,可实现"一石多鸟"的效果。

在我国,尽管女性的吸烟率远低于西方国家,但年轻女性吸烟率的增加及大量二手烟/三手烟的危害需引起高度重视。

"发展体育运动,增强全民体质"这句口号仍有重要的现实意义。在管住嘴的同时,要坚持迈开脚。坚持走路是最易实施且成本最低的运动方式。对已患有心血管病和PCI、CABG术后患者,要在心肺功能评估的基础上,按照康复程序循序渐进地开展运动训练。

健康是幸福,健康是尊严,健康是成功人生的基础。健康让人们的生活变得更加美好,同时,健康也是一种责任、一种智慧,健康需要有效管理。临床医师应做健康的引领者和示范者,尽可能延长健康期望寿命,缩短期望寿命和健康期望寿命之间的差距。当这个差距为零时,就说明一个人是健康地活了一生。

我国公布的中国城乡居民健康营养调查表明,我国烟民高达3.5亿人,另有7.4亿人被动吸烟。而高血压患者有2.7亿人,血脂异常者2.0亿人,糖尿病和糖尿病前期患者超过1.0亿人,肥胖者7000万人,超重者约2.5亿人。在这些心血管危险因素发生率增加的同时,心肌梗死患病率与死亡率也在急剧增长。

虽然,近年来的临床诊疗技术发展迅速,但遗憾的是,50％的患者从来没有症状和先兆,而突然发生心肌梗死、脑卒中,甚至意外死亡。即使能够救治成功,患过心肌梗死的患者在慢性的疾病发展过程中,最后会出现慢性心力衰竭,极大地影响生活质量。这些患者虽然能够长期存活,却无法继续正常地工作、学习和生活,增加了国家和个人的经济负担。2002年10月,WHO发表的题为《降低危险因素,促进健康生活》的世界卫生报告明确指出,为了保护和促进全人类的健康,重点应该放在对重要疾病明确病因的预防上。

慢性病可防可控。因此,全社会要重视并强化心血管病的预防工作,要构建并筑牢4条防线:第1条防线是防发病;第2条防线是防事件;第3条防线是防后果;第4条防线是防复发。成功挽救患者后,要做好二级预防,防止再次梗死,减慢或防止心力衰竭的发生等。

值得关注的是,心血管病的发病正呈现出快速年轻化的趋势。以往认为老年人是心脑血管病的主要发病人群,而实际上,目前我国大城市急性心肌梗死患者中,40～55岁壮年人群占有相当一部分比例,30岁以下人群中急性心肌梗死也偶有发生。

更为令人担忧的是,20世纪末期及以后出生的人群,幼年起便接受高脂饮食,并且成年后长期伏案工作、缺乏适量运动、精神压力大等,因此推测其心脑血管病发病年龄还会进一步提前。所以,全面构筑心血管病的各级防线已刻不容缓。而30～55岁年龄段的人群正处在事业的黄金时期,急性心脑血管病导致的猝死和残疾,不仅极大地增加了个人、家庭的不稳定因素,而且会对我国国民经济的顺利发展造成巨大隐患,给国家带来巨大损失。

另外,中国已经进入了老龄化社会,老年人的健康问题越来越受到重视。研究表明,我国成人血脂异常患病率为18.6％,而大于60岁人群的血脂异常患病率达28.3％,老年人同样需要积极调脂。对心血管病的防治需要长期的健康管理,需要长期的健康锻炼。预防要从青少年开始,主要是针对肥胖和代谢综合征,强调健康生活方式,早期预防危险因素。到中年,30～40岁这段时间,最重要的是危险因素的控制和代谢指标的干预。对老年人,应继续进行危险因素的控制,加强健康服务,并实行长期的健康管理。

二、国际心血管病防治的方向

2010年,美国心脏学会(AHA)提出了"理想健康7要素":包括不吸烟或戒烟1年以上、坚持有氧运动、坚持健康饮食、血压＜120/80 mmHg、血糖浓度＜6.1 mmol/L、血胆固醇浓度＜5.2 mmol/L以及维持正常体重。研究显示,达到上述指标6个以上的个体比仅达到上述指标1个以下的个体全因死亡率降低51％,心血管病死亡率降低76％,冠心病死亡率降低70％,提示以降低心血管危险因素为主的预防策略是降低死亡率最重要的方法。

基于上述结果,2011年,美国启动了"百万心脏计划"(Million Hearts Initiative)。其目的是在未来5年,使美国居民减少100万个新发心血管事件,卒中和心脏事件每年降低10％。该计划包括4项内容,高危患者服用阿司匹林(A)、降血压(B)、控制胆固醇(C)和戒烟(S),简称ABCS,均是从预防的角度来控制心血管危险因素。2012年,第65届世界卫生大会发布了一项全球医学目标,即到2025年使全球慢性非传染性疾病导致的过早死亡率降低 25%("25×25 计划")。为了配合 WHO 提出的这一全球性目标,AHA 与世界心脏联盟(WHF)、欧洲心脏学会(ESC)一起提出了如下具体行动倡议:酒精摄入量减少 10%,饱和脂肪酸摄入量减少 15%,控制肥胖率的上升趋势,缺乏运动人数下降 10%,高血压患病率下降 25%,高胆固醇患病率下降 20%,盐摄入量减少 30%,吸烟率降低 30%。

从全球范围看,近年来心血管病的防治理念与战略已出现四个方面的重大改变:

(1)从针对疾病下游发展药物、介入与外科技术,转向重视疾病上游的预防,综合治理多重危险因素,从青少年抓起,培养健康文明的生活习惯,从针对疾病转向针对健康;

(2)从经验医学转向循证医学,并针对具体的患者进行循证医学指导下的个体化治疗;

(3)危险因素的干预从单一学科干预单一危险因素转为多个学科联盟,从个别医院或地区转向区域联盟框架下的联防联治,对多重危险因素进行综合控制;

(4)预防和康复从大医院为中心转向以社区/家庭为中心。

全面的、分层次的心血管病防线的建立,应该从动脉粥样硬化入手,因为它是脑卒中、心肌梗死等缺血性疾病的罪魁祸首。这些危害百姓生命的重大疾病,是由其上游吸烟、高血压、血脂异常、糖尿病、肥胖、代谢综合征等多重危险因素造成的。我们临床医师不仅需治疗疾病,更重要的是,我们应付出更大的努力,抓好疾病的一级预防和二级预防,做好脏器的早期康复,注重治"未病",综合控制心血管的多重危险因素。应联合相关学科协同工作,在共同的平台上预防疾病。同时,我们需与社区医务工作者、患者及其家属密切联系,努力把心血管病防治的规范措施转变成社区和家庭的卫生实践。

医学科学技术的每一个重大突破和成就,都是革命性的。同样,预防和康复理念的传播和落实,也是革命性的。医疗技术每发展到一定的阶段,都必须探讨与之相适应的医学诊治新模式,在医学基础研究不断取得重大突破和以循证医学为指导的临床医学快速发展的前提下,我们呼吁建立"两手抓、两手都要硬"的心血管病防治新模式:一手抓规范诊疗,一手抓疾病预防和康复,更加科学地为患者提供最佳服务,将疾病的危害降至最低。

心血管病是多因素、多阶段作用的结果,如动脉粥样硬化的发生发展,最后导致冠心病。因此,早期预防、控制危险因素显得尤为重要,这可以给广大患者带来无法预计的收益;当疾病已经发生,我们应该进行规范化诊疗,依据大量循证医学证据,更加科学地为患者提供最佳的治疗方案。因此,我们需要"一手抓规范化诊疗,一手抓疾病预防和康复,两手都要抓,两手都要硬"。

三、心血管病是生活方式病

2005 年,全球死亡发生的原因是:490 万人死于吸烟的后果;260 万人死于超重或肥胖的后果;440 万人死于总胆固醇水平升高的后果;710 万人死于血压升高的后果。2020 年,预计因心血管病死亡增加的 2500 万人中,有 1900 万人在发展中国家。全世界吸烟者有 12 亿人、超重或肥胖者有 10 亿人,这是各种疾病发病的基础。所以说,大部分心血管病是生活方式病,都是吃出来、坐出来的。

我国 1.2 亿农村高血压患者的诊疗现状是:绝大部分人不知道患高血压;大部分高血压患者不使用降压药;治疗的高血压患者大部分凭感觉用药;治疗的高血压患者中大部分

用廉价药,如复方降压片、氢氯噻嗪、珍菊降压片、卡托普利等;绝大部分患者高血压未得到控制。

合理饮食、适当运动、戒烟限酒、心理平衡,这是健康的基石。但我们的科普宣教应该把"合理""适当"向患者及其家属解释清楚,要用量化的标准、具体的数字让民众有可以实施的标准。"预防是硬道理",我们应该向芬兰的帕斯卡医师学习。20 世纪 70 年代,帕斯卡从临床转向了预防。

在 20 世纪 60 年代,芬兰冠心病和其他心血管病的死亡率特别高,其中男性的死亡率全球最高。研究人员发现,导致心血管病的高胆固醇这一风险因素,与芬兰人的饮食有密切关系。芬兰的科研人员、医学专家和决策者经过仔细研究后,决定实施干预措施。帕斯卡和同事们选择了芬兰心血管病发病率最高的省份做示范并推广至全国,倡导民众把早餐涂面包的黄油改为果酱。通过改变自然和社会环境,影响并改变人们的行为方式,危险因素也大为降低。1972 年,约 90％的芬兰人吃面包时涂黄油,到 1992 年时降至 15％。水果蔬菜的消费量从 1972 年每人每年 20 公斤,增加到 1992 年的 50 公斤。在 1972—1997 年的 26 年内,北卡省的男性吸烟率下降了一半,胆固醇的平均水平下降了约 20％,血压也得到了有效控制。从 1972 年到 1997 年,该省 25～64 岁男性心血管病、冠心病、肺癌死亡率分别下降 68％、73％、71％,男性和女性的期望寿命分别增长了约 7 年和 6 年。1997 年,健康管理项目推广到芬兰各个地区,全国的指标也发生了显著变化。从 1969 年到 2001 年,北卡省和芬兰全国的心血管病死亡率分别下降 75％和 66％,效果十分显著。

芬兰健康管理模式的经验有以下几点:

第一,构建了一个适当的流行病学和行为学研究框架。根据这一框架选定追踪对象,对民众的日常生活行为进行良好的监测,并根据其行为的变化情况不断地调整干预措施,如先选择心血管病高危人群进行跟踪,改变人们的饮食和生活习惯。

第二,与社区紧密合作,强调改变环境和社会规范。干预目标是根据流行病学的理论进行的,同时也借鉴了行为学和社会科学的理论,如发动各种社区组织和当地健康保健机构共同参与。研究表明,社区可以从各个方面对居民形成影响力,其作用不可忽视。芬兰健康管理模式采取了发动社区的战略来改变人们的饮食习惯,从而降低了人群的胆固醇水平。因为饮食习惯深深根植于社区,社区的文化、农业和经济特征都对饮食习惯有影响。因此,不管是媒体宣传,还是与食品行业的合作,甚至农业改革,都应通过社区开展相关工作。

第三,项目干预采取了多种战略。如进行创新型的媒体宣传和交流活动,在电视上播放专题节目,由医师和那些具有不良生活习惯的人群进行对话,劝说他们改变自己的行为;发动基层医疗服务人员的系统性参与,特别是全科医师和公共卫生护士;与国家健康政策密切互动,国家电视节目针对控烟进行宣传,并予以健康指导,开展减少吸烟、控烟戒烟的竞赛,在村庄和学校中开展青年人的降低胆固醇竞赛。

第四,项目团队的坚定信念和意志力。该项目的全国总协调机构是社会事务与健康部下属的国家公共卫生学院,核心人物是该学院的帕斯卡教授。在项目初始阶段面临重重困难时,帕斯卡和他的团队并没有动摇、退缩,而是坚持不懈地工作,这也是项目取得成功不可或缺的因素。

第五,国际协作也十分重要。北卡项目还与世界卫生组织的慢性病干预项目进行合作,并参与在世界各地进行的健康促进培训,取得了共赢的结果。芬兰健康管理模式的经验表明,心血管等慢性病的高发病率并不是不可避免的,专家指导、发动社区的模式可以大大降低发病率,改善人群的健康状况。中国发展社区卫生服务的政策与这种理念相符,关键是如何真正落实和实施。

四、心血管病的相关危险因素

InterASIA 调查进一步显示,超过80％的35～74岁的中国成年人至少有1个心血管危险因素,包括高血脂、高血压、糖尿病、吸烟和超重。此外,至少有2个或3个心血管危险因素的成年人口比例分别为45.9％和17.2％。

(1)不可改变的危险因素

包括年龄、性别、种族、家族史。成年男性60岁以前冠心病发病率随年龄的增加而增加,女性绝经期后发生冠心病的危险显著增加,与男性相接近。

(2)可改变的危险因素

包括生理学危险因素和行为学危险因素。①生理学危险因素:包括血脂和载脂蛋白、高血压、糖尿病、肥胖等。②行为学危险因素:包括吸烟、膳食(饱和脂肪酸和胆固醇摄入过多)、高盐饮食、缺乏体力活动、缺乏社会支持等。

(3)心血管危险因素之间的相互作用

大规模队列研究一致显示,血压、胆固醇和其他主要危险因素与心血管病的危险直接连续正相关。大多数研究针对各个危险因素之间的相关性,但每个相关性均表现在不同程度的其他危险因素的基础之上。如胆固醇水平和冠心病显著相关,但随着血压水平的升高,心血管病的发病风险进一步增高,如同时吸烟,这一危险性将成倍增加。

2002年,WHO 在世界卫生保健报告中分析了经选择的6个主要心血管危险因素(如血压、胆固醇、体重指数、水果与蔬菜摄入不足、缺乏运动和吸烟)各自或共同对全球心血管病危险的影响程度。心血管病所致的死亡中,710万人死亡(12.8％)归因于未理想控制血压,440万人死亡(7.9％)归因于胆固醇水平高(＞3.8 mmol/L)。大约半数30岁以上患者的心血管病可归因于血压控制不理想,31％归因于高胆固醇,14％归因于吸烟,该组患者心血管病的65％归因于上述3个危险因素的综合作用。全球83％～89％的冠心病和70％～76％的脑卒中归因于前面选择的6个危险因素。这些发现提供的进一步的证据表明,发达以及发展中国家心血管病归因于已确定的危险因素的程度远远超出传统认识的50％。单一危险因素控制策略容易忽略同时存在程度不同的多重危险因素的高危个体。同时干预多重危险因素的策略可更大地获益,如适度降低血压和胆固醇,减少吸烟和控制肥胖,可使心血管病危险降低一半以上。并且,不同的干预可能达到同样的目的,选择什么干预措施取决于成本以及可否成为医师/患者的优先选择。

五、心血管病一级预防的策略

1. 全人群策略

通过健康教育和健康促进,改变全人群的生活环境,普遍降低全人群的危险因素水平,增进人群健康,控制心脑血管病。

2. 高危策略

从人群中检出高危对象,如高血压、高胆固醇血症、肥胖和吸烟,或有明显心血管病、糖尿病家族史的人,进行有针对性的健康宣教和预防措施的具体指导,定期检测血压、血脂,通过药物或非药物干预,以降低危险因素水平,预防心血管病的发生。

3. 一级预防的内容和方法(表 7-1)

表 7-1　生活方式的风险因素管理

生活方式的风险因素管理	
✓	在支持患者改变生活方式的同时,心脏康复项目应该一视同仁地对待每个生活方式方面的风险因素。
戒烟	
R	医师应该为吸烟的心脏康复患者提供戒烟治疗,包括至少与患者保持联系 4 周。
R	戒烟干预应该包括电话联系、行为支持和自助材料。
体育运动及减少久坐	
R	患者的心脏康复应该包括运动元素,以减少心血管死亡风险,减少再住院并改善生活质量。
R	心脏康复服务应该为患者提供个体化的运动评估,选择合适的运动项目。
R	心脏康复中的运动处方应该考虑有氧及抗阻训练。
R	心脏康复应该考虑以技术为基础的干预措施。
饮食	
R	医师能够通过电话随访、教育工具、营养工具及反馈等策略,促进患者饮食干预的依从性。
R	需要体重管理的患者可转诊至减重项目,由减肥专家为其提供帮助。
长期维持行为改变	
R	医师需考虑为心脏康复患者提供心理教育,以促进患者体育运动的依从性。

主要针对可进行干预的危险因素,血压、血脂、血糖、超重、肥胖和吸烟是干预的重点。对于有高血压前期、代谢综合征的患者,虽然还没有患高血压或出现其他心血管事件,也要采取非药物方法、改善生活方式来解除危险。而对于超重和肥胖者应及时有效地减重。

依靠各种途径进行健康宣教,使人群自觉地改变不良的生活习惯,控制血压、降低胆固醇、合理膳食、戒烟限酒、控制体重和增加体力活动。

(1)合理膳食:膳食以谷类为主;要求低盐(<6 g/d);多吃新鲜蔬菜和水果;改善动物性食物的结构,多选用鱼类、禽类及适量瘦猪、羊、牛肉,少吃动物油、肥肉及动物内脏。鸡蛋每日不超过 1 个,增加豆类及其制品,增加杂粮,保持膳食以碳水化合物为主(但也应减量),不吃或少吃糕点,可适量吃坚果类食物。提倡每日喝些鲜奶,避免奶油制品。

(2)降低血压:控制在目标值以下。对高血压前期者要通过改变不良生活方式以降低血压。

(3)保持适量体力活动,坚持每日有一定的体育锻炼,每次 20~30 min 以上。

(4)绝对戒烟,不饮或少饮酒(以葡萄酒或黄酒为佳)。

（5）自我调整社会生活和工作中的压力，做到心理平衡。

一级预防，即在没有冠心病证据的人群中进行预防，以减少发生冠心病的危险。主要是针对易患人群，控制易患因素，防止动脉粥样硬化的形成。在儿童、青少年、尚年轻时，就开始积极有效地预防危险因素的发生。

（1）确定实施的重点内容，包括生活方式和心血管病的风险评估；心理及行为干预；基于家庭的危险因素筛查和教育干预；高危因素和致病因素的预防与控制教育。

（2）确定重点宣传人群，包括冠心病或由动脉粥样硬化引起的其他血管疾病患者；具有高危因素、多重易感因素、不良生活习惯，但尚无临床症状的患者（严重的高脂血症、糖尿病、高血压以及多重易感因素）；有冠心病或动脉硬化家族史的人群。

（3）实施从体检到临床回访的高危人群筛查体系，包括筛查和追踪吸烟、高血压、高血糖和职业紧张的体检异常人群；随访和追踪出院患者的药物使用与定期评估风险；高危患者定期问卷调查与冠心病风险评估，鼓励其参与规律的运动康复和生活方式改善。

健康管理是对个人或人群的健康危险因素进行全面管理的过程。其宗旨是调动个人、集体和社会的积极性，有效地利用有限的资源来达到最大的健康效果。健康风险评估是健康管理过程中关键的专业技术部分，并且只有通过健康管理才能实现，是慢性病预防的第一步，也称为危险预测模型。它是通过所收集的大量个人健康信息，分析建立生活方式、环境、遗传等危险因素与健康状态之间的量化关系，预测个人在一定时间内发生某种特定疾病或因为某种特定疾病导致死亡的可能性，并据此按人群的需求提供有针对性的控制与干预措施，以帮助政府、企业、保险公司和个人，用最少的成本达到最大的健康效果。健康风险评估最常用的方法是多因素模型法。

健康管理是 20 世纪 50 年代末最先在美国提出的概念，是以预防和控制疾病发生与发展、降低医疗费用、提高生命质量为目的，针对个体及群体生活方式相关的健康危险因素，通过系统的检测、评估、干预等手段持续加以改善的过程和方法。

第一步：健康状况的信息采集。首先，通过权威医院的体检数据及生活方式调查，对个体进行初步的健康评估，了解其目前的身体健康状况，进行有针对性的健康体检。

第二步：健康状况评估和预测。利用营养评估软件，认识与分析其目前的营养状况，通过基因检测，预测个体的健康危险因素。

第三步：进行行为干预及咨询指导。通过第 1 步和第 2 步的工作，制定出针对性的健康干预计划。并通过健康指导使其正确执行干预方案，消除或控制相关危险因素，达到康复的目的。

六、心血管病二级预防的策略

心血管病二级预防是指对已经发生冠心病和其他动脉粥样硬化性血管疾病的患者，早发现、早诊断、早治疗，目的是改善症状、防止病情进展、改善预后，降低病死病残率，同时防止疾病的复发。心血管病二级预防的主要措施有两个：一是寻找和控制危险因素；二是可靠、持续的药物治疗和康复干预（图 7-3）。

对于已经获救的心肌梗死或脑卒中的存活者、已经确定的冠心病患者来说，最重要的是二级预防、防复发，这是再发严重心血管事件的极高危人群病后临床管理的重要内容。

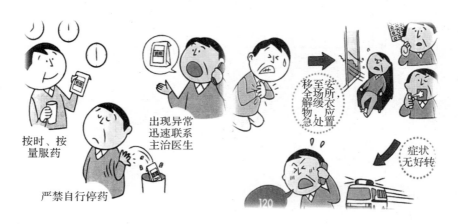

按时、按量服药

严禁自行停药

出现异常迅速联系主治医生

移至安全场所，解衣应急处置

症状无好转

图 7-3　心血管病二级预防的策略

一级预防是没发病时去防病，那么二级预防就是已发病后防止"二进宫""三进宫"，即防止第 2 次复发。已有大量的临床证据表明，二级预防的 A、B、C、D、E 防线具有重大意义。

A：Aspilin（阿司匹林）、ACEI（血管紧张素转换酶抑制剂）、ARB（血管紧张素-2 受体拮抗剂）。

B：β-blocker（β 受体阻滞剂）、Blood pressure control（控制血压）、BMI（控制体重）。

C：Cholesterol Lowing（降胆固醇和调脂）、Cigarette quitting（戒烟）、Chinese Herb（中药）。

D：Diabetes control（控制糖尿病）、Diet（合理饮食）、VitD（复合维生素）。

E：Exercise（运动）、Education（患者教育）、Emotion（情绪管理）。

血压、血脂、血糖、运动、吸烟、合理饮食、体重、心率达标都非常重要，每一位患者都要逐条逐项去做，并持之以恒。二级预防提倡"双有效"，即有效药物、有效剂量。现在很大一部分患者，在服用各种各样的"没有"副作用但作用也不确切，甚至无效的药物或无效的保健品；还有很大一部分人，虽然服用的药品品种对了，但剂量太小或用的时间不对；再有相当一部分患者，第 1 次发病后经过抢救幸存了下来，也不去看病服药了；还有的患者嫌用药麻烦，随意停服，不但效果不好，而且很危险。二级预防的患者应遵循这 A、B、C、D、E 这 5 条防线，对自己的病情、病程进行自我管理，建立健康档案，每日写健康日记，探寻自我健康管理的规律（表 7-2）。已患冠心病、脑卒中或 PCI、CABG 术后的患者，应定期到医院或社区复查随访，有事报病情，无事报平安，并获取防病治病的准确指导。

表 7-2　健康档案日记

日期	日 周一	日 周二	日 周三	日 周四	日 周五	日 周六	日 周日	日 周一	日 周二	日 周三	日 周四	日 周五	日 周六	日 周日
清晨体重（kg）														
起床时血压（mmHg）	/	/	/	/	/	/	/	/	/	/	/	/	/	/
心率（次/min）														

日期	日	日	日	日	日	日	日	日	日	日	日	日	日
	周一	周二	周三	周四	周五	周六	周日	周一	周二	周三	周四	周五	周六	周日
早晨的体操													
睡前的体操													
晚上的体重(kg)													
睡前的血压(mmHg)	/	/	/	/	/	/	/	/	/	/	/	/	/
心率(次/min)													
每日步行数(步)													
运动消耗的热量(kCal)													
总消耗的热量(kCal)													
运动的内容													
今天的感受(身体状况、活动前后的劳累等)													

七、心脏康复的宣教

心脏康复的 3 个支柱,包括康复教育及咨询、康复计划及训练和实施健康行为,其核心是以运动锻炼为中心的康复治疗(图 7-4)。健康教育是临床和护理工作的重要组成部分,是解决患者实际问题的主要手段。但在实际工作中,还存在着影响医务人员实施健康教育的因素,如缺乏教育意识、缺乏沟通技巧、缺乏教育知识和技能、教育内容与形式简单等方面的问题。为了改变患者的不健康行为,培养有益的健康行为和生活方式,在实际工作中医师应充分了解患者的需求、掌握良好的护患沟通技巧,以及要医师、护士要提高履

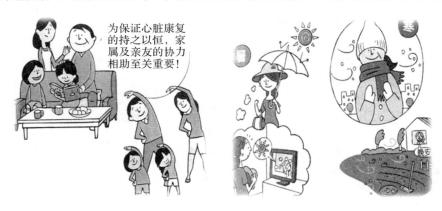

图 7-4　心脏康复中家庭支持的作用

行教育职责的能力。只有这样,才能有效地实施健康教育工作。

说服患者接受并坚持心脏康复,尤其是生活方式的改变,需要沟通技巧。沟通的实质包括了解患者的需求,评价其状态,坚持同质化的患者教育。应采用各种手段创造新型医患关系,包括"五步法"干预、"苏格拉底"方法、Egan 模式等。

1. 心脏康复教育的目标

心脏康复,教育为先;康复落地,理念先行。教育是实施心脏康复的前提,是心脏康复干预中重要的一环,也是心脏康复实施过程中最重要的第 1 步。知行合一,知道心脏康复重要性的患者,其行动的主动性、投入程度得到提升,临床获益都是巨大的。

（1）心脏康复教育的目标（图 7-5）

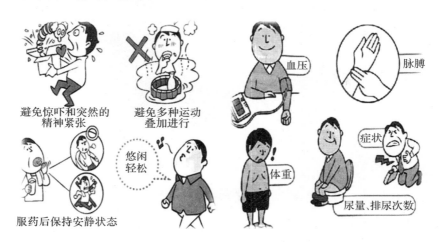

图 7-5　心脏康复教育的内容与目标

1）了解相关疾病知识,正确认识心血管病;

2）理解心脏康复对患者的益处;

3）了解心脏康复的基本程序、内容和实施方法,并形成健康的行为模式;

4）鼓励适当的体能运动;

5）提升患者的生活质量;

6）提升患者应对心血管急性事件和慢性稳定期状况的能力;

7）减少住院时间,降低再住院率,减少不必要的再次介入手术,控制总医疗费用;

8）改善营养及心理状况。

（2）患者从心脏康复教育中的获益

1）获得日常生活的自我管理能力;

2）获得有关心血管系统疾病、危险因素和自我管理疾病的知识和能力;

3）获得有关运动的效益和合适运动模式的相关知识;

4）获得正确和合理使用心血管常用药物的知识;

5）获得自我情绪和睡眠管理的技巧;

6）了解营养的重要性,并保持良好的营养状况。

2. 心脏康复教育的主要原则(图7-6)

心脏康复的教育形式应该多种多样,避免单一性的说教方式,也不能只听医师和治疗师的单向灌输。应该开展多层次、全方位、多学科、个体化的教学模式,如发放宣传资料、观看视频、讲座、小组讨论、软件的开发利用、角色扮演、研讨会和工作坊等,给患者以足够的时间去充分理解心脏康复的重要性和益处。具体如下:

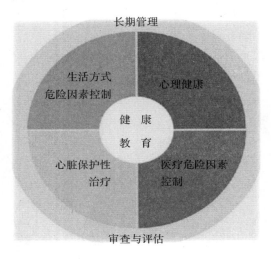

图7-6　心脏康复教育的原则

(1)鼓励患者主动而不是被动参与;

(2)应用不同的表达方式来重复和强调关键的信息;

(3)图片、图表、视频和模型的使用对教育效果的提升有很大的帮助;

(4)提供一些书面材料,可让患者带回家阅读,或与家人分享;

(5)运用典型案例,而不是单纯的理论说教;

(6)寻找机会以提供个性化的宣教;

(7)鼓励参与者之间互动,为参与者提供实践的场景和机会。

3. 心脏康复的宣教内容(图7-7)

(1)向患者及其家属介绍心脏的结构与功能、冠状动脉病变、药物治疗的作用及运动的重要性;要避免竞技性运动,在运动中如发生心绞痛或其他症状,应停止运动并及时就医。

(2)向患者及其家属介绍冠心病的危险因素,生活行为与冠心病之间的关系。

(3)强调自我管理(表7-3)。要估测每日的热量摄入量,给予低脂、易消化饮食,合理安排营养,避免摄入酸、辣、刺激性食物;勿食或少食脂肪、胆固醇含量高的食物;戒烟酒,多吃水果蔬菜,避免饱餐,防止短时间心脏负荷过重。定时监测空腹血脂和血糖水平,以及近期调脂降糖药物的治疗情况。测定体质指数,积极有效地防治高血压、糖尿病、高脂血症和肥胖。

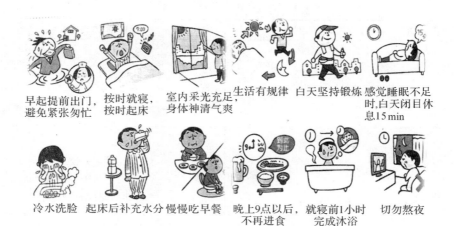

早起提前出门，避免紧张匆忙　　按时就寝，按时起床　　室内采光充足，身体神清气爽　　生活有规律　　白天坚持锻炼　　感觉睡眠不足时，白天闭目休息15 min

冷水洗脸　　起床后补充水分　　慢慢吃早餐　　晚上9点以后，不再进食　　就寝前1小时完成沐浴　　切勿熬夜

图 7-7　心脏康复日常宣教的内容

(4)了解心理障碍的程度。

(5)注意周围环境因素对运动反应的影响。

(6)识别心绞痛、心肌梗死的临床表现。

(7)给予冠心病患者有关性生活方面的指导。

表 7-3　心脏康复自我管理的教育内容

介绍自我管理	自我管理是什么？ 哪些不是自我管理？ 这是谁的责任？
后果/益处	自我管理失败的后果 自我管理的益处
自我管理的原则	知识 参与 计划 监测 管理的影响 选择责任与权利
实际应用	自我管理康复运动
总结和讨论	自我管理计划 结合团队想法，提高自我管理的水平

住院期间的心脏康复主要是通过适当的活动，减少或消除绝对卧床休息所带来的不利影响，并逐步恢复日常的生活活动能力，包括上下肢被动和主动运动、坐椅子、床边和室内步行、床上或床边个人卫生活动、轻度家务劳动、娱乐活动等(表 7-4)。运动能力：Ⅰ期康复应为 2～3 METs、Ⅱ期康复应为 4～6 METs。

表 7-4　心脏康复运动训练的教育内容

介绍运动和体育锻炼的原则	身体活动的重要性
开始运动计划	运动时的注意事项 何处运动？ 何时运动？ 监测运动时的心率、血压和劳累程度
应用	运动指南 运动强度 运动小贴士（提示） 运动期间的药物使用
总结和讨论	有何困难？如何克服？ 根据实际情况，因地制宜选择运动方式

（1）活动。一般从床上的肢体活动开始，先活动远端肢体的小关节。避免举重、攀高、挖掘等剧烈活动，避免各种比赛以及竞技性、对抗性活动，避免长时间活动。

（2）呼吸训练。腹式呼吸的要点是在吸气时腹部隆起，让膈肌尽量下降；呼气时腹部收缩，把肺的气体尽量排出。

（3）坐位训练。开始时可将床头抬高，把枕头或被子放在背后，让患者逐步过渡到无依托独立坐。

（4）步行训练。从床边站立开始，先克服直立性低血压。在站立无问题之后，开始床边步行（1.5～2.0 METs）。避免高强度运动，如患者自己手举输液瓶上厕所。因为此类活动使心脏负荷加大，常会诱发意外。

（5）大便。患者大便务必保持通畅。在床边放置简易的坐便器，让患者坐位大便，其心脏负荷和能量消耗均小于卧位大便（3.6 METs），而且也比较容易排便。禁忌在蹲位大便，或在坐位大便时过分用力。如果出现便秘，应该使用通便剂。

（6）上下楼。可以缓慢上下楼，也可以自己洗澡，但要避免过热、过冷的环境和洗澡水；可以做一些家务劳动及外出购物，但要循序渐进，逐步提高，活动强度为 40%～50% HRmax。

（7）娱乐。可以进行有轻微体力活动的娱乐或室内外散步，也可以做医疗体操（如降压舒心操或太极拳等）、气功（以静功为主）、园艺活动。

传统观念认为，得了心脏病就应该静养，特别是心肌梗死以后，运动一度被认为是禁忌。其实，支架手术仅完成了心肌梗死治疗的一半，另一半则是长期的药物治疗和心脏康复。

不同的心脏病患者，根据疾病类型、程度不同，有不同的分期、治疗方式和重点。如针对急性心肌梗死患者的康复治疗，一般包括住院期、出院后早期、后期恢复期、维持期 4 个阶段，每个阶段的目标和训练强度也各有不同。

（1）住院期。在医师的监护下，依顺序可进行以下 6 个步骤的运动：床边坐位；关节运动;慢走 15 m 往返;中速行走 22 m 往返;上下几个台阶,行走 91 m,每日 2 次;下 1 层楼梯,坐电梯上来,行走 152 m,每日 2 次。另外,在病房中,可自己进餐、剃须等。

(2)出院后早期。出院后 2~6 周开始,患者可在密切监护下逐渐增加活动级别,这一阶段主要推荐健身车运动。此外,还可以选择其他形式的运动作为辅助,最佳的方式是步行,逐渐达到 10~15 min/次,3~5 次/周。

(3)后期恢复期。一般在出院后 6~12 周开始,持续 3~6 个月。患者可以在医学监护下锻炼,并继续接受营养、生活方式、控制体重方面的健康教育和咨询。

(4)维持期。患者学会了正确的锻炼方法及健康的饮食和生活方式后,不再需要医学监护,只需长期维持健康状态,并定期接受随访。

运动后,如果次日早晨感觉疲劳、心率加快或减慢、血压异常、运动能力下降,说明运动量过大。如果运动中因呼吸急促而不能自由交谈、大汗、心悸、面色苍白,则可能是运动强度过大,需要停止运动。另外,运动前要热身,运动结束后需整理,各约 5~10 min。冬季运动要注意防寒保暖,运动后不要马上冲凉,并注意补充水分。

4. 预防措施的宣教(图 7-8)

(1)生活方式改变:合理膳食、适量运动、戒烟限酒、心理平衡。要号召民众向不良生活方式和行为宣战,"不吸烟,管好嘴,迈开腿",要建立合理的生活方式,摒弃不卫生的陋习恶习。生活方式干预可使女性卒中风险下降 55%,男性冠心病风险下降 27%。

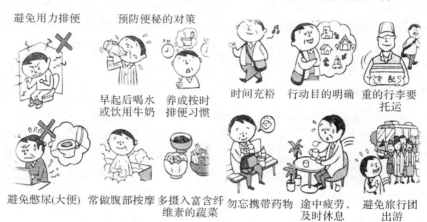

图 7-8　预防性措施的宣教内容

(2)合理膳食

1)低胆固醇膳食。特别是可溶性纤维的摄入,能显著降低胆固醇,如燕麦、水果、蔬菜等。

2)限制热能的低脂膳食。因为高热量饮食可致肥胖,特别是中心型肥胖,而超重患者冠心病的发病率增加。

3)限制钠盐摄入对高血压预防非常重要。

4)食用抗氧化的食物。流行病学研究显示,冠心病的危险与维生素 E、β 胡萝卜素摄入量呈负相关。这类食物(如蔬菜)是饮食中抗氧化物质的主要来源,包括橄榄油、西红柿、胡萝卜和其他蔬菜,以及全麦、洋葱和茶,多食用有益健康。

5)饮食中有足够的其他营养素,如维生素 B_6、维生素 B_{12} 及叶酸。当上述营养素摄入不足时,能使血浆同型半胱氨酸水平升高,加重动脉硬化。

6)合理膳食以低脂、低热量为标准。每日定量的水果和蔬菜膳食标准可作为预防冠心病的基本措施。建议每日摄入 100 g 荤菜、150 g 水果、300 g 主食、500 g 蔬菜,总热量为 1500～2000 kCal。但对于我国居民来说,定量饮食是比较困难的。因为,我们常常是聚餐制而不是分餐制,1 天摄入多少热量并不清楚。另外,我们很少有人知道 1 个鸡蛋有80 kCal 的热量,300 g 主食可提供 1000 kCal 的热量。

7)戒烟。吸烟可致冠状动脉痉挛,引起心绞痛,因为,吸烟可使血红蛋白的携氧功能减低而造成心肌缺氧。长期吸烟者血小板聚集增加,继而促进血栓的形成,促发心肌梗死。吸烟属全球最强的危险预测因素。INTERHEART 研究显示,每日吸 1～5 支烟可增加 40% 心肌梗死发病的风险,可以抵消阿司匹林治疗效益的 20%,消除服用他汀类调脂治疗 75% 的有效益处。研究还显示,任何人群每日吸烟支数减少一半,则可减少一半心肌梗死的发病危险。

8)坚持有规律的体育锻炼:缺乏体力活动(锻炼)是增高冠心病危险程度的原因之一。有充分的流行病学证据说明,体力活动能够降低冠心病的发病危险。应参加适当的体育活动,但在锻炼身体时不要过猛、过累,时间也不要过久。以不引起机体不适为度,应根据自身情况适当掌握运动量,如早晚散步、做操、打太极拳等。也可参加一些娱乐活动,如跳跳老年迪斯科等。坚持经常性锻炼,有利于提高心脏功能,但应避免连续繁忙的工作,或突然用力的动作,不要赶时间着急做事等。当心绞痛突然发作时,应立即停止一切活动,原地休息。

5. 保持心理平衡

心理平衡可以防止精神紧张和去除心理障碍和社会因素的不良影响。越来越多的文献证实,某些心理因素与冠心病发病率的增加有关,如应激、缺乏社会支持、抑郁、经济状况不佳等。因此,冠心病患者应尽力避免情绪激动、精神紧张、大喜过悲,在日常生活中尽量保持情绪稳定(表 7-5)。研究显示,心肌梗死患者中有严重抑郁症者多达 20%。在多数情况下,这些心理因素对药物治疗会产生不利影响,可降低疗效。

表 7-5 心理健康的评估与治疗

社会心理健康	
心理治疗模型	
R	心脏康复应该包括一个"阶梯式"的治疗方案,以满足患者的社会心理需求。
√	为保证临床管理和质量,心理治疗应该以循证证据为基础,并且由经过心理学培训的专业卫生人员提供。
心理健康的评估	
√	整个康复过程中应该重复使用评估焦虑及抑郁的工具,保证对患者症状的实时监测。

续表

	社会心理健康
	认知行为治疗
R	所有患者都需要一系列以认知行为模型(包括压力管理、认知重建和沟通技能)为基础的心理治疗。
R	认知行为治疗应该是合并临床抑郁或焦虑患者心理治疗的首选。
R	需要特殊心理治疗(如症状控制支持)的患者应该考虑认知行为治疗。
√	认知行为治疗的提供者应该是具备专业认证资质的健康从业者,而且需要临床监督。
R	全程监督的完全放松治疗有助于加强心脏康复患者的恢复及二级预防。

第八章 护理在心脏康复中的作用

心血管病学临床的发展对心脏康复的护理工作提出了新的挑战。为了推动现代心脏康复在我国的开展,降低心血管病的死亡率,护理人员应以此为契机,深入了解现代心脏康复的内容,充分发挥护士在心脏康复中的角色转换和功能定位。

现代心脏康复由多学科共同开展,具有很强的综合性,需要心内科医师、护士、康复治疗师、心理治疗师、志愿者、营养师互相合作共同完成。其中,护士是这个团队中不可或缺的重要成员,扮演着十分重要和独特的角色

护理是距离患者最近的一项工作,护士是"帮助"和"安慰"患者的主要力量,因为患者70%的时间是由护士观察照料的。随着心脏康复的发展,对心脏康复护理工作的要求也逐渐提高。首先应从观念和理念上转变,传统的心脏护理仅仅是护理心血管病,关注了心血管病患者住院期间的治疗,忽略了住院期间心脏康复的护理和参与,尤其是出院后的康复。其次是专业技能提升的转变,在心脏康复中,护士的工作是最多的,也是责任最重的。护士需要去执行康复医师的康复运动处方、营养师的营养建议、药剂师的服药医嘱,还要进行心理护理、健康宣教等工作。因此,护士是心脏康复中的"纽带"和"枢纽"。心脏康复护士不仅要努力学习本专业的护理知识,还要及时补充和快速更新康复运动医学、营养学、药剂学、临床心理学等相关知识。只有这样,才能更好地完成心脏康复护理的相关工作。

一、心血管病诊疗技术改变带来了心脏康复的变化

1970 年以前,AMI 患者需要严格卧床休息 4 周以上,由护士为患者做一切事情,如喂饭、洗漱、剃须、翻身等日常行为,让患者及心脏尽可能地休息。直到 20 世纪 60 年代末期,相关研究显示,AMI 患者早期适量活动,有助于心脏康复。特别是 20 世纪 80 年代中期开展的 PCI 技术,使得 AMI 患者的住院时间从 2 周缩短至 4 天,患者下床活动的时间前移,出院时可以从医师及护士那里接受一般的出院指导后在门诊继续就医。那些不能接受心脏外科开胸主动脉瓣置换术的患者,经皮主动脉瓣膜置换手术(Transcatheter Aortic Valve Implantation,TAVI)为患者解决了这个难题。又如进入心脏病终末期的患者,虽然接受了规范的内科及外科治疗,但部分患者的病情仍然有可能进一步加重,心脏移植术则可以为患者带来新的希望。部分心脏病患者的基础疾病在接受手术治疗后,疾病的恢复效果离患者的理想预期仍有一定的差距。疾病周期长且需要长期服用药物,给患者带来了生活不便及相关精神压力,患者多伴有焦虑或抑郁。心脏康复技术的开展将辅助这些患者在常规治疗的基础上,继续接受科学的康复治疗,从而提高患者的生活质量。

二、医疗指南对康复概念的重新认识

2014 年美国心脏病学会基金会(ACCF)和美国心脏学会(AHA)联合制定的心力衰竭治疗指南指出,急性冠状动脉综合征(ACS)和非 ST 段抬高型心肌梗死(NSTEMI)患者在治疗后推荐同时进行心脏康复,推荐等级Ⅰ类,证据水平 B 类。虽然心脏康复的开展依然存在一些问题,但是通过对指南的学习,以及得到循证医学的证据支持,心脏病患者在接受常规的治疗同时应早期进行心脏康复治疗。错误的养病观念等导致的患者在出院后不能继续进行科学治疗的状况将得到纠正。出院后患者的心脏康复训练可以使患者在科学的指导下,通过自我干预的方式,降低心血管病的再发病率,提高生活质量,减少医疗费用。

三、护士在心脏康复中的作用(图 8-1)

护士分别在Ⅰ期院内心脏康复、门诊Ⅱ期心脏康复、Ⅲ期社区/家庭心脏康复期间,对患者进行随访、评估及跟进康复效果,起到了重要作用。另外,"心脏康复俱乐部""心脏康复病友会""支架/房颤人生俱乐部"等均由护士主理,患者随时可以进行家庭康复的反馈,及时发现危险信号,以减少患者的疑问及顾虑。

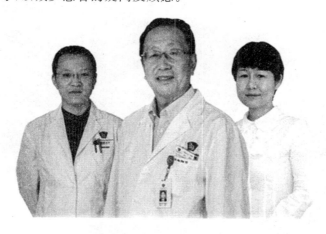

图 8-1　心脏康复团队的核心成员

护士是患者坚持心脏康复的核心。同时,在心脏康复中,护士扮演着内外协调者、评估者、医疗急救者、健康教育者、随访者、心理咨询者、生活方式干预者等角色。目前,国内开展了心脏康复服务的医院,有许多是由专科护士主导或负责的。护理的行为贯穿心脏康复的全过程。所以,护理人员,尤其是护理管理者和心血管病专科护士,在心脏康复中起到了不可忽视的作用。

心脏康复护理的原则:预防为先,早期介入,康复护理与临床护理同步进行;主动参与,注重功能,鼓励患者独立完成日常活动,逐步由替代护理过渡到促进护理和自我护理;整体全面,结合实际,运用各种康复护理方法将功能训练与日常生活活动相结合,以促进患者提高生活自理的能力和适应生活环境的能力。

1. 护士是健康教育的实施者(图 8-2)

心脏康复护理中,专职护士主要负责对患者的饮酒、运动、糖尿病史等进行分析探究,根据患者的文化背景、自控能力以及接受度设定康复计划,并且定期举办讲座,做好医师与患者的最好沟通者的角色。护士需要对心脏病患者进行定期的回访,监督其改变不良的生活习惯,降低意外事件的发生率。

在临床上,护理的健康教育比较多样,从先前单一、简单的口头宣传到现在持续性的标准化、电子化教育,使得患者能够接受自身的健康状况,并配合治疗。护士对于患者的健康指导,能够提高患者的复诊、服药以及生活质量,这对心血管病的防治意义重大。

(1)健康教育的目的

健康教育的目的在于让患者了解冠心病的相关知识,控制危险因素,教会患者识别恶性事件、心脏病发作时的自救,避免过度紧张和焦虑,提高患者的依从性,减少诱因,避免再次发病。健康教育应同时面向家庭及社会,教会患者家属及同事如何进行心脏病发作时的紧急救护。

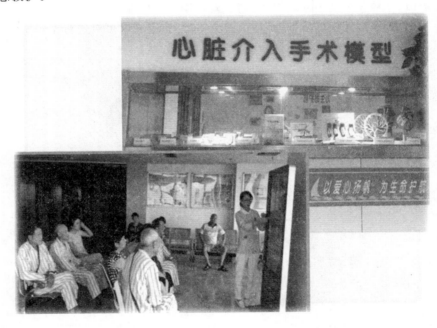

图 8-2　护士在健康教育中的作用

(2)健康教育团队的组成

由心血管医师、心血管专科护士、物理治疗师、职业治疗师、临床药师、营养师共同组成一支专业的多学科心脏康复健康教育团队,各司其职、各尽所能,使心脏康复患者最大限度地获益。

(3)健康教育的内容及安排

健康教育内容包括由心内科医师主讲心脏康复的程序、心理压力的管理等;心血管专科护士主讲冠心病基础课程、心脏病发作时的自救、糖尿病知识、高血压相关知识等;物理治疗师主讲运动训练课程；职业治疗师主讲生活自理能力；临床药师主讲冠心病药物课程、戒烟课程等；营养师主讲健康饮食之低胆固醇、低脂高纤维、减重、糖尿病饮食等。内容应当专业、丰富，可运用 PPT、视频、工作坊等多种形式，进行生动易懂的讲解，务求达到最好效果。

近 20 年，英国不断地在探索一种将冠心病患者管理与最新现代心脏康复进展相结合的优化模式，结果发现，护士在健康教育中占据主导地位。

荷兰阿姆斯特丹的门诊护理人员根据冠心病患者吸烟、肥胖和运动 3 个危险因素，随机招募了 800 名冠心病患者，对其进行纠正危险因素的健康教育。护士依据指南为每位患者制定个体化的康复目标，并分批对其进行门诊访谈。随后对吸烟的患者给予电话专业咨询，对缺乏运动的患者应用网络系统进行教育，对肥胖的患者每周召开 1 次小组会议，强调健康饮食和行为改变的重要性。经过 1 年的教育，患者对健康意识明显提高，肥胖患者的体质指数和血脂有明显的改变。

伊朗学者对冠心病患者进行社区/家庭心脏康复研究。研究者从康复中心选取了 80 名患者，随机分为 2 组，同时接受康复中心的常规康复计划。此外，干预组在家中继续接受由护士提供的有关危险因素、营养、服药的健康教育，教给患者自己进行心率监测的方法等，同时护士将培训课程的内容分发给患者。经过 1 年的教育，研究者用自我效能感量表（GESE）对 2 组进行测评，有明显的差异性。结果显示，由护士进行的社区/家庭心脏康复健康教育，对冠心病患者自我效能感的提高有积极的影响。

我国的护士同样也在发挥着心脏康复教育者的作用（图 8-3）。可见，在护士执行的心脏康复计划中，健康教育不仅提高了患者对心脏康复相关内容的认识，还改善了患者的自我效能感，这将有助于患者主动参与到心脏康复的整体计划中来。

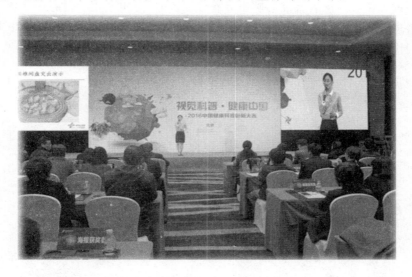

图 8-3　健康教育护士的培养

（4）心脏康复护理的方法

选择一些心脏康复护理的方法对冠心病介入术后的患者进行干预，可以针对性地改善患者的心理状态,具体包括环境护理、自我保健护理、饮食及排便护理、健康教育。

1)环境护理:护理人员给患者认真介绍病房环境,针对患者的日常生活提供必要的辅助,将患者的陌生感以及恐惧感降至最低,使其能积极地配合治疗。

2)自我保健护理:患者在出院后,需要确保患者的生活环境始终安静整洁,戒烟戒酒;适度运动,有效改善患者的心肺功能;当外部气温发生改变后,需要做好保暖防寒措施,在衣物方面需要做到适当增减;避免患者过度疲劳,适当增加患者的心脏储备。

3)饮食及排便护理:要求患者进食的食物易消化且营养丰富,做到低盐低脂低糖。与此同时,将饮食量适当增加,以确保消化系统始终通畅,防止出现便秘等情况。

4)健康教育:要求患者做到长期随诊,在固定时间进行复查,养成按时服药的良好习惯,并要对患者的不良情绪进行有效控制,防止出现情绪剧烈波动的情况。

2. 护士是心脏康复的协助者

美国有学者调查了高级社区护士的协助陪伴对于无家庭支持冠心病患者的影响,选取 247 名没有配偶和其他支持者的冠心病患者,随机分为 2 组。干预组患者出院 48 h 内,护士便与其开通电话联系和互联网视频交流,建立伙伴关系。干预期间护士协助患者进行心脏康复活动,给予患者口头的鼓励和支持,积极倾听患者的诉说,帮助患者了解疾病的症状,督促患者进行运动。在与患者聊天的同时,告知其疾病的相关知识,并给予患者日常生活上的精神支持。研究结果显示,在 3、6、12 个月的干预期间,干预组患者的疾病复发率显著低于常规组。研究还表明,护士给予无支持冠心病患者更多的协助和陪同,可以促使患者积极参与心脏康复活动,提高患者对生活的信心,从而降低其疾病的复发。

3. 护士是心脏康复的指导者(图 8-4)

荷兰护理人员在对患者开展心脏康复教育的同时,应用 Philips Direct Life 互联网系统指导患者进行活动,并监测患者的体重。患者可以选择自己感兴趣的运动类型和强度,也可以在程序中调整自己的目标。12 个月后,患者体重下降超过 5%,6 min 步行试验改

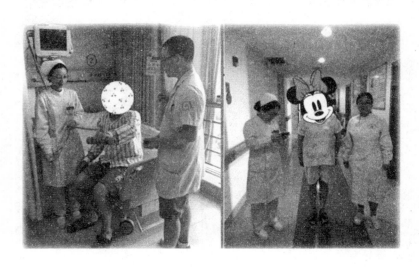

图 8-4　心脏康复训练中护士的作用

善超过 10％,生活质量明显改善。

有学者对 AMI 患者的早期心脏康复护理进行研究,其结果显示,护士指导的心脏康复工作可以使患者的心功能得到改善。1 年后的随访还发现,患者心绞痛的发作次数、心力衰竭的发生情况显著减少。所以,护士是患者实施心脏康复良好的指导者,护士指导下的心脏康复活动产生了显著的效果。

慢性心力衰竭在中医学中属心悸、怔忡、水肿、喘咳、痰饮、心痹等病的范畴,主要是由于心脏自身病变日久,或其他脏器病久累及于心所引起,病变在心,涉及肾、脾、肺各脏器,每因外感六淫、劳倦过度、七情内伤、饮食不节、年老体弱等诱发;心为阳中之阳,血脉运行全赖心中阳气的推动,阳气亏虚,心阳不足,温煦、推动无力,则不能行气、运血、利水,则血虚、血瘀,为本虚标实之证,心阳虚衰为其根本病机。中医护理方案以辨证施护和整体观念为指导,对心衰的常见证候要点、常见症状/证候施以中医特色的护理、健康指导,并对护理难点、护理效果评价等给予系统、规范的专业指导,重视环境、生活起居、饮食、情志、个人身体素质等多种因素的影响,体现了“未病先防、既病防变、愈后防复”的治未病核心理念。临床护理人员实施辨证施护,理论联系实际,规范了中医护理行为,增强了中医临床护理的效果,提高了患者的依从性。

中医护理技术因其操作简单、取材容易、费用低廉、不良反应小或无、适用范围广的优势,更容易被患者所接受。在节省医疗费用的同时,患者可以得到安全有效的护理,减轻部分患者的就医负担,增加战胜疾病的信心。根据患者的具体情况,采取耳穴贴压、艾灸、中药泡洗、穴位按摩、穴位贴敷等中医适宜技术,并明确关键环节,如选穴、应用时间、观察要点、效果评价等,使中医护理技术更加安全、有效,患者更加易于理解和接受。另外,根据辨证分型,制定了个性化的中医护理方案,加强了中医健康知识的普及,增进了护患沟通,消除了抑郁、焦虑等不良心理,保证了康复的依从性,提高了满意度。

4. 护士是心脏康复的督导者

在心脏康复工作的开展过程中,患者对相关知识的不了解、生活习惯的难改善、担忧药物的不良反应和效果等问题,导致患者不能做到长期坚持科学的生活方式和坚持服用二级预防优化药物,造成依从性不良的结果,影响了患者的康复。这时就需要护士建立一套监督随访系统,起到督导者的作用。护士通过对其实际情况进行评估,督导其改善不科学的生活习惯,坚持良好的生活方式和正确的药物治疗,监督患者控制危险因素,鼓励患者坚持进行心脏康复活动,提高患者的依从性。

Shah 等随访了奥姆斯特县 1997—2006 年因心肌梗死住院的居民,随着时间的推移,发现患者服药依从性越来越低。一半以上的患者一段时间后停止服用心血管优化药物,而坚持心脏康复的患者,在护士的监督指导下,服用心血管优化药物的依从性明显提高。

5. 护士是心脏康复的协调者

美国的心脏康复采用专业小组的模式进行。专业小组成员包括心内科医师、专科护士、营养师、志愿者、运动康复医师和社会职业康复专家等。护士的主要职责是负责对整个心脏康复小组的人员进行协调,充分利用小组的整体资源。此种康复模式也使得心脏康复走出了医院,扩展到了社区及家庭,保证患者心脏康复的顺利实施和有序持续。

伊朗心脏康复的开展同样是由护士整体协调进行的。护士协调营养师给予患者饮食指导和营养配餐计划;协调理疗师对患者进行心率的监测、目标心率和锻炼计划的制定等,帮助患者在家里进行适当练习,如散步、慢跑;护士还协调心内科医师,对患者用药给予指导和监督。在康复期间,护士安排患者所有的康复计划及内容,协调心脏康复团队的其他成员。所以说,护士是协调心脏康复的最佳人选。

6. 护士是心脏康复的领导者

英国研究者 Campbell 通过 4 个随机对照试验,由护士领导患者在生活方式和用药方面进行心脏康复,护士拥有一部分处方权和实践决定权。其结果显示,护士所领导的心脏康复可改善患者服用二级预防优化药物依从性低的状况,同时护士指导患者建立了科学的生活方式。护士拥有更多的时间观察患者的状况,让护士成为心脏康复中真正的实际决定者,比让其作为一个盲目的实施者更能推动心脏康复的发展。

护士领导患者开展心脏康复活动,可以在就近的地点进行。每位患者也可以选择自己感兴趣的活动方式,制定符合个人身体情况的运动计划。社区护士对患者的领导更方便快捷、更具有特色,这也是冠心病患者能长期坚持心脏康复的关键所在。

护士所领导的心脏康复模式应该更具个体化及灵活性,而这种方式是心脏康复能被患者长期坚持的关键所在。课程的安排、患者的接待、团队的联系、环境的准备、意见的收集等均由护士全程组织开展及跟进。针对患者提出的问题,由护士收集,团队讨论解决方案,制定完善的心脏康复流程,应用 QCC 和 PDCA 等工具和方法持续改进,使心脏康复及心脏康复护理系统化、规范化。

7. 患者康复的需求

据调查,60%的心脏病患者对于冠心病都是不了解的。一些患者虽然在身上装了永久起搏器,但是仍需要医护人员给予有力的指导。心脏病患者在康复阶段不仅需要医护人员的陪伴,而且患者的家属也应当与医护人员及时沟通,及时掌握患者的最新情况。

我国冠心病介入治疗网络直报的病例达到了 60 万余例,且接受介入治疗的患者多合并高龄、肝肾功能障碍、慢性阻塞性肺病、代谢综合征、心理障碍(焦虑和抑郁)等,使冠心病患者的病情复杂化,部分患者由于血管病变严重,治疗后的效果并不理想。在药物和支架与国外同质化的情况下,我国冠心病的治疗效果却没有与西方国家同质化。34%的患者在术后仍有胸痛、胸闷、憋气等症状,10 年心血管事件发生率和死亡率还超过 30%,运动耐量不能得到很好的改善,生活质量差。甚至 30%的患者出现了活动受限、放弃工作的现象,25%的患者没有了性生活,45%的患者出现了不同程度的抑郁、焦虑状态,严重影响学习、工作、生活及疾病的康复。有学者采取问卷的方法调查了 100 例接受 PCI 术后的患者,其中 87 例(87%)表示在出院后需要接受康复、用药及运动指导,一半左右的患者需要了解冠心病的相关知识及冠心病二级预防的相关知识,80%以上的患者家属也同样需要医护人员的康复指导。因此,心脏病患者在疾病康复的各个阶段均需要医务人员的康复指导,且这种需要还应扩大至患者家属。

冠心病康复护理的目标:改善心脏功能,减少再梗死和猝死的发生,提高患者的生活质量。康复护理的具体措施包括:①从冠心病有临床表现时就开始采取措施进行康复;②

康复服务的范围包括生理、心理、社会和职业康复，并维持良好的适应性；③对潜在的疾病过程，采取针对性的措施以推迟其发展。具体内容包括控制危险因素，增加患者的相关知识，减少心理的焦虑和抑郁，进行医院、门诊、社区/家庭3个阶段的康复治疗，提高其再就业的能力。

WHO的调查报告显示，由吸烟引起的冠心病病死率约为20%。如果停止吸烟1年，冠心病的发生率将减少50%；停止吸烟15年以上，冠心病发生的可能性将很小。健康教育的内容应包括说明引发冠心病的危险因素，心绞痛发作时的处理，服用药物的注意事项及毒副反应，运动时选择的运动种类、强度、频率和时间等。

8. 护士在心脏康复/二级预防中的工作角色及内容

早在20世纪90年代，美国护理界就指出，冠心病康复护理要有良好的适应性，包括专业护理、生理需要和心理护理等，并对患者进行健康宣教以控制危险因素。同时，提出了医院、门诊、社区/家庭3个不同阶段的康复护理理念。日本有研究显示，心脏康复工作应由心内科医师、专科护士、康复护理专家、药剂师、营养师、运动治疗师、心理师等不同的工作人员共同完成。护士在康复护理中通过正确理解和执行心脏康复医师开具的运动处方，并负责协调康复小组的不同成员，接待患者，测量心率、心律、血压，进行心电图检测、健康教育、随访和医疗急救等工作(图8-5)。因此，心脏康复护理应该包括各种不同专业的护理，以及物理治疗的护理、心理治疗的护理等。

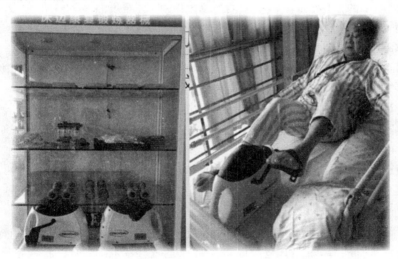

图 8-5　床边心脏康复的开展

多项研究表明，慢性忧伤能够引起心脏病，刺激大脑皮层，引起心率的加快以及血压的上升，导致得心血管病的危险性加大。其实，对于心血管病患者而言，最重要的是进行心理护理。因为，通过心理的引导能够稳定患者的情绪，缓解不良的情绪。慢性心血管病需要进行优质的护理，应以患者为主进行细致的沟通，并与医师及时合作。

目前，在我国高等护理教育中尚未开设专门的康复课程，只是在讲授某种疾病时涉及较少的康复内容，缺乏理论的系统性和实践的可操作性。现代心脏康复的具体内容应该归纳为生活方式的改变、双心健康、循证用药、生活质量的评价以及职业康复,每一项均涵盖了护理工作的相关内容,护士在其中发挥了重要的作用。应尽快制定我国心脏康复中护士的工作角色及工作内容,规范心脏康复的管理,拓展护士的执业范围。

(1)心脏康复中的护理评估

心脏康复护理评估的目的在于了解患者的全身状态、家庭情况、活动形式、心血管危险因素、心理社会支持系统等,并进行综合分析,给予针对性的预防和指导。结合心脏康复团队的评估结果,更好地为心脏康复患者建立运动、药物、营养、戒烟、心理五大处方。

心脏康复中的护理评估包括以下内容:

1)患者的基本资料:姓名、年龄、性别、民族、住院号、联系电话、紧急联系人、紧急联系电话等。

2)一般评估:生命体征、职业、学历、婚姻状况、家庭成员、居住地、支付方式、宗教信仰、语言表达能力、视力、听力、主观疼痛感觉等。

3)专科评估:疾病诊断、主诉、基础疾病、住院史、手术史、过敏史、用药史等。

4)危险因素评估:吸烟与被动吸烟、饮酒、高血压、高血脂、糖尿病、肥胖、家族史、日常活动形式、运动习惯、营养情况、心理状态、压力来源等。

(2)运动训练监测

安全的运动康复训练除需要制定准确的运动处方和心脏康复团队医护人员的指导外,还需要运动中的心电、血压监护及可穿戴的心率监测设备。对于低危及部分中危患者,可使用心率表来监护心率。而大部分中、高危患者在运动中则需进行连续的心电、血压、血氧饱和度等医学监护。

运动训练监测系统包括运动心率表、运动心电监测系统、血压、血氧饱和度、主观劳累程度量表等。

护理人员作为与心脏康复患者接触最密切、监护时间最长的医务工作者,无论是在病因治疗、预防并发症以及降低死亡率,还是在提高心血管病患者的生活质量等方面,都起着至关重要的作用。无论是在评估阶段,还是运动训练阶段,心血管专科护士都能及早、准确地识别患者的危险信号,更快、更好地了解患者的需求。而心血管专科护士的临床实践经验丰富,能更好、更全面地从生理、心理、社会等各个层面给予心脏康复患者最密切的关注。

心血管病的二级预防是对冠心病患者,包括心绞痛、无症状性心肌缺血、AMI介入治疗术后的患者进行教育,矫正其危险因素。目标是减轻症状、改善心血管系统的功能,阻止冠脉病变的进一步发展,稳定易损斑块,防止其破裂及血栓形成,减少心血管病的复发和死亡率,提高患者的生活质量。二级预防的策略包括减轻体重、戒烟、控制血压和脂质代谢等各项服务;帮助解除精神紧张和争取社会支持;制定运动处方,帮助增强运动耐量等。心血管病的发生和发展涉及社会、文化、习俗、人格、心理、饮食、生活及行为等诸多因素,具有长期性、反复性、预后及治疗不确定性等特点。因此,冠心病的一级、二级预防,特别是日常生活的管理、健康生活方式的形成等具有非常重要的意义。慢性心血管病的防治不是简单的短期治疗就可以解决的,而是要依靠长期持续的护理服务(包括慢性病管理和安宁疗护),直至患者生命的终结。

四、心脏康复护理的未来与发展

1. 冠心病康复护理的研究与发展

目前已有一些护士开展过心脏康复相关研究,但多数集中在对 AMI 患者康复过程的干预。通过对早期康复护理效果的观察,结果显示,护士主导的心脏康复工作可以使患者的心脏功能有所改善,康复护理组患者的心绞痛发作次数、心力衰竭发生的严重情况均显著低于对照组。专科护士实施的 AMI 患者心脏康复的效果观察也显示,护士的积极干预可使患者的体重、血脂水平、收缩压及舒张压的控制更为良好。

尽管上述护理研究显示护士在心脏康复中所起的作用不容忽视,但总体上康复护理的干预手段尚不规范,不仅缺少对患者康复过程中的系统评估,还缺少客观指标对效果进行描述。同时,样本量较少,全部为单中心的研究,对护士参与的康复效果的总体结果描述缺乏说服力。应尽快开展护士主导的、遵循指南的大样本、多中心、使用客观数据进行效果评价的心脏康复护理研究,取得高水平的循证医学证据,以指导护士开展规范的心脏康复工作。

2. 临床新技术与规范化心脏康复

近几年,心血管病的临床诊疗技术迅猛发展,封堵术代替了早期的修补术、小切口技术,胸腔镜技术代替了部分正中部位切口的心脏外科手术,主动脉瓣膜植入术代替了换瓣术,这些先进技术使患者获益良多。心脏移植技术日益成熟,已经成为终末期心脏病患者疾病有效的治疗手段,一站式复合手术减少了创伤及转运风险,无导线起搏器解决了一些并发症和心脏再同步化治疗的局限性,所有的这些,的确让人们看到了医疗技术的突飞猛进。

但是,患者离开医院后,疾病的危险因素是否继续存在? 患者是否遵照医嘱正确地用药? 生活质量是否得到了改善? 医疗结局是否与医生所预期的一致或基本一致? 所有这些医师并不知情,所以患者未遵医嘱擅自停止或减少药物使用剂量导致支架内血栓形成、不定时监测凝血状况使得患者瓣膜置换术后出血、未按护士指导的方法进行正确方式的上肢活动导致的起搏器电极移位或脱位等心血管不良事件时有发生。

有研究显示,PCI 术后患者的生活行为方式与心血管事件的再发密切相关。该研究通过延续护理的方式,对 140 例患者的自我行为能力及健康行为进行康复指导。结果发现,在标准的冠心病二级预防下,护理干预可以使 PCI 患者出院后 6 个月、12 个月时健康行为有明显的改善。目前,我国三级甲等医院的血压控制达标率仅为 30.6%,而所有高血压患者的血压控制率只有 6.8%,这绝对不是药物的问题,而是一个疾病的综合管理问题。上述结果均说明,在心脏病治疗的过程中,需要护士积极参与患者疾病康复的全过程管理,才能达到良好的康复效果。

3. 建立有效的康复管理机制

心血管病的社区防治已经由点及面向政府主导的多部门合作、全社会共同参与的综合防治方向发展,心血管病患者治疗前期的积极预防、治疗中期的有效干预、治疗后期的管理模式正在开始形成。但我国建立的"医院—门诊—社区—家庭"慢性病连续性照护服务体制还停留在尝试阶段,绝大多数患者出院后基本与医院终止了服务联系。其原因包括两个方面:一方面源于部分医院及医务人员对综合防治缺乏足够的认识,医院与医护人员对于患者的关心度不够,没有做好后续的回访工作;另一方面源于三级医院人力资源短缺。若在机制尚未建立的情况下,出院患者的心脏康复工作全部由三级医院的医务人员承担,应该采取分级培训和分级康复的方式,即三级医院医务人员培训和指导社区医师、制定康复计划,经考核合格后,由社区医师完成对猝死高危患者家属的心肺复苏培训和康复方案的实施。一些护理研究证实,延续护理可以改善心脏病患者出院后的遵医行为,提高患者的生活质量。由于干预时间较短,多半在研究结束后干预措施便随即停止。如果在心脏康复过程中,由三级医院为患者制定规范的康复方案,将指导和监督患者实施康复的工作由社区医护人员完成,并与医院对患者的延续护理工作相结合,可弥补现阶段心脏康复护理中的不足,让更多的心脏病患者长期从康复中获益。

4. 发挥三级医院心内科专科护士的优势

随着罹患心血管病患者数量的不断增加,心脏康复的需求也会不断加大。基于三级医院医疗资源的丰富性,心脏康复的护理工作会随着医疗行为的规范而不断进步。而我国不同城市及地区间医疗资源及技术水平存在较大的差异,心脏康复的理念认识和技术水平也参差不齐。因此,专科护士的培训内容应增加康复理论、观念和康复技术。三级甲等医院的心内科在接收来自下一级医院心血管专科护士的进修培训时,应让其在进修期间参与心脏康复的护理工作,熟悉心脏康复的理念及康复技术方法,便于其返回原单位后启动心脏康复工作,发挥三级医院心脏康复的辐射作用,逐渐缩小心血管专科护士在心脏康复领域的差距,扩大心脏病康复的覆盖面。

从长远的诊疗过程看,心脏康复不仅可以改善患者的生活质量,而且可以降低医疗费用,护士应在心脏康复中发挥应有的作用。在我国目前的医疗体制下,应尽快确定护士在心脏康复中的角色及职责,对新开展的医疗技术配套制定康复方案。同时,还应该以循证为基础,科学地改进心脏康复中出现的技术问题,并充分发挥技术能力强、康复条件好的医疗机构的辐射作用,使得心脏康复的护理工作逐步走向成熟。

发动大量护士进行心脏康复的培训转型,是一种重要的探索,可借此解决心脏病预防和康复的人力资源紧张问题。同时,医体融合也是未来需要探索的一种康复方式。胡大一教授说:"未来要进一步加强预防和康复团队的创新能力,不仅是技术能力,慢性病的管理模式及机制也要创新。目前心脏康复事业面临重大机遇,我们应做该领域的播种机,应不遗余力地走出一条适合中国国情的心脏预防和康复之路!"

控制冠心病的死亡率,一直是心血管病学的难题。近年来,我国居民高盐高脂低纤维饮食、少运动的生活方式,以及高血压、糖尿病、血脂异常、吸烟等人数的持续增长,使冠心病的患病率呈上升趋势,而且发病呈年轻化。在没有任何干预的情况下,一般来说,冠心病是一个渐进发展的过程,是一种与年龄相关的心身疾病。因此,冠心病的治疗不仅仅是发病后的积极血运重建,还应注重全程化的管理,更重视心脏康复治疗理念的建立和持续开展。

心血管病是慢性病的一种,较难根治,治疗效果也不甚理想。如果要大幅度提高患者的治疗效果,构建健康的生活方式是最好的预防手段。护理工作在心血管病的防治以及患者的心理和生活治疗中起着重要的作用,所以,我们要遵循护理的宗旨,推动学科的发展。

5. 开设护理康复门诊

国家的政策鼓励护理门诊的开设,心脏康复恰好是最适合开设的护理门诊。康复期的心血管病患者都可以到心脏康复护理门诊就诊,护士负责提供护理咨询服务和就医指导,以解决医疗资源短缺和患者就医难等问题。

心脏康复护士出护理门诊,给门诊患者作相关指导,包括 PCI 术后的院外管理,CABG、换瓣术后的复查指导,抗血小板、抗凝指导,以及中西医结合心脏康复护理。护士也可以给患者做中医理疗(刮痧、拔罐、艾灸、按摩、埋耳豆等)并给予养生指导。同时,这也提供了更多的就业岗位,给年龄大而经验丰富的护士提供职业出路,给护士多点执业创造机会与条件。

第九章　中医在心脏康复中的作用

目前我国康复指南的制定多是参考国外,但国外有些指南的实施需要大量的设备和专业人士的指导,其投入十分巨大,并不适合我国的实际情况。因此,我国的心脏康复医学模式应该充分考虑国情,发挥中医传统康复疗法的优势,同时吸收和借鉴国外现代科学技术和先进文明成果,形成具有中国特色的中西医结合心脏康复模式。目前,国内有学者认为,西医心脏康复存在过于复杂的缺点,难以广泛开展最有效的治疗,可利用西医已有的治疗理念,应用中医的整体观和方法论,即"西医为体、中医为用",以做好心脏康复治疗。

根据我国的国情,可以这样说,中西医结合心脏康复是最佳的心脏康复模式,也是具有中国特色的心脏康复之路。

中国传统医学源远流长,自从有了人类就有了医疗实践活动,随之也就开始了养生康复知识的积累。在我国古代,康复医学和养生学之间并无严格的界限,中医临床学的许多内容也涉及康复。通常将中医传统康复学的发展过程划分为5个阶段,即萌芽时期,上古至春秋;形成时期,战国至东汉;发展时期,魏晋至明代;成熟时期,清代至新中国成立前;飞速发展时期,新中国成立至今。目前,中医康复学发展迅速,逐渐成了一个独立的专业,并开始在高校招生。随着现代康复医学的发展,中西医结合的康复医学也成了中医康复学的一个发展方向。

《素问》中说:"其病久者,有气从康,病去两瘠,奈何……养之和之,静以待时,谨守其气。"指出了康复患者的调理及正常人防病保健的方法。随着中医理论及治疗水平的不断完善,中医康复学也形成了很多有特色的、有临床实践效果的康复方法。其中,适合心脏病患者康复的方法主要有精神、饮食、运动、药物、针灸以及环境疗法等。

中医康复学以阴阳五行、脏腑经络、病因病机、气血津液学说等为基础,以中医学整体观念和辨证论治为指导,在强调整体康复的同时,主张辨证康复,形神统一,构建了中药、针灸、按摩、熏洗、气功、导引、食疗等行之有效的康复方法。

中西医结合心脏康复融合东西方医学之优势,以现代医学(西医)为重要的技术支撑,以传统医学(中医)为主要的人文保障,采用国际上公认的、最为精确的心肺运动试验为主要评估标准(还包括临床评估、生活质量评估、精神心理评估和营养评估等),根据临床的综合评估结果制定五大处方,使心血管病患者的运动既有精确的数字化管理,又有安全和高效的保障。

以中医整体观念、辨证论治和传统的康复养生理念为指导,既注重患者心脏和外在形体的功能训练,又注重患者内在的脏腑经络气血的功能调理。更重要的是关注患者精神、人文、心理上的调摄,以及与大自然的和谐统一,充分体现了"生物—心理—社会—环境(生态)"医学模式的转变和"以人为本"的医学宗旨,实现了"人"的整体康复和整体健康,而不只是"心脏"器官的康复。因此,中西医结合心脏康复被学术界公认为是我国最佳的心脏康复模式。

第一节　中西医结合心脏康复模式构建的原则

1. 疾病诊断与中医辨证相结合的原则

病证结合是中西医两种医学体系交叉融合的切入点。中西医结合心脏康复关于疾病诊断的统一规范为:(心血管病和/或精神心理疾病)西医诊断＋中医辨证分型。心血管病的诊断标准可参照《中西医结合精神病学》,中医辨证分型标准则可参照《中药新药临床研究指导原则》。

2. 宏观定性评估与微观定量评估相结合的原则

中医整体症候评估是对人体脏腑、经络、气血、阴阳、邪正与时空等关系综合辨证思维的病机总结,在慢性心血管病的长期康复过程中,具有宏观定性的方向性作用。但在具体某一康复阶段、某一康复程序和某一局部器官(如心脏)的康复方面,现代医学的微观定量评估(如心肺运动试验评估)临床操作性更强,风险把控性会更好,也更容易规范。把宏观定性评估与微观定量评估相结合,并应用到心脏康复中来,则更为完美、更为实用。

3. 东西方医学优势互补的原则

(1)现代医学的优势主要体现在技术和标准方面,具体包括:

1)现代医学为心脏康复提供急救、监护等安全保障;

2)心脏康复的诊断评估和疗效评估标准具有客观化、国际化,如心肺运动试验评估、临床评估、生活质量评估、精神心理评估和营养评估等;

3)心脏康复的程序规范化:患者康复各期的划分、危险分层的确定和各类处方的制定,均参考国内外最新指南/专家共识,结合患者自身情况制定个性化的康复方案并实施治疗。

(2)中医的特色主要体现在人文和整体方面,具体包括:

1)以整体观指导患者的综合干预,重视与自然的和谐统一;

2)以辨证论治实现心脏康复的个体化:以症候释病机,以证统方。主要体现在辨证配制中药处方、辨证使用中成药(口服及针剂)、辨证配制饮食处方和辨证循经取穴等;

3)把中医传统的康复养生理念融入心脏康复,以实现"治未病"(二级预防与一级预防)的目的。

(3)心脏康复养生的内容包括:

1)"心主神志"与"神形统一",强调精神调摄、修心养性的根本作用;

2)引入太极拳、养生气功、八段锦、五禽戏、易筋经等具有中国文化背景的运动疗法(图 9-1);

3)注重中医针灸、理疗、外治法的康复和保健作用(如针灸、推拿、中医理疗、穴位敷贴等)。

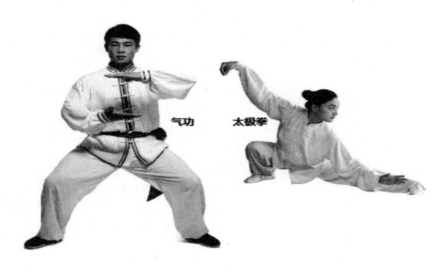

图 9-1　养生气功与太极拳

太极拳在练习过程中,要求松、静、自然,消除焦虑和紧张情绪,使中枢交感张力降低,去甲肾上腺素释放减少。另外,太极拳采用腹式呼吸,膈肌上升和下沉幅度增大,加之腹肌的收缩和舒张,使胸腔和腹腔的负压增大且交替出现,有助于减少脏器的瘀血。

第二节　中西医结合心脏康复程序

在我国 2.9 亿心血管病患者中,脑卒中患者 1300 万人,冠心病患者 1100 万人,心力衰竭患者 450 万人,肺原性心脏病患者 500 万人,风湿性心脏病患者 250 万人,先天性心脏病患者 200 万人,高血压患者 2.7 亿人。目前,心血管病已成为我国城乡居民首位的死亡原因。

面对众多的心血管病急性期和 PCI 术后的患者,目前我们关注的重点还停留在急性期的抢救与治疗上,对于发病前的预防以及发病后的康复不够重视。因此,心脏康复/二级预防若能在中国进一步推广,应当是有效管理心血管病患者、提高医疗质量和社会满意度、节约社会资源的关键策略之一。

早在两千多年前的《黄帝内经》中就非常重视"治未病"的理念,后经历代医家的发展,中医"治未病"总体上包含了"未病先防""既病防变""愈后防复"三个层次。

从定义和发展趋势不难看出,心脏康复与中医"治未病"的理念不谋而合。若能充分挖掘祖国医学"治未病"方面的理论与经验,将其结合到心脏康复之中,必将使这一具有中国特色的心脏康复模式得到更好的发展。

鉴于我国心脏康复医学模式仍处于发展的初期,若能发挥中医传统康复疗法的优势,将有利于心脏康复的更好发展。重视中医,是重视心脏康复的开端。中西医结合为心脏康复的理论和实践体系提供了支持,这将是中国心脏康复的特色亮点和全新模式。

实践证明,中西医结合符合心脏康复的治疗理念,具有全流程、全覆盖、全处方的特点,使现有的心脏康复手段更加丰富和完善。

中西医结合心脏康复的程序主要由精神调摄(心理修养)、药物治疗、运动疗法、饮食调理、物理疗法和环境疗养等方面组成。其中,精神调摄、修心养性是根本,中西医药物治疗是基础,具有中国文化背景的运动疗法是核心。以患者为中心,由包括(中西医结合)心脏科医生、护士、康复治疗师、营养师、中医学专家、中医理疗师、志愿者、心理治疗师等多学科团队,共同为患者制定个性化的康复方案并实施治疗。

一、精神心理的评估、干预与精神调摄、修心养性

现代医学业已证实,心血管病及其急性事件的发生与人格障碍、心理冲突和不健康的生活方式密切相关,而不健康的生活方式常常与不良的心理因素有关。同时,心血管病及其急性事件发生后,患者也多合并有焦虑、抑郁等精神心理障碍。因此,心理疏导和心理治疗有助于心血管病患者的康复。现代西方心理学提供的精神心理评估量表,如患者健康问卷-9(PHQ-9)、广泛性焦虑问卷(GAD-7)、综合性医院抑郁焦虑量表(HADs)、抑郁自评量表(SDS)、焦虑自评量表(SAS)及汉密顿抑郁量表(HAMD)、汉密顿焦虑量表(HAMA)等专业心理量表,可以筛查心血管病患者的精神心理问题及量化评估其严重程度。现代西方心理学提供的治疗方法,如健康宣教+心理干预、药物治疗+心理干预、精神科会诊或转精神科治疗等不同层次的干预措施,相对来说比较规范,取得了较好的疗效,可以学习借鉴。但应当与中国具体的人文背景相结合,目前临床上普遍采用的抗焦虑、抑郁药物和镇静、催眠药物虽有一定疗效,但产生的副作用也较多,甚至可能对心血管病患者的远期预后产生不良影响。

中医学认为,精神调摄、修心养性、四季养生在心血管病及精神心理疾病的防治与康复过程中起主要作用。中医心理修养疗法吸收了儒家、佛家和道家的精神修养法,如气功、瑜伽及坐禅等多种修炼方法,在调节心智、修养身心方面有着西医不可替代的作用。情志相胜疗法、五行音乐疗法、导引行气法等中医心理康复疗法,配合中医辨证论治,则可通过调节气机运动(升降出入),进而改善气血、经络、脏腑的生理功能,以达到身心康复的目的。

现代研究表明,中医药可干预、疏导心理障碍,起到抗抑郁、抗焦虑的作用。同时,中医针灸、推拿、气功、八段锦(图 9-2)、太极拳等康复治疗手段,可达到舒缓心境、平衡心态的作用。因此,在现代西方心理学量表精确评估的基础上,采用"病证"结合的中西医干

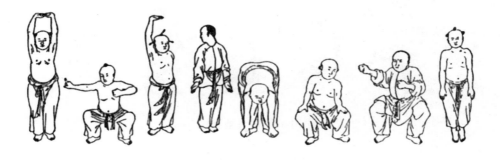

图 9-2　八段锦招式

预，可以极大地消减患者的失眠、焦虑、紧张，排除其消极、绝望等精神心理障碍。同时，可以减少西药的毒副作用，从而改善患者的预后。

二、二级预防与辨证论治用药

冠心病、急性心肌梗死、肺心病、心脏瓣膜病、心肌病、心肌炎等心脏疾病多合并高血压、高脂血症、糖尿病、心律失常、心功能不全等情况，在急救、血运重建或外科手术后，根据相关指南、专家共识，应用西药进行二级预防无疑是必要的。但其毒副作用也不容忽视，且心血管病（特别是术后）患者常常还存在胸闷胸痛、心悸乏力、头晕失眠等躯体症状和精神心理症状。研究表明，在西医二级预防用药的基础上，应根据患者的具体情况使用中医药辨证治疗，更好地改善患者的临床症状和功能状态，更好地改善患者对心脏康复的执行力和依从性，从而提高患者生活质量，改善患者预后。同时，可以减少西药的用量，减轻西药的毒副作用。对一些西医难治性疾病（如冠脉慢血流、顽固性心衰等）和一些西医目前无特效药的疾病（如缓慢性心律失常），中医药辨证论治也有比较好的疗效。

有学者提出了冠心病中医康复的原则：调神为先、形神俱养；扶正固本、养气保精；天人相应、起居有常；动静结合、中和为度。养神与养形是中医康复医疗的根本大法。养神即排除杂念与精神刺激，使心神宁静，情绪乐观；养形以胃气为根本，重视冠心病患者的食疗。重视中药及针灸等疗法，培补元气，调补脏腑经络气血，并结合气功、导引、保健按摩等手段，促进真气运行，调动机体内部力量，增强自我康复机能。冠心病康复要顺应春生、夏长、秋收、冬藏的自然规律，采取相应的生活规律，使之适应其自身的生理节律。讲究心神宜静、形体宜动，既要注意调和七情六欲，又要适当加强室内外运动和功能锻炼，促进机体的早日康复。

整体观念、形神统一及辨证论治是中国中医康复学的理论基础（图9-3）。中医康复学推崇多种形式的怡情养性，包括潜心事业、凝神静读、益友清谈、乐善好施、琴棋书画、艺术哲学等。现代心理治疗与中医精神摄养两者可以相辅相成、相得益彰。近年来，食物的药效研究和功能食品的开发方兴未艾，这正是中医食疗与"药食同源"思想的现代发展。中医康复学的运动形式具有动作和缓、形神和谐的特点，通过精神意识驾驭形体运动，实现身心交融和高度统一，以增强人体潜在的机能，达到自我身心锻炼的目的。

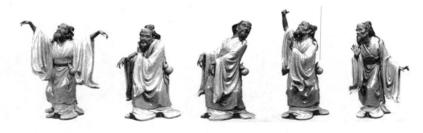

图9-3　五禽戏招式

随着中医理论及治疗水平的不断完善，中医康复学形成了精神调理、药食调治、运动调形、针刺疗法、环境养生等具有中医特色的康复方法。中医能够引导患者及其家属消除紧张、忧虑的情绪,保持恬淡虚无的心理,使其精神舒畅、气血调和,有利于心脏病患者的康复。

三、具有中国文化背景的运动疗法

现代康复医学认为,运动疗法以追求心肺功能和运动能力为目标,是心脏康复程序的核心部分。大量研究表明,相对于心肺功能差、运动能力弱的患者,心肺功能较好、运动能力较强的患者死亡率更低,生活质量和预后更好。但并不是运动能力越强,患者的生活质量和预后就越好、寿命就越长。而且现代运动康复这种以健身房为基础的运动方式单调、枯燥,患者的依从性比较差,也不容易推广。具有中国文化背景的运动疗法,如太极拳、八段锦、养生气功等,通过天人合一、神形统一、身心合练,有平衡阴阳、培补元气、疏通经络、调理气血的作用,可以激发人体的潜在机能,增强心肺功能和心理应激能力,达到自我身心锻炼的目的,这充分体现中国特色和民族风格。太极拳、八段锦等运动的动作和缓,运动时心率增快不明显,因此安全性比较好,老少皆宜。且无须特别的场地器材,患者随时随地可以进行康复运动,特别容易在社区/家庭和广大农村推广。因此,具有中国文化背景的运动疗法更适合于我国心脏康复的医学模式。

国内外研究发现,练习太极拳、八段锦、易筋经(图9-4)能提高心肺功能,增强代谢功能,增强睡眠和平衡心态。

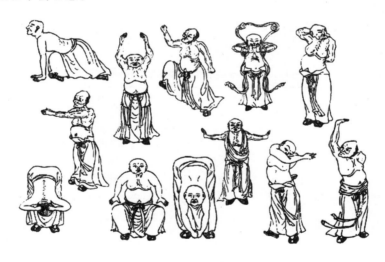

图9-4 易筋经十二式

四、饮食调理与中医药膳

高血压、高脂血症、糖尿病以及肥胖等心血管危险因素,与不良饮食结构和饮食习惯密切相关。因此,指导患者改善饮食结构与饮食习惯,运用食物进行调理是心脏康复的重要组成部分。西方国家提倡低热量、低胆固醇的地中海饮食和低糖饮料,在防治心血管病方面取得一定成效,相关的现代营养学研究成果也为心脏康复患者提供了膳食指南。

中医药膳对人体既有保健功能和营养价值,又有医疗效果,可以达到预防和治疗疾病的双重疗效。中医药膳源于"药食同源",其真谛在于"三分药,七分养""药补不如食补"。根据中医学的理论,将每种食物或药物分类,既有寒热温凉"四气"的分类,又有酸苦甘辛咸"五味"的分类。此外,中国传统的饮茶习惯和药茶、药酒等饮品的应用,均有助于心血管病患者的康复和疾病预防。

五、物理治疗与中医外治法

1. 物理治疗

物理治疗包括运动疗法和物理因子疗法,是利用人体对物理刺激所作出的反应来达到治疗的目的。

运动疗法是指利用器械、徒手或患者的自身力量,通过主动或被动运动,使患者获得全身或局部运动功能、感觉功能恢复的训练方法。目前,应用比较成熟的有增强型体外反搏等。

增强型体外反搏(Enhanced External Counter Pulsation,EECP)是一种用于治疗缺血性疾病的无创性辅助循环方法。自20世纪70年代末起,EECP即在中国被广泛应用于缺血性心脏病及卒中的治疗。1992年,美国FDA确认EECP可以应用于稳定型及不稳定型心绞痛、急性心肌梗死和心原性休克的治疗;2002年,又将充血性心力衰竭纳入其适应证。2013年ESC在《稳定型冠心病的诊治指南》中纳入了EECP疗法(ⅡA)。EECP能增加冠状动脉血流,促进冠状动脉侧支循环的形成,提高运动耐量。有学者将EECP称为被动的"运动"(表9-1)。

表 9-1　EECP 与运动锻炼相结合的参考方案

周期	项目	风险		
		低	中	高
1～14 天	EECP 疗法	可以进行	可以进行	可以进行
	运动锻炼	可以进行	可以进行	暂不进行
15～21 天	EECP 疗法	继续进行	继续进行	继续进行
	运动锻炼	继续进行	可以进行	暂不进行
22～35 天	EECP 疗法	继续进行	继续进行	继续进行
	运动锻炼	继续进行	继续进行	可以进行
第二阶段	EECP 疗法	继续进行	继续进行	继续进行
	运动锻炼	继续进行	继续进行	继续进行
备注	EECP 疗法	针对所有患者均可以立即进行治疗		
	运动锻炼	立即进行	2 周后进行	3 周后进行

EECP通过舒张期增压、收缩期减负、增加静脉回心血量和心输出量,改善血管内皮功能,增加运动耐量,改善心肌缺血,缓解心绞痛症状,并抑制动脉硬化的发展,有助于冠心病的二级预防。

(1)EECP 的益处

1)心绞痛及心力衰竭症状的消除或减轻,功能状态得到改善;

2)定量心肌灌注显像提示可逆性缺血灶的消失;

3)延长心绞痛患者在运动负荷试验中的持续时间,以及运动诱发缺血发作的时间;

4)增加心衰患者运动时的氧耗峰值;

5)减少抗心绞痛药物的使用;

6)改善心绞痛和心力衰竭患者的生活质量。

(2)EECP 的适应证

1)慢性稳定型或不稳定型心绞痛;

2)急性心肌梗死后(PCI、CABG 术后);

3)心原性休克;

4)慢性心力衰竭。

(3)EECP 的禁忌证

1)心律失常;

2)出血性疾病和出血倾向;

3)活动性血栓性静脉炎;

4)急性心力衰竭;

5)严重肺动脉高压;

6)严重主动脉瓣关闭不全;

7)下肢深静脉血栓形成;

8)主动脉瘤需要手术者;

9)孕妇。

物理因子疗法简称"理疗",是指用自然界中或人工制造的物理因子作用于人体,以治疗和预防疾病。物理因子种类很多,用于康复治疗有两大类:一是利用大自然的物理因素,有日光、空气、海水、温泉及矿泉等疗法;二是应用人工制造的物理因素,有电、光、超声波、磁、热、水及生物反馈等治疗方法。

各种物理因子直接作用于身体各部位,能够改善局部的不适感及症状,如疼痛、肿胀、乏力、肥胖等,并有加快血液循环、促进有毒及致痛物质排出体外的作用。另外,各种物理因子作用于皮肤、肌肉和其他感觉器官(如眼、耳、鼻),产生良性刺激,使大脑对其进行整合,通过肌体的神经或体液调节,从而恢复和维持人体平衡,使烦躁、心悸、失眠、头痛、胸闷、胸痛等症状得以改善和消除。

常用的物理因子治疗方法有电疗法(包括离子导入疗法/低频及中频电疗法/微波疗法等)、光疗法(包括红外线疗法和激光疗法等)、热传导疗法、水疗法、超声波疗法和磁疗法等(图 9-5)。有研究显示,采用中频脉冲电刺激内关穴、心腧穴,可以显著改善患者的心绞痛症状。另外,给予穴位磁疗,也可以明显改善心绞痛患者的临床指标。

2.中医外治法

中医特色的理疗和外治法主要包括针法、灸法、中医推拿、中医理疗、穴位贴敷和中药足浴等。研究表明,针灸可改善缺血性心脏功能损害,抑制缺血性心律失常,提示针灸与西药(洋地黄)联用可能起到增效减毒的作用,为针、药联合治疗心衰提供了新的线索。针

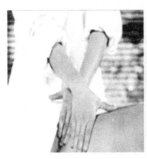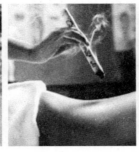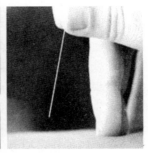

图 9-5　物理因子的常用治疗方法

灸还可通过改善葡萄糖代谢，改善患者的抑郁状态。

第三节　中医外治技术在心脏康复中的应用

一、经穴体外反搏疗法

体外反搏是一种无创的辅助循环疗法。从 2002 年的 ACC/AHA 治疗指南开始，国内外把体外反搏疗法纳入冠心病、心绞痛和心力衰竭的治疗指南。经穴体外反搏疗法是以中医经络理论为指导，将中药颗粒（或替代品）置入丰隆、足三里等穴位，借助体外反搏袖套气囊，通过心电反馈，对穴位进行有效刺激，以达到舒通气血、化瘀通络目的的一种外治疗法。1 次/d，每次 30 min，一个疗程为 10 天。研究表明，经穴体外反搏应用于稳定型心绞痛患者能显示出进一步的临床效益。

体外反搏的作用机制与运动训练有相似之处，且其适应证较有氧运动更为宽泛。体外反搏除了发挥辅助循环，增加冠状动脉血流、促进侧支循环形成的作用外，还可改善血管内皮功能及降低血管僵硬度，改善左室功能，提高运动耐量。

经穴体外反搏疗法适用于冠心病、慢性心力衰竭等患者。急性心肌梗死、中至重度的主动脉瓣关闭不全、夹层动脉瘤、瓣膜病、先天性心脏病、心肌病、活动性静脉炎、静脉血栓形成者禁用。血压高于 180/110 mmHg 以上者，应预先将血压控制在 140/90 mmHg 以下；伴充血性心力衰竭者行反搏治疗前，病情应得到基本控制，体重稳定，下肢无明显水肿；反搏治疗期间应密切监护心率、心律和氧饱和度（SpO_2）等生理指标；心率＞120 次/min 者，应控制其心率在理想范围内（＜100 次/min）。

二、熏洗疗法

熏洗疗法是一种以中医药基本理论为指导，将药物煮煎后，先用蒸汽熏蒸，再用药液在全身或局部进行敷洗的治疗方法。该疗法借助于热力与药力，达到疏通腠理、散风除湿、透达筋骨、活血理气的作用。

推荐中药配方：

（1）血瘀偏寒证：桂枝 6 g、川芎 6 g、羌活 6 g、冰片 1 g。

（2）血瘀偏热证：葛根 6 g、郁金 6 g、薄荷 6 g、徐长卿 6 g。

（3）血瘀痰湿证：瓜蒌 6 g、厚朴 6 g、乳香 6 g、没药 6 g。

（4）水湿泛滥证：茯苓 6 g、槟榔 6 g、泽泻 6 g、桂枝 6 g。

熏洗疗法可用于冠心病、心律失常、慢性心力衰竭、高血压等多种类型的心脏病患者。根据患者的体质，辨证组方治疗，并选择不同的透皮促进剂。熏洗药液必须严格掌握温度，不可过热，避免烫伤皮肤、黏膜。

三、沐足疗法

沐足疗法是一种根据中医辨证论治理论，将药物煎煮成液或制成浸液后，通过浸泡双足、按摩足部穴位等方法刺激神经末梢，改善血液循环，从而达到防病治病、强身健体作用的治疗方法。

温度以 35～45 ℃为宜。可用生姜、红花浸泡并按摩足趾、足心和足部常用穴位，或电动按摩足部反射区，1 次/d，每次 30 min。

推荐中药配方：①桂枝 10 g、鸡血藤 20 g、凤仙草 30 g、食盐 20 g，常用于冠心病、心力衰竭。②夏枯草 30 g、钩藤 20 g、桑叶 15 g、菊花 20 g，常用于高血压。

沐足疗法可用于冠心病、心律失常、心力衰竭、高血压等多种类型的心脏病患者，也可用于正常人的保健。根据患者的体质及合并病、合并症状（如失眠或肢体疼痛麻木）等，辨证组方治疗。病情不稳定者（如高血压急症、危重心律失常等）禁用，忌空腹及餐后立即沐足。

四、耳压疗法

耳压疗法是一种将药籽贴敷于耳穴上，给予适度的揉、按、捏、压，使其产生酸、麻、胀、痛等刺激效应，以达到治疗作用的方法。

将医用胶布剪成 0.5 cm×0.5 cm 的小方块，逐个取王不留行籽粘在胶布中央。用玻璃棒探针在耳穴相应穴位探查反应点，选择压痛点取穴。找准穴位后，用镊子夹取贴附药籽的小方块胶布，先将胶布一角固定在穴位的一边，然后将药籽对准穴位，用手指均匀按压胶布，直至平整。取 3～4 穴，每次取一侧耳穴，两耳交替施治，每日按压 4～5 次，发作时亦可按压刺激。隔 2～3 天换贴 1 次，10 天为 1 个疗程。

推荐穴位：

（1）冠心病：主穴为心、皮质下、神门、交感；配穴选用内分泌、肾、胃。

（2）高脂血症：脾、胃、内分泌等穴，或取敏感点；临证可加减，如肠燥便秘者加肺、大肠；脾虚湿盛者加肾、三焦。

（3）高血压：降压沟、肝、心、交感、肾上腺、神门、肾等。

（4）心力衰竭：心、肺、脾、肾、三焦、小肠、内分泌、交感等。

（5）心律失常：心、神门、交感、皮质下、内分泌、胸、小肠等。

耳穴疗法操作简单，且安全易行，一般无不良反应和绝对禁忌证。耳部分布有面神经、耳颞神经、耳大神经、枕大神经等，刺激不同的耳穴，其相关的神经核便会调节中枢神经系统(交感、副交感神经)。对改善心绞痛、负性情绪、睡眠等有一定的作用。严重高血压、恶性心律失常患者等须在病情稳定后应用,不宜采用强刺激。

五、中药穴位贴敷疗法

中药穴位贴敷疗法是将中药或中药提取物与适当基质和(或)透皮吸收促进剂混合后,制成贴敷剂,贴敷于人体腧穴上,利用其药物对穴位的刺激作用和中药的药理作用来治疗疾病的一种无创穴位刺激疗法。

用75%乙醇或0.5%~1%碘伏棉球或棉签,在穴位部位消毒后进行贴、敷等。①贴法:将已制备好的药物直接贴压于穴位上,然后外覆医用胶布固定,或先将药物置于医用胶布粘面的正中,再对准穴位粘贴。硬膏剂可直接或温化后将硬膏剂中心对准穴位贴牢。②敷法:将已制备好的药物直接涂搽于穴位上,外覆医用防渗水敷料贴,再以医用胶布固定。使用膜剂时,可将膜剂固定于穴位上或直接涂于穴位上成膜。使用水(酒)浸渍剂时,可用棉垫或纱布浸蘸,然后敷于穴位上,外覆医用防渗水敷料贴,再以医用胶布固定。③熨帖:将熨帖剂加热,趁热外敷于穴位上,或先将熨帖剂贴敷于穴位上,再用艾火或其他热源在药物上温熨。

(1)推荐穴位:心俞、膻中、内关、厥阴俞、至阳、通里、巨阙、足三里、三阴交、脾俞、肺俞、关元等。根据患者的辨证或病位辨证取穴。

(2)推荐中药配方:根据病情辨证选用活血化瘀、芳香开窍等药。

推荐药物:①三七、蒲黄、乳香、没药各2份,冰片1份,焙干研末。②黄芪30 g,川乌、川芎、桂枝、红花、瓜蒌各15 g,细辛、荜茇、丁香、元胡各10 g,冰片、三七各6 g,焙干研末。③吴茱萸2份,肉桂1份,焙干研末。④以白芥子、延胡索、甘遂、细辛等作为基本处方,粉碎研末后,加姜汁调匀,敷在专用贴敷膜上。⑤将冰片、血竭、人工牛黄、郁金、细辛、生大黄、赤芍、生地及当归烘干制成粉剂,再加入二甲基亚砜制成软膏剂。

穴位贴敷能明显减少心绞痛的发作次数,减轻疼痛的程度,缩短心绞痛的持续时间,减少硝酸甘油的用量,改善患者的临床症状,且疗效确切、无不良反应。用于冠心病、心律失常、心力衰竭、高血压等多种心脏病患者,也可根据患者体质及合并症,辨证选药组方治疗。同一穴位贴敷时间为2~6 h,每日或隔日1次。贴敷过程中,应注意观察病情变化,询问患者有无不适。敷药后若出现红疹、瘙痒、水泡等现象,应暂停使用。对药物或敷料成分过敏者或贴敷部位有创伤、溃疡者禁用。

六、针刺疗法(图9-6)

针刺疗法是一种利用针刺进行治疗的方法。常规消毒后进针,进针方法有指切进针法、夹持进针法、舒张进针法、提捏进针法。根据患者体型、体质、疾病虚实等选取合适的针具,辨证取穴,并实施恰当的补泻手法,得气留针。1次/d,5次为1疗程。

推荐穴位:

(1)治疗心绞痛的主穴:心俞、厥阴俞。配穴:内关、膻中、通里、间使、足三里等。心血瘀阻者加膈俞、阴郄;痰瘀痹阻者加膻中、丰隆;心阴虚者加三阴交、神门、太溪;心阳虚者加关元、气海。

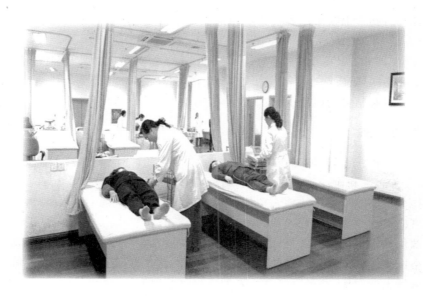

图 9-6　针刺疗法

　　(2)治疗室性早搏、快速性心律失常的主穴:内关、神门、心俞、膻中、厥阴俞。配穴:气虚加脾俞、足三里、气海;阴虚者加三阴交、肾俞;心脉痹阻者加膈俞、列缺;阳虚者加关元、大椎;痰湿内蕴者加丰隆、脾俞;阴虚火旺者加厥阴俞、太冲、太溪。

　　(3)治疗缓慢性心律失常的取穴:内关、足三里、关元、郄门等,温针或针后艾灸。

　　注意事项:①过于饥饿、疲劳、精神高度紧张者,不行针刺。体质虚弱者,刺激不宜过强,并尽可能采取卧位。②避开血管针刺,防止出血。常有自发性出血或损伤后出血不止的患者不宜针刺。③背部第 11 胸椎两侧,侧胸(胸中线)第八肋间,前胸(锁骨中线)第六肋间以上的腧穴,禁止直刺、深刺,以免刺伤心、肺,尤其对肺气肿患者,更需谨慎,防止发生气胸。

　　病情不稳定或有严重并发症者,不宜针刺,如急性冠脉综合征、心力衰竭、严重心律失常等。

七、艾灸疗法

　　包括直接灸、间接灸、艾条灸、温和灸、雀啄灸、回旋灸、温针灸及灸器灸等。

　　操作方法:

　　(1)直接灸:把艾绒直接放在皮肤穴位上施灸,每穴 3～5 粒。

　　(2)间接灸:对于心脏病气虚阳虚轻症或痰阻血瘀症者可选隔姜灸,阳虚重症者选用隔盐灸或隔附子饼灸。

　　(3)艾条灸:穴位点燃后在穴位熏灸,可应用温和灸、雀啄灸、回旋灸法。每次选取 5 穴,每穴灸治 10 min,每日 1～2 次。

　　(4)温针灸:针刺得气后,在针柄上穿置一段长 2～3 cm 的艾条施灸,至艾绒烧完为止。

（5）灸器灸：胸背部穴可用温灸盒或固定式艾条温灸器灸，四肢穴可用圆锥式温灸器灸疗法。

推荐穴位：神阙、关元、膻中、肾俞、命门、足三里、厥阴俞、气海、心俞等。根据患者辨证、病位、主症不同辨证取穴。常用于气虚、阳虚、痰湿、血瘀症型的心脏病患者。糖尿病或其他疾病等引起感觉功能减退、皮肤愈合能力差者忌用。

八、推拿疗法

推拿治疗能扩张血管，增强血液循环，改善心肌供氧，降低血流阻力，促进病变组织血管网重建，改善心脏和血管功能，并有调整自主神经和镇痛的作用。

以一指禅推法或指按揉法在穴位处操作，每穴约 3 min。按揉的同时，嘱患者配合深呼吸。也可横擦前胸部或背部，以透热为度。

推荐部位和穴位：胸部、背部、心俞、膈俞、厥阴俞、内关、间使、三阴交、心前区阿是穴。

循经络按摩能够疏通经络，减少心绞痛的发作，提高生活质量。可用于冠心病、心绞痛等。应取得患者合作，并经常注意患者的反应及局部情况，根据病情变换手法，适当掌握强度，防止擦伤。高血压急症、危重心律失常者等禁用。

九、平衡火罐疗法（图 9-7）

拔罐技术是一种以罐为工具，利用燃烧、抽吸、蒸汽等方法造成罐内负压，使罐体吸附于腧穴或相应体表部位，使局部皮肤充血或瘀血，以达到防治疾病目的的外治方法。

可应用于阳虚质、痰湿质、湿热质、血瘀质心脏病患者，或疾病过程中兼见上述证型者。根据患者的辨证、病位及主症辨证取穴施治。在临床应用中，要检查火罐口是否光滑，以防损伤患者的皮肤。走罐、摇罐时所用的力度，以患者能耐受为度。要注意观察患者的反应，如有不适感立即取罐。

重度心脏病、呼吸衰竭、皮肤局部溃烂或高度过敏、全身消瘦以致皮肤失去弹性、全身高度浮肿、有出血性疾病者禁用。

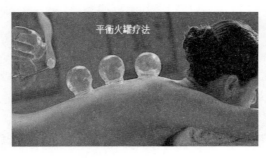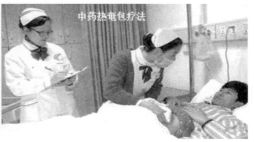

图 9-7　平衡火罐疗法与中药热奄包疗法

十、中药热奄包疗法(图 9-7)

中药热奄包疗法是将加热好的中药药包,置于身体的患病部位或身体的某一特定位置(如穴位上),通过奄包的热蒸气使局部的毛细血管扩张、血液循环加速,达到温经通络、调和气血、祛湿驱寒的一种外治方法。

首先评估患者的体质及热奄部位的皮肤情况,并告知患者,如在治疗过程中,局部皮肤出现烧灼、热烫的感觉时,应立即停止治疗。患者取舒适位,暴露热奄部位,将药包加热,每次贴敷后红外线照射 30 min,红外线灯应距皮肤 20～30 cm,以免皮肤烧伤。照射后,应注意皮肤保暖,避免受凉。

推荐中药配方及穴位:

(1)推荐中药配方:①肉桂 3 g、补骨脂 15 g、吴茱萸 12 g、制南星 10 g、姜半夏 10 g、白芷 10 g。适用于痰阻寒凝症。②厚朴 12 g、大腹皮 12 g、广木香 12 g、佛手 12 g、吴茱萸 10 g。适用于气滞血瘀证。研粉后用白酒或姜汁调为糊状,制成热奄包。

(2)推荐穴位:足三里、膻中、内关、太溪、阿是穴等。

可用于冠心病患者,具有一定的疗效。胸痛发作期和严重糖尿病、截瘫等感觉神经功能障碍的患者,以及对药物过敏、皮肤溃烂、有出血倾向的患者应禁用或慎用。

十一、导引技术

导引技术是以少林内功、易筋经、五禽戏、八段锦、太极拳、六字诀等传统功法为主要手段,以指导患者进行主动训练的推拿医疗技术。此技术以指导患者进行功法训练为主,也可以在功法训练的同时进行手法治疗。导引技术具有扶助正气、强身健体的作用,可以与其他推拿技术配合使用。

易筋经、五禽戏、八段锦、太极拳等对心脏的益处,已由众多研究证实,但体质过度虚弱者禁忌。

(1)八段锦在提高冠心病患者生活质量,尤其是在缓解心绞痛症状方面,有一定的优势。与西医单纯运动处方相比,八段锦兼具调神、养心的特点,在一定程度上可以改善睡眠、缓解不良情绪,这一系列特征决定了八段锦适合作为冠心病患者心脏康复的一种方式。

(2)五禽戏是一种外动内静、动中求静的功法,分别对应五脏。如虎戏有通气养肺的功能;鹿戏有活动腰胯、增进肾功能的作用;熊戏有健脾胃、助消化、泻心火的功能;猿戏具有利手足、养肝明目、舒筋的作用;鸟戏具有补益心肺、调畅气血、舒通经络的功能。根据辨证,可以单练一禽之戏,也可选练一、二个动作。

(3)太极拳动作强度低,轻巧柔和,是一种适合冠心病患者心脏康复的有氧运动。太极拳在其发展及流传的过程中,演变出许多流派,以陈式、杨式、吴式、孙式、武式为太极拳五大派系,其中陈式太极拳最为古老。陈式太极拳刚柔相济,快慢相兼;杨式太极拳匀缓柔和,舒展大方;吴式太极拳小巧灵活,柔和紧凑;孙式太极拳小巧圆活,柔和舒缓;武式太极拳身法严谨,步法轻灵。

(4)易筋经功法是推拿导引技术中的基本功法之一,是一种静中求动、改变筋肉、强身健体的功法。六字诀是吐纳功法中的一种,主要是在呼气时,用 6 个发音不同的字疏通调和脏腑经络气血。六字诀是"嘘、呵、呼、呬、吹、嘻",其中嘘字对应肝、呵字对应心、呼字对应脾、呬字对应肺、吹字对应肾、嘻字对应三焦,通过呼吸配合发音进行锻炼。这些功法可以单独或组合运用,也可以选用属于导引技术的其他功法,以及根据现代运动医学原理创制的医疗体操,如放松功、内养功等,视具体情况辨证施功。

(5)中医五音疗法是依据中医五行相生相克的原理,通过五音与五脏的联系来调节身心,可以改善患者的心理状态,起到辅助治疗的作用。导引技术可配合中医五音疗法,以提高治疗的效果。

十二、其他疗法

(1)经(透)皮给药系统(transdermal Drug Delivery System,DDS),也就是生物电渗析理疗技术。由于使用了助渗剂(穿透剂),DDS 的渗透吸收能力可达 70%～80%(传统膏药仅为 20%左右)。DDS 的特点是透过皮肤逐步给药,避免了传统给药方式的诸多弊病。生物电能迅速打通经络,使细胞正常带电而激活细胞,排除体内风寒湿热,纠酸排酸,活血化瘀,立竿见影。DDS 又称为"无针点滴",具有安全无痛、绿色高效的优势。

(2)直流电药物离子导入,是指使用直流电将药物离子通过皮肤、黏膜导入体内进行治疗的方法。可用于冠心病、心律失常、心力衰竭、高血压等多种心脏病患者,也可根据患者的体质及合并症状,辨证选穴治疗。

(3)多功能艾灸仪,是根据传统的艾灸原理,采用现代的计算机电子技术、磁疗方法,在保持传统艾灸所需艾绒的基础上,消除了艾灸燃烧冒烟、污染环境、操作不便、效率低等弊端。通过电子加热和磁疗作用,充分利用艾的有机成分,可同时对多个穴位进行施灸。

(4)超声治疗仪,是运用超声波原理,由电能通过高科技数字信号处理,转换超声波治疗冠心病的治疗方法。其超声波必须是脉冲超声,而且空间占用比为 1∶1。发射功率为 0.80～1.25 W/cm^2。

中医学在漫长的发展过程中,经过历代医家的发展和完善,由简单到复杂,创造了多种多样的康复方法,各种方法均具有不同的治疗范围和优势。宜加强循证医学研究,进一步将其优化、规范化、标准化,及时吸收康复技术新观念、新成果、新手段,应用遥控技术、穿戴式设备技术和互联网技术等,使中医心脏康复医学自身内容不断丰富,从而让中医康复医学更好地为保卫人们的健康提供保障。

第四节　中西医结合心脏康复的流程设计

中西医结合的心脏康复具有共性、个性和较强的互补性。中医辨证分型、中医体质测评是心脏康复评估的重要补充内容。心脏康复运动模式应动静结合、形神共养。中医的传统运动形式多样,通过精神意识驾驭形体运动,动作舒缓,运动调形,形神和谐,可弥补常规康复运动依从性和趣味性方面的局限。辨证施膳是中医康复的特色和优势,针对患者的不同证型提供更加具体的、科学的饮食指导,变药为食,以食代疗,药借食味,食助药效,发挥协同作用。精神调理充分发挥中医学的优势,对于心血管病患者生理、心理及社会功能的恢复有重要意义。

(1)诊断和疗效评估在三级医院的心内科进行,并对心血管病患者进行危险分层。

(2)高危患者在三级医院心内科进行康复治疗;病情不稳定的中危患者在二级医院心脏康复中心进行康复治疗;低危和部分病情稳定的中危患者转到所在的社区/家庭继续康复治疗。

(3)在三级医院心内科医师的指导下,由二级或以上医院心脏康复专科医师和社区全科医师、社区康复治疗师、社区健康管理师("四师共管")共同指导患者进行心脏康复、二级预防,从而实现长期的慢性病管理。

目前,心脏康复使用的评估及康复手段多为西医方法。中医康复学具有显著区别于西方医学的中国特色,具体方法概括起来可分为运动、药物、饮食、精神、物理和环境等 6 大类康复措施。

(1)形体运动:分为动功和静功。动功主要通过活动或姿势,配合呼吸和意念,实现益气活血、调畅气机、强壮筋骨、协调脏腑,促进形体功能的恢复和代偿,常见有太极拳、八段锦、易筋经等。静功主要通过意识和意念,实现形体放松、呼吸协调、宁心安神,它能够在疾病的康复初期和功能障碍严重期,促进对疾病的适应和调控,加速康复进程,对慢性病、老年和体质虚弱的患者尤为适合(表 9-2～表 9-4)。

(2)中药调治:是在中医理论指导下,辨证运用中药治疗,促进患者康复的方法。包括中药内治、外治与单方、验方。我国历代的中药调治对各科慢性病的康复治疗发挥了重要的作用,积累了丰富的实践经验。近年来,亦取得了丰硕成果。

(3)饮食调理:是通过合理膳食促进人体疾病康复的一种方法。中国有特色的饮食文化和饮食结构有利于心血管病的防治和康复。中医康复学在饮食调理方面有独特的理论知识和行之有效的实践经验,且已经被现代医学和临床营养学研究证明是安全有效的。

表 9-2　老年冠心病Ⅰ期心脏康复的运动处方

核心要素	处　方
前期准备	医学检查;运动风险评估;遵循参加运动的适应证和禁忌证
运动目的	锻炼胸廓活动度和呼吸肌的功能;改善缺血区的灌注血流;减轻疼痛
主要内容	呼气练习;内关、膻中、心俞等穴位按摩;床上轻微的扩胸练习
运动形式	在医护人员监护下的个人练习,或在康复医师带领下的小组练习
运动强度	低强度,3～4 METs
运动时间	5 min 左右
运动频次	每日 2～3 次
风险监控	对心率、血压全程监控,随时做好急救准备措施

表 9-3　老年冠心病 Ⅱ 期心脏康复的运动处方

核心要素	处　方
前期准备	医学检查;运动风险评估;遵循参加运动的适应证和禁忌证
运动目的	逐渐恢复体力,促进心脏侧支循环
主要内容	简化太极拳;五禽戏、八段锦等健身气功的整套练习
运动形式	在医护人员监护下的个人练习,或在康复医师带领下的小组练习
运动强度	中低强度,4～5 METs
运动时间	每次 15 min 左右
运动频次	每日 2 次
风险监控	通过手表、心率表、手环等智能可穿戴设备进行全程监控,防止突发心梗

表 9-4　老年冠心病 Ⅲ 期心脏康复的运动处方

核心要素	处　方
前期准备	运动风险评估;遵循参加运动的适应证和禁忌证
运动目的	降低血黏度;减少动脉粥样硬化的危害;增强心脏功能
主要内容	太极推手;易筋经、马王堆导引术、大舞等全套动作,结合伸展的专门练习
运动形式	个人练习,或参加社区集体练习
运动强度	中等为主,偶尔结合高强度,5～6 METs
运动时间	每次 30～45 min
运动频次	每日 1～2 次
风险监控	通过手表、心率表、手环等智能可穿戴设备进行全程监控,防止突发心梗

（4）精神摄养:是中医康复学的重要组成部分。精神因素在疾病的发生、发展和转归中有着重要影响,精神摄养在疾病的康复过程中起着首要作用。

（5）物理疗法:在中医康复学中主要有针灸、穴位贴敷、穴位注射、耳穴、灸法等。这些方法对心脑血管病的康复有一定疗效,且有现代科学技术的评估证据。

（6）环境疗养:是充分利用自然环境的各种条件来促进人体身心疾病康复的医疗方法。运用自然环境中的森林、空气、日光、泉水、园艺及花卉等物理化学因素,对患者进行不同方式的治疗与调养,对多种慢性病具有其他康复措施不可替代的作用。

2016 年底,国家出台了首部中医药专门法律,开启了依法发展中医药事业的新征程。中医药法强调,要发挥中医药在康复中的核心作用,这是从事中医、西医、中西医结合心脏康复工作者的职责所在。通过我们的共同努力,不断探索和实践、发掘、整理中医康复理论和技术,总结有中国特色的中西医结合心脏康复的五大处方,一定能为心血管病患者提供全面的心脏康复指导。

（1）中西医结合的运动处方

有氧运动是心脏病患者运动康复的主要形式,包括走路、踏车、游泳、骑自行车、爬楼梯、太极拳、太极剑、八段锦等(图 9-8)。运动时间为 30～60 min,包括热身运动、真正运动时间及整理时间。运动频率为每周 3～5 次。运动强度可参照心率、VO_2max、AT、

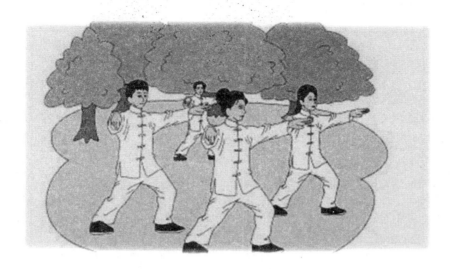

图 9-8 有氧运动

Borg 主观劳累程度分级评分等确定。

（2）中西医结合的药物处方

要合理选择具有循证证据的药物。通过中医体质辨识，辨证施治，合理选用中药治疗。个体化调整药物剂量，教育、监督、鼓励患者坚持用药，提高用药的依从性。

（3）中西医结合的营养处方

评估患者的饮食习惯和营养结构：每日的能量摄入，饮食中的饱和脂肪、盐及其他营养成分的比例。通过中医辨证施治，指导患者服用药茶、药膳、药粥以促进机体的恢复。

（4）中西医结合的心理处方

现代心理治疗与中医精神摄养可以相辅相成、共同作用，减轻患者的心理应激，增强心理免疫，培养积极的人生态度，有利于心血管病的康复。

（5）中西医结合的戒烟处方

劝导每个吸烟者戒烟，评估戒烟意愿的程度，拟定戒烟计划，给予戒烟指导、心理支持，以及针灸、按摩、理疗、足浴、热疗、穴位贴敷等中医物理治疗，定期随访。

使中医药在心脏康复中发挥更多的作用，形成中西医结合的心脏康复医学模式，这是一个全新的尝试。它的内涵更为广泛，程序更为丰富，作为心血管病全面干预的系统工程和中西医结合研究的切入点，希望能够得到深入探索和不断实践。

近年来，我国也出现了一些中西医结合心脏康复机构，经过几年的探索与实践，形成了一定的特色。①团队化医疗服务模式：在原有心内科基础上整合 10 余个专业科室，组建成中西医结合心脏康复中心，组成了一支专业服务团队，同时聘请心脏康复、中医、中西医结合、介入、外科等科的专家组成专业团队，为康复提供技术支持和指导。②全面、全程的中西医结合心脏康复连续性服务模式，总结出了一套有中国特色的中西医结合心脏康复五大处方。③智慧型心脏康复中心模式：搭建心脏康复云平台，应用智慧化手段对患者进行持续、全程的康复监护和指导，通过开展线上、线下系列化与多层次的健康沟通活动，使心脏康复的教育真正落地。

第五节　中西医结合心脏康复的努力方向

心脏中医康复的前景十分广阔,但同时也应该看到,中医及中西医结合心脏康复才刚刚起步,相关体系远未完备,尚有很多方面的工作需要充实与完善,具体可总结为以下三个方面。

(1)理论内涵非常丰富,但实践尚显不足

虽然历代中医古籍中蕴含着丰富的心脏康复理念,但目前相关的挖掘工作尚不充分,临床实践更显不足。中医"治未病"提倡未病先防、既病防变、病后防复,充分体现了预防、治疗、康复三个阶段,但目前临床上重视治疗者多,常常轻视预防及康复。出现上述情况,根本还是在于缺乏对预防及康复重要性的充分理解,缺乏对经典理论科学内涵的深入挖掘,缺乏对临床实践良好疗效的系统总结。

(2)研究资料较少,设计尚欠规范

目前,专门从事中医及中西医结合心脏康复的专业人员欠缺,开展的相关临床研究较少,可参考和借鉴的资料严重不足,所研究的病种也多局限于冠心病及心力衰竭,观察的时间节点多为住院期间,少数出院后的研究其随访周期也不长,多为 3 个月之内。另外,目前文献的整体质量和水平不高,研究设计欠规范,且缺少大样本、前瞻性的大型临床研究。

(3)干预手段单一,方案尚需量化

在有限的中医及中西医结合心脏康复研究文献资料中,干预手段多为单一的药物干预,个别文献采用运动康复(如太极拳)或外治康复(如按摩、推拿),尚缺乏集药物、运动、饮食、心理、生活起居及外治疗法等手段于一体的中医综合康复方案。方案设计中对太极拳、按摩、推拿操作的描述不够细致,运动强度、持续时间及中止条件等指标均需进一步量化。

中医是心脏康复不可或缺的元素,对于患者预后的改善发挥着重要作用。具有中医特色的治疗方式,如针灸、太极拳、八段锦,是心脏康复模式的重要元素。中医或中西医结合的临床工作者应当充分利用中医的优势,尽最大可能使患者受益。

西医的双心治疗主要为心理疏导,进行抗抑郁、抗焦虑治疗。中医认为,情绪的变化与肝脏密切相关。因此,疏肝解郁可缓解患者的情绪问题,同时结合活血、化瘀、理气等治疗方式,使整体状况得到改善,发挥积极的作用。

冠心病属于中医胸痹、心痛范畴,本虚标实是其病基。心身疾病属于郁症,可造成气滞、血淤、痰浊。西药和介入手术的确非常重要,但中药也可通过调节神经递质及交感活性等机制,明显改善症状。也可采用针灸疗法。

有学者认为,微循环与康复紧密相关,心脏最终的康复目的就是改善微循环。心脏康复效果明显的患者所经历的手段可能不尽相同,但最明显的改善就是心脏微循环的巨大变化。目前,运动疗法在改善微循环的证据上最为充分。已有研究证实,运动疗法可增加心脏微血管的数量,从而改善心脏微循环状态,帮助患者恢复心脏功能。

微循环的开通是心脏康复中最重要的一环,也是最基本的一环。目前,临床上常用的开通心脏微循环的手段,包括硝酸甘油、β受体阻滞剂、他汀类等西药,还有独具中国特色的中医药。

中成药在改善微循环上的疗效已逐渐被权威机构所证实。对于需长期服用药物的患者,中成药可减轻患者的耐受性问题,毒副作用更少,也更适合患者长期服用。

由于我国特有的中医药卫生资源,我国的心脏康复模式呈现多元化,中医元素在心脏康复事业中凸显。其实,目前推行的五大处方也涵盖了中医优势,如运动处方中的八段锦、太极拳等,药物治疗中加入药膳,戒烟中采用中医针灸、中医药物替代疗法等,均有可靠的疗效。另外,利用中医药的原创思维,有利于解决介入术后出现的胸痛合并焦虑抑郁状态。

建议:

(1)中西医结合心脏康复团队的管理、培养、认证工作,应该纳入心脏康复的大体系之中,需要创新机制和政策的支持。

(2)应加大宣传力度,使政府、社会、临床医生、患者及其家属增强对中西医结合心脏康复的理解与认同,并使医疗保险等社会资源加强对心脏康复发展的支持力度。

(3)中西医结合心脏康复除了首先采用国际通行的诊断评估和疗效评价标准,还要逐步建立我们自己的、具有中西医结合特色的诊断评估和疗效评价体系。

(4)中西医结合心脏康复程序的可行性、安全性、有效性和优越性还必须进行前瞻性、大样本、多中心、随机对照的研究,并建立基于中西医病证结合的实验研究体系和标准体系,只有这样才能令人信服,并得到世界上的普遍认可。

(5)中西医结合心脏康复应与心血管病分级诊疗及长期管理相结合,才能使心脏康复下沉到基层社区和家庭,并发挥中医药简、便、效、廉的优势,以最小的代价改善心血管病患者的生活质量,降低死亡率和住院率,降低医疗费用,使中西医结合心脏康复真正惠及广大农村和社区百姓。

(6)"互联网+"心脏康复在患者依从性管理中意义重大。通过APP,医师可更好地管理患者,而患者也可实时将自己的信息上传,及时与主管医师沟通病情。"互联网+"是一个医患顺畅沟通的平台,是医患紧密联系的纽带,是提高患者服药依从性和心脏康复效率的重要手段。

中西医结合心脏康复不是中医疗法和西医疗法的简单整合,而是从理论上进行有机结合、从技术进行优化组合,组建具有中医特色的中西医结合心脏康复中心,将使康复医学的内涵更加丰富。中医康复和西医康复各有自己的优势,建立和完善中西医结合心脏康复系统化管理模式十分重要。目前,中西医有机结合的、系统的、优化的康复治疗方法日益受到重视。心脏康复中心的重要特征是把治疗方案的优化和整体化作为考量的重点,通过康复流程,以优化药物治疗、物理治疗、心理康复、中医外治等,把中医和西医有效的治疗方法重新进行整合,形成一个结构优化的、程序标准化的康复治疗体系。这种整合后的治疗系统其整体疗效要优于每种疗法的疗效之和。

中西医结合心脏康复中心具有相对独立且相互联系的职能,分为功能评估、康复运动、中医外治、康复教育、辨证施膳 5 个功能区，包括门诊、康复评估室、中西医结合外治室（物理治疗室和作业治疗室）、心理治疗室、康复教育室、辨证施膳室、康复病房。要选择合适的模式，在总体方案上真正做到中医与西医的有机结合。

通过宏观与微观、辨证与辨病、中药与西药、药物与非药物相结合，利用无线遥控治疗技术、穿戴式设备和互联网技术等，将使中西医结合心脏综合性康复防治工作有一个新的突破。

第十章 住院Ⅰ期心脏康复

大量的临床研究证实,包括运动和行为调整在内的心脏康复项目,不仅是实施个案管理的有效环节,而且可以帮助患者持续进行有效的生活方式干预,从而达到降低危险因素、改善生活质量、改善预后的目标。从 20 世纪 70 年代中期开始,国内外心脏康复服务的内容和实施发生了很大变化。目前,心脏康复已得到普遍认可。以循证医学为基础制定的英、美等国家的心脏康复指南指出,以患者为中心的治疗目标就是提供住院、过渡场所及院外的持续性心脏康复。临床研究表明,参与心脏康复程序的患者更有可能达到 AHA/ACC 治疗指南中规定的治疗目标值。临床医师必须认识到,支持指南的证据是如此之强,未能履行这些指南会降低患者获得最佳治疗效果的可能性。另外,还应该明白,心脏康复需要贯彻全程医疗、全程康复与跨学科中西医结合全程综合管理的理念。

心脏康复期共划分为 3 个时期:急性期(Ⅰ期),属于严密监护型康复,在 CCU 或普通病房治疗,以恢复体力为主;恢复期(Ⅱ期),属于宽松监护型康复,在门诊或社区卫生院接受治疗,以预防再发病为主,为回归社会作准备;维持期(Ⅲ期),属于非监护型康复,在社区/家庭、康复机构或运动中心进行,以保持长期健康为目标。三个时期相互交叉,没有明显的时间界定。为方便区分,特将出院和回归社会两个时间点作为节点对其进行划分。

一、Ⅰ期心脏康复的定义和目标

心脏康复的第Ⅰ期就是院内康复期,即为住院期间的心脏病患者提供康复和预防服务。Ⅰ期心脏康复属于初期康复治疗,不同于康复治疗的其他阶段,但独具意义。Ⅰ期心脏康复治疗在患者入院初期就已开始,医师和护士关注患者的呼吸锻炼、疼痛管理、中医理疗、心理干预、二级预防等。同时,依靠患者家属,与医师、护士一起共同关注患者的运动、营养、睡眠等。

Ⅰ期心脏康复的目标是:①缩短住院时间,促进日常生活能力及运动能力的恢复,提高患者的自信心,胜任自我管理,减少心理痛苦,减少再次住院率;②避免卧床带来的不利影响(如运动耐量减退、低血容量、褥疮、血栓栓塞性并发症),并为Ⅱ期康复提供全面完整的病情信息作好准备。

二、Ⅰ期心脏康复的核心意义

Ⅰ期心脏康复对Ⅱ期、Ⅲ期及整体康复起着决定性的作用。其核心意义在于教育。首先要教育临床医师,以便提高治疗效果,加快患者的住院周转率;其次需要教育患者本人,使其建立主观意愿,从而导向更加优良的治疗结果;最后需要教育患者家属,让其意识到心脏康复治疗的必要性,以减少康复治疗中的阻碍。另外,Ⅰ期心脏康复的安全问题也要引起临床医师的高度重视。

三、团队架构及场所(图 10-1)

PCI 术后康复共识中所提到的团队架构与Ⅰ期心脏康复治疗的团队架构基本一致，医师和护士是最基本的组成。在初始阶段，Ⅰ期康复治疗不需要任何设备，对场地的要求也较低，简便易行。如果早期临床效果不明显，会影响制定早期康复治疗方案的医师的积极性。当然，后期团队的完善，以及康复治疗区域的扩大，也是必然的趋势。

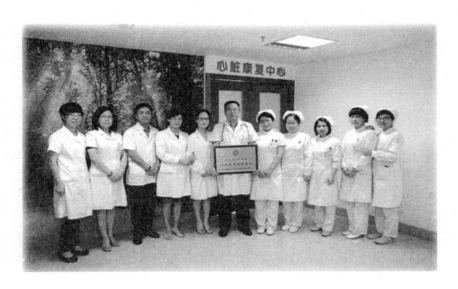

图 10-1　心脏康复中心的架构

四、建立标准化的临床路径

Ⅰ期心脏康复可分为两个路径：一是保守治疗，此路径将急性期、病房恢复期、出院评估、治疗后 4～6 周(心梗一般 2 周就可回康复中心进行心脏康复，无心梗者则可即刻开始)的门诊康复期连续贯穿起来；二是 PCA 治疗(患者自我控制止痛治疗)，分术前、术中和 CCU 病房 3 个阶段，CCU 病房里提供的是 7 步法，旨在让患者站起来和动起来。另外，在Ⅰ期的康复治疗中，需有进阶指标，以区别于护理所体现出的专业性。

患者卧床时间一般会大于 3 天，此阶段患者腿部肌肉的流失非常明显，每天约为15％。3 天后流失量达到 45％时，患者则会难以站立。所以，患者卧床时就应开始康复治疗，对肌肉进行主动性及被动性训练，以期保持肌肉的代谢能力。越是重症患者，早期康复效果越显著。有些患者还未脱离呼吸机就可开始康复治疗。

重症患者常以心排血量作为参考指标，来制定心脏康复治疗的运动方案。一般让患者做规定动作或步行 6 min 来观察心排血量。当心排血量出现拐点时，便可认为已经达到无氧域状态；当拐点处每搏输出量出现平台期或下降期时，就可知患者的心脏功能已不能满足拐点前的运动了，并可以此为标准给患者定最大运动量。

营养方面主要是 CCU 期间肠内营养和肠外营养均衡的过渡。此时，应提醒患者减重减脂,但切勿在急性期(内科 2 周、外科 6 周左右)进行。因为,减重减脂对急性期的恢复不利。

在临床用药过程中,心脏康复中心需要做的是,关注患者的用药依从性,并管理好中西医结合用药。

心脏康复治疗中,呼吸肌的锻炼也非常重要。呼吸锻炼有利于降压,尤其是对脱机困难、有痰以及合并肺炎的患者。

康复治疗的指导是否到位,患者是否执行,从患者的周转率及恢复率一窥便知。所有这些都需拿出硬性指标与平行科室去比较,所以对于关键性的指标要进行质量的把控,工作人员架构、工作流程、数据收集、抢救流程、应急预案等都要达到质控级别。只有这样,才能保证临床医师和患者家属支持心脏康复和二级预防,从而使患者更好更快地恢复自理能力,重新回归家庭生活。

五、Ⅰ期心脏康复的适应证与禁忌证

原则上,所有成人及儿童心血管病患者,包括冠心病及 PCI、CABG 术后、心脏瓣膜置换术后、心力衰竭、心肌病、心律失常、心脏移植术后、大血管及外周血管手术后、先心病等,均应接受心脏康复治疗,只是由于耐受及疾病限制可选择性进行运动康复及呼吸锻炼。

相对禁忌证包括:

(1)安静时心率>120 次/min;

(2)安静时呼吸频率>30 次/min;

(3)血氧饱和度(SpO_2)≤90%;

(4)运动前评估 SBP>180 mmHg 或 DBP>110 mmHg;

(5)72 h 内体重变化 1.8 kg 以上;

(6)随机血糖浓度>18 mmol/L;

(7)静息时心电图上可以明确观察到有新的缺血证据;

(8)不稳定型心绞痛发作时;

(9)导致血液动力学不稳定的恶性心律失常;

(10)确诊或疑似的假性动脉瘤、主动脉夹层术前;

(11)感染性休克及脓毒血症;

(12)重度瓣膜病变手术前或心肌病心衰急性期;

(13)临床医生认为运动可导致的恶化的神经系统、运动系统疾病或风湿性疾病;

(14)患者不愿配合。

六、Ⅰ期心脏康复的流程

因冠心病、心脏瓣膜病、心力衰竭、心脏病相关手术住院的患者均应接受心脏康复项目的干预,包括早期评估和动员、判断及了解心血管危险因素和自我保健状况;综合的出院计划,包括过渡期医疗随访项目、家庭康复计划,以及正规的门诊心脏康复。

1. 早期病情评估

住院患者心脏康复服务的早期病情评估内容,包括完整的流程回顾及简短的患者面谈(表10-1)。其目的主要是:核实心脏病的诊断和目前的药物治疗情况;明确存在哪些心血管危险因素,开始制定干预计划;确定可能增加心脏事件复发危险的任何情况及合并症。

表 10-1 早期心脏病病情评估的内容

目前疾病	目前的征兆	目前的症状
——急性心肌梗死后	——房性心律失常	——典型心绞痛
——CABG 术后	——室性心律失常	——非典型心绞痛
——心力衰竭急性期	——低血压	——呼吸困难/气促
——猝死综合征后	——高血压	——眩晕
——不稳定型心绞痛	——其他:_____	——其他:_____
——导管操作后	——无	——无
——起搏器/ICD 术后		
——PAD		
——其他:_____		
既往病史	相关社会史	职业情况
——高血压	——婚姻情况	——目前外出工作
——糖尿病	——单身	——目前在家工作
——卒中	——已婚	——因病没有工作
——COPD	——离婚	——失业
——骨关节受限	——兄弟姐妹	——退休
——其他:_____	——父母	——照顾家庭成员
	——其他重要成员	

注:CABG,冠状动脉旁路移植术;ICD,植入型心律转复除颤器;COPD,慢性阻塞性肺部疾病;PAD,外周血管疾病。

个人面谈非常必要,除了核实患者的心脏病诊断、症状和治疗外,还可了解患者的个人史、家族史、社会关系等综合信息。面谈时尚须填写相关心血管危险因素评估表(表10-2)。心脏康复工作人员必须非常熟悉评估的流程及面谈的内容,需对患者的目标是否合理以及可行性作出评价,避免过早确立不现实的目标(如要求一出院就恢复工作或其他不切实际的活动)。

2. 患者教育及危险因素管理

住院期间的患者最容易接受健康教育,因此是最佳的教育时机。当患者身体情况稳定、有足够的精力和敏捷度、对疾病有理解能力,并且知晓自己的心脏问题时,即可开始危险因素管理。危险因素通常可分为不可改变的危险因素(包括年龄、性别及阳性家族史)、可改变的危险因素(行为性或生理性的危险因素)。行为性危险因素是患者矫正的目标或

表 10-2　心血管危险因素的评估(每一类均需回答)

吸烟	血脂异常	高血压
包/天:_____包	——住院前血脂水平异常	——住院前高血压
_____年	——既往血脂数值或入院	血压值 _____
——住院时戒烟	24 h 内血脂	住院时服药控制血压
——既往吸烟(戒烟	TC _____	停止/间断服药
超过 6 个月)	LDL-C _____	——不知道
——既往吸烟(戒烟	HDL-C _____	——血压正常
小于 6 个月)	TG _____	
——从不吸烟	——正常血脂水平	
缺乏体力活动	压力/心理相关问题	超重
——住院前体力活动	——高心理压力水平史	目前身高 _____
<3 次/周、<20 min/次、	——既往心理/精神治疗史	体重 _____
连续时间<3 个月	——无上述问题	BMI= _____
——规律运动者	——表现或行动	(正常:18~23.9 kg/m²)
	□生气　　□抑郁	
	□敌意　　□孤独	
糖尿病	嗜酒	
——血糖升高史/糖尿病	——饮酒 _____年	
FBG= _____	——白/红/啤酒_____ 两/日	
——正常血糖水平	——无	

靶点,通过生活方式改变和人群环境改变可达到预期的目标。而生理性危险因素则是在临床中经常需要测量的异常指标(如血压、血糖、血脂等),通过医护人员的药物干预指导和患者的行为方式改变可使危险因素控制达标。在危险因素的管理中,对患者及家庭成员的教育是一个整体。为患者分析发病诱因,从而避免再次发病;让患者了解心脏病相关知识,避免不必要的焦虑、紧张情绪;使患者了解心血管危险因素及控制危险因素的方法,可以提高患者的依从性。

生存教育的目的是帮助患者在家能合理处理心脏的突发问题。冠心病患者的生存教育具体步骤如下:

(1)请患者回顾心脏病发作时的症状和征兆;

(2)关注胸痛和不适特征,告知患者如何识别与心脏病有关的胸痛;

(3)告知患者如果采取有效的治疗与康复,可使心脏事件再发的可能性减小。

如果一旦发生心脏事件,应采取如下应急措施,步骤如下:

(1)停止正在从事的任何事情;

(2)马上坐下或躺下;

(3)如果症状 1~2 min 后没有缓解,立即舌下含服 1 片硝酸甘油;如果 3~5 min 后不能缓解或加重,再舌下含服 1 片;必要时 5 min 后再含服 1 片;如果经上述处理仍不能缓解,或无硝酸甘油时,应马上呼叫急救电话 120,并就近就医。

心脏事件发生后的患者戒烟干预的成功率高。建议在电子病历中植入戒烟板块,包括吸烟的问诊和戒烟的指导，以及相关的科普宣教。戒烟的引导让患者明白吸烟的不良后果，让患者知晓戒烟的益处，并使患者知道戒烟可能会遇到的障碍，如体重增加、抑郁、戒断症状等。戒烟后，有的患者体重可增加 5～10 磅（2.3～4.5 kg），这表明戒烟程序应同时包括：①膳食干预以减少热量的摄入；②体力活动以增加热量的消耗。各类专业人员（心内科医师、护士、康复医师等）共同参与，可以提高戒烟的成功率。

3. 康复活动及日常生活指导

接下来需要确定的是，住院患者何时开始康复活动。处于稳定状态的患者均可以开始康复活动：①过去 8 h 内没有新的或再发胸痛；②肌酸激酶和（或）肌钙蛋白水平没有升高；③未出现新的心力衰竭失代偿征兆（静息时呼吸困难伴湿啰音）；④过去 8 h 内没有新的明显的心律失常或心电图改变。

当患者活动后出现以下反应时，可以继续进行康复活动：①静息心率增加 20 次/min 左右；②与静息时相比，收缩压增加 10～40 mmHg；③心电监测未出现新的心律失常或 ST 段改变；④没有出现如下心脏症状：心悸、呼吸困难、过度疲乏、胸痛、头晕等。

康复目标应包括：①体能改善；②恢复工作；③减少危险因素；④心理健康；⑤家庭和社会协调。通常情况下，应遵循从卧位到坐位、到站立、继而下地活动、上一层楼梯或固定踏车训练等循序渐进的过程，并且应评估患者日常生活的能力，如刷牙、洗头、穿衣、洗澡等。如果没有出现不良反应，患者可继续步行至能耐受的活动水平。这个时期的运动康复和恢复日常活动的指导必须在心电、血压监护下进行，运动量宜控制在静息心率增加 20 次/min 左右，同时患者感觉不太费力（Borg 评分 < 12）。如果活动中出现不良反应，或静息心率增加大于 20 次/min，患者感觉费力（包括坐位和站位），均需要终止正在进行的项目。日常活动或步行时如出现不良反应，建议患者在他人的协助下进行此类活动，直到反应正常为止。活动的进阶应注意个体差异，低危患者（不合并心肌梗死或左室功能异常）的活动耐力可以快速增加；而高危或体力疲惫的患者，如心力衰竭或异常血压反应的患者（如收缩压不随中等强度活动而增加），则进阶应稍慢（表 10-3、表 10-4）。

表 10-3　适用于心脏早期康复的活动

活动	方法	活动强度（METs）	平均反应心率
如厕	便盆	1～2	比静息时增加 5～15 次/min
	尿壶（床上）	1～2	
	尿壶（站立）	1～2	
洗澡	床上洗澡	2～3	比静息时增加 10～20 次/min
	盆浴	2～3	
	沐浴	2～3	
走路	平坦路面		比静息时增加 5～15 次/min
	2 mph	2～2.5	
	2.5 mph	2.5～2.9	
	3 mph	3～3.3	

续表

活动	方法	活动强度（METs）	平均反应心率
运动	站立时： 上肢运动 躯干运动	2.6～3.1 2～2.2	比静息时增加10～20次/min
腿部体操		2.5～4.5	比静息时增加15～25次/min
爬楼梯	1层楼＝12个台阶： 下1层楼 上1～2层楼	2.5 4.0	比静息时增加10次/min 比静息时增加10～25次/min

注：METs，代谢当量；mph，英里/小时。

表10-4 住院期4步早期运动及日常生活指导计划

	活动强度 （METs）	活动	正常的心率反应 （与静息心率比较）
第1步	1～2	卧床休息至病情稳定 床边椅子坐立 床边坐便	增加5～15次/min
第2步	2～3	常规CCU活动，强调自我保护 床边坐位热身、床旁行走	增加10～15次/min
第3步	2～3	如能耐受，下床活动 站立热身 大厅内行走5～10 min，进行2～3次 （初次需监护）	增加10～20次/min
第4步	3～4	坐立淋浴 站立热身 大厅内行走5～10 min，进行3～4次， 上1层楼或踏车	增加15～25次/min

4. 出院计划

给予患者出院后日常生活及运动康复的指导，告知患者出院后应该做什么和不应该做什么；评估出院前心功能状态，如病情允许，建议出院前行心电图负荷试验或6 min步行试验，客观评估患者的运动能力和耐量，为指导日常生活或进一步运动康复计划提供客观依据；并告知患者复诊的时间，重点推荐患者参加院外早期心脏康复计划（门诊Ⅱ期康复）。

心脏康复应该贯穿治疗的始终。临床工作中最重要的是给患者提供连续的心脏康复治疗。从一住院就开始，出院后随即又继续，并与传统的以减少危险因素为主的门诊Ⅱ期心脏康复相衔接。心脏康复的组成部分（如患者教育、营养咨询、戒烟、运动等）应在患者入院后有序地提供给患者，但既往这些项目常常和患者的日常治疗相分离。设立临床路径的作用是有利于将患者的整个治疗和心脏康复进行整合。对于特定的患者(如急性心肌梗死后、CABG 术后患者)可以设立临床路径,有助于治疗的标准化(表 10-5),但临床路径也需要个体化以适合各种情形。作为临床指南,临床路径为住院期间患者的治疗及康复提供方案,患者治疗的各种种类(包括运动、咨询、诊断、出院计划、患者教育、药物治疗、饮食、戒烟)都须在路径上制定出来。表格式的临床路径可使整个治疗计划显得清晰可见,纵列是患者每日的治疗内容(包括咨询、活动、教育、出院计划),横列对应的是在治疗时间框架内院内治疗的康复服务。活动进阶和患者教育是住院患者心脏康复的核心内容,出院计划主要是心脏康复人员对患者进行出院前指导及心脏康复初次评估。

表 10-5　康复服务的临床路径范例

	第 1 天	第 2 天	第 3 天	第 4 天
咨询		心脏康复评估:活动的准备;学习的准备		
活动	床上休息至病情稳定,下床坐椅子上,床边大小便	例行 CCU 内活动,坐位热身,房内步行	下床,站立热身,大厅内行走 5～10 min,进行 2～3 次(初次观察)	下床,站立热身,大厅内行走 5～10 min,进行 3～4 次,上 1 层楼(观察)
教育	定位在 CCU,对事件及治疗方案作基本解释	评估患者对学习的准备,宣教生存课程——征兆、症状识别、硝酸甘油应用、急救计划	评估对学习的准备,宣教生存课程——安全因素(在家须防范的因素)	复习生存课程的内容,讨论出院后计划,需要时可联系的电话;心脏康复随访,何时何地;内科医师诊室就诊
出院计划				心脏康复出院前的面谈及随访服务评估:家庭、过渡期、门诊

合并症或并发症可以引起临床路径的变化,心脏康复专家可对病例进行逐一调整,并使其成文,以便康复团队的其他成员注意到这些改变,从而在实施时进行相应的调整(表 10-6)。

表 10-6　路径中可能存在的差异性

已存在的问题	心血管并发症
一般情况虚弱	术后出血
慢性肾功能衰竭	心律失常
脑血管意外	肺部感染
骨关节问题	围手术期心肌梗死
认知功能减退	左室功能减退
	脑血管意外
	手术后伤口感染

第十一章　门诊Ⅱ期心脏康复

1990年,美国心肺康复协会建议,将冠心病康复的不同发展阶段分为住院期、恢复期、持续发展维持期和维持期。各期内容为:(1)住院期(Ⅰ期):急性心肌梗死发病后或心脏手术后的住院阶段,主要康复内容为低水平体力活动和教育,一般为1~2周。(2)恢复期(Ⅱ期):出院后在门诊、疗养院或社区医院,主要康复内容为逐渐增加体力活动、继续接受卫生宣教,以取得最佳疗效,并经职业咨询恢复工作,一般为8~12周。(3)持续发展维持期(监护阶段Ⅲ期):将患者依临床情况分低危、中危、高危3个组别,其中,中、高度危险组列为必须监护和防止在康复过程中发生意外的重点对象,一般持续4~12个月不等。(4)维持期(非监护阶段Ⅲ期):坚持冠心病的二级预防,进行合适的体育锻炼,是维持期康复疗效的主要内容。

从心脏康复的分期可以看出,心脏康复的第1阶段主要是轻松的活动,床上坐位、关节活动和生活自理,或在病房或走廊里步行,限制性地爬楼梯等,这个阶段处于介入手术的恢复期。心脏康复的重点是从第2阶段开始,这一阶段要进行系统全面的康复训练,可以在出院前进行,也可以在门诊进行。而第3和第4个阶段根据患者的情况,大部分可以在社区或家里进行。从我国目前的医疗体制以及心脏科的现实情况来看,急性心脏事件处理后,绝大部分患者自行出院,进行心脏康复的患者非常少。究其原因,一方面是由于医生和患者缺乏心脏康复的理念,另一方面则是住院期间进行康复的费用过大,患者难以承受。

心脏康复是一个漫长的过程。从以上分期可以看出,几乎是一生的康复计划实施。因此,住院康复的费用、患者的依从性等等都是很大的问题。在目前心脏康复开展得比较好的西方国家,进行门诊心脏康复的患者越来越多,并已经成为一种趋势。

一、门诊心脏康复(Ⅱ期)同住院心脏康复(Ⅰ期)的比较

门诊心脏康复是心血管病患者的一种康复方式,与住院Ⅰ期心脏康复相比具有相同的康复效果。从某种程度上说,门诊Ⅱ期康复是住院患者康复治疗的一部分,也是Ⅰ期康复的延续。

门诊和住院患者的心脏康复指征是相同的,康复治疗方法也是相同的。但是,门诊患者和住院患者的康复治疗有着不同的要求。

1. 门诊Ⅱ期心脏康复的优点

院内或住院Ⅰ期康复是指严密监护下的住院期康复计划,主要集中于医疗护理、体力活动的恢复、危险因素和心理因素的评估、教育和改善。持续时间1~2周,分为急性期和亚急性期。出院前进行心肺运动功能测定,以决定心脏康复的危险分层和实施的监护策略。

院外心脏病的康复分为 2 期。第 1 期是院外康复期或早期门诊康复,疗程一般为3~6个月,进一步延续至 9~12 个月;第 2 期是院外长期维持的康复期,即社区/家庭预防康复。

出院早期门诊康复:本期是紧随出院后的康复期。时限由危险分层和所需的监护来决定,一般 3~6 个月。可以定义为康复治疗的紧密监护期,多在有康复设施的门诊进行,也可到康复医院进行。

维持期门诊康复:继续进行耐力训练和危险因素的控制。此期的心电监护仅在康复治疗出现症状时进行。维持期患者的运动耐力已进入平台期,其危险因素的管理已基本达标或稳定。维持期康复是否实施,可根据个体结果和医疗需要来决定。

门诊心脏康复的优点包括:

(1)贴近于家庭:门诊心脏康复的患者每天像正常人一样生活,有着熟悉的生活环境,保持和家人的密切联系,有家庭、亲友和朋友们的支持。同时,也有完整的社会交际,并可以保持一定的工作状态。

(2)便于培养患者对自己负责的精神:门诊心脏康复往往能够调动患者对康复治疗的积极性。患者能够过正常人的生活,能够有更多的时间自我约束、自我管理,能够每日在活动和康复之间平稳地过渡。这有利于患者保持良好的心态,去除焦虑情绪。

(3)紧凑的个人治疗方案:门诊康复的患者往往有较好的治疗氛围,能够根据病情进行小组治疗,有着较为高效的治疗程序,并保持与康复相关人员的频繁接触。

(4)高度的安全性:门诊心脏康复有着较高的安全性,治疗科室一般比较靠近急诊科,或与急诊科整合在同一个空间。一旦有问题,易于将患者转送急诊室,由专业的医护人员进行治疗。

(5)与康复后的治疗调养紧密结合:心脏康复是一个长期过程,最终还是要依靠患者在社区/家庭进行康复。门诊康复有利于患者更好地适应和理解康复过程,并且来源于同一科或诊疗组的患者容易联合形成心脏康复小组,便于长期坚持康复,也容易建立与医护人员的良好交流,方便转往基层康复治疗中心进行长期的康复。

(6)更高的成本—效益比:门诊心脏康复相比较而言更加简便易行,也便于双向转诊和转院治疗,但需要临床各个部门的协作。

2. 门诊Ⅱ期心脏康复的缺点

(1)门诊心脏康复的开展需要有一定的基本条件,包括一定的家庭条件、居住地同医院的距离不能太远等。同时,也容易受到人口流动的影响。门诊康复受到地理条件的影响和限制比较大。

(2)康复患者的相关信息可能会有所缺失,且患者流动性较大,不易长期坚持。

二、门诊心脏康复的获益

许多研究已经表明,门诊心脏康复同住院心脏康复的效果没有差异。甚至有研究证实,门诊心脏康复的效果在某些方面优于住院心脏康复(图 11-1)。总体上说,门诊和住院心脏康复都能明显降低心血管病的发病率和病死率,提高患者的生活或生命质量,体现其自我的心理满足。从长期来看,这两种康复方法都可以大大减少被动治疗所需的费用,

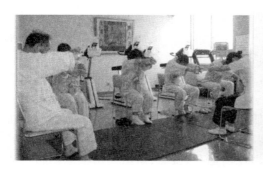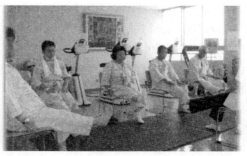

图 11-1　门诊心脏康复

提高成本—效益比，不但可以节省个人、单位的经费开支，也是对社会的主动贡献。研究表明，心脏康复对于心脏病患者来说具有广泛的社会和经济效益。有学者通过对 8440 例冠心病患者康复程序的追踪研究显示，与没有进行康复治疗的患者相比，这些患者的全因死亡率降低 20％～27％，而冠心病死亡率减少 31％，致残率降低 20％。

门诊Ⅱ期康复同住院Ⅰ期心脏康复相比，患者的活动能力更强，生活质量满意度更高，精神的愉悦度也更高，能够更快更早地重返社会和工作岗位。研究还表明，参加门诊心脏康复治疗的患者，其死亡风险和 3 年内再梗死的风险比没有康复的患者更低，与心脏康复治疗相关的生存获益越到后期越高。美国门诊心脏康复的患者平均 2～3 个月后就能够重返工作岗位。

从经济的角度来看，门诊心脏康复的费用更低，在德国，同一位患者门诊康复的费用比住院康复低 30％左右，从长期来看可以节省一笔非常大的费用。在我国尤其如此，门诊心脏康复的费用更易被患者和家庭所接受。

门诊心脏康复同住院康复相比，优势更加明显，更加符合中国的国情。这种心脏康复的模式也容易被各大医院所推广。同时，也更加适用于社区/家庭的康复医疗服务体系。从国家、社会和个人的经济支出来看，门诊康复无疑具有更佳的成本—效益比，适宜在我国进行大力的发展和推广。

三、门诊Ⅱ期心脏康复的流程

门诊康复期，即院外早期康复期。门诊康复一般在出院后 1～6 个月内进行，PCI、CABG 术后常规在 2～5 周内进行。与院内心脏早期康复不同，除了患者评估、患者教育、日常活动指导、心理支持外，此期的康复计划增加了每周 3～5 次心电、血压监护下的中等强度运动，包括有氧运动、抗阻运动、柔韧性训练等。每次持续 30～90 min，共 3 个月左右。推荐的运动康复次数为 36 次，但最少不低于 25 次。因目前我国冠心病患者住院时间控制在平均 7 天左右，故院内康复的时间有限，院外康复作为心脏康复的核心阶段，既是院内康复的延续，又是社区/家庭康复的基础。

1. 门诊教育干预

为有利于心脏康复项目的实施，门诊教育需要制定标准化的心脏教育计划，概括出相关的内容和主题；选择合适的、可读性强的辅助材料来加强教育效果；在开始宣教前应评估患者的学习准备情况;应对教育环节进行评估,必要时适当予以调整。

患者及其家属共同参与门诊宣教,有助于提高患者的依从性。患者和家庭指导性的宣教材料应该符合以下4项要求:①与国家指南保持一致;②在已证明有效的行为和教育项目基础之上,由卫生保健专家制定;③患者及其家属共同参与并提出意见;④由合适的机构管理部门或学(协)会批准。

教育干预的内容应包括以下5项:①降低心脏病风险(通过低脂膳食、血压管理、血脂管理、戒烟、糖尿病管理及压力管理);②管理心脏病急症(如心绞痛、可疑心脏病发作、运动时的疼痛或不适);③理解疾病进程(动脉粥样硬化、高血压、糖尿病);④保持心理健康(强调性功能、社会关系、抑郁、愤怒、敌意);⑤适应由疾病所带来的限制(家庭和社会关系、工作、爱好和休闲活动的角色改变)。

2. 二级预防干预

心脏康复的概念,作为一种综合降低危险因素的功能,被包括在心脏康复实践指南的心脏康复/二级预防的这一课题下。心脏康复程序在降低出院患者心血管危险因素方面起着关键的作用(表 11-1)。

表 11-1 心脏康复和二级预防程序中患者治疗结果的评估

重要项目	患者评估及治疗结果评估
患者评估	病史回顾:症状、危险因素、诊断、干预程度、并发症、用药和测试结果; 评估重要体征和临床表现;采用规范的测量工具,评估治疗的各种指标; 目标:制定1个针对短期和长期目标的治疗方案,以减少心血管危险因素,改善与健康相关的生活质量
调脂	评估血脂水平,目前采用的调脂方案及患者的依从性; 目标:LDL-C<100 mg/dl;二级目标:HDL-C>40 mg/dl,TG<150 mg/dl
控制 高血压	评估静息时血压、目前的治疗策略及患者的依从性; 目标:血压<130/80 mmHg
控制 糖尿病	评估糖尿病情况:HbA1c 和空腹血糖水平,目前的治疗策略及患者的依从性; 目标:HbA1c≤7.0;空腹血糖浓度为 80～110 mg/dl
控制体重	测定体重和身高,计算 BMI 值,评估危险性; 目标:如果体重达到危险级别,应要求患者坚持每日减少 500～1000 kCal 热量的饮食摄入,并坚持运动,至少减重 10%[1～2 磅(0.45～0.90 kg)/周]
心理调整	评估患者的心理障碍(抑郁、焦虑、敌意),对于有明显心理障碍者建议就诊于专业的心理学专家,以利于进一步的评估及治疗; 目标:减少心理障碍,增进其心理应对及应激处理能力,提高与健康有关的生活质量

续表

重要项目	患者评估及治疗结果评估
运动训练	评估运动能力以及患者对运动的反应； 目标：应制定个体化的运动处方，包括运动频率（次/周），运动强度（靶心率范围、主观劳累程度分级、代谢当量水平），持续时间和运动类型，以达到有氧运动、增强肌力和柔韧性、消耗能量的目的
体力活动咨询	评估当前（近7天）的体力活动情况：包括休闲和日常活动时间、频率和强度（如中等或高强度）； 目标：每周至少5天，30 min/d中等强度（3～5 METs）的运动；每周3～4天，20 min/d高强度（>6 METs）的运动，提高运动的依从性
营养咨询	评估饮食状况：饮食中脂肪、胆固醇、盐、热量的摄入，饮食习惯； 目标：依照需要制定个体化的饮食处方，提高饮食的依从性
戒烟	评估吸烟：目前，近期（戒烟时长<6个月）和既往的吸烟情况，或从未吸烟； 目标：戒烟及戒吸所有的烟草产品

越来越多的证据证实，积极、综合的危险因素处理，有利于提高患者的生存率，减少复发事件和介入治疗的需要，并提高患者的生活质量。美国心脏病协会（AHA）及美国心脏病分会（ACC）以循证医学为基础，制定了关于冠状动脉粥样硬化及其他心血管病患者的二级预防指南（表11-2）。我国于2012年12月也推出了冠心病康复二级预防中国专家共识，为心脏康复提供了强有力的理论支持。心脏康复程序的制定和实施，有利于缩小院外患者管理和指南间的差距。

表 11-2　AHA/ACC 冠状动脉粥样硬化与其他心血管疾病患者的二级预防

目标	干预措施
戒烟：完全戒烟避免暴露于吸烟的环境中	患者每次就诊时或访问时都应咨询并记录其吸烟情况； 建议每位烟民戒烟； 评估每位吸烟者戒烟的愿望； 为戒烟者提供咨询并协助其制定戒烟计划； 安排随访，推荐专门的程序或采取药物治疗（包括尼古丁替代治疗和安非他酮治疗）； 极力避免让工作场所或家里变为吸烟环境
控制血压	对所有患者而言：矫正生活方式，包括控制体重，增加体力活动，适度饮酒，减少钠盐摄入，同时强调新鲜水果蔬菜的摄入及低脂饮食； 对于血压≥140/90 mmHg者（糖尿病和慢性肾病患者血压≥130/80 mmHg者）：应采用降压药，如能耐受，先使用β受体阻滞剂或 ACEI 类药物治疗；必要时，辅以噻嗪类利尿剂以使血压达标（对于某些特殊心血管病患者的特别药物治疗的强制性适应证，请参照 JNC-8 的高血压指南）

目标	干预措施
调脂达标	开始饮食疗法:降低饱和脂肪(<总热量的7%)、反式脂肪酸和胆固醇(<200 mg/d)的摄入; 增加植物类固醇(2 g/d)和纤维素(>10 g/d)的摄入,以进一步降低 LDL-C; 鼓励每日进行体力活动及体重控制; 为降低危险,鼓励增加 ω-3 脂肪酸的摄入(鱼类或胶囊,1 g/d); 对于高甘油三酯者,通常需要更高剂量; 关于调脂:对于所有患者以及 24 h 内住院的急性心血管或冠脉事件患者要评估空腹血脂情况。对住院患者出院前应按下述建议开始调脂药物治疗; LDL-C<100 mg/dl,必要时进一步降至小于 70 mg/dl; 如基础 LDL-C≥100 mg/dl,开始降 LDL-C 的药物治疗; 如治疗后 LDL-C≥100 mg/dl,加强降 LDL-C 的药物治疗; 如基础 LDL-C 为 70~100 mg/dl,必要时可降至小于 70 mg/dl; 如 TG 为 200~499 mg/dl,非 HDL-C<130 mg/dl; 必要时将非 HDL-C 进一步降至小于 100 mg/dl; 降低非 HDL-C 的治疗措施:更强的降 LDL-C 治疗,或采用烟酸、贝特类药物(均在降 LDL-C 治疗之后); 如 TG≥500 mg/dl,为防止胰腺炎的发生,建议在降 LDL-C 之前就采用烟酸或贝特类治疗,在降 TG 治疗后,再使降 LDL-C 治疗达标;如果可能,将非 HDL-C 降至小于 130 mg/dl
体育运动:每次 30 min 以上,每周 3~5 天	对所有患者,依据运动史和运动试验评估危险,指导制定运动处方; 对所有患者,鼓励进行 30~60 min 中等强度有氧运动,如轻快走平路,最好每日增加一些日常活动作为补充(如工作间歇时间走路、庭院活动和家务劳动); 鼓励进行每周 1~2 天的抗阻力训练; 对于高危人群(如新近急性冠脉综合征或介入术后或心力衰竭)推荐有医学监护的运动训练
控制体重	与患者每次会见时均需评估体质指数及腰围,始终鼓励患者通过适当的体力活动和控制热量摄入以控制体重,将体质指数控制在 18.0~23.9 kg/m²; 如女性腰围(髂骨棘水平)≥80 cm,男性≥90 cm,应改变生活方式,并考虑代谢综合征的药物治疗; 鼓励患者体重比基础下降约 10%。如成功,进行进一步的评估,必要时。尝试进一步降低体重
糖尿病治疗	矫正生活方式并采用药物治疗,使 HbA1c<7%,并积极减少其他危险因素,如同先前推荐的体力活动、控制体重、控制血压及调脂等; 和患者的初级保健医师及内分泌专家协商糖尿病的治疗

续表

目标	干预措施
抗血小板和抗凝治疗	开始给予阿司匹林 100 mg/d，如无禁忌可长期服用。行 CABG 的患者应在术后 6 h 内服用阿司匹林，以防止静脉移植物闭合；如不能耐受，可用氯吡格雷 75 mg/d 替代； 对于急性冠脉综合征和接受过 PCI 术的患者，开始用氯吡格雷 75 mg/d 治疗，并联合阿司匹林使用达 12 个月左右〔金属裸支架植入至少使用 1 个月，西罗莫司（雷帕霉素）涂层支架至少 3 个月，紫杉醇涂层支架至少使用 6 个月〕；急性冠脉综合征患者，可口服普拉格雷 10 mg/d 或替格瑞洛 90 mg/d，每日 2 次，以代替氯吡格雷，疗程为 12 个月； 对于阵发性房颤、慢性房颤或房扑患者，心肌梗死后患者有适应证时（如有房颤或左室血栓），按 INR 2.0～3.0 给予华法林； 联合使用华法林与阿司匹林或氯吡格雷时要严密监护，因为此时出血危险性增加
肾素—血管紧张素—醛固酮系统抑制剂	所有左室射血分数（LVEF）≤40％和有高血压、糖尿病或慢性肾脏疾病的患者，只要没有禁忌证都应开始并长期服用 ACEI/ARB； 所有的其他患者都可考虑使用； 对于 LVEF 正常的低危患者（心血管危险因素被完全控制），或已经行血运重建术的患者，必要时可使用 ACEI/ARB； ARB 用于不能耐受 ACEI 的患者、心力衰竭或心肌梗死导致 LVEF≤40％的患者； 对于收缩功能不全的心衰患者，可考虑联合使用 ACEI/ARB、β受体阻滞剂、醛固酮受体拮抗剂（金三角）； 用于心肌梗死后，没有明显肾功能不全或高钾血症，已接受治疗剂量 ACEI 或β受体阻滞剂，LVEF≤40％的患者，同时也适用于糖尿病或心力衰竭患者
β受体阻滞剂	如无禁忌可开始并长期用于所有心肌梗死、急性冠脉综合征和左室功能不全，伴或不伴有心力衰竭症状的患者； 如无禁忌可考虑长期用于其他所有冠心病或血管疾病或糖尿病患者
接种流感疫苗	建议心血管病患者接种流感疫苗

　　大量的临床试验表明，对于确诊的冠心病和其他动脉粥样硬化性疾病的患者，采取积极降低危险因素的措施是有效的。

　　心脏康复后广泛生活方式干预研究（Extensive Lifestyle Management Intervention，ELMI）表明，在导致治疗不能达标的所有原因中，患者本身的因素占了 74％，医疗体系原因占 23％，医师原因占 3％，这一差距为系统地改善医疗（如出院治疗、心脏康复）和治疗达标提供了机遇。

3. 心理、社会支持

指导患者积极地应对疾病后的挫折、抑郁和焦虑,树立信心,提高生活质量,早日恢复正常的生活秩序。

4. 改变久坐的生活方式

研究表明,中等强度的规律运动可增强内皮功能。中等强度和每周 3～5 天的运动对于二级预防来说,可能是最有效的运动处方。

参加二级预防项目,常规是从运动训练开始,工作人员应在患者入选时评估其在事件前的活动习惯,并通过运动试验来评估患者的活动能力。

5. 评估与危险因素分层

需要判断对预后有重要影响的 3 个因素:缺血心肌的数量、左室功能受损的程度和心脏基础疾病致心律失常的危险性。对患者的初始评估应包括:既往及目前与心血管病相关的诊断、症状和危险因素、并发症与合并症;平常的生活方式和运动习惯;心理状态与社会支持情况;必要的心血管辅助检查,如心脏损伤标志物、超声心动图(判断有无左心扩大和左室射血分数降低)、心脏负荷试验等。

6. 运动期间的医学观察

在健康状况改变、出现症状、有其他疾病进展的证据或运动强度增加时,不论患者是否有持续的心电监测,运动中应加强对患者的医学观察。运动前、中、后临床参数的监测可进一步提高安全性。作为医学观察的一部分,康复人员必须给患者提供全面的教育。患者在症状、临床表现、健康状态及对运动的反应发生变化时,需进行自我评估,并报告给心脏康复人员。通过与患者的交流和坚持对患者进行评估(包括健康状态及对运动处方的耐受性),可以确保运动的安全性和有效性(图 11-2、表 11-3、表 11-4)。

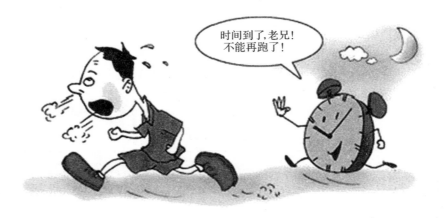

图 11-2　心脏康复的安全性问题

表11-3 心脏康复的二级预防方案中减少运动风险的策略

方案策略

确保所有患者均经医师看过、入选方案前经过适当的评判,并有定期随访;

制定针对不良事件的应急计划,对所有医务人员经常进行急诊事件的模拟并进行评判;

保障医师在急性和非急性事件中的作用;

确保现场能提供医学观察、监测和复苏的设备,包括除颤器(以及设备的维护)及相应药物;

强调运动时限与运动强度之比,尤其是高危患者。

患者教育

强调患者必须警惕征兆的变化,无论在家中还是在参与方案的实施中,包括胸部不适和其他类似心绞痛的症状、头晕或眩晕、脉搏不规则、体重增加、气促等;

教育患者的应急处理;

强调患者依从运动处方的重要性(如目标心率或感觉劳累前、运动负荷、用力时限和运动设备的选择);

强调放松运动的重要性;

提醒患者根据各种环境条件调整运动级别的重要性,如热度、湿度、寒冷程度和海拔等。

运动期间

开始运动前,评估每位患者最近的变化,包括体重、血压、用药情况和心电图;

适当应用持续或间歇性的心电监护;

如有必要,根据患者运动前的情况和对运动的反应,调整规律运动的强度和时限;

运动期间和运动后保持观察状态,包括定期检查淋浴房或更衣室,直到患者离开;

适当调整娱乐活动和减少比赛。

表11-4 运动危险观察的监测力度推荐

运动低危患者

要有6~18个运动阶段,或事件后30天,或运动后阶段,应在医学观察下进行;开始时给予连续的心电监测,并在适当的时候(如6~12个周期)逐渐降为间歇性心电监测;

对于低危患者,心电图和血液动力学应该保持正常,在运动中和运动后不应该出现异常的体征和症状,运动方案的具体进阶应该是适中的。

运动中危患者

要有12~24个运动阶段,或事件后60天,或运动后阶段,应在医学观察下进行;开始时给予连续的心电监测,并在适当的时候(如12~18个周期)逐渐降为间歇性心电监测;

对于降至低危的患者,运动中心电图和血液动力学应该保持正常,运动中和运动后不应该出现异常的体征和症状,运动方案的具体进阶应该是适中的;

运动中和运动后出现异常的体征和症状,可能需要大幅度降低运动级别。此类患者应保持在中危范围之内,甚至可转到高危范围。

运动高危患者

要有18~36个运动阶段,或事件后90天,或运动后阶段,应在医学观察下进行;开始时给予连续的心电监测,并在适当的时候(如18、24或30个周期)逐渐降为间歇性心电监测;

对于降到中危的患者,运动中心电图和血液动力学应该保持正常,运动中和运动后不应该出现异常的体征和症状,运动方案的具体进阶应该是适中的。

二级预防时,参与评估患者的安全性和疾病的进程有助于医务人员建立良好的治疗模式,有助于患者理解并形成健康的生活方式,并尽可能辨别最有效的治疗方案。为确保运动的安全性,加强医学观察和必要的心电监测很重要。康复医师必须制定个体化的运动方案,并在整个运动方案的实施中,应该随时到位进行医学会诊和处理急诊情况。一份完整的心脏康复方案必须保证患者在训练现场发生急诊事件时,医师必须在 3 min 内能到达现场。

心脏康复最关键的责任是给患者提供一个安全的运动环境,时刻准备,一旦出现医疗问题,能立即提供医疗救护。不论服务地点是在医院、独立中心、社区场所,还是在家中,这种责任都是至关重要的。

四、门诊心脏康复的潜在危险

心脏康复运动方案是很安全的,运动训练中的死亡率和心肌梗死的发生率极低。然而,尽管患者在入选时和每日开始训练前都会被全面评估,但训练前、中、后发生不可预测并发症的可能性还是存在的,尤其是进入方案的高危患者较多时。

医院和其他场所(门诊)应提供必要的急救设施和药品,并提供进一步完善和细化了的准备工作和服务实施。

当患者入选心脏康复方案时,保健人员应该确定预立生命遗嘱的文件是否存在。如果存在,应该传达到所有的保健成员。另外,所有医疗救护和医疗救助机构,都需要提供并培训患者关于预立遗嘱的相关知识。

尽管患者在入选心脏康复前已经被评估,但患者的临床状态可能随时发生变化。另外,危险分层模式和常规的诊断过程,如踏车试验,不可能辨别所有患者运动相关事件的危险,尤其是应用运动风险模式不是用踏车试验来进行诊断时。相应地,在运动环境和模式发生变化时,仔细观察患者是非常重要的。

在急性心肌梗死早期活动的益处和安全性得到肯定后,对冠心病患者运动的顾虑得以减轻。同时,由于患者住院时间逐渐缩短,出院后的康复计划也逐渐形成,即门诊Ⅱ期和社区/家庭Ⅲ期心脏康复。此时的心脏康复,仍强调运动训练为其核心。因此,对运动安全性的考虑仍处于重要的位置。1975 年,Abraham 等报道,心肌梗死早期有心绞痛或充血性心力衰竭的患者,可以从心脏康复中获益,但再发心脏事件和死亡率明显高于无并发症患者。因此,Abraham 建议推迟这部分患者的活动时间,待病情稳定后,在密切监护下逐渐进行适宜的活动。到 20 世纪 70 年代后期,运动危险分层的概念才得以提出。

虽然危险分层概念被提出,但使用哪些因素进行危险评估,哪种评估模式可有效区分不同危险度的患者,危险分层对临床有何指导意义,这些问题在 20 世纪 80 年代才得到大量的研究。1985 年,Krone 等报道,出院前的心电图运动试验有助于识别可能发生缺血性事件的患者。出院前低水平/症状限制性运动试验,对于预测再发事件风险比梗死后 6 周进行的亚极量运动试验要准确。Starling 等的研究显示,接受早期低水平运动评估但不能完成的心肌梗死患者,再发心肌缺血或梗死的风险非常高,近期死亡率在 20% 以上。Krone 等的研究显示,能够顺利完成低水平运动试验的患者,再发心肌缺血或梗死的风险明显降低,死亡率在 10% 以下。Dwyer 等对根据不同亚组患者特点设计的康复程序进行康复治疗,结果显示,这些个性化的康复治疗提高了急性心肌梗死患者的生存率。至此,危险分层的概念开始得到重视。1983 年,De Busk 等开始倡导危险分层,提出根据心脏病患者发病后的临床表现、动态心电图、心脏超声、心室晚电位、运动试验及放射性核素心肌断层显像等,对心肌损害范围、左室功能、残存心肌缺血,以及严重室性心律失常的程度进行评价,将患者分为低、中、高危险性人群(表 11-5)。

表 11-5　冠心病心脏康复患者的危险分层

低危(每一项都存在时)	中危(不符合典型高危或低危者)	高危(存在任何一项)
·运动或恢复期无症状,包括无心绞痛症状或征象(ST 段下移); ·无静息或运动导致的复杂性心律失常; ·AMI、CABG/PCI 术后无合并症,AMI 溶栓后血管再通; ·运动或恢复期血液动力学正常; ·无心理障碍(抑郁、焦虑等); ·左室射血分数(LVEF)＞50%; ·心功能储备≥7 METs; ·血肌钙蛋白浓度正常。	·中等强度运动(5～6.9 METs)或恢复期出现包括心绞痛的症状/征象; ·LVEF 为 40%～49%。	·低强度运动(＜5 METs)或恢复期出现包括心绞痛的症状/征象; ·静息或运动时出现复杂性心律失常; ·AMI 或心脏手术等合并心原性休克或心力衰竭; ·猝死或心脏停搏的幸存者; ·运动时血液动力学异常(特别是运动负荷增加时收缩压不升或下降,或出现心率不增); ·心理障碍严重; ·LVEF＜40%; ·心功能储备＜5 METs; ·血肌钙蛋白浓度升高。

几十年来,危险分层在心脏康复中的意义没有太大的变化。低危患者与大多数成年人一样,可以在无监护条件下进行锻炼;中、高危患者应延迟运动,或在医师/康复治疗师监护下进行锻炼。但危险分层的制定已有 20 余年,随着医学的不断进步,危险分层需要不断更新,如脑钠肽已在临床上用于评价心功能和预后,炎症因子高敏 C 反应蛋白也被发现与心血管病患者的预后相关,这些是否需要纳入危险分层还有待于进一步的研究。

由于急性心肌梗死患者 Ⅰ 期康复训练有医师的监督、在心电图监护下完成,运动的安全性得到了系统保证。随着医疗器械的不断更新,运动监护设备更加完善,使得中、高危患者同样可在监护下接受运动训练,甚至不需住院康复治疗。

工作人员必须通过评估患者的变化,及时预测和辨认一些急症问题,并提供适当的干预。值得注意的是,在许多急诊案例中,患者都会出现预兆的体征和症状。如果患者的其他疾病比较稳定而常规临床状态发生了变化,这就提醒工作人员可能发生了突发的医疗问题。

1. 患者在每次运动周期前都应该检测的常规内容

(1)患者上次就诊后的病情变化情况;

(2)心率和节律;

（3）当有指征时的心电图检查；

（4）体重；

（5）血压；

（6）用药的依从性。

对于心脏康复人员容易辨别的一些临床问题，应该准备提供即刻的积极干预。新发生的或变化的体征和症状应该报告给医疗负责人和相关医师。

2．心脏康复人员容易辨别和需要干预的临床问题

这些临床问题包括：①新发心绞痛或发作方式改变；②新发心律失常或发作方式改变；③失代偿性心力衰竭；④低血糖或高血糖；⑤晕厥或几乎晕厥的事件；⑥低血压或高血压；⑦运动耐量下降；⑧跛行；⑨抑郁；⑩心脏或呼吸停止。

（1）心绞痛和心肌缺血

胸部不适或心绞痛类似症状（如不典型的胸闷或气促）的性质、程度以及频率、持续时间和诱发因素（如体力活动、寒冷刺激、饱食后和情绪紧张等）应该记录在案。如果运动时出现心绞痛或缺血改变，应记录相应的体征和症状（如头晕、血压下降）及体征、症状出现时的运动负荷和心率血压乘积。

（2）心律失常

心律失常的频率、持续时间和类型，包括伴随的体征和症状，应该记录在案（如心电图的缺血表现、头晕、几乎晕厥的事件）。要记录的心律失常应包括运动相关的室性早搏、房室传导阻滞、症状性心动过缓、房性或室性心动过速及室内传导延迟，但不仅限于这些情况。

（3）心力衰竭

某些体征和症状，如休息或日常活动时出现气促、体重增加、水肿或活动耐量下降，可能预示心力衰竭加重，而且应该记录在案。

（4）低血糖和高血糖

连续记录运动前或运动后低血糖或高血糖（1型或2型糖尿病或胰岛素抵抗患者），以及是否有症状。

（5）晕厥和几乎晕厥的事件

记录应该包括事件的发生、持续时间、严重程度，以及血压和心律情况。

（6）低血压和高血压

连续记录运动前或运动后伴有体征和症状的低血压、持续的静息高血压或运动时的血压过度增高。

（7）运动耐量下降

疲劳感或在相似的运动负荷前提下RPE增加、不能耐受常规的活动量，以及运动引发的血液动力学异常应该记录在案。

（8）抑郁

持久抑郁或情感状态发生变化时，应被进一步评估，以确定治疗的必要性，并排除自杀的风险。根据患者的情况，立即介绍给患者的初诊医生，有可能的话还可求助于心理专家。

（9）间歇性跛行

注意跛行的开始、持续时间和严重程度，以及症状发生时的运动负荷。

这些情况发生时，对每种情况都应进行随访，包括记录所有干预措施或医学治疗的变化情况。另外，也应该提醒患者这些临床表现的体征和症状。

3. 总体临床状态评估和干预措施

在评估临床或急症问题时，或出于总体评估的目的，心脏康复工作人员应该描述并记录患者临床状态的评估情况，并采取适当的干预措施。

（1）患者临床状态的适当评估应该包括以下几个方面：

1）自诉病史并描述症状（程度和类型）、诱因和方式的改变；

2）心率；

3）血压；

4）心电图监测（有诊断价值，1个导联以上）；

5）如果不能做诊断性心电图监测，需做12导联心电图；

6）近期运动试验或药物负荷试验的结果；

7）心肺听诊；

8）脉搏或周围灌注情况的评估；

9）检测血氧饱和度；

10）认知水平的评估；

11）血糖水平。

（2）基于这些评估，如果可能，应采取如下干预措施：

1）不可开始运动或终止运动；

2）协助患者采取舒适的坐位或卧位；

3）安慰患者以平稳情绪；

4）监测血压和心率/心律；

5）吸氧；

6）舌下含服硝酸甘油；

7）根据规定的策略口服或静脉补糖；

8）建立静脉通路，进行静脉滴注；

9）给予基础生命支持（BLS）；

10）给予进一步生命支持（ACLS）和持续生命支持（PLS）；

11）转运到心导管室、重症监护病房或急诊室；

12）如在独立的康复中心，应转到医院或立即给予急诊抢救；

13）通知制定方案的医疗负责人或转诊医生；

14）通知患者家属。

第十二章　社区或家庭Ⅲ期心脏康复

心脏康复疗法是一种系统性的治疗手段,融合了心血管病学、康复病学、营养学、运动医学、心理学,通过综合评估、有效药物、有效运动、有效营养、有效控制危险因素、心理支持和提高患者自我管理能力,使患者的躯体、心理、社会、职业和情感恢复到健康状态,降低再次发病率和早死的风险,有望打破心脏病的恶性循环。日本、美国、欧洲各国都已认识到心脏康复对心血管病患者治疗的重要价值,均已将心脏康复纳入了医疗保险的支付范畴。

心脏康复治疗在我国发展缓慢,尤其在经济不发达地区。主要原因如下:(1)缺乏医保政策支持,部分患者无能力支付心脏康复的治疗费用;(2)临床医师缺乏心脏康复的相关技能,医院的空间、设备、人力有限,无法提供有效的治疗;(3)患者由于家庭住址距离医院很远或活动能力、工作时间受限等诸多实际问题,无法到医院接受心脏康复治疗。

社区/家庭Ⅲ期康复,也称院外长期康复,为心血管事件1年后的院外患者提供预防和康复服务。这是院外早期康复的延续,包括社区卫生院、就近专业康复机构或养护院的康复和真正意义上的社区/家庭(居家)康复。这个时期,部分患者已回归工作和恢复日常活动。为减少心肌梗死或其他心血管疾病的风险,强化生活方式的改变,进一步在运动康复是必要的。此期的关键是维持已形成的健康生活方式和运动习惯。另外,运动的指导应因人而异。低危患者的运动康复无须医学监护,中、高危患者在运动康复中仍需医学监护。因此,对患者的评估十分重要,低危及部分中危患者可进一步进行社区和家庭康复,高危及部分中危患者应转上级医院继续康复。此外,纠正危险因素和心理、社会支持仍需继续落实,社区应提供相应的医学教育、运动康复场所,这有助于提高心脏康复的依从性。

社区/家庭心脏康复不需要特殊的场地和设备,可依赖社区的一些康复设施。患者在医院接受定期评估和处方,在社区/家中执行处方,不仅可以解决患者因时间、距离和医疗费用受限无法接受心脏康复的问题,也可以解决医院层面因无场地、设备和工作人员而无法开展心脏康复的问题。国外研究显示,标准化的社区/家庭心脏康复的临床获益等同于医院的心脏康复,可以作为传统心脏康复模式的替代模式。

第一节　国内外社区/家庭心脏康复的概况

一、国际社区/家庭心脏康复的发展

英国国民医疗服务体系(NHS)是世界上最具成本—效益的体系之一,为英国国民健康水平的提高作出了巨大的贡献,一直被世界卫生组织所推崇。其社区医疗承担了整个

医疗体系近九成的服务量,既省钱、又高效。也就是说,英国以约占 GDP 9％的卫生总费用,获得了世界全民健康保障体系的典范医疗。英国设立的冠心病国家服务中心,目前已经纳入 57％的心肌梗死和 PCI 术后的患者,并希望将 85％的患者纳入康复项目之中。

在德国,据统计已设立包含 6000 多个心脏康复治疗团队、涉及约 120000 例功能社区康复患者的全国性机构,并且致力于建立包括心内科医师、康复治疗师、心理治疗师、社区工作人员、营养师以及护士在内的多学科康复团队。其目的是为了延长并巩固心脏康复的疗效,扩大心脏康复的受益人群。

目前,美国也正在进行心脏康复持续改进项目,希望通过实施社区心脏康复项目以改善心脏康复的质量。

国外的经验表明,心脏康复应该以社区为基础,家庭为依托,三级医院为支撑,只有这样,才能建成可持续的、良性发展的心脏康复体系。

二、社区/家庭心脏康复获益的循证支持

Sultan 等的研究显示,社区心脏康复和院内心脏康复在健康状况和健康行为的疗效评估上呈现相似性,社区心脏康复的效果得到了充分的肯定。欧洲心脏病学会和美国心脏病学会的指南均强调慢性心衰患者进行社区运动治疗的重要性和必要性。

HF-ACTION 纳入 2331 例心衰患者,进行为期 3 个月的功能社区康复运动训练,继以居家自主运动,3 个月后运动组的生活质量量表评分较对照组显著升高。据此可以认为运动治疗能改善患者的生活质量。

Belardinelli 等研究心衰患者长达 10 年,发现运动组患者最大耗氧量超过预测值的60％,对照组最大耗氧量则逐渐下降,且运动组的生活质量评分更高。另外,社区运动治疗可以扩大动脉管径、减小动脉管壁厚度,改善动脉血管重构的效果更佳。

日本学者进行了连续 16 年的社区心脏康复研究,结果显示,心血管病患者在心电监护和非监护下开展心脏康复,无 1 例发生心脏事件。心肌梗死后 6 个月的功能社区康复期接受运动疗法 116948 h,在心电监护下无 1 例患者因心脏康复治疗而发生致死性心脏事件,这显示社区心脏康复具有相当高的安全性和可靠性。

德国和其他国家的多项研究表明,积极有效的社区心脏康复干预措施,可以减少疾病的负担,节约医疗成本,并直接转化为社会和经济效益。

社区心脏康复已被证明是心血管病治疗、康复和预防行之有效的方法。因其具覆盖广、便捷性、经济性、易行性、安全性和有效性的特点,而在我国心血管病防治中的作用日益凸显。

三、中国社区心脏康复的必要性

中国有着广泛和强大的社区医疗机构,而且社区卫生服务体系相对完善,基本可以覆盖到有心脏康复需求的患者。另外,各个社区(小区)拓展了一些服务于居民的康复场地,也配置了一些康复设施。国家通过卫生资源的持续调整,实现医改的战略目标之一就是吸引更多的患者回归基层,使社区医疗在心血管病"防—治—康"上起到基本医疗和公共防控的双重作用,真正形成"小病在社区、大病在医院、康复回社区"的有序医疗服务格局。

社区医疗"六位一体"的患者友好型医疗特点,决定了社区和家庭是心脏康复持续实施的主战场(图 12-1)。

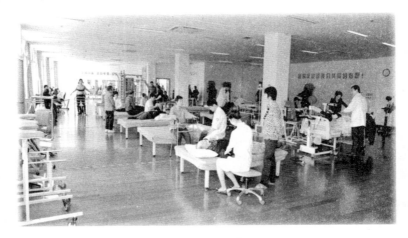

图 12-1　社区心脏康复

四、目前社区心脏康复的困境

虽然心脏康复为患者带来了巨大的获益,但在这一领域,全球均面临着患者心脏康复参与率低的问题。即使在欧美发达国家医保广覆盖的情况下,也仅有 1/3 患者接受了康复治疗。而且,患者的社区心脏康复项目在一些地区的中途退出率较高。为促进心脏康复的开展,欧洲心脏康复/预防学会于 2010 年发布了指导性文件《通过心脏康复带动心血管疾病二级预防:从认识到行动》,其目的是通过设计和发展更加细化的心脏康复规范标准,使社会各界(医务工作者、保险业、政府和患者等)认识到心脏康复的综合特点,让所有心脏病患者都能获得康复服务。

社区心脏康复因其交通便利,加上低成本、高效率的运作模式,更易吸引患者。Robinson等证实,心脏康复的快速跟踪服务模式对于低危患者有效,并显著提高患者的依从性。Hamalainen 等提出,相对简单的社区心脏康复与复杂的医院心脏康复效果基本相同,并且社区心脏康复因交通便利,更能提高患者的依从性。De Gruyter 等的研究提示,心脏康复带来的双赢获益需要社会宣传、患者知晓、临床实践和实施改革才能更好地实现。

与欧美发达国家相比,我国医学界对心脏康复的关注和实践还远远不够。其原因可能在于:

(1)我国的医疗模式仍处于高度发达的生物医学模式之中,或正处于由单纯的生物医学模式向"生物—心理—社会—环境(生态)"医学模式转变的过程之中,医务人员在临床实践中对于心脏康复的认识尚不足;

(2)患者对心脏康复的重要性缺乏认识,宁愿"花大钱治病",也不愿"花小钱防病";

(3)心脏康复不在医保覆盖范围之内,患者对心脏康复的相关医疗费用的承担能力不足;

（4）未建立系统的心脏康复理论体系和培训机制，缺乏相应的专业人才；

（5）在现有的医疗体制下，心脏康复工作的经济回报较低，从业人员的积极性不高，主动性也不足。

目前，我国的心脏康复实践主要集中在三级医院，门诊、社区/家庭康复几乎是一片空白。随着分级诊疗的开展和双向转诊制度的实施，以及医联体/医共体、心脏康复联盟的建立，三级医院的主要医疗任务将集中在疑难杂症、危急重症的诊治上，心脏康复工作应逐步由社区卫生服务机构和家庭来承担。三级医院和基层医院应形成合理的分工合作体系，患者在三级医院接受介入诊疗等Ⅰ期康复后，由三级医院的医师制定患者出院后的心脏康复方案，由基层医院来协助患者完成出院后的康复和长期随访（Ⅱ、Ⅲ期康复）。

五、社区智慧型心脏康复发展的前景

移动互联网技术正在深刻地影响着人类生活，也深刻地改变了传统的医疗卫生行业，为社区/家庭心脏康复注入了新的活力。

首先，在医联体/医共体内，智慧医疗把医院和社区心血管病患者的"防—治—康"连接在一起。同时，也通过利益链和机制把服务连接在一起，通过合理的双向转诊推进了分级诊疗。

其次，智慧医疗将促进社区心脏康复的规范化、标准化开展。在互联网平台上，三级医院患者的心脏康复方案、转诊社区康复处方的执行情况，以及患者自我康复的数据监测信息都能共享，利用实时评估和决策系统，智能化指导患者的康复。

再次，智慧医疗将促进社区心脏康复的高效、便捷、低成本运作。智慧医疗，特别是移动可穿戴设备，可实现患者的自我监测，培养患者自我康复的意识，如运动康复监测可通过手机APP实现患者自我观察，并把相关数据上传至云平台，实现数据主动监测和被动监测相结合。利用移动互联网平台，社区心脏康复可以突破地域限制，节约时间成本和医疗成本，提高社区心脏康复的效率，促进医疗资源更合理地配置。

美国心脏康复/二级预防指南提出，移动医疗技术的高度发展是智慧医疗的关键因素，是社区心脏康复充满想象力和活力的新模式。它给突破传统康复的局限性带来了新的机遇，可以真正提高患者的依从性，这种充满梦想的新模式可能会使Ⅰ、Ⅱ、Ⅲ期心脏康复的持续性医疗变为现实。

六、我国社区心脏康复仍需解决的问题

尽管我国心脏康复工作的开展仍面临很多困难，但心脏康复确实是一项利国利民的大事，应从长计议。在互联网不断普及、医疗手段逐渐智能化的当下，心脏康复工作的开展也可以借助各种新型智能设备与信息平台，并将收集到的患者信息用于心脏康复大数据库的建立。

心脏康复是药物、手术、介入治疗无法替代的一环，是心血管病治疗的重要组成部分。无论具体采取怎样的手段，我国心脏康复的开展都是一项势在必行的工作，将使广大的心血管病患者最终获益。

（1）政策保障：社区心脏康复应纳入国家医保社保医疗目录及商业保险目录，保证患

者在社区有 3～6 个月的心脏康复时间,以达到最大的医疗成本—效益比;

（2）技术支持:实施社区心脏康复适宜技术的规范化培训,使社区"六位一体"的医护团队能胜任心脏康复工作;

（3）示范效应:发挥三级医院心脏康复的示范效应,在制度上保证三级医院的患者在出院时都享有心脏康复的个体化方案,以利于患者早日进入社区心脏康复程序,提高其依从性,真正提高救治的效益,改善预后。

（4）上下联动:鼓励三级医院—二级医院—社区—家庭的心脏康复模式的继续探索创新,上下联动,使全国形成多个医联体/医共体和心脏康复联盟。心脏康复中心之间要互相借鉴,形成多种策略互相联合的态势,走出一条中西医结合、多层次分级联动、具有中国特色的心脏康复之路。

第二节　社区/家庭心脏康复的重要性

随着我国医疗改革的不断深化,药品/耗材零差价率的实施,大型仪器设备检查价格的下调,医事服务费的增加,心脏康复治疗尤其是社区/家庭心脏康复以评估、诊病、咨询、非手术治疗为主要手段,医疗投入很少,因此医疗净效益也很大。从医院运营角度考虑,可以改善药占比,减少医疗消耗,增加医疗净效益。无论是三级、二级医院,还是社区卫生院、养护康复机构,都应该重视社区/家庭心脏康复治疗的作用,并积极推进这项工作。

研究显示,PCI 术后至少 20% 的患者每年重复住院治疗。国外的研究数据显示,接受心脏康复治疗,可以在现有治疗基础上降低 30% 的再住院率。因此,以全国 2017 年PCI 数据计算,60 万余例冠脉支架植入的患者如果接受心脏康复治疗,可以避免 18 万例患者的再住院。按每例住院收费 10000 元计算,可以节省医疗开支达 18 亿元。同时,可以增加患者的满意度,改善医患关系,提高患者的健康寿命年,具有非常重要的社会效益和经济效益。

我国医务人员因担心家庭心脏康复的风险、获益和质量控制,迄今很少有机构开展真正意义上的社区/家庭心脏康复。国内胡大一、丁荣晶项目组以国家"十二五"科技支撑计划为依托,探讨家庭心脏康复模式的价值。通过制定家庭心脏康复标准化流程,开发家庭心脏康复培训教材,以及家庭心脏康复的操作手册和光盘,经过在 2 家医院的试点,证实采用家庭心脏康复标准化流程,不仅有效改善患者的治疗依从性、运动能力和危险因素达标率,而且非常安全。社区/家庭心脏康复可以作为国内很多医院,特别是二级医院以下的医疗机构和社区卫生院、专业养护康复机构首先采用的心脏康复治疗模式。

社区/家庭心脏康复不仅是传统心脏康复模式的延续,也可以作为传统心脏康复模式的替代模式。社区/家庭心脏康复的优势是,不需要特殊的场地和设备,因地制宜,可利用社区卫生院的门诊、病房和心功能检查室,由上级医院或有能力的基层医疗机构心内科医师或全科医师,联合心电图技师进行心肺功能评估和心脏康复处方制定。患者根据处方内容在社区或家中完成心脏康复的各项治疗,每个月回到上级医院或社区卫生院进行 1 次全面评估,接受心脏康复处方的调整和更新,最终完成 3 个月的社区/家庭心脏康复处方。

重视社区/家庭心脏康复的原因是,心脏康复需要一个长期的计划和坚持,需要较长的维持治疗和康复周期,并辅以长期的维持性医疗保健服务。住院康复治疗往往花费大,院外康复常常无专业医务人员指导,存在风险大、依从性差、效果差等问题。因此,社区/家庭心脏康复必将成为心脏病治疗必须长期坚持的主要形式,是心脏康复的重要环节。

社区/家庭心脏康复模式,需要加强三级医院专科护理、社区护理、家庭护理三者之间的紧密联系和合作。三级医院承担患者的评估、指导和帮扶社区制定心脏康复计划,社区医护人员的重点是实施心脏康复方案,承担患者的保健工作,保证心脏康复实施的连续性、系统性和有效性。社区/家庭心脏康复需要三级医院、社区医务人员和患者及其家属的共同努力、积极参与,以保证心脏康复的安全性、有效性和高依从性。

西方发达国家的普遍做法是:心血管病患者急性期后转入康复科/心脏康复中心,进行系统规范的8～12周的康复治疗。然后出院,根据病情、年龄、家庭住址等分别组成心脏康复小组,在社区康复中心进行长期的康复治疗。这种方式同样适用于我国,而且具有很多的优点:

(1)社区的心脏康复是集预防、医疗、保健、康复和心理服务为一体的整体性服务,比较专业,康复费用低、可行性强。

(2)由于社区医疗机构处于居民住所的附近区域,患者可以就近选择进行康复治疗,这种便捷性增加了患者的依从性,使长期康复变成了可能。

(3)我国的社区医疗机构经过几十年的发展,其硬件和软件得到了很大的提升,能够保障慢性病的规范化治疗和急性病的一般性急救,完全能够胜任心脏康复的所有服务项目。

(4)选择社区康复,患者就可以每日前往社区进行康复训练,也可以请社区医师到家中进行康复训练的指导,无须住院以及家属陪护,可以减少住院的费用、减轻家庭的负担,具有重要的社会效益和良好的经济效益。

(5)患者每日居住在家中,可以使患者享受家庭的温暖,很好地融入和回归家庭,减轻患者的心理落差感和自卑感。

(6)通过参与社区心脏康复的各种活动,可以使患者之间增进了解、互相体谅、互相鼓励,增加自身的成就感和社会参与度,有助于患者的全面康复,为患者很好地回归社会、回归职场打下坚实的基础。

第三节　社区/家庭心脏康复的流程

一、社区/家庭心脏康复的内容

(1)在专科医师指导下,实施评估和危险分层;

(2)制定社区/家庭心脏康复的计划;

(3)指导心脏康复的训练;

(4)健康宣教,实施二级预防;

(5)指导临床用药和随访,倡导患者的家庭自我管理。

二、社区/家庭心脏康复的患者选择

对于以下几类患者,我们需要给予特别的关注:一是有 3 个以上心血管危险因素未控制的患者;二是对心血管病忽视或有错误认知的患者;三是生活方式不健康或缺乏疾病应对能力的患者。在心脏康复方面,要依赖于心脏康复中心的个体化五大处方,同时也要注意社区/家庭心脏康复的各个环节,并定期对患者进行健康教育。在心脏康复的质量控制方面,要重视心脏康复人员核心能力的培训和提高,主要包括风险评估、二级预防用药、危险因素管理和运动咨询等。同时,也要注重参与者的岗前培训和操作考核,治疗团队应进行每周 1 次的小组讨论。

社区/家庭心脏康复的适用人群:

(1)年龄 30～70 岁,性别不限,听力正常,视力或辅助下视力正常;

(2)出院时无明显症状,Killip 分级 1 级,血压、心率和心律稳定;

(3)冠心病稳定期,包括急性心肌梗死恢复期 8 周以上;

(4)慢性心衰稳定期 4 周以上,包括心功能 Ⅱ～Ⅲ级的患者;

(5)其他稳定期的心脏病患者;

(6)下肢动脉闭塞症、糖尿病、高血压、肥胖、代谢综合征时间不受限;

(7)无其他影响运动的因素;

(8)危险分层为低危或中危;

(9)中学以上文化程度,能够与医务人员进行正常交流,有一定的自我管理能力;

(10)愿意接受心脏康复的指导。

三、标准化运动处方

(1)运动方式:有氧运动(建议步行),医学指导下的抗阻训练、柔韧性训练、平衡性训练。

(2)运动强度:根据无氧阈时的心率以及 ST 段变化时的心率。

(3)运动时间:每日运动 30～60 min。

(4)有氧运动:运动前后各慢走 10 min。第 1 周每日快走 5 min(步速根据心率),第 2 周每日快走时间增加 5 min,以后每周每日快走时间增加 5 min,至每日 1 次快走 30 min 时,复行心肺运动试验,并适时调整运动量。

(5)抗阻训练:每周 2～3 次,隔日进行,注意用力时呼气。上肢:哑铃 12～15 次/组,每日 2～3 组,每组间隔 3～5 min。下肢:蹲马步每日 15 s 起,后每日增加 5 s,至 1 次 1 min,每日 2 次,隔日进行。

(6)运动频率:每周 5 天左右。

四、社区/家庭心脏康复的结构化程序

(1)出院前的评估内容

1）生活方式、自我管理效能问卷；

2）情绪状态：PHQ-9 和 GAD-7；

3）是否规范使用二级预防的药物，以及药物的不良反应；

4）出院前运动风险评估：心肺运动试验；

5）制定出院后 1 个月内的运动处方。

（2）出院后 1 个月

1）再次行心肺运动试验，化验血糖、血脂、肝肾功能、血常规；

2）制定出院后 1～3 个月的运动处方。

（3）出院后 3 个月

1）第 3 次行心肺运动试验，化验血糖、血脂、肝肾功能、血常规；

2）制定出院 3 个月后的运动处方。

开展社区/家庭心脏康复的优势是，不受空间和时间限制，有利于推动我国心脏康复事业的发展。但仍存在很多问题有待于解决，尤其是无法保证运动处方在社区/家庭的有效执行和效果评估，以及其他康复处方的有效实施。电子信息化技术的普及，有望在心脏康复的院外监测和效果评估方面，推动社区/家庭心脏康复的发展。

五、康复治疗的流程（以慢性心衰为例）

规范化心衰中心或心衰康复中心的构建，包括循证证据、患者选择、团队组成、个性化方案制定、健康宣教和自我管理等。

（1）循证证据

心衰患者应规律地进行有氧运动，以改善心功能和症状（Ⅰ类，A 级）。临床稳定的心衰患者进行心脏康复治疗是有益的（Ⅱ类，B 级）。

研究和荟萃分析显示，运动训练和体育锻炼可改善运动耐力，提高健康相关的生活质量，降低心衰的住院率。运动训练对相对年轻、心功能Ⅱ～Ⅲ级、LVEF＜35％的稳定型心衰患者是有益和安全的，病死率和再住院率可显著降低。

（2）社区/家庭康复团队的组成（需要多学科专业参与）

1）心内科专科医师；

2）心理治疗师；

3）营养师；

4）运动康复治疗师；

5）基层全科医师；

6）康复护士；

7）患者及其家属；

8）志愿者。

（3）社区/家庭个体化心脏康复方案

1）6 min 步行试验；

2）建立心脏康复档案及知情同意；

3）患者及家属参与的健康教育；

4）强调治疗的依从性；

5）制定运动处方；

6）掌握运动强度的判断办法；

7）指导日常生活与药物治疗；

8）加强自我管理与随访。

（4）运动处方的制定原则

1）运动强度：中低强度；

2）运动类型：有氧运动为主，避免抗阻训练；

3）运动时间：一般每日 15～30 min 以上；

4）运动频率：每周 3～5 次；

5）运动前后应有充分的热身准备和结束整理活动（至少 5～10 min 的低强度运动）。

（5）运动方式

1）有氧运动每日 10～20 min（器械辅助）；

2）柔韧性训练每日 10～20 min（太极拳）；

3）平衡性训练（仪器辅助）。

（6）随访管理

随访便于对患者和护理人员进行继续教育，并加强患者及其家属与康复团队之间的沟通，从而在早期发现并发症，包括焦虑和抑郁，并予早期干预以减少患者的再住院率。根据患者的临床情况变化，及时调整药物治疗，提高患者的生活质量。每 1～2 个月 1 次，内容包括了解患者的基本状况（日常生活和运动能力）、容量负荷、体重变化、饮酒、饮食、钠盐的摄入情况，以及药物应用的剂量、依从性和不良反应。体格检查：评估肺部啰音、双下肢水肿程度、心律和心率等。

（7）自我管理

1）维持规律的日常生活；

2）判断合适的运动的能力；

3）监测容量负荷与体重变化；

4）低盐低脂饮食，注意尿量变化；

5）药物应用的剂量、依从性和不良反应；

6）水肿的程度、心率和节律的变化；

7）定期复查电解质、BNP 和心脏超声检查等。

（8）患者和家庭成员的教育

主要内容应包括运动量、饮食和液体摄入量、出院用药、随访安排、体重监测、出现心衰变化的应对措施、心衰风险评估、预后评估、生活质量评估、家庭成员进行心肺复苏训练、寻求社会支持、疾病的护理等。

强调坚持服用有临床证据、能改善预后的药物的重要性，加强医嘱依从的随访，可使患者获益。

1）让患者了解心衰的基本症状和体征，知晓心衰加重的临床表现，如疲乏、运动耐量降低、静息心率增加 15～20 次/min、活动后气促、水肿再现或加重、体重增加等。

2)掌握自我调整基本药物的方法:出现心衰加重症状时,应增加利尿剂的剂量;根据心率和血压调整 β 受体阻滞剂、ACEI/ARB、利尿剂等的剂量。

3)知晓应避免的情况:过度劳累和体力活动、情绪激动后精神紧张等应激状态;感冒、呼吸道及其他各种感染;不依从医嘱,擅自停药、减量;饮食不当,如食物偏咸等;未经专科医师同意,擅自加用其他药物,如激素、非甾体类抗炎药、抗心律失常药等。

4)知道需要及时就诊的病情变化等。

(9)社区医疗单位对心脏病康复训练的建档监管

目前,社区卫生院、村医务室已经健全,与地方各级医院及全国中心医疗单位的合作基础也已经形成,我们应该相信,在全国范围内成立心脏康复训练的监控网络,在不久的将来可以实现。其中,城市的社区医疗和农村的村医务室承担着最基础、最烦琐的建档工作和组织监督、反馈咨询及健康教育等工作任务,因而显得尤为重要。根据西方国家的经验,全国范围内统一、规范的康复训练监控有赖于 3 个方面的准备:

1)广泛的宣传教育和培训,储备一定数量的管理、医疗、心理疏导、体能训练、营养调配等方面的人才。

2)各种媒体对心脏康复的意义进行持久的、多种形式的宣传,使得人人懂康复,个个想康复,家家要康复,处处能康复。

3)通过各种途径争取国家和地方政府对心脏康复的财政投入,因为心脏康复可以大大减少药物和耗材的使用,减少致残率及延长人均寿命、提高生活质量、延长劳动力的使用时程。从长远来看,加大对心脏康复事业的投入,是一件利国利民、增强民族凝聚力和自信心的伟大工程。

第四节　未来家庭(居家)心脏康复体系的构建

目前,国外在院内对患者实行Ⅰ期康复后,大多转为以门诊、社区/家庭为主导的Ⅱ、Ⅲ期康复。而且,有的时候Ⅱ期康复常常被忽略,或常常把Ⅱ、Ⅲ期康复结合在一起来实施。在我国,基于大医院和社区卫生院医疗资源配置不均衡的现状,基于经济费用和居住位置的考虑,大多数患者出院后会选择社区/家庭(居家)的Ⅲ期康复。我国心脏康复必然面临着从医院到社区/家庭的过渡,这就是适合我国国情的 H2H(Hospital-to-Home)心脏康复模式。伴随着可穿戴设备技术和互联网的发展,H2H 模式是必然趋势。因为,H2H 是一种可持续的、良性健康的医疗模式,使患者从医院出院回家后可以得到进一步的康复和护理,实现从医院到家庭的顺利、平稳过渡,促进患者的进一步康复,并降低再住院率。

家庭心脏康复治疗体系的建设和发展具有很大的社会和经济效益,是减轻国家、社会和个人医疗负担的重要途径。全国开展的医疗体制改革给家庭心脏康复的全面推开创造了良好的机遇,"互联网＋"健康医疗的发展,为家庭心脏康复的普及和推广提供了契机。来自医院的远程运动指导和针对患者的评估监护,都有望通过互联网、远程医疗和可穿戴设备完成对患者的远程评估、处方制定和风险预警监测,实现省时、高效的目标。

一、家庭(居家)心脏康复的循证医学证据

研究显示,家庭(居家)心脏康复与院内心脏康复的效果是相同的。国外有一项对200例心脏康复患者的回顾性分析,将患者分成居家心脏康复组和在医疗机构进行现场指导的心脏康复组,在6个月后测试2组病人的心肺健康水平,其结果是相当的;而且年轻男性(显著多于女性)更愿意选择居家心脏康复。另有一项对心衰患者采取远程监控的居家步行锻炼的心脏康复和通过间断的功率自行车锻炼的心脏康复比较,两者均提高了心功能分级、最大耗氧量、6 min步行距离和SF-36健康量表评分。结果表明,对于不能坚持来院进行心脏康复的患者来说,指导其进行家庭(居家)心脏康复是确实有效和可行的。

对于重症患者,家庭(居家)心脏康复也是有效的。有一项研究将52例已出院的急性心梗患者随机分为2组,早期居家心脏康复组和对照组(门诊Ⅱ期的随访指导),所有患者在介入治疗48 h内和出院后4周进行超声心动图左室功能的测定。结果显示,与对照组相比,早期居家心脏康复组在4周末左室射血分数和心肌整体收缩应变力均显著提高。另有针对近期心梗患者的研究,干预组[(67.2±5.4)岁]给予12周的家庭心脏康复指导教育和咨询,包括心血管危险因素的管理;对照组[(69.8±6.14)岁]只给予通常的出院随访,在第1周、第6周和第12周监测这两组的体育锻炼能力。结果显示,干预组体力活动指数每日从(278.2±128)次/min增至(525.5±153.4)次/min,而且进行中等强度的体育锻炼时间从每日(16.8±12.6)min提高到(63.7±23.3)min;对照组则没有改变。印度的一项研究对心功能Ⅱ~Ⅳ级(NYHA)的心衰患者从院内的Ⅰ期康复到出院后8周的Ⅲ期康复持续跟踪并每周电话随访,指导其坚持运动。患者在8周末比出院时的SF-36健康量表评分、明尼苏达心力衰竭生活质量量表评分、6 min步行距离均有明显改善。同时,一项团体研究发现,院内心脏康复的患者享受和其他患者一起锻炼的美好过程,并可从其他患者身上得到鼓励和支持;而居家心脏康复患者通过心电遥测的提问获得了大量的信息和建议,感觉他们能够掌控自己的健康。

居家心脏康复的远期效果能达到和医疗中心心脏康复一样的效果。对于中低危的急性冠脉综合征和心脏介入治疗术后患者进行的一项随机对照研究,采用12周居家远程监控或规律的医疗中心康复,给予患者相同的锻炼时间和强度,要求每次运动达到70%~85%的最大心率,每周2次运动并给予电话随访。主要目标是通过心肺运动试验评估患者基线、12周的运动耐量,次要目标是评估患者是否坚持锻炼、生活质量、患者满意度和成本效益。结果显示,在12周时,2组的峰值耗氧量和生活质量均有显著提高(14% vs. 10%,组间无差异),但居家远程监控心脏康复的花费较低。

另有一项对3488名患者的回顾性分析,医疗中心组(2803例)和居家组(685例)进行了12周的心脏康复。结果显示,2组运动耐量(如峰值代谢当量)均显著提高,但随访1年发现,居家心脏康复组的运动耐量不变,而医疗中心心脏康复组的运动耐量却有所下降(差异无统计学意义)。所以,对于患者来说,心脏康复最大的成功是提高运动耐量,而不是改变或改善心脏康复的场地。

可以预见,通过可穿戴设备和互联网,H2H模式能够平稳实现从医院到家庭的心脏

康复。家庭(居家)心脏康复在短期和远期均能够提高患者的运动耐量和生活质量,而且费用低,方法切实可行、有效。H2H模式将是符合我国国情的心脏康复管理的必由之路,通过目前的互联网和可穿戴设备以实现我国全面的心脏康复势在必行。

二、社区开展家庭(居家)心脏康复的科室设置要求

设心脏康复门诊和评估室,从事心脏康复的医师至少1人,护士至少1人。心脏康复门诊配备有心电图机、血压计、量尺、秒表、心电监护仪、心脏急救包和除颤仪、便携式心脏康复工具包和6 min步行距离测试场地。心肺功能评估工具可以采用心肺运动试验、运动平板或6 min步行试验。

家庭心脏康复医务人员的能力和培训要求:有心内科工作经验5年以上,参加为期2天以上的全国心脏康复医师培训班(由已通过认证的医院举办)和心脏康复带教实习1个月,并获得培训学习证书。掌握药物处方、运动处方、营养处方,进行过戒烟干预、心理应激干预和急救培训,掌握运动生理学、运动风险评估、营养评估、心理评估、生活方式评估和解读,能够给予危险因素干预、循证用药指导、常规运动指导、营养指导、心理干预。

三、社区心脏康复团队人员的构成和责任分工

(1)心脏康复医师责任:负责心脏康复的整体工作,筛选合适的患者,全面评估和制定心脏康复处方,首次健康教育30 min,特殊病例转诊会诊,风险把控,心脏康复质量控制,组织定期培训。

(2)护士责任:建立和维护患者档案,监督康复训练计划的执行情况,协助电话随访患者,负责提醒随访时间、服药、运动、饮食等健康行为,定期进行健康教育。

(3)运动治疗师可以兼职,指导具体运动方案的设计和运动示范。

四、家庭心脏康复流程

家庭心脏康复形式分为如下2种:以二、三级医院为指导,社区为主导的家庭心脏康复医联体模式;二级、三级医院或社区医院独立开展的家庭心脏康复模式。家庭心脏康复工作流程与门诊心脏康复流程完全一致,须包括如下主要内容:心脏康复的全面评估、心脏康复的个体化处方、充分的健康教育,并提供家庭康复资料和设备、家庭心脏康复的院内示范、家庭心脏康复的随访评估及处方更新。

五、家庭心脏康复的内容

与门诊心脏康复方案相同,包括更加全面细致的风险评估,详细的健康教育,全面的个体化心脏康复处方:运动处方、药物处方、戒烟处方、营养处方和心理处方,共五方面内容。具体处方内容请参考第十一章"院外(门诊)心脏康复处方"。运动处方要求更加细致,必须明确写明运动形式、每日运动时间、每周运动频率、每次运动强度、多长时间增加运动时间和运动频率、何时增加运动强度、何时回到医院重新评估等内容。这里应指出的是,虽然指南要求心血管病患者每日运动30 min,每周运动5天,但对于大病初愈的患者来说,这个目标需要在出院后30～45天实现。出院后1周内的运动处方要强调安全性,

制定合理有效的运动目标，以帮助患者恢复信心。因此，出院后第 1 周的运动处方以每日进行 5 min 中等强度的运动即可，以后每周可以根据患者的体力逐渐增加运动时间。

与门诊心脏康复有所不同的是，开展家庭心脏康复对医师的临床能力要求更高，医师必须有能力识别出有潜在风险的患者。同时，医师要具有非常好的医患沟通能力，以明确、科学且通俗易懂的方式向患者介绍各个心脏康复处方，以及如何在家中开展运动康复、遵从运动医嘱的重要性，如何自我监测运动效果，从而帮助患者学会识别心血管风险，学会自救常识，并确保患者真正掌握上述知识。同时，在患者回到家中进行心脏康复之前，建议在院内至少带领患者完成 1 次完整的运动康复训练程序，这是保障患者在家中进行心脏康复的安全性的前提。

要求患者准备家庭运动强度的监测工具，如心率表或便携式心电监护设备；提供患者健康教育手册和家庭心脏康复记录本则是保证家庭心脏康复有效实施的重要策略，康复日记的内容包括运动康复的日期，运动前后的血压和心率，每次运动达到的 Borg 分级，有无不适症状等。目前，电子医疗技术迅猛发展，相信在不久的未来，电子心脏康复技术有望极大推进家庭心脏康复的发展。

六、家庭康复的活动方案（供参考，图 12-2）

第 1 阶段：居家进行坐位活动。可以缓慢上下楼，但要避免任何疲劳，尽可能避免客人来访。个人卫生活动没有特殊限制，但要避免洗澡水过热，也要避免处于气温过冷或过热的环境中。可以洗碗筷和蔬菜、铺床、提 2 kg 左右的重物，还可以打扑克、下棋、看电视、阅读、针织、缝纫、短时间乘车。避免提举超过 2 kg 的重物、过度弯腰、情绪沮丧、过度兴奋和应激。

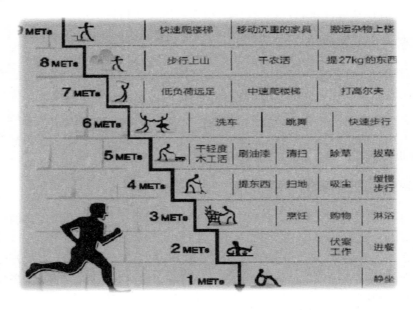

图 12-2　家庭康复的活动方案

第2阶段:可以外出理发、洗小件衣服或使用洗衣机(但不可洗大件衣物)、晾衣服、坐位熨小件衣物、使用缝纫机、掸尘、擦桌子、梳头、简单烹饪、提4 kg左右的重物。可以上下2层楼或步行1 km。无任何不适时,可以恢复性生活,但是要注意采取相对比较放松的方式。在性生活之前,可以服用或备用硝酸甘油类药物。必要时,可以先向有关医生咨询。可连续步行1 km,每日1次,时间为10~15 min。避免长时间活动、烫发之类的高温环境、提举超过4 kg的重物,以及参与涉及经济或法律问题的活动。

第3阶段:可以长时间熨烫衣物、铺床、提4.5 kg左右的重物。进行轻度园艺工作、室内游泳、探亲访友。可连续步行1 km,每次10~15 min,每日1~2次。避免提举过重的物体和活动时间过长。

第4阶段:可以与他人一起外出购物、正常烹饪、提5 kg左右的重物;家庭小修理、室外打扫;连续步行,每次20~25 min,每日2次。避免提举过重的物体和使用电动工具,如电钻、电锯等。

第5阶段:可以独立外出购物(使用手推车搬运重物)、短时间吸尘或拖地、提5.5 kg左右的重物;进行钓鱼、保龄球类活动;连续步行,每次25~30 min,每日2次。避免提举过重的物体。

第6阶段:清洗浴缸、窗户,可以提9 kg左右的重物(如果没有任何不适)。舒缓地跳舞、外出野餐、去影院和剧场。步行列为日常生活活动,每次30 min,每日2次。避免剧烈运动,如举重、挖掘等,以及竞技性活动(如各种比赛)。

七、家庭心脏康复的健康教育

这种启蒙教育将减少患者的焦虑情绪,增强患者在工作、娱乐及日常生活中的体力,促进患者积极参与和坚持运动。

(1)宣教内容:首次的健康教育形式建议一对一且面对面进行。由心脏康复医师或护士执行,内容包括评估患者的文化程度、理解能力和识字能力,向患者介绍疾病的病因诊断、治疗方法和预后,强调遵循运动处方的重要性,指导患者了解运动康复过程中的警告信号,要求患者备好硝酸甘油、心率表或便携式心电监护。其他健康教育内容包括定期进行药物、运动、营养、心理及睡眠、戒烟的相关知识宣教等。

(2)宣教方式:可采取多种渠道,包括电视、广播、报刊、互联网等传媒平台,还有多种方式的患者教育,包括患者入院教育、出院康复宣教、病友会、冠心病俱乐部等。虽然现在患者教育受众面小,但切实可行,且效果较佳。因为此时患者处于发病状态,对健康和生命有更多思考,容易接受医务人员提供的各种健康教育信息,改变不良行为习惯。

(3)宣教对象:患者、家属和护工。

(4)宣教频率:至少每月1次,具体可根据各社区的实际情况而定。要求首次一对一健康教育至少持续30 min。

八、家庭心脏康复的随访系统

随访系统可提高患者对医师的信任度,提高患者对康复处方的依从性,提高康复处方实施的持续性和安全性,提高总体治疗效果和社会经济效益。现在更可借助移动医疗以掌握患者康复处方的执行情况和患者的基本生命体征,了解有无不良反应,并对不良反应及时提供必要的指导措施,从而避免不良后果的发生。

设置门诊随访和电话、微信随访系统。第 1 个月,每周与患者通电话或微信至少 1 次,1 个月时要求患者到社区卫生院随访 1 次;第 2 个月,每 2 周与患者通电话或微信至少 1 次,常规门诊开药;第 3 个月,患者到门诊接受系统随访 1 次。随访内容包括用药情况、症状和体征、运动和生活方式改善情况、血生化检测和有无不良心血管事件。建立随访档案,并根据随访结果对患者进行再评估,适时调整康复处方,倡导患者的家庭自我管理。

九、家庭心脏康复的安全策略

(1)严格遵守操作规范:①在开始运动康复之前,需向患者详细介绍运动处方的相关内容;②在患者每次运动康复的前、中、后给予评估。③准备心脏急救应急预案。所有参加心脏康复的医务人员需定期接受心脏急救训练,定期参与病例讨论。④运动场地需配备有心电监护和心肺复苏设备,包括除颤仪和急救药物。

(2)患者教育:①指导患者了解自己在运动康复过程中身体的警告信号,包括胸部不适或其他类似心绞痛症状、轻度头痛或头晕、心律失常、体量增加和气促等。②对于患者出现的身体不适,及时给予评估和治疗。患者在运动中若出现胸痛、头晕目眩、过度劳累、气促、出汗过多、恶心呕吐以及脉搏不规则等症状,应马上停止运动。停止运动后如上述症状仍持续,特别是停止运动 5～6 min 后心率仍增加,应继续观察和处理。如果有任何关节或肌肉感觉到异常疼痛,提示可能存在骨骼、肌肉的损伤,也应立即停止运动。③强调遵循运动处方进行康复的重要性,即运动强度不超过目标心率或主观劳累程度,并应注意运动时间和运动设备的选择。④强调运动时热身和整理运动的重要性,这与运动的安全保障有关。⑤提醒患者应根据环境的变化调整运动水平,比如气温、湿度和海拔变化。

(3)运动过程中的注意事项:①在运动前要评估每位患者最近的身体健康状况、体质、血压、药物依从性和心电图变化。②根据危险分层决定运动中的心电及血压等医学监护力度。③根据运动前的临床状态调整运动处方的强度和持续时间。④每阶段持续 1～2 周,注意循序渐进。⑤所有上肢超过头顶的活动均为高强度运动,应该避免或减少。⑥训练时要注意保持一定的活动量,但日常生活和工作时应采用能量节约策略,如制定合理的工作或日常活动程序,减少不必要的动作和体力消耗等,以尽可能提高工作和体能效率。⑦活动应在无症状和不疲劳的前提下进行,活动时心率不超过 100～110 次/min。

本期康复通常需要 6～12 周。对于进展顺利、无异常表现的患者,约 6～8 周即可达到 6 METs 的运动负荷,并顺利进入心脏康复的第Ⅲ期。此后,大多数患者可恢复到包括职业活动在内的正常社会生活。但也会有一部分患者,如中、高危患者可能需要 12 周以上的时间才能达到 6 METs 的负荷量。个别危险性很大的患者可能根本达不到这个标准,而只能继续进行低水平的运动训练。

根据第Ⅱ期末的运动耐受性试验的结果,由康复医师为患者制定出一个完整的、高水平的运动处方,患者即可进入心脏康复的第Ⅲ期。

十、社区/家庭心脏康复的努力方向

社区/家庭心脏康复是一项社会性很强的事业,但目前国内外对于此项工作仍无统一的固定模式。借鉴国外的经验,结合我国的实际情况,我们应该从以下几个方面去努力:

1. 社区/家庭心脏康复与医保、商业保险相结合

社区/家庭心脏康复应该与残疾人康复、其他慢性病康复一起,纳入我国初级卫生保健系统之中,让大部分的康复医疗费用能够被各种医疗保险所覆盖。

2. 加大社区康复经费的投入

各级政府要加大对社区康复专项经费的投入,购置必要的设备和器材,积极探索社区/家庭康复合理的费用补偿机制。动员全社会、非政府组织参与到社区康复事业中来,以政府购买康复服务的形式,共同把这项"善莫大焉"的事业做好。

3. 强化社区康复人才和技术支撑

目前我国的康复机构、康复专业技术人才远远不能满足各类康复人群的需求,社区卫生服务机构的全科医师数量也严重不足,且在康复基础知识和适用训练技术的掌握上也是非常有限的。而且,心脏康复相对于其他疾病的康复而言,技术性更强,需要有一定的临床知识和康复经验。在目前的情况下,应以综合性医院的康复技术力量为依托,发动社区卫生服务机构的全科力量,促进社区康复技术的发展。各心脏康复培训基地要定期培训社区的康复技师、专业人才,并定期轮流到社区坐诊,开展专家指导和答疑活动等,为社区的康复建设提供坚强的后盾。

4. 社区与家庭联动进行心脏康复训练

社区心脏康复的目的是稳定、减缓,甚至逆转心血管病的发展进程,进而降低患病率、复发率、其他心脏性意外或死亡的风险。要以社区全科医师指导下的康复训练为主,以家庭康复训练为辅,同时要充分发挥国内强大的社区服务中心的作用。但对于一些特殊患者,应以家庭康复为主,社区康复为辅。

5. 建立完善的社区康复服务网络

以社区为基础,以家庭为依托,充分发挥社区服务中心、社区卫生服务中心等现有机构的设施及人员的作用,形成一张广覆盖的社区康复训练服务网络。并同各级大型医院保持密切的合作关系,形成结构合理、双向联通、功能明确的三级心脏康复服务体系。

6. 要加强宣教工作

利用现代宣传手段,强化对现代医学模式及健康新概念、康复医学、社区/家庭康复等内容的宣教,增强政府各级部门、患者及其家属的认识,让全社会主动来参与、组织、支持和配合社区/家庭的康复工作。

第十三章　心脏康复管理的五大处方

日本、美国、欧洲各国都已认识到心脏康复对心血管病患者预后的重要价值,均将心脏康复纳入医疗保险范畴,构建了三级医院—门诊—社区—家庭的心脏康复体系。国内心脏康复的发展始于 20 世纪 80 年代,但由于人们对心脏康复缺乏重视,而且心脏康复专业性强,流程相对复杂,存在一定操作风险,心脏康复的发展明显滞后于肢体康复。目前,国内 90%的医院没有开展心脏康复。为了促进我国心脏康复工作的开展,中国康复医学会心血管病专业委员会根据心脏康复的内涵,提炼出了五大康复处方的概念,包括运动处方、营养处方、心理处方、戒烟处方和药物处方(图 13-1)。并分别就五大处方撰写了具体操作的专家共识,目的是让我国临床医师利用这些指导性工具尽快开展心脏康复工作,使我国患者享受到心脏康复的益处。同时,心脏康复五大处方也是心血管病一级预防的重要内容,充分体现了健康管理的内涵。

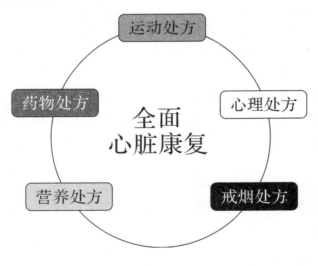

图 13-1　五大处方的内容

一、运动处方

有氧运动之父 Kenneth H. Cooper 博士认为,健康的标准并不是通常意义上的肌肉发达、外表强壮,只有心、肺功能健康才是真正的健康。有氧运动就是通过长时间进行耐力运动,使心、肺得到充分和有效的刺激,提高心、肺的储备功能。有氧运动要求运动持续时间大于 15 min,常见的有氧运动包括慢跑、游泳、骑自行车、步行、原地跑、有氧健身操等。

　　运动康复是心脏康复的重要组成部分,也是核心内容之一。安全有效的运动能更加显著地提高患者的运动能力,改善患者的症状和心功能。目前我国心内科医师缺乏运动指导的经验,使得心脏病患者的运动常处于两极分化状态,即大部分患者不敢运动,少部分患者的运动又过量。

　　根据对患者的评估及危险分层给予运动指导,运动处方的制定是关键。每位冠心病患者的运动康复方案必须根据患者的实际情况量身定制,即个体化原则。不存在对所有人都适用的运动方案,但应遵循普遍性的指导原则。运动处方的制定根据患者的健康、体力和心血管功能状态,结合学习、工作、生活环境和运动喜好等个体化特点。每个运动处方包括运动形式、运动时间、运动强度、运动频率,以及运动过程中的注意事项。

　　(1)运动形式:主要包括有氧运动和无氧运动。有氧运动包括行走、慢跑、游泳、骑自行车等。无氧运动包括静力训练、负重等运动。心脏康复中的运动形式以有氧运动为主,无氧运动作为补充。

　　意大利研究人员对 110 位平均年龄为 59 岁的心脏病患者进行观察,发现跳华尔兹的康复效果和骑功率车的一样。接受"华尔兹疗法"的患者,身体状况较前有明显改善,睡眠质量和精力也有所提高。此外,"华尔兹疗法"组的氧气利用率提高了 18%,康复运动组则提高了 16%。

　　(2)运动时间:心脏病患者的运动时间通常为 10~60 min,最佳运动时间为 30~60 min。对于刚发生心血管事件的患者,可以从每日运动 10 min 开始,逐渐增加运动时间。对于稳定期的患者和正常人来说,每日低于 15 min 的锻炼效果并不明显。

　　(3)运动强度:对运动强度的评估有 3 种方法,即最大耗氧量、最大心率和症状分级法。建议患者开始运动时从 50% 最大耗氧量或最大心率的运动强度开始,逐渐达到 80% 的最大耗氧量或最大心率。Borg 主观劳累程度分级法应达到 10~14 级。最大耗氧量通过心肺运动试验测得,最大心率=220-年龄(次/min)。每 3~6 个月评价 1 次患者的运动强度是否需调整。

　　(4)运动频率:每周至少 3 天,最好 5 天以上。

　　(5)运动适量的标志:

　　1)运动时稍出汗,轻度呼吸加快、不影响对话;

　　2)运动结束,心率在休息 5~10 min 后恢复;

　　3)运动后轻松愉快,食欲和睡眠良好;

　　4)无持续的疲劳感或其他不适感(疲乏或肌肉酸痛在短时休息后消失)。

　　(6)运动过程中的注意事项:

　　1)医务人员咨询与指导,必要时在医学监护下进行;

　　2)理解个人的限制(个体化方案);

　　3)低强度运动开始,逐渐增量,循序渐进;

　　4)选择适当的运动,避免竞技性或对抗性运动;

　　5)只在感觉良好时运动;

　　6)定期检查和修正运动处方,避免运动过度或不足;

　　7)要警惕一些症状:上身(包括胸、臂、颈或下颌)不适、无力、气促、骨关节不适等。

在运动过程中,要对重症患者进行持续的监测,并给予必要的指导。运动时或运动后出现以下情况,暂时停止运动:①运动时感觉胸痛、呼吸困难、头晕;②运动时心率波动范围超过 30 次/min;③运动时血压升高＞200/100 mmHg,收缩压升高＞30 mmHg 或下降 10 mmHg 以上;④运动时心电图监测 ST 段下移≥0.1mV 或上抬≥0.2mV;(5)运动时或运动后出现严重心律失常。

Onishi 是第一位报道Ⅲ期冠心病康复(内容包括维持已形成的健康生活方式和运动习惯,继续运动康复和纠正心血管危险因素,以及社会心理状态的恢复)与生存率关系的学者。研究发现,老年冠心病康复组心血管事件发生率较对照组明显降低(30% vs. 62%)。Suaya 调查美国 Medicare 受惠者 601099 例心血管病住院或实施血运重建术的人群,发现平均参加 24 节康复课程者,5 年内病死率较不参加者下降 34%;参加超过 25 节康复课程的患者,5 年以上病死率再下降 19%。

急性 ST 段抬高型心肌梗死指南中明确指出:STEMI 患者出院后如坚持规律适度的体力锻炼,有助于控制高血压、血脂异常以及高血糖、肥胖等心血管危险因素,增加心脏储备功能,从而改善其预后。与一般体力运动相比,以体力活动为基础的程序化运动康复训练,可能具有更好的效果。研究显示,冠心病患者接受运动康复训练可使总病死率降低 20%～30%,使心脏性病死率降低约 30%。但目前针对 STEMI 患者出院后运动康复训练的大型临床试验尚少。因此,如条件允许,建议 STEMI 患者出院前应作运动耐量评估,并制定个体化运动方案。在出院后咨询康复治疗专家,并在其指导下进行合理的运动康复训练。对于所有病情稳定的患者,建议每日进行 30～60 min 中等强度的有氧运动,每周至少坚持 5 天。此外,还可建议患者每周进行 1～2 次抗阻训练。

心脏外科术后最常用的康复方法是运动训练,即通过运动来改善患者的精神和恢复脏器的功能。运动训练的基本内容如下:

(1)关节运动:原则上要从近位关节到远位关节。但由于上肢运动对胸部切口影响大,心脏术后患者要从下肢远端开始活动。活动时要慢慢进行,动作不宜过大。术后第 2 天,病情平稳后可在护士的指导下开始活动,活动量以不感到疲劳为度。上肢或下肢有输液时,不宜做关节活动。

(2)呼吸运动:脱离呼吸机后,为预防肺部感染和肺不张,要进行适当的呼吸运动和咳痰训练。运动方法为深呼吸、吹气球、呼吸训练器及软垫按压切口协助咳痰等。有条件时还可穿弹力背心以保护切口。

(3)生活能力训练:病情平稳后,患者可在床上坐起,自己练习吃饭、喝水、洗脸、刷牙、穿脱衣裤等。恢复期患者可下地步行活动,步行训练的顺序是坐位、站位、扶床移动、独立移步、室内走动。患者出院后还应继续做上述动作,运动幅度和运动量可逐渐增加,如步行训练可由慢步逛街逐步过渡到上楼梯、快步行走。小儿心脏手术切口愈合后,还要练习伸臂扩胸运动以防止"鸡胸"。

(4)不宜做运动的患者:包括严重心肺功能不全,术后发热、贫血,安静时心率超过 100 次/min,训练时出现呼吸困难、晕眩、胸痛或发绀,运动时心率超过 135～140 次/min(45 岁以上者超过 120 次/min,尤其应引起注意)。

二、营养处方

膳食营养是影响心血管病的主要环境因素之一。总能量、饱和脂肪和胆固醇摄入过多，蔬菜水果摄入不足等不平衡膳食，可以增加心血管病发生的风险，而合理科学的膳食可降低心血管疾病风险（表 13-1）。医学营养治疗和（或）治疗性生活方式改变作为二级预防的措施之一，能降低冠心病的发病率和死亡率，且经济、简单、有效、无副作用。既往认为，营养膳食指导是营养师的责任，心内科医师对营养学知识了解较少，给予的健康膳食指导多较含糊，但心血管病患者接触最多的是心内科医师，也更容易接受专科医师的建议，所以，心内科医师有必要了解一般的营养膳食原则，并给予患者初步的指导。

表 13-1　膳食、营养因素与患心血管病风险研究的证据水平

证据	降低危险	没有相关	增加危险
令人信服	亚油酸 鱼和鱼油（EPA 和 DHA） 蔬菜和水果（包括浆果） 适量酒精（针对冠心病患者） 植物甾醇 规律的身体活动	维素 E 补充剂	饱和脂肪酸（豆蔻酸和棕榈酸） 反式脂肪酸 高钠摄入 大量饮酒（针对卒中患者） 超重和肥胖
很可能	α-亚麻酸、油酸、膳食纤维（非淀粉多糖）、全粒类谷物、无盐坚果、叶酸	硬脂酸	膳食胆固醇 未过滤的熟咖啡
可能	类黄酮 大豆制品		富含月桂酸的脂肪 β-胡萝卜素补充剂 胎儿营养不良
证据不足	钙、镁、维生素 C、维生素 D		碳水化合物 铁

膳食处方制定的步骤如下：

（1）评估：包括营养问题和诊断，即通过膳食回顾法或食物频率问卷，了解、评估每日摄入的总能量、膳食所含的脂肪、饱和脂肪、钠盐和其他营养素摄入水平；饮食习惯和行为方式；身体活动水平和运动功能状态；体格测量和适当的生化指标。

（2）制定个体化膳食营养处方：根据评估结果，针对膳食和行为习惯存在的问题，制定个体化膳食营养处方。

（3）膳食指导：根据营养处方和个人饮食习惯，制定食谱；健康膳食的选择；指导行为改变，纠正不良饮食习惯。

（4）营养教育：对患者及其家庭成员进行宣教，使其关注自己的膳食目标，并知道如何完成；了解常见食物中盐、脂类和水分的含量，各类食物的营养价值、食品营养标签等。饭吃八成饱，日行万步路，吃动两平衡，健康又长寿。黑木耳、山楂、燕麦、金橘、茄子、红薯、

大蒜、洋葱这八种食物,疏通血管的效果最佳,并可保持血管壁的弹性,是名副其实的"清道夫"。

(5)注意事项:将行为改变模式与贯彻既定膳食方案结合起来。膳食指导和生活方式调整应根据个体的实际情况考虑可行性,针对不同危险因素进行排序,循序渐进,逐步改善。

三、心理处方

在心内科就诊的患者中,大量存在精神心理问题。传统的单纯医学模式常忽视患者的精神心理因素,使患者的治疗依从性、临床预后和生活质量明显降低,成为目前心内科医师在临床工作中必须面对并且迫切需要解决的问题。我国临床医师对精神心理卫生知识的了解远不能满足需要,临床中遇到的大量此类问题难以运用有效的手段进行干预。

心血管病多数是致命性疾病,而心内科患者存在的精神心理问题通常是亚临床或轻中度焦虑抑郁,没有达到精神疾病的诊断标准,这部分患者由心内科医师处理更安全方便。

在面对此类患者时,建议采用以下流程:

(1)详细询问病史。常规询问患者的现病史、既往史及用药情况,询问一般生活中的普通症状,如食欲、进食、大小便、睡眠问题等;适当问及情绪困扰(如最近情绪怎么样,是否容易紧张或担心、兴趣活动是否单一等),帮助患者梳理各种症状与情绪波动之间的相关性,对帮助患者认识某些躯体症状与情绪的关系有帮助。

(2)做必要的相关心血管病检查,使对患者躯体疾病或生理功能紊乱的判断更有依据,如主诉中哪些可用心血管病解释,哪些属于功能性问题;针对心血管病的性质和程度,应有什么处理等。向患者讲清楚诊断的理由和依据,非常有助于患者接受医师的诊断和建议。

(3)如果患者存在睡眠障碍、情绪低落或容易担心,或发现其他心理问题的线索,应针对性地进行 SSS 或 PHQ-9/GAD-7 或 HADs 量表评估。

(4)如果精神症状存在已有较长时间(1 个月以上),或症状明显、已造成生活紊乱,在认知行为治疗和征得患者认同情况下,及时给予抗抑郁焦虑药物治疗。

患者在获得诊断和治疗决策阶段,以及后续治疗和康复阶段,可能经历多种心理变化,作为心内科医师主要的帮助手段是认知行为治疗和运动指导。

有安全性证据、可用于心血管病患者的抗抑郁焦虑药物包括以下 3 种:选择性 5-羟色胺(5-HT)再摄取抑制剂、氟哌噻吨美利曲辛、苯二氮䓬类药物。其他抗焦虑抑郁药物在心血管病患者中应用的安全性有待于进一步研究证实。

(5)治疗过程中可以进行量表评分,根据量表分值变化观察药物治疗是否有效,是否需加量、加药或换药。

对于心内科医师来说,并不要求每位医师都成为心理治疗师或精神科医师,也不要求所有专科医师都成为全能型专家,因为心血管病的治疗仍然是心内科医师的专长和重点。但鉴于精神心理因素可以诱发和加重心血管病,导致患者的预后不良和生活质量下降,作为心内科医师有责任去关注患者的精神心理状态。否则,就会出现这样一个局面,心脏病治好了,但患者活得非常痛苦,生不如死。所以,需要我们心内科医师至少能够识别出患者的精神心理问题,并处理轻度的精神心理问题。

四、戒烟处方(图 13-2)

一项荟萃分析纳入了 8 项 2008 年前发表的关于"公共场所戒烟对心肌梗死患病率影响"的研究,包括意大利、爱尔兰、美国、加拿大等颁布戒烟令的国家和地区。结果显示,公共场所戒烟可使各地区急性心肌梗死住院率下降 19%,心内科医师应坚持不懈地把戒烟指导融入日常的临床工作之中。

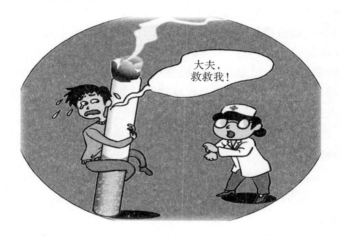

图 13-2　戒烟处方的重要性

1. "5A"的内容

(1)询问(Ask):了解患者是否吸烟;

(2)建议(Advise):强化吸烟者的戒烟意识;

(3)评估(Assess):明确吸烟者戒烟的意愿;

(4)辅导(Assist):帮助吸烟者戒烟。向愿意戒烟者提供药物和专业咨询,以协助戒烟。除非患者有禁忌证,或某药物对特定患者群(如妊娠女性、轻度吸烟者、青少年)的疗效或安全性缺乏足够证据,否则应向所有患者提供药物。目前戒烟指南推荐的药物包括尼古丁替代治疗(五种剂型:贴片、咀嚼胶、口含片、鼻吸入剂、经口吸入剂)和盐酸胺非他酮缓释片、伐尼克兰等。

(5)安排(Arrange):吸烟者开始戒烟后,应安排长期随访,随访时间至少 6 个月。

戒烟可降低心血管病的发病和死亡风险。戒烟的长期获益至少等同于目前常用的冠心病二级预防药物,如阿司匹林和他汀类药物。戒烟也是挽救生命最经济有效的干预手段。作为冠心病一级预防和二级预防的最重要措施之一,戒烟具有优良的成本—效益比。为向临床医师提供具体的戒烟方法和技巧,提高我国心内科医师戒烟干预能力,推荐戒烟处方如下:

第 1 步(询问):每次就诊时询问患者对烟草的使用情况及被动吸烟情况;对吸烟患

者,应询问吸烟年限、吸烟量和戒烟的意愿,评估烟草依赖程度,并记录在病历上或录入信息系统。在病历中标明吸烟者戒烟思考所处的阶段,符合诊断者应明确诊断"烟草依赖综合征",提供戒烟咨询和戒烟计划。

第2步(建议):使用清晰强烈的个性化语言,积极劝说每位吸烟患者戒烟,如:戒烟是保护身体健康最重要的事情。

第3步(评估):评估尝试戒烟的意愿,评估烟草的依赖程度。戒烟的动机和决心的大小对决定戒烟成败至关重要,只有在吸烟者确实想戒烟的前提下才能够成功戒烟。对于那些还没有决定戒烟的吸烟者,不能强迫他们戒烟,而是应该提供动机干预。

第4步(辅导):对于有戒烟意愿的患者,重点放在帮助其制定戒烟计划,处理出现的戒断症状,指导戒烟药物的使用,监测戒烟药物的治疗效果和不良反应,提供戒烟药物的相关资料等,并安排随访。

在戒烟的健康获益方面,戒烟药物是能够挽救生命的有效治疗手段,结合行为干预疗法会提高戒烟成功率。基于戒断症状对心血管系统的影响,首先建议接受 PCI、CABG 术以及心肌梗死的吸烟患者使用戒烟药物,以减弱神经内分泌紊乱对心血管系统的损害。

第5步:对于没有戒烟意愿的患者,采用"5R"法进行干预。

2."5R"的内容

(1)相关(Relevance):要尽量帮助吸烟者懂得戒烟是与个人健康密切相关的事;

(2)风险(Risks):应让吸烟者知道吸烟对其本人可能造成的短期和长期的负面影响及吸烟的环境危害;

(3)益处(Rewards):应当让吸烟者认识戒烟的潜在益处,并说明和强调那些与吸烟者最可能相关的益处,如促进健康、增加食欲、改善体味、节约金钱、良好的自我感觉、家里或汽车内和衣服上气味更清新、呼吸也感到更清新等;

(4)障碍(Roadblocks):医生应告知吸烟者在戒烟过程中可能遇到的障碍及挫折,并告知其如何处理;

(5)重复(Repetition):每遇到不愿意戒烟的吸烟者,都应重复上述干预措施。对于曾经在戒烟尝试中失败的吸烟者,要告知其大多数人都是在经历过多次戒烟尝试后才成功戒烟的。

"5R"法前3步与"5A"法相似,关键是掌握下面2个步骤:第4步(障碍),引导吸烟者了解戒烟过程中可能遇到的各种障碍,并教给其处理技巧,如信心不足、缺乏支持、体重增加、出现戒断症状等;第5步(重复),在每次接触中反复重申建议,不断鼓励吸烟者积极尝试戒烟,促使患者进入戒烟思考期和准备期,并开始给予患者戒烟的行为指导。

五、药物处方

国内外冠心病指南一致强调,改善冠心病患者预后的重要措施是充分使用有循证证据的二级预防药物。我国目前冠心病患者二级预防用药状况非常不理想,PURE 研究给我们敲响了警钟。坚持使用有循证证据的二级预防用药,有医师的责任,也有患者的责任。医师不仅需要为患者开具药物处方,同时需要按个体原则调整药物的剂量,注意药物的不良反应,并教育、监督、鼓励患者坚持用药,及时发现患者的心理、生理和经济问题,适当调整方案以提高用药的依从性。患者方面药物治疗依从性差的原因，包括主观上不重视服药，担心药物的副作用或出现了药物的副作用，经济上无法承受，存在焦虑或抑郁，不了解服药方法，缺乏对疾病知识的了解，以及治疗有效后自行停用等。建议对患者的药物处方如下：

（1）处方。患者出院前应开始服用如下药物：阿司匹林、氯吡格雷、他汀类药物、ACEI、β受体阻滞剂，并叮嘱患者出院后应长期坚持使用。

多项研究证实，万爽力（缓释片）可显著提高运动耐量。冠心病患者运动耐量下降至少40％，运动耐量每增加1个最大代谢当量（METs），总死亡率风险下降12％。万爽力（缓释片）通过优化心肌能量代谢机制，增加33％的心肌能量供应，从而能显著提高冠心病患者的运动耐量。

Belardinelli等评价了万爽力与心脏运动康复联合治疗缺血性心肌病的疗效。结果显示，8周时，运动加万爽力组摄氧峰值和左室射血分数均较单纯运动组和安慰剂不运动组显著改善。因此，对于心血管病患者，在运动锻炼的基础上联合万爽力治疗能获得进一步的益处。

（2）教育。向患者介绍他汀的副作用，如他汀对肝功能的影响很小，让患者不要过于担心。嘱咐患者服用他汀类药物1～2个月间复查肝功能、肌酶和血脂，如正常，则以后可半年复查1次。并向患者介绍心肌梗死患者LDL-C应达到的目标值，强调长期坚持服用他汀类药物在二级预防中的重要性；强调双联抗血小板药物联合应用1年对避免支架内血栓发生的重要性，1年后仍应长期坚持服用1种抗血小板药物，以避免再发心血管事件，并观察胃肠道副作用；ACEI是心肌梗死后二级预防的重要药物，考虑到ACEI可能出现咳嗽，告知患者注意这种不良反应，并随访监测；告知患者晨起后自测脉搏，如静息时脉搏在55～60次/min，提示服用β受体阻滞剂的剂量达到了治疗效果，不要减量，应坚持服用。

（3）随访。嘱咐患者出院后1、3、6、9、12个月时进行门诊随访，以了解患者是否坚持用药，治疗后血脂、血压、血糖是否达标。如没有坚持服药，应及时了解原因是什么：是出现了药物副作用或担心药物副作用，或是药物价格高无法承受，或是治疗后血压、心率、血脂降低后自行停用？指导并教育患者恢复用药，如果因药物价格无法承受，应为患者选择国产的价格较低的药物替代。

第一节　运动处方的制定

体力活动咨询、个体化运动方案以及监测下的运动训练是综合性心脏康复计划的重要组成部分，占所有心脏康复计划内容的30％～50％。运动训练干预可使冠心病患者的总体死亡率下降27％，心血管病死亡率下降31％。

运动训练适用于心脏康复的第Ⅱ、第Ⅲ期，主要针对的人群是急性冠脉综合征、PCI术后、心脏外科手术后（包括CABG、心脏瓣膜置换术、心脏移植术）以及慢性心力衰竭的患者。

体力活动被定义为：任何肌肉收缩引起的基础代谢率以外体能消耗的身体运动。运动或运动训练被定义为：有计划、有组织、可重复的以提高体能水平为目的的体力活动。体能包括一系列与完成体力活动相关的方面：心血管耐量、肌力、身体组成成分、灵活性和协调性。心肺耐量是指最大心肺运动能力，代表着机体的肺与心脏从空气中携带氧气并将氧气转运到肌细胞的能力，而这部分氧气则用于线粒体供能（ATP酶）。评价心肺耐量的金标准是检测最大耗氧量（VO_2max），主要是通过在自行车或跑步机的测力计上完成最大运动耐量试验来进行评估的。

最大运动能力即运动耐量，是指一个人在运动耐量试验中所能承受的最大运动量，且在此过程中不出现病态症状和（或）医学体征。如果运动的相对强度小于最大耗氧量的40％，则为低强度；相对强度为最大耗氧量的40％～60％，为中等强度；相对强度大于最大耗氧量的60％，为高强度。

制定体力活动或运动的运动量时，首先要了解体力活动时运动量与运动强度之间的关系。运动量指的是总的能量消耗，而运动强度反映的是体力活动时能量消耗的速度，通常用代谢当量（METs）来表示。

在评估运动强度时，要把个人因素考虑进去。例如以每小时4.8 km的速度快步行走时，其绝对强度为4 METs。对于一位年轻的健康成人来说，这个运动的相对强度为低强度，但对于一位80岁的老年人来说，这项运动则为高强度。

运动疗法"必须在医师的指导及处方下进行，由治疗师制定运动的计划和运动量，内科医师负责共同监护，由患者独立或在1个小组里完成"。运动疗法"是一种以治疗措施为基础的运动方式，其目的是通过适当的运动治疗来改善受损的生理、心理以及社会功能，提高自愈能力、再生恢复能力，防止二次损伤，并鼓励健康导向的行为方式。运动疗法基于生物学原理，同时关注生理学、医学、教育心理学以及社会学方面，试图构造持久的健康状态"。

一、运动训练目的的确定

主要的目的是延缓疾病的进展以及改善疾病的预后，次要目的是提高无症状的运动耐量以及整体的生活质量，提高运动性、独立自主性和心情愉悦感，使其尽快重返社会和工作岗位，改善心血管危险因素，从而减少未来家庭—病房护理的需求。

目标的确定应当基于患者心脏病的诊断、运动能力、潜在的限制运动的合并症、年龄、性别、运动经验、患者的动机、个人的运动目标以及兴趣偏好（图13-3、表13-1）。

表13-1　个体化处方及监护下心脏康复运动训练的目标

躯体目标

①积极改善疾病的进展及预后；

②克服因缺乏运动引起的心血管及肌肉骨骼系统的限制；

③提高无症状的运动耐量：

　·提高心脏运动耐量；

　·改善协调性、柔韧性及肌细胞长度；

④积极控制心血管危险因素。

续表

心理社会学目标

①增强机体的感知能力,特别是患者在进行运动训练过程中对应激的感知能力;

②减轻患者在运动训练过程中对超负荷的焦虑状态;

③增强患者对其个体化运动耐量的实际判断能力;

④促进全方位的健康;

⑤改善社会心理健康以及应对疾病的能力;

⑥提高适应社会的能力;

⑦提高独立生活的水平;

⑧改善生活质量。

教育学目标

①强化常规体力活动及运动训练对自身影响及益处的知识;

②提高患者在体力活动或运动训练中自我控制及适度调整的实践能力;

③提高长期改变生活方式的依从性;

④营造坚持积极运动的生活方式。

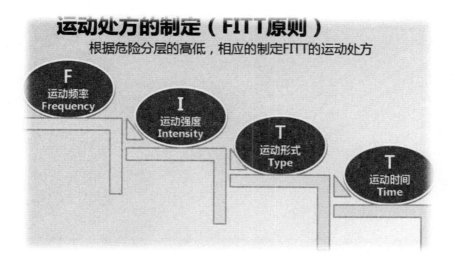

图 13-3　运动处方的制定原则

二、运动训练计划的判定(图 13-4、图 13-5)

制定一个运动量个体化、运动训练适度的心脏康复计划,是至关重要的。心脏康复中的运动训练需要在有经验的运动治疗师(或理疗师)的医学监护下进行。监护内容包括体格检查、在运动起始/运动过程中及运动结束阶段监测心率和血压等生命体征。对于易发生心血管事件的高危人群,需要长期监测。

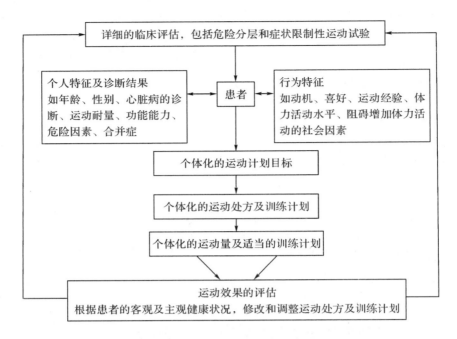

图 13-4 心脏康复计划的制定流程

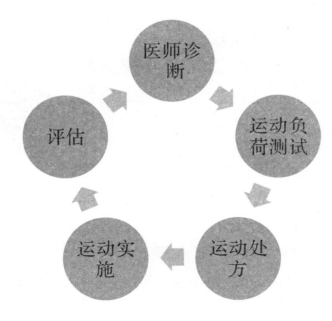

图 13-5 心脏康复计划的实施流程

心脏康复中的运动训练应当以有氧耐力训练为主。在此基础上增加更多的内容，如抗阻练习、体操运动（包括协调性/灵活性及力量的锻炼），以及感知能力方面的训练等。

在进行详细的临床评估后，每位患者能够得到一份个体化的运动训练建议，包括以下内容：

（1）运动训练的目标（如提高运动能力、增加肌肉强度）；

（2）运动训练的模式（如有氧耐力训练、适度的抗阻训练）；

（3）运动训练的内容，根据喜好的运动种类（如自行车测力计、跑步机、步行、北欧行走、应用承重仪器或弹力带进行抗阻训练）；

（4）运动训练的方法（如持久性锻炼、间断性锻炼等）；

（5）运动训练的强度（如单次可重复的极限运动可达到最大心率的百分比和最大耗氧量的百分比）；

（6）运动训练的持续时间［个体化训练单元的持续时间（如 30～60 min）以及监护下训练计划的持续时间（如 3～6 个月）］；

（7）运动训练的频率（如每周 3～7 个训练单元）。

运动训练需要设定 3 个阶段：初级阶段、提高阶段及维持阶段（图 13-6）。

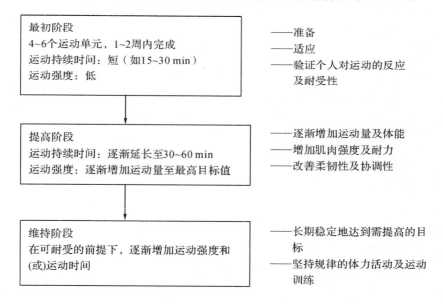

图 13-6　运动训练 3 个阶段的运动设定与目标

在心脏康复过程中，个人的运动训练计划必须个体化，且需在健康状况、服用药物、住院治疗或合并疾病等改变后重新进行评估。心脏康复计划中抗阻训练的目标和可能的获益见表 13-2。

表 13-2　心脏康复计划中抗阻训练的目标和可能的获益

通过增加肌肉质量和（或）改善顺应性及肌肉代谢来增加肌力和肌肉耐力（包括改善胰岛素抵抗和周围组织脂肪分解）
对抗以下原因引起的骨骼肌质量和力量的丢失 ①老年人 ②因病长期卧床或不活动 ③骨骼肌萎缩（如心力衰竭患者） ④长期免疫抑制治疗
减少和（或）防止骨量丢失（年龄相关的、妊娠后期或长期免疫抑制治疗）
改善身体感觉（提高协调性和平衡能力，防止摔伤）
通过充分的抗阻训练增加肌力和耐力 ①增加运动能力 ②提升功能能力 ③减少功能受损 ④改善日常活动水平 ⑤有助于提升自信性和改善心理状态，使患者重返并重新适应社会 ⑥改善生活质量 ⑦改善心血管危险因素
降低血压
维持减重效果
改善胰岛素敏感性（不依赖于体重和耐受力的改变）

三、临床评估

在进入心脏康复计划（Cardiac Rehabilitation Program，CRP）之前，必须对患者进行临床评估，以了解其心血管病的总体风险。

(1)询问病史；

(2)心功能评价（心脏超声检查）；

(3)症状限制性运动负荷试验（Exercise Test，ET）；

(4)血液检查（了解血红蛋白、电解质、肝肾功能等）；

(5)心电图或动态心电图（必要时）；

(6)心肌灌注核素显像（必要时）；

(7)冠状动脉造影（必要时）。

1. ET/CPET

在 CRP 执行之前、执行过程中和结束时，都要进行 ET 评估，以预测风险、评估获益和预后、优化运动方案。

ET，特别是 CPET（Cardiopulmonary Exercise Test，心肺运动试验）可以提供以下信息：

(1)心肺储备功能；

(2)运动能力(最大运动负荷量);

(3)运动过程中和运动结束时的血液动力学变化(血压、心率等);

(4)运动诱发或加重的心肌缺血;

(5)运动诱发或加重的心律失常;

(6)有氧运动时训练心率(Training Heart Rate,THR)的计算;

(7)最大耗氧量($VO_2\,max$)、无氧阈值(AT)、肺泡通气量/二氧化碳通气量(VE/VCO_2)等。

2．CPET 在临床上的作用

(1)预测死亡率和冠心病的发病率;

(2)作为体检和疾病筛查的危险系数评估指标;

(3)心衰患者的评估和康复管理;

(4)糖尿病患者的评估和康复管理;

(5)其他与心血管、新陈代谢相关疾病的临床应对。

3．CPET 的优势

(1)临床意义清晰,便于使用和推广;

(2)设备智能,测量过程的管理自动化、可视化,便于使用和维护,更适合心肺运动功能测量和评估的大面积推广;

(3)具有牢固的科学基础,使用方便、维护简单,可大大降低医院的人力成本;

(4)提供危险分层和运动处方的设定功能,解决了我国运动处方设定难的问题。

4．ET 必需的设备、相关条件和注意事项

(1)至少 1 种类型的测力计(踏车、平板);

(2)心电图和血压监测系统;

(3)急救药品齐全的抢救推车和除颤仪;

(4)应拥有 1 个接受过良好训练的、有经验的团队(心内科医师和技师);

(5)应询问患者平素的运动耐量情况;

(6)应询问患者的临床状况和用药情况。

5．标准 ET 报告的内容

(1)是否存在心肌缺血(缺血阈值、ST/HR 指数、心绞痛、呼吸困难);

(2)总体预后(致命性心律失常、心率变异);

(3)运动能力和有氧训练强度[预计 METs＝14.7－0.11×年龄(男性),或 METs＝14.7－0.13×年龄(女性)];

(4)运动和恢复过程中心率的变化;

(5)运动和恢复过程中血压的变化;

(6)是否出现室上性、室性心律失常(室早、室速、室颤等)。

6．评价运动训练效果的 ET 或 CPET 指标

(1)极量或次极量运动能力;

（2）缺血阈值；

（3）运动诱发或加重的心律失常；

（4）运动及恢复过程中心率和血压的变化。

7．运动训练效果佳的标志

（1）运动持续时间更长、负荷量更大；

（2）每阶段心率和血压水平更低，恢复过程中心率恢复正常的时间更早；

（3）试验过程中心肌缺血出现更晚；

（4）室性心律失常出现频率更低，复杂性或致命性心律失常更少见；

（5）$VO_2\max$、AT、VE/VCO_2 斜率、心率和收缩压的两项乘积（Rate-Pressure Product，RPP）、换气比值（Respiratory Exchange Ratio，RER）等指标改善；

（6）疲乏／主观劳累程度（Rate of Perceived Exertion，RPE）减轻。

四、运动能力评估

是否可以开始运动，首先要注意一些绝对和相对的禁忌证（表 13-3）。

表 13-3　运动负荷试验的禁忌证

绝对禁忌证
①AMI（2 天以内）；
②不稳定型心绞痛；
③未控制的心律失常，且引发症状或血液动力学障碍；
④心力衰竭失代偿；
⑤Ⅲ度房室传导阻滞；
⑥急性非心原性疾病，如感染、肾衰竭、甲状腺功能亢进；
⑦运动系统功能障碍，影响测试的进行；
⑧患者不能配合。
相对禁忌证
①左主干狭窄或类似情况；
②重度狭窄性瓣膜病；
③电解质异常；
④心动过速或过缓；
⑤心房颤动且心室率未控制；
⑥未控制的高血压（收缩压＞160 mmHg 和/或舒张压＞100 mmHg）。

运动负荷试验是患者进行运动康复训练前重要的检测手段，主要用于诊断、预后判断、日常生活指导和运动处方制定以及疗效评定。常用的运动负荷试验方法有心电图运动负荷试验和心肺运动负荷试验，后者更准确，但设备昂贵且对操作者的要求较高。两种测试方法均有一定的风险，须严格掌握适应证和禁忌证，以及终止试验的指征（表 13-4），以保证测试的安全性。

表 13-4　运动负荷试验终止的指征

①达到目标心率

②出现典型的心绞痛

③出现明显不适的症状和体征:呼吸困难、面色苍白、发绀、头晕、眼花、步态不稳、活动失调、缺血性跛行

④随运动而增加的下肢不适感或疼痛

⑤出现 ST 段水平型或下斜型压低≥0.1mV,或损伤型 ST 段抬高≥0.2mV

⑥出现恶性或严重心律失常,如室性心动过速、心室颤动、R-on-T 室性早搏、室上性心动过速、频发多源的室性早搏、心房颤动等

⑦运动中收缩压不升高,或降低值>10 mmHg

⑧血压过高,收缩压>220 mmHg

⑨运动引起室内阻滞

⑩患者要求结束运动

临床上,应根据患者的能力水平分别进行低水平、次极量/极量、症状限制性的运动负荷试验。

(1)低水平运动负荷试验:适用于急性心梗后 1 周以上患者,运动中的最高心率应在 100～120 次/min,血压增加应在 20～40 mmHg;

(2)次极量运动负荷试验:适用于无症状性心肌缺血、健康人及心功能评定,运动中的最高心率=195－年龄;

(3)症状限制性运动负荷试验:该试验的设计要点是,直到患者出现运动负荷试验必须终止的症状和体征,或心电图 ST 段下降值>0.1mV(或在运动前 ST 段的原有基础上下降值>0.1mV),或血压出现异常反应。通常用于 AMI 后 14 天以上的患者。

如果无设备条件来完成运动负荷试验,可酌情使用 6 min 步行试验、400 m 步行试验等替代方法。

五、运动风险与获益共存——运动处方制定的基本原则

运动处方制定的基本原则包括:①安全性;②科学性;③有效性;④长期性;⑤趣味性;⑥多样性;⑦个体化。

身体活动的风险,主要在于损害肌肉骨骼系统,如肌肉酸痛、脱水、电解质紊乱。若训练过度,严重者会造成运动能力下降、免疫力下降、心肌梗死、猝死等。

制定安全有效的运动处方时,应注意:

(1)进行运动前的危险评估

1)患者的病史:心血管及其他脏器疾病;

2)心血管危险因素;

3)平常生活方式及运动习惯;

4)常规辅助检查:心肌损伤标志物、超声心动图、体质成分分析;

5)心理评估;

6)影响运动的因素;

7)运动负荷试验:肌力、平衡性和柔韧性评估。

(2)运动处方的内容

1)运动种类:有氧运动、抗阻训练、柔韧性训练、平衡性训练(图 13-7);

2)运动时间:30~60 min,包括热身和整理运动时间(5~10 min);

3)运动频率:有氧运动以每周 3~5 次为最佳;

4)运动强度(有氧运动):

①无氧阈法:通过心肺运动试验以确定无氧阈,或为最大耗氧量的 40%~60%;

②心率计算:(最大心率—静息心率)×(0.5~0.7)+静息心率;

③靶心率法:静息心率+20~30 次/min;

④Borg 指数:11~13 级,轻松至稍有疲劳感。

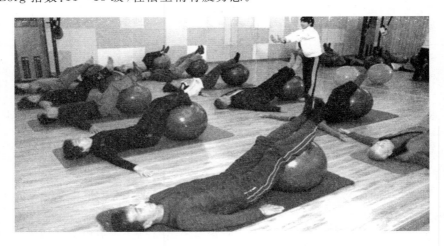

图 13-7　柔韧性训练

保障心脏康复运动的安全性,这是医务人员和患者及其家属十分关注的问题。医患双方应做好以下几项工作:

(1)严格遵守操作规范

1)在开始运动康复训练之前,向患者详细介绍运动处方的相关内容;

2)定期对患者进行运动耐量评估;

3)准备心脏急救应急预案,所有参加心脏康复训练的医务人员须定期接受心脏急救训练,定期参与病例讨论;

4)需要有心电监护和心肺复苏设备,包括除颤仪和急救药物。

(2)做好患者教育工作

1)指导患者了解运动康复训练过程中身体的警告信号,包括胸部不适或其他类似心绞痛的症状、轻度头痛或头晕、心律失常、体重增加和气促;

2)对患者出现的身体不适及时进行评估和治疗;

3)强调遵循运动处方进行康复的重要性,即运动强度不超过目标心率或主观劳累程

度,注意运动时间和运动设备的选择;

　　4)强调运动时热身和整理运动的重要性,及与运动的安全保障的关系;

　　5)提醒患者应根据环境的变化调整运动水平,如温度、湿度和海拔变化。

　　(3)运动过程中的监测与管理

　　1)运动前要评估每位患者最近的身体健康状况,如体重、血压、药物依从性和心电图的变化;

　　2)根据病情决定是否使用心电、血压和血氧饱和度的监测;

　　3)根据运动前的临床状态调整运动处方的强度和持续时间。

六、常规运动康复程序

　　根据对患者的评估及危险分层,给予其专业的运动指导。其中,个体化运动处方的制定是关键。运动处方应根据患者的健康、体力和心功能状态,结合学习、工作、生活环境和运动喜好等个体化特点,以处方的形式来确定运动的种类、方法、强度、频率和运动量等,并提出在运动中应该注意的事项(图13-8、表13-5)。

表 13-5　不同运动方式的处方

	低强度	中等强度	高强度	超高强度
运动目的	增强有氧运动能力、降低心血管病发生风险、降低体重、减少体脂含量	增强有氧运动能力、增加循环呼吸功能、降低心血管病发生风险、降低体重、减少体脂含量	增强有氧/无氧运动能力、增加循环呼吸功能、降低疲劳感	重建骨骼肌、协调骨骼肌功能、降低疲劳感
运动强度	低、中	中、高	高	高
目标心率	40%～60%	60%～75%	75%～90%	90%～95%
劳累程度	<12	12～13	14～16	17～20
最大耗氧量	40%～60%	60%～75%	75%～90%	90%～95%
运动时间	10～15 min	30 min	2～5 min,3～6组,组间休息1～2 min	30 s 负荷,90 s 休息,5 个循环,转速 80 rpm;恢复 10 min,转速 60 rpm
运动频率	3～4 次/周	4～5 次/周	4～5 次/周	3～4 次/周

　　条件不允许(体力较差)者,运动频率每周1～2次也可改善心肺功能。但对于条件允许的患者,每周小于2次的运动,对于心肺功能的改善作用非常微弱。

　　经典的运动康复程序包括以下3个步骤:

　　第1步:准备活动,即热身运动,多采用低水平的有氧运动,持续5～10 min。目的是放松和伸展肌肉、提高关节的活动度和心血管的适应性,预防运动诱发的心血管不良事件及预防运动性损伤。

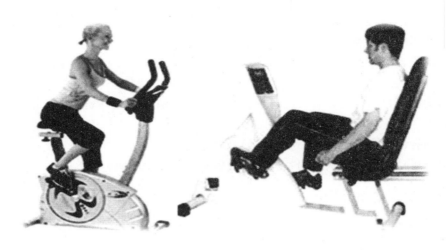

图 13-8　心脏康复运动训练

第 2 步：训练阶段，包含有氧运动、抗阻训练、柔韧性训练等，总时间 30～60 min。其中，有氧运动是基础，抗阻训练和柔韧性训练是补充。

（1）常见有氧运动方式有行走、慢跑、骑自行车、游泳、爬楼梯，以及在器械上完成的行走、踏车、划船等（图 13-9），每次实际的运动时间为 20～40 min。建议初始从 20 min 开始，根据患者的运动能力逐步增加运动时间。运动频率为 3～5 次/周；运动强度为最大运动强度的 50%～80%。体能差的患者或初始开始运动时，运动强度水平应设定为 50%，随着体能的改善，逐步增加运动强度。对于体能好的患者，运动强度应设为 80%，通常采用心率来评估运动强度。

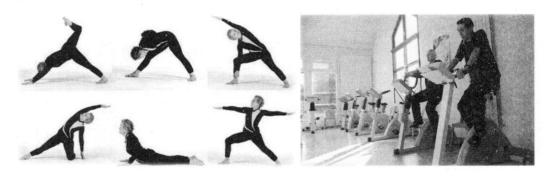

图 13-9　常见有氧运动方法

（2）与有氧运动比较，抗阻训练引起的心率反应性较低，主要增加心脏的压力负荷，从而增加心内膜下血流灌注，获得较好的心肌氧供需平衡。另外，抗阻训练可增加骨骼肌的质量，提高基础代谢率；增强骨骼肌的力量和耐力，改善运动耐力，帮助患者重返日常生活和回归职场；其他慢性病包括腰痛、骨质疏松、肥胖、糖尿病等，患者也能从抗阻训练中获益。证据表明，抗阻训练对于血压已经得到控制的高血压患者是安全的，对心力衰竭患者亦主张进行抗阻训练。

冠心病的抗阻训练形式多为循环抗阻力量训练,即一系列中等负荷、持续、缓慢、大肌群、多次重复的抗阻力量训练。常用的方法有利用自身体重(如俯卧撑)和使用哑铃或杠铃、运动器械、弹力带等(图 13-10、图 13-11)。其中,弹力带具有易于携带、不受场地及天气的影响、能模仿日常动作等优点,特别适合在社区/家庭应用。每次训练 8~10 组肌群,躯体上部和下部肌群可交替训练,每周 2~3 次或隔日 1 次。初始推荐强度为:上肢为临床试验次最大负荷量(One Repetition Maximum,1-RM,即在保持正确的方法且没有疲劳感的情况下,1 个人仅 1 次重复能举起的最大重量)的 30%~40%,下肢为 50%~60%,Borg 评分为 11~13 分。应注意训练前必须有 5~10 min 的有氧热身运动,最大运动强度不超过 50%~80%。切记:在运动过程中,应用力时呼气、放松时吸气,不要憋气,避免Valsalva 动作(图 13-12)。

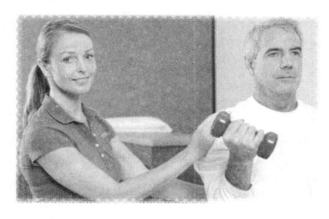

图 13-10　简易的抗阻训练(哑铃)

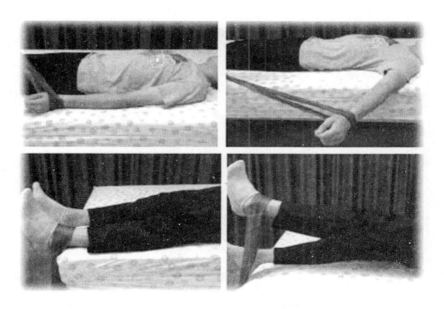

图 13-11　简易的抗阻训练(弹力带)

严禁憋气用力。手掌不要紧握受力点，以手拿平推为宜。

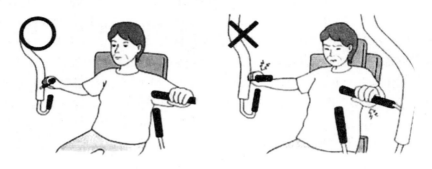

图 13-12　正确和错误的抗阻训练方法

抗阻训练的时间选择：PCI 后至少 3 周，且应在连续 2 周有医学监护的有氧训练之后进行；心肌梗死或 CABG 后至少 5 周，且应在连续 4 周有医学监护的有氧训练之后进行；CABG 后 3 个月内不应进行中到高强度上肢力量训练，以免影响胸骨的稳定性和胸骨伤口的愈合。

（3）柔韧性训练（图 13-13）：骨骼肌如要达到最佳功能，需要患者的关节活动度维持在应有范围内，所以保持躯干上部和下部、颈部和臀部的灵活性和柔韧性尤其重要。如果这些区域缺乏柔韧性，会增加患慢性颈肩腰背痛的风险。老年人的柔韧性差，日常生活活动能力降低。所以，柔韧性训练运动对老年人显得尤为重要。训练原则上应以缓慢、可控制的方式进行，并逐渐加大活动范围。训练方法：每个部位拉伸时间为 6～15 s，逐渐增加到 30 s，如可耐受则增加到 90 s。期间正常呼吸，强度以有牵拉感但不觉疼痛为宜。每个动作重复 3～5 次，总时间 10 min 左右，每周进行 3～5 次。

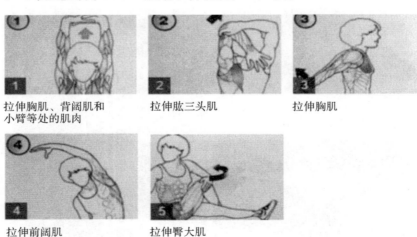

① 拉伸胸肌、背阔肌和小臂等处的肌肉
② 拉伸肱三头肌
③ 拉伸胸肌
④ 拉伸前阔肌
⑤ 拉伸臀大肌

图 13-13　柔韧性训练的方法

第 3 步：放松运动，此有利于运动系统的血液缓慢回到心脏，避免因心脏负荷突然增加而诱发心脏事件。因此，放松运动是运动康复训练中必不可少的一部分。放松方式可以是慢节奏有氧运动的延续或是柔韧性训练,根据患者病情轻重可持续 5～10 min。病情越重,放松运动的持续时间宜越长。

安全的运动康复训练除需制定正确的运动处方和医务人员指导外,还需在运动中进行心电图及血压的医学监护。一般而言,低危患者进行运动康复训练时无须医学监护,中危患者可予以间断性医学监护,高危患者则需严格的连续医学监护。对于部分低、中危患者,可酌情使用心率表以监护心率。同时,应密切观察患者在运动中的表现,在患者出现不适反应时能正确判断并及时处理,并教会患者识别可能的危险信号。

七、运动处方中有待解决的问题

运动处方中提到的运动强度、运动频率、运动时间都是根据既往的研究证据获得的,但从目前的研究来看,并不是最佳的推荐,尚有改进的空间。大量研究显示,低体能和不适当的体力活动是心血管病,患者发病和死亡的预测因子,低体能是较体力活动更强的心血管预后不良指标。有些学者对以体能而不是体力活动作为预测心血管病预后的指标提出了质疑,原因是这 2 个运动指标的评价方法不同。实际上,既往的研究对体力活动强度的评估都是根据患者自己的描述,没有定量的分析手段,而体能是根据患者的摄氧能力或心率变化来获得,可以量化,因此目前的临床研究均尽可能使用这个量化指标来表示运动强度。

目前,运动强度使用耗氧量或心率来表示。研究显示,中等强度的有氧运动可显著降低心血管病患者的发病率、死亡率和全因死亡率,故各国心脏康复指南也都建议心血管病患者进行中等强度的有氧运动。既往大部分的临床及实验研究,均把运动训练强度定为中等强度,制定运动处方时以不诱发心肌缺血为运动强度的标准,认为达到缺血阈强度的运动可能造成心肌损伤。目前有很多研究显示,运动获益随着运动强度的增加而增加,高强度的有氧运动比中等强度的有氧运动更能显著增加耗氧量,可提供更好的心血管保护作用。很多研究都证实,短暂的心肌缺血可促进侧支循环的形成,而侧支的生成与运动强度有关。运动强度越大,侧支生成就越明显。

目前临床推荐心肌缺血患者的运动靶心率为导致心肌缺血发作时的心率减 10 次/min。对于慢性稳定型冠心病患者,可考虑给予缺血阈强度的运动训练,或进行缺血预适应训练等。下面介绍几种在心脏康复训练中常用的检查及治疗设备:

(1)缺血预适应:于 1986 年由美国的 Murry 博士率先提出,即经常对人体进行反复的、短暂的、无创伤、无危害的缺血预适应训练,能够激发人体免疫系统的应急机制,产生和释放内源性保护物质,如腺苷、缓激肽、一氧化氮等。这些物质可参与保护心肌和能量代谢,减轻和抵抗随后更长时间因为人体缺血缺氧造成的损伤,从而有效地避免发生脑梗死、心原性猝死等心脑血管病。

缺血预适应训练的作用:

1)增加血管弹性;

2)使血管壁光滑;

3)扩张血管;

4)促进血液循环;

5)防止血栓形成；

6)改善睡眠；

7)调整血压；

8)促进侧支循环；

9)预防心梗、脑梗；

10)减少梗死面积，减轻后遗症；

11)加速脑卒中或心梗病后康复期的身体恢复；

12)1次预适应训练相当于5 km长跑的运动量。

预适应训练的适应人群：有心肌梗死、脑中风、冠心病、高血压、脑缺氧、PCI或CABG术前术后的康复、中风偏瘫后遗症病史人群，心脑血管病家族史人群，过度劳累的亚健康人群以及对心脑血管健康有需求的人群。

(2)气体代谢分析仪：用于测定耗氧量、代谢当量、二氧化碳排出量、通气量、呼气末氧和二氧化碳含量、呼吸交换率、肺容量、无氧阈，以及心率、心律、ST段改变、血压等。用于诊断和鉴别心肺疾病、评判治疗效果、筛选手术患者、评价健康状况和确定残障等级、评定和选拔运动员、制定运动处方和指导康复运动。结合运动平板试验，其在心脏病的诊断、病情评估、康复运动训练指导等方面有独特的优越性。

(3)体外反搏治疗(图13-14)：相当于一个体外"心脏血泵"，把动脉血与心脏血同步挤回心脑动脉血管缺血的区域，以改善心脑血管缺血。主要功能包括：促进大脑血液循环及侧支循环，预防再次发生缺血性中风，改善偏瘫肢体运动和感觉功能等，适用于冠心病的治疗。该治疗适用于急性心肌梗死恢复期、PCI和CABG术后和支架植入术后、脑动脉硬化、短暂性脑缺血、血管性痴呆等。

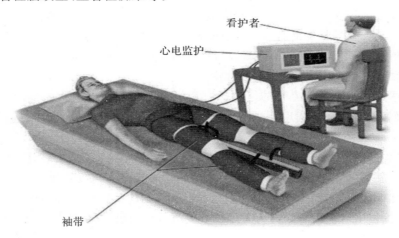

看护者

心电监护

袖带

图13-14　体外反搏治疗

(4)能量呼吸治疗仪：是一种创新的呼吸疗法，它通过提供给人体细胞自然能量，提高细胞自身对氧气的利用率，从而优化细胞的新陈代谢功能，触发细胞的再生功能，促进体能恢复，增强免疫功能。适应证包括冠心病、高脂血压、功能性心律失常、睡眠障碍、心率变异失调、慢性阻塞性肺病等。

（5）动脉血管弹性检测、血管内皮功能测定：通过无创检查，能准确、快速、舒适地测定动脉硬化和动脉狭窄的程度。检测指标可反映心脑血管疾病、高血压、高脂血症、糖尿病、肾病患者的动脉硬化程度，早期预测心血管病，评价药物疗效和心血管病的预后。

八、运动安全性的保障

尽管心脏康复运动带来的风险很低，但运动期间同样会有不良事件发生。2007 年，美国心脏学会（AHA）估算康复运动期间不良心脏事件的发生率是 60000～80000 个监护运动小时发生 1 起不良事件，男性发生率和女性的大致相同，最常见的是心律失常，其他还有心肌梗死、心脏停搏和死亡。

易于发生不良反应的高危患者包括：6 周以内的心肌梗死、运动可诱发的心肌缺血、左室射血分数＜30％、持续性室性心律失常、持续性威胁生命的室上性心律失常、突发心脏骤停经治疗后尚未稳定、新近植入自动复律除颤器和（或）频率应答式心脏起搏器的患者等。因此，要求在制定运动康复处方时，对患者进行风险评估。低危患者不需在监护下运动，中危和高危患者均需在监护下运动。并在制定运动处方时，对患者进行运动常识教育，避免过度运动，以及注意识别不适症状。同时，在运动场所配备相应的抢救仪器及药品，康复医师和护士都要接受心脏急救培训。

九、运动训练干预的目的

运动训练干预的主要目的是延缓疾病的进展、改善疾病的预后。这主要对冠心病及其相关不良事件（急性冠脉综合征、猝死、心力衰竭）、非缺血性慢性心力衰竭的患者有很好的疗效。此外，还包括克服因缺乏运动（特别是慢性心力衰竭以及开放式心脏手术后的患者）引起的心血管及肌肉骨骼系统的限制性。为达到这些目标，全面个体化的体力活动咨询以及进行督导下的运动训练尤为重要。

十、认知训练、自身意识及自我控制的实践技能

在经历急性心血管事件（急性冠脉综合征、PCI 或心脏手术）后，大多数患者不知道该进行哪种体力活动，也不知道能够耐受的活动量和活动种类。正是这种不确定的心理与患心脏病的经历，导致患者回避任何的身体劳损，养成了不愿意运动的习惯。

在运动训练过程中，患者应该知道自己运动的耐量限度及运动极限。其目的是帮助患者对自身现状有一个正确的评价，接受运动耐量下降这一现实。运动训练是改善患者自我意识和主观感受的最佳手段。患者在运动训练期间会出现一些客观症状，康复工作人员应当帮助患者辨认这类症状，并帮助患者评估其与所完成负荷的联系。所以，改善患者自我意识和主观感受应当成为每项运动训练的一部分，康复工作人员应当解释运动的步骤及其对患者身体有利和可能不利的影响。

通过运动训练，患者应当学会感知和观察自身的局部和全身反应（如加快的心率和呼吸、肌力水平、主观的劳累感），以及学会将其与客观的运动水平相联系。通过逐渐增加运动强度，患者应当认识到自己运动耐量的极限。运动治疗师应当与患者交流，要求患者留意运动时出现主观及客观症状时的感觉。这些自我控制的实践技能是患者进行体力活动

的安全而有效的基本手段。

十一、心脏康复有氧耐力训练的其他形式

为进一步提高有氧耐力,其他运动形式(如步行、规律慢跑、骑自行车)可以根据患者的运动耐受力和表现加到个体化训练计划中,这同样适用于心脏康复的第Ⅱ、Ⅲ期。

散步这种耐力训练模式能增强体能,并且对于诸多心血管危险因素有积极的影响。应对亚健康人群、老年人和绝经后女性,以及不伴有心血管、呼吸系统疾病风险的人群进行训练,散步或常规走路(利用手臂主动摆动的快走)都是有氧耐力训练的理想方式。

康复训练方案应为患者提供机会,让其参与有监护的行走锻炼,保证患者达到必需的运动耐量且对身体没有任何不良影响。步行的路线、速度以及耐受力应当适合患者的需要。将徒步训练计划融入患者每日的生活中的好处是,能促进患者增加每日的体力活动,同时也提供给患者一个非常好的机会来提高自身感受、增强自我意识。通过了解训练中的生理参数,如心率、呼吸频率、劳累程度,个体能将这种运动经历转化到自己的日常生活中。运动强度由有氧耐力训练的目标心率决定。这种方法适用于大多数类型的耐力训练。

快速行走(北欧行走)可以通过增加肌肉使用率,明显地提高训练强度、氧摄取率和总体能消耗。快速行走更多的益处包括减少关节负重和提高身体的稳定性(特别是在下坡路步行过程中)。近年来,北欧行走变得很流行,特别是在老年人和女性患者中。为了从这种运动方式中获益,应该强调正确的方法,建议可以根据有氧耐力训练的目标心率来控制运动强度。

自行车运动是对于各年龄段都适用的耐力休闲运动,而且自行车作为代步工具,一定比汽车要健康和环保。康复训练方案中包括自行车运动,所以也可以用于心脏康复训练。要特别注意自行车运动的舒适度、地形、安全性。监护下的自行车运动可以激发患者把骑车运动融入其日常生活。在坚硬的地面上骑车是不承重的活动,对低运动耐量的患者比较适用。自行车上可以装备骑车踏板,但是只有较低强度的训练才考虑使用。运动强度可以根据有氧耐力训练的靶心率来控制。

对于具备良好运动耐量的患者,慢跑是理想地改善有氧运动耐量和心血管危险因素的运动方式。这种运动的强度小,而获得的收益大。运动强度根据有氧耐力训练的靶心率来控制。

十二、抗阻训练的研究进展

抗阻训练的目的是通过动态或静态的肌肉收缩以增加肌力。动态(等张)运动可引起四肢的运动,而静态(等长)运动不会引起四肢的运动。大多数体力活动都包括静态和动态的肌肉收缩。肌肉增厚被定义为肌肉总量的增加,其训练主要依赖于等长收缩。肌肉耐量是指肌肉动态收缩而能量输出最小并长时间维持肌肉一定长度的能力。抗阻训练的强度是通过 1 次最大负荷量(1-RM)的方法来评定的,动态抗阻训练的运动强度被定义为1-RM的百分比。

1-RM 测试方案如下:

（1）指导以小负荷进行热身；

（2）热身后间歇 1 min；

（3）增加负荷，使其能完成 3～5 次重复；热身性试举：上肢测试 4～9 kg，下肢测试 14～18 kg；

（4）休息 2 min；

（5）增加负荷，使其能完成 2～3 次重复，增加负荷方式同③；

（6）2～4 min 休息；

（7）按照（3）增加负荷；

（8）进行 1-RM 试举；

（9）如果成功，休息 2～4 min，再由（7）开始重复；

（10）如果失败，休息 2～4 min，按如下方式减小负荷：上肢测试 2～4 kg，下肢测试 7～9 kg；然后回到（8），继续增加或减小负荷，直到其可以完成 1 次重复的最大重量测试。最好在 5 次测试之内找到 1-RM。

1. 抗阻训练在心脏康复中的作用

抗阻训练通过增加肌肉质量和改善肌肉协调性和代谢来增加肌肉的数量和肌肉的耐力。体能改善包括减少与心脏病或老龄相关的肌力丢失，同时增加运动耐量和提高功能能力。

对于心脏病患者来说，个体化的充分抗阻训练是安全和有效的，所以当前的心脏康复运动训练也推荐进行此种训练。抗阻训练特别适合左心室功能好、运动耐量强的冠心病患者，对老年人和女性患者也有效且耐受性好。近 10 年来，对于慢性心力衰竭的高危患者，抗阻训练的安全性和有效性还存在争议。为探索这个问题，已经进行了大量的研究，其中很多都是小规模的队列研究。然而，没有任何研究发现抗阻训练会增加心血管危险，而都证明抗阻训练是安全有效的。

根据新近的证据，低至中强度的个体化动态抗阻训练是安全有效的。因此，低至中强度的抗阻训练应作为有氧运动的补充。抗阻训练有助于延缓心力衰竭患者的肌萎缩和外周改变。

需要强调的是，有氧抗阻训练能够改善患者的临床预后，在心脏康复训练中推荐将充分的抗阻训练作为有氧耐力训练的补充。抗阻训练的绝对禁忌证与有氧耐力训练的禁忌证相同。

2. 抗阻训练过程中的血压反应

众所周知，抗阻训练可以导致血压明显升高，但如果选择合适的锻炼强度（强度、重复次数、选择的训练方法），则可避免这种情况。抗阻训练的血压反应与参与肌肉静态收缩的程度、实际负荷（个体 1-RM 的百分比）及参与肌束的数量相关，血压反应还取决于抗阻训练的次数和总的肌肉收缩持续时间。反复进行 70%～95% 1-RM 运动量时，血压可达到最高水平，因为血压同样受运动强度和运动时间的影响。达到这个运动量时的血压水平比低强度抗阻训练或单次最大运动量的血压水平要高。运动负荷低于 70% 1-RM 和 95% 1-RM 以上运动量时的肌肉收缩持续时间不足以引起血压的明显升高。

低至中强度的动态抗阻训练可以重复多次,中强度抗阻训练不会引起血压的明显升高。这种训练的血压反应比中度耐力训练的血压升高程度要低。在抗阻训练中做 Valsalva 动作(紧闭声门用力呼吸)时,血压升高会更明显。血压的急剧升高和下降会限制心肌的氧气输送,导致恶性心律失常和(或)心肌缺血。即使是健康人,血压快速下降也会导致晕厥的发生。

抗阻训练时做 Valsalva 动作应特别小心。在进行抗阻训练前,应该告知患者与高强度抗阻训练相关的危险。患者应该学习关注训练中的呼吸,学习将训练与呼吸结合起来,避免 Valsalva 动作,这是训练起始阶段准备工作的一部分。

3. 抗阻训练计划的制定

(1)训练原则

身体活动要达到健身的目的,必须达到一定的运动强度和运动量才能收到良好的效果,要进行科学的身体锻炼,不能盲目地运动。因此,在进行抗阻训练时必须遵循以下基本原则。

1)适度超负荷原则

适度的超负荷原则是运动训练的基本原则。即对于运动量的要求要超出平时所适应的负荷,这样的训练才有效果。这是一种为了提高肌力和肌肉耐力所实施的超过自身平时最大能力的训练,使得肌肉系统的功能因训练强度而获得相对的改善。肌肉力量、耐力训练的超负荷是通过在抗阻训练中增加重复次数、减少每组之间的休息时间、增加重量、增加练习组数、增加训练频率等方法实现的。

2)特殊性和个体化原则

不同的身体活动具有不同的效果。运动者期望获得什么样的运动效果,就应进行能产生那种效果的运动。因此,在运动计划中,不同的需求要采用不同的运动内容。要提高肌肉耐力则应采取低阻力、多次数的抗阻训练。只有这样,才能明显提高肌肉的耐力,但肌肉的力量和体积却不会有多大改变。

3)渐进性原则

实施运动计划要逐步增加运动量,从而使运动计划能够安全而有效地进行。在抗阻训练中,如果一时突然给予肌肉过强的负荷,就容易造成伤害事故。所以,应采取渐进的方法增加强度、次数和组数。身体适应能力随着渐进的负荷而增加,肌肉的力量、耐力和体积也随之增加。

(2)制定抗阻训练计划的依据与内容

1)制定抗阻训练计划的依据

选择正确的锻炼方法和确定适当的运动负荷,是制定抗阻训练运动计划的关键。为了制定出个性化的抗阻训练运动计划,必须要以健康状况的调查评估和适当体能的测试评估信息为依据。另外,还要了解患者目前抗阻训练的技术经验和训练水平。

2)抗阻训练计划的内容

抗阻训练运动计划的内容较为复杂,主要包括运动频率、运动时间、运动的选择、动作顺序、负荷和重复次数、完成组数、组间休息、训练方法等要点。

运动频率:运动频率受患者的抗阻训练水平、其他运动,以及日常生活和工作时间安排的影响。为了获得充分的休息,应该在相同肌群的训练中间至少安排 1 天的休息。一般来说,开始训练的频率通常是每周 2～3 次,以后可根据情况增加到每周 4～5 次。每周的训练应合理地平均分配,如安排周一、周四训练或周一、周三和周五训练。

运动时间:一般来说,运动时间也取决于患者的训练水平,1 次抗阻训练的时间不超过 60 min,以 20～30 min 为宜。

运动选择:器械练习较自由重量练习(杠铃、哑铃)在训练技术方面更为简单,同时也较为安全,所以,优先选择器械练习。

运动顺序:一般先进行多关节练习,然后是辅助练习、单关节练习,或先进行大肌肉群的练习,然后进行小肌肉群的练习。"推"和"拉"运动交替进行;上肢练习和下肢练习交替进行;多关节练习、单关节练习与交替推拉练习相结合。通常先进行下肢的运动,然后再进行上肢的运动。

第二节　营养处方的制定

不良的饮食方式(高热量碳水化合物摄入过多)和缺乏运动(包括长时间坐着看电视与低头玩手机)占死亡原因构成的 15%。水果和蔬菜比例较低的饮食可导致超过 25% 的人群罹患冠心病和卒中。

维系机体健康的 5 大基石包括合理饮食、适量运动、戒烟限酒、心理平衡、充足睡眠。其中,膳食营养是影响健康的主要环境因素之一,在各种疾病的康复中具有举足轻重的作用,对于心脏康复也不例外。

合理饮食的定量和定性问题十分重要(图 13-15)。"合理"二字应包括:每日 100 g 荤菜(鱼肉等)、200 g 水果、300 g 粗细搭配的主食、500 g 多品种的蔬菜,总计 2000 kCal 以内的热量的饮食。

合理的导向性饮食包括:

(1)摄入不饱和脂肪酸和亚麻酸(如植物油、海产品);

(2)全谷类粗粮;

(3)蔬菜水果(如山楂);

(4)鱼肉及海产品(如鱼油);

(5)乳制品;

(6)坚果(如杏仁、核桃、花生,每日 30 g);

(7)适量的黑巧克力、咖啡;

(8)醋、茶等。

饮食有十忌,包括:

(1)忌大量饮用富含咖啡因的可乐;

(2)忌暴饮暴食、狼吞虎咽;

(3)忌饮食无规律;

(4)忌过度节食;

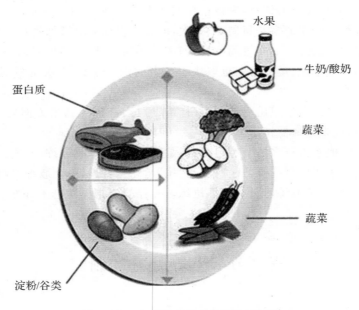

图 13-15　合理饮食的定性与定量问题

（5）忌餐后立即饮茶、喝水（妨碍人体对营养物质的吸收）；

（6）忌餐后喝饮料；

（7）忌餐后吸烟；

（8）忌餐后剧烈活动；

（9）忌餐后马上上床睡觉；

（10）忌餐后立即大便。

一、国际上倡导的饮食模式

1. 地中海饮食（Mediterranean Diet）

泛指希腊、西班牙、法国和意大利南部等处于地中海沿岸的南欧各国以蔬菜水果、鱼类、五谷杂粮、豆类和橄榄油为主的饮食风格。研究发现，地中海饮食可以减少患心脏病的风险，还可以保护大脑血管免受损伤，降低发生中风和记忆力减退的风险，是一种有利于健康的简单、清淡但富含营养的饮食（图 13-16）。

（1）以种类丰富的植物食品为基础，包括大量的水果、蔬菜、土豆、五谷杂粮、豆类、坚果、种子；

（2）对食物的加工尽量简单，并选用当地应季的新鲜蔬果作为食材，避免微量元素和抗氧化成分的损失；

（3）烹饪时用植物油代替动物油（含饱和脂肪酸）和各种人造黄油，尤其提倡用橄榄油；

（4）脂肪占膳食总能量不到 35％，饱和脂肪酸只占不到 7％；

（5）适量吃一些奶酪、酸奶类的乳制品，最好选用低脂或脱脂类；

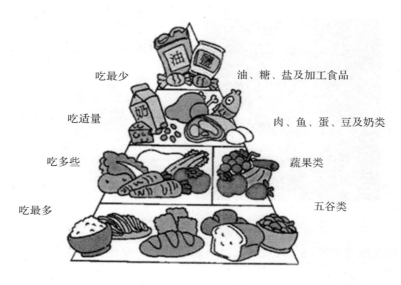

图 13-16 地中海饮食

（6）每周吃 2 次鱼或禽类食品；

（7）1 周吃不多于 5 个鸡蛋，包括各种烹饪方式；

（8）用新鲜水果代替甜品、甜食、蜂蜜、糕点类食品；

（9）每月最多吃几次红肉，总量不超过 7～9 两（340～450 g），而且尽量选用瘦肉；

（10）适量饮用红酒，最好进餐时饮用，避免空腹。男性每日不超过 2 杯，女性不超过 1 杯。

除平衡的膳食结构之外，地中海式饮食还强调以下 4 点：适量、平衡的原则；健康的生活方式；乐观的生活态度；坚持运动。

推荐食谱：

早餐：1 杯酸奶、草莓和蜂蜜。

午餐：绿色蔬菜和 1 个西红柿、1 份主食（米饭或面条）、白开水。

零食：杏仁和花生。

晚餐：鱼肉、全麦面包、1 小杯红酒。

2. DASH 饮食

作为预防及控制高血压的饮食模式，DASH 饮食是基于美国一项大型高血压防治计划（Dietary Approaches to Stop Hypertension，DASH）发展出来的饮食。按这项计划，如果能摄食足够的蔬菜、水果、低脂（或脱脂）奶，以维持足够的钾、镁、钙等离子的摄取，并尽量减少饮食中的油脂量（特别是富含饱和脂肪酸的动物性油脂），可以有效地降低血压（图 13-17）。

（1）多吃全谷食物和蔬菜。这类食物富含纤维、钙、蛋白质和钾，有助于控制或降低高血压；

（2）适度的瘦禽肉和鱼类将有益于心脏；

（3）爱吃甜食者应多吃水果，拒绝饭后甜点（餐前水果应倡导）；

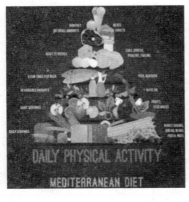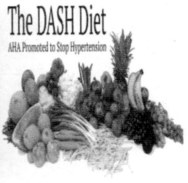

图 13-17　DASH 饮食

（4）限制食盐摄入量，最好以辣椒、醋等调味料和柠檬取代额外食盐。

推荐食谱：

早餐：1 份燕麦片、1 根香蕉和 1 杯低脂牛奶。

午餐：1 个全麦面包、鸡肉、沙拉（黄瓜和西红柿）。

零食：杏仁（无盐）、葡萄干和半杯无脂无糖的水果酸奶。

晚餐：85 g 牛肉、牛肉汤、青豆、土豆、洋葱、1 个苹果、1 杯低脂牛奶。

3. TLC 饮食

TLC 饮食全部采用低脂肪食物，对于降低坏胆固醇非常有效。鸡肉和鱼肉务必去皮食用，含有太多饱和脂肪的红肉最好不吃。多吃水果和蔬菜，避免全脂牛奶制品、肥猪肉以及油炸食品。

推荐食谱：

早餐：燕麦片、咖啡或低脂牛奶。

午餐：鸡肉、米饭、苹果。

零食：葵花子、无糖酸奶。

晚餐：米饭、西兰花。

二、判断营养过剩的指标

1. 体质指数（Body Mass Index，BMI）

BMI 是用体重（kg）除以身高的平方（m²）得出的数字，是目前国际上常用的衡量人体胖瘦程度以及是否健康的一个标准。欧美国家仅三分之一的人口 BMI 指数小于 25。大量流行病学调查证实，皮带（腰围）越长，寿命越短；静息心率越快，寿命越短。

国外成人的 BMI 数值（最理想的 BMI 是 22）：

（1）过轻：低于 18.5；

（2）正常：18.5～24.9；

（3）超重：25～28；

（4）肥胖：28～32；

（5）非常肥胖：高于 32。

国人 BMI≥24 即为超重，28 以上为肥胖；男性腰围≥90 cm，女性腰围≥80 cm 为腰部肥胖的标准。

超重和肥胖是冠心病和卒中发病的独立危险因素。BMI 每增加 2，冠心病、卒中的相对危险分别增加 15.4％ 和 18.8％。一旦 BMI 达到或超过 24 时，高血压、糖尿病、冠心病和血脂异常的发病率会显著增加。

医学营养治疗（MNT）与药物治疗、手术治疗一样，在疾病的康复中发挥着重要作用。MNT 涉及对患者全面的营养评估、准确的营养诊断、科学的营养干预和系统的营养监测。MNT 现已成为心血管病一级、二级预防和康复的手段，通过 MNT 可以减少心血管危险因素、降低心血管病发生的风险。

2. 体脂肪率

冠心病等心血管病的一个高危因素就是肥胖、体脂肪过量，特别是内脏脂肪超标。体重和 BMI 是常用的反映人体营养状况的指标，可判断人体是否超重和肥胖。但其不能反映人体肌肉、脂肪等成分的比例，在实际应用中有局限性，隐形肥胖难以发现。近几年出现的人体成分分析仪能够更加准确地、全面地测定人体的内部营养构成比例，如水分含量和分布、肌肉含量和分布、体脂肪量、内脏脂肪面积、骨矿物质含量等，能够更加准确地判定机体是否肥胖。

人体成分保持一定的比例是衡量一个人是否健康的重要标准之一。人体成分的盈亏及成分之间的不均衡，会产生各种危害或营养不良。

隐形肥胖又称内脏型肥胖。内脏脂肪主要存在于腹腔内，如肝、胰、胃、肠道等器官的周围和内部，其明显表现是腹部肥胖，特别是女性的小肚子和腰，而从外表看来没什么异常，很容易被忽视，所以被称为是最危险的脂肪。

要准确判断一个人是否属于肥胖，仅靠测量体质指数是不够的，体脂肪率才是重要的衡量指标。体脂肪率男性＞20％、女性＞28％则为肥胖。

通过人体成分分析仪，可以直观地看到身体目前的状况，发现隐形肥胖，可以制定营养改善的目标，为饮食营养治疗和运动治疗提供依据（图 13-18）。

三、合理饮食健康教育

要想实现营养处方的效果，必须摒弃老旧和不科学的观念，必须树立正确、科学的饮食理念。医师要帮助患者了解食物对健康的影响，帮助患者选择健康食物。

1. 能量

维持理想体重，是冠心病饮食治疗的目标。饮食摄入能量过高可引起肥胖，血胆固醇合成增加，使冠心病的发病率显著增高，因此需要控制能量。合并有肥胖或超重者，通常每公斤体重每日可供给 20～25 kCal 的能量，碳水化合物以占总能量 50％～60％ 为宜，蛋白质占比 15％ 左右为宜，脂肪占比应＜25％。少量多餐，每天 4～5 餐（不是常规意义上的吃饭），切忌暴饮暴食，避免过饱。

应掌握"早宜好、午宜饱、晚宜少"的原则。一般早餐能量占全日总摄入量的 40％，应

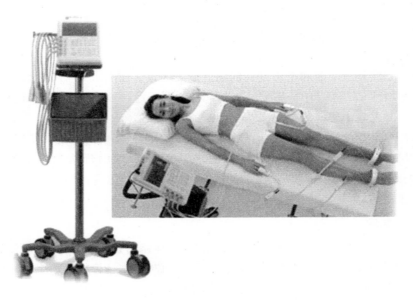

图 13-18　人体成分分析

以豆类、牛奶、鸡蛋为主，午餐占全日量的 40％，晚餐占 20％。

2. 碳水化合物

碳水化合物也可引起高脂血症，并且蔗糖消耗量比脂肪消耗量与冠心病的关系更大。碳水化合物摄入过多可使血液中甘油三酯增高，并导致肥胖。果糖比蔗糖更易合成脂肪，其次为葡萄糖和淀粉。因此，碳水化合物摄入量及种类与冠心病的发病率有关。

应以复合碳水化合物为主，少用蔗糖、果糖。肥胖者应限制主食（300 g 以下），可进食粗粮、蔬菜、水果等富含纤维素的食物，对防治高脂血症、糖尿病、冠心病等均有益。应限制单糖和双糖含量高的食品。

3. 蛋白质

动物蛋白质升高血胆固醇的作用明显强于植物蛋白质。供给动物蛋白质越多，动脉粥样硬化形成所需要的时间越短，且病变越严重。植物蛋白，尤其大豆蛋白，既含有较高的植物固醇，又有丰富的氨基酸。用黄豆及其制品替代动物蛋白，可使血胆固醇下降 19％左右，故大豆蛋白可降低冠心病的发病率。

另外，大部分鱼类含胆固醇较低，如青鱼、草鱼、鲤鱼、黄鱼、鲳鱼、带鱼等胆固醇的含量＜100 mg/100 g。鱼油在防治冠心病中有重要的价值。因此，可每周进食鱼 2～3 次，每次 100～200 g，烹饪方法以清炖和清蒸为主。牛奶含有抑制胆固醇的合成因子，每日可饮 250 ml 脱脂牛奶。1 只鸡蛋约含 250 mg 胆固醇、80 kCal 热量，但蛋黄中的卵磷脂具有排除体内血清胆固醇的作用。因此，每周进食 5 个鸡蛋有益无害，但不宜多吃。

4. 脂肪

膳食中脂肪含量是影响血胆固醇浓度的主要因素，与动脉粥样硬化的发病率和病死率呈明显正相关。而脂肪的质量对动脉粥样硬化的发病率影响更大，所以要尽量选择含不饱和脂肪酸高的植物油。卵磷脂可有效降低血胆固醇浓度,并能防治动脉粥样硬化。

脂肪的摄入量应控制在总热量的 20%～25% 以内,动物脂肪量应低于 10%,食用植物油优先。应当以进食脂肪含量较低的食物为主,如鱼、禽、蛋和瘦肉。鱼类含有大量的不饱和脂肪酸,可预防血脂异常和心血管病。胆固醇摄入应控制在 300 mg/d 以下,应避免食用过多的动物性脂肪和富含胆固醇的食物。

5. 维生素及矿物质元素

缺乏维生素 B_1 时会出现心肌代谢障碍,严重者可导致心力衰竭,引起脚气病性心脏病的临床症状;维生素 B_3、B_6 是降脂药物,有抗动脉粥样硬化功效;维生素 C 可降低胆固醇,增强血管弹性,减少脆性,增加血管韧性,可预防出血;维生素 E 具有抗氧化、增强免疫力、抗凝血、改善末梢循环、防治动脉粥样硬化的作用。

部分微量元素有抑制心血管病的作用,如钙、镁、铜、铁、铬、钾、碘、氟。缺乏时,可引起心脏功能和心肌代谢异常。锌过多或铜过低时,可增加血清胆固醇含量;锌铜比值高时,血清胆固醇也增高;补充铬可提高高密度脂蛋白浓度,降低血清胆固醇含量;但铅、镉可促使心血管病发作。

应多吃新鲜绿叶蔬菜。深色蔬菜富含胡萝卜素和维素 C,蔬菜体积大、可饱腹,含粗纤维多,减少胆固醇吸收。水果热量低,含维生素 C 丰富,并含有大量果胶;山楂除富含维生素 C 和胡萝卜素外,还含有黄酮类物质,有显著扩张冠状动脉和镇静作用,而多聚黄烷有降压强心功能。藻类,如海带、紫菜、发菜及黑木耳等,富含蛋氨酸、钾、镁、铜、碘,均有利于冠心病的治疗。

心血管病患者营养要素目标摄入量见表 13-6。

表 13-6　心血管病患者营养要素的目标摄入量

膳食要素	目标摄入量
脂肪总量	总能量的 15%～30%
饱和脂肪酸	低于总能量的 10%
多不饱和脂肪酸	总能量的 6%～10%
n-6 脂肪酸	总能量的 5%～8%
n-3 脂肪酸	总能量的 1%～2%
反式脂肪酸	总能量的 0 或<1%
单不饱和脂肪酸	总能量的 10%～20%[b]
碳水化合物	总能量的 55%～70%
游离糖[a]	低于总能量的 10%
蛋白质	总能量的 10%～15%
胆固醇	<300 mg/d
氯化钠(钠)	<6 g/d(<2.5 g/d)
蔬菜和水果	>400 g/d
膳食纤维	25～30 g/d(来自食物)
可溶性膳食纤维	>20 g/d(来自食物)

注:[a] 指额外加入到食品中的单糖和双糖和蜂蜜、糖浆、果汁中的天然糖分;[b] 计算方法为:脂肪总量＝饱和脂肪酸＋多不饱和脂肪酸＋反式脂肪酸

四、营养处方的总原则

1. 营养处方制定的总原则

(1)在平衡膳食的基础上,控制总能量的摄入,尽量保持理想体重或使体重逐渐向理想体重靠拢。

(2)食物多样,谷类为主,粗细搭配。每日尽量保证 50～75 g 杂粮。

(3)保证充足的优质蛋白质摄入。每日摄入适量食用鱼、瘦肉、蛋清、低脂奶或脱脂奶。

(4)控制饱和脂肪酸和胆固醇的摄入。尽量减少食用肥肉、荤油、奶油、动物内脏。每日烹调植物油用量应控制在 20～25 g。

(5)控制反式脂肪酸的摄入。尽量少吃反复高温煎炸的食物、含有人造黄油的糕点、含有起酥油的饼干、咖啡伴侣、奶茶。

(6)保证摄入充足的单不饱和脂肪酸和多不饱和脂肪酸,并在烹调油中尽量保证橄榄油、芥花油、茶籽油、亚麻籽油占有一定的比例。

(7)控制钠的摄入量,每日不超过 2.5 g,相当于摄入食盐不超过 6 g。同时,注意酱油、味精、榨菜、腐乳、面食等含钠高的食物。

(8)保证充足的膳食纤维摄入。以每日摄入 25～30 g 膳食纤维为宜,尽量从蔬菜、水果和全谷类食物中获取。

(9)保证充足的维生素、矿物质等微量营养素的摄入。每日应摄入新鲜蔬菜和水果,重点关注深颜色的蔬菜水果、十字花科蔬菜以及豆类。

(10)如果由于身体原因,不能保证均衡膳食的摄入,可以在营养师等专业人员的指导下适当选择医用食品作为补充。

2. 营养处方制定中的注意事项

(1)高血压患者在总的原则下,还应注意:

1)增加身体活动:每周 3～5 天,每日≥30 min 中等强度有氧运动;

2)严格控制钠盐:推荐每日食盐用量控制在 5 g 以下;

3)适当增加钾摄入量:每日 3.5～4.7 g,尽量从自然食物如紫菜、香菇、土豆、毛豆、莲子、香蕉、橙子等蔬菜水果中摄取;

4)保证足量的钙和镁:推荐饮用牛奶,适量食用大豆、坚果;

5)限制饮酒。

(2)高脂血症、动脉粥样硬化和冠心病患者则更应减少碳水化合物的摄入,控制甜点、饮料及精制糖果的摄入;多吃深色蔬菜和水果,蔬果中富含的膳食纤维、维生素 C 有助于降低 TG、促进胆固醇的排泄;少量多餐,避免过饱,同时忌烟和浓茶;最好不饮酒,如饮酒应限量,并取得专科医师的同意。

(3)对急性心肌梗死患者要了解其用药情况,包括利尿药、降压药及其血钠和血钾水平、肾功能及补液量,注意维持电解质平衡;进食种类及量,应遵循循序渐进原则,可以从清流质饮食向浓流质饮食、低盐低脂半流质饮食、低盐低脂软食、低盐低脂普食逐步过渡;

避免过冷或过热的食物,浓茶和咖啡也不适宜;保证丰富膳食纤维的摄入,尤其是水果中的可溶性膳食纤维可以防止便秘。

(4)对于慢性心衰患者,营养处方中应保证优质蛋白质占到总蛋白含量的1/2～2/3;每日液体补充量为1000～1500 ml,尽量选择高能量密度的食物;钠盐的摄入最好每日<3 g;保证充足的无机盐和维生素的摄入,如钙、镁、维生素C、维生素B族等;注意电解质平衡;少食多餐,每日以进餐5～6次为宜;戒烟、戒酒。

五、制定个性化的饮食方案——食物交换份法

食物交换份法一般都是用在糖尿病的饮食治疗中,用来控制热量,限制脂肪、胆固醇和钠盐,进而起到保持健康体重的目的。而冠心病的饮食治疗原则基本和糖尿病相似,甚至比糖尿病饮食更加严格。所以,我们完全可以借鉴食物交换份法来指导冠心病的饮食治疗。事实上,糖尿病饮食是最健康、最标准的饮食。

食物交换份法具有简单易操作、营养均衡、花样多变等优点。根据所含类似营养素的量,把常用食物归为4类:

(1)含碳水化合物较丰富的谷薯类食物;

(2)含维生素、矿物质和膳食纤维丰富的蔬果类;

(3)含优质蛋白质丰富的肉、鱼、乳、蛋、豆及豆制品类;

(4)含能量丰富的油脂、纯糖和坚果类食物。

各类食品,每个食物交换份中所含3大产能营养素的量,详见表13-7～表13-15。配餐饮食可参看各类食物能量等值交换表,以便作出具体安排。

(1)瘦肉50 g＝鸡蛋1个＝豆腐干50 g＝北豆腐100 g;

(2)牛奶250 g＝瘦肉50 g＋谷类10～12 g或豆浆400 g;

(3)水果的1个交换单位＝谷类的1个交换单位。

利用食物交换份法编制食谱举例如下:

某成人体重70 kg,全天所需能量为1400 kCal,利用食物交换份法为其配餐。1400 kCal共需16个食物能量等值交换份,其中谷薯类食物8个交换份,蔬菜类食物1个交换份,肉蛋类食物3个交换份,豆类食物0.5个交换份,乳类食物1.5个交换份,油脂类食物2个交换份。

表 13-7 每 1 交换份食物的产能营养素含量表

组别	食物类别	每份质量（g）	能量（kCal）	蛋白质（g）	脂肪（g）	碳水化合物（g）	主要营养素
谷薯组	谷薯类	25	90	2.0	—	20.0	碳水化合物、膳食纤维
蔬果组	蔬菜类	500	90	5.0	—	17.0	矿物质、维生素、膳食纤维
	水果类	200	90	1.0	—	21.0	
肉蛋组	大豆类	25	90	9.0	4.0	4.0	蛋白质
	奶类	160	90	5.0	5.0	6.0	蛋白质
	肉蛋类	50	90	9.0	6.0		蛋白质

续表

组别	食物类别	每份质量（g）	能量（kCal）	蛋白质（g）	脂肪（g）	碳水化合物（g）	主要营养素
油脂组	坚果类	15	90	4.0	7.0	2.0	脂肪
	油脂类	10	90	—	10.0	—	脂肪

表 13-8　谷薯类食物的能量等值交换份表

食物名称	质量（g）	食物名称	质量（g）
大米、小米、糯米、薏米	25	干粉条、干莲子	25
高粱米、玉米	25	油条、油饼、苏打饼干	25
面粉、米粉、玉米面	25	烧饼、烙饼、馒头	35
混合面	25	咸面包、窝窝头	35
燕麦片、莜麦面	25	生面条、魔芋生面条	35
荞麦面、苦荞面	25	马铃薯	100
各种挂面、龙须面	25	湿粉皮	150
通心粉	25	鲜玉米（1 个，带棒芯）	200
绿豆、红豆、芸豆、干豌豆	25		

表 13-9　蔬菜类食物的能量等值交换份表

食物名称	质量（g）	食物名称	质量（g）
大白菜、圆白菜、菠菜、油菜	500	白萝卜、青椒、茭白、冬笋	400
韭菜、茴香、茼蒿	500	倭瓜、南瓜、菜花	350
芹菜、苤蓝、莴笋、油菜薹	500	鲜豇豆、扁豆、洋葱、蒜苗	250
西葫芦、番茄、冬瓜、苦瓜	500	胡萝卜	200
黄瓜、茄子、丝瓜	500	山药、荸荠、藕、凉薯	150
芥蓝、瓢菜	500	蘑菇、百合、芋头	100
蕹菜、苋菜、龙须菜	500	毛豆、鲜豌豆	70
鲜豆芽、鲜蘑菇、水浸海带	500		

注：每份蔬菜类食物提供蛋白质 5 g、碳水化合物 17 g、能量 90 kCal。每份蔬菜一律以净食部分计算。

表 13-10　肉、蛋类食物能量等值交换份表

食物名称	质量（g）	食物名称	质量（g）
热火腿香肠	20	鸡蛋（1 大个带壳）	60
肥瘦猪肉	25	鸭蛋松花蛋（1 大个带壳）	60
熟叉烧肉（无糖）、午餐肉	35	鹌鹑蛋（6 个带壳）	60
熟酱牛肉、熟酱鸭、大肉肠	35	鸡蛋清	150
瘦猪牛、羊肉	50	带鱼	80
带骨排骨	50	草鱼、鲤鱼、甲鱼、比目鱼	80
鸭肉	50	大黄鱼、黑鲢、鲫鱼	80
鹅肉	50	对虾、青虾、鲜贝	80
兔肉	100	蟹肉、水发鱿鱼	100
鸡蛋粉	15	水发海参	350

注：每份肉类食物提供蛋白质 9 g、脂肪 6 g、能量 90 kCal。除蛋类为市品重量，其余一律为净食部分计算。

表 13-11　大豆类食物能量等值交换份表

食物名称	质量(g)	食物名称	质量(g)
腐竹	20	北豆腐	100
大豆	25	南豆腐(嫩豆腐)	150
大豆粉	25	豆浆	400
豆腐丝、豆腐干、油豆腐	50		

注：每份大豆食物及其制品提供蛋白质 9 g、脂肪 4 g、碳水化合物 4 g、能量 90 kCal。

表 13-12　奶类食物能量等值交换份表

食物名称	质量(g)	食物名称	质量(g)
奶粉	20	牛奶	160
脱脂奶粉	25	羊奶	160
乳酪	25	无糖酸奶	130

注：每份奶类食物提供蛋白质 5 g、碳水化合物 6 g、能量 90 kCal。

表 13-13　水果类食物能量等值交换份表

食物名称	市品质量(g)	食物名称	市品质量(g)
柿子、香蕉、鲜荔枝	150	李子、杏子	200
梨桃、苹果	200	葡萄	200
橘子、橙子、柚子	200	草莓	300
猕猴桃	200	西瓜	500

注：每份水果食物提供蛋白质 1 g、碳水化合物 21 g、能量 90 kCal。每份水果一律以市品质量计算。

表 13-14　油脂类食物能量等值交换份表

食物名称	质量(g)	食物名称	质量(g)
花生油香油(1 汤匙)	10	猪油	10
玉米油菜油(1 汤匙)	10	牛油	10
豆油(1 汤匙)	10	羊油	10
红花油(1 汤匙)	10	黄油	10

注：每份油脂类食物提供脂肪 10 g、能量 90 kCal。

表 13-15　不同能量所需的各类食物交换份数

能量(kCal)	交换单位(份)	谷薯类		蔬果类		肉蛋类		豆乳类			油脂类	
		质量(g)	单位(份)	质量(g)	单位(份)	质量(g)	单位(份)	豆浆量(g)	牛奶量(g)	单位(份)	质量(g)	单位(份)
1200(1287)	14	150	6	500	1	150	3	200	250	2	2 汤匙	2
1400(1463)	16	200	8	500	1	150	3	200	250	2	2 汤匙	2
1600(1639)	18	250	10	500	1	150	3	200	250	2	2 汤匙	2
1800(1815)	20	300	12	500	1	150	3	200	250	2	2 汤匙	2
2000(1991)	22	350	14	500	1	150	3	200	250	2	2 汤匙	2

　　具体到每类食物的选择上，则应吃谷类食物 200 g，蔬菜类 500 g，肉蛋类食品可选用鸡蛋 1 个、瘦猪肉 50 g，豆类选豆腐 100 g，乳类选牛奶 1 袋(250 g)，油脂选用植物油 20 g，把这些食物安排到每日三餐中，即完成了配餐。

（1）早餐

1）牛奶（1 袋 250 g）；

2）葱花卷（含面粉 50 g、青菜 50 g）。

（2）午餐

1）大米饭（生米量 75 g）；

2）鸡蛋炒菠菜（含菠菜 100 g、鸡蛋 1 个）；

3）肉丝炒豆芽（含瘦肉丝 25 g、豆芽 150 g）。

（3）晚餐

1）肉丝青菜面条（含肉丝 25 g、青菜 50 g、挂面 75 g）；

2）番茄烩豆腐（番茄 150 g、豆腐 100 g）；

全天烹调油控制在 20 g 之内即可。

六、我国居民的膳食指南和平衡膳食宝塔(2016)

1. 食物多样，谷类为主

食物的多样性是平衡膳食模式的基本原则。谷物为主是平衡膳食模式的基础，因为谷类食物含有丰富的碳水化合物，是提供人体所需能量的最经济、最重要的食物来源。

（1）每日的膳食应包括谷薯类、蔬菜水果类、畜禽鱼蛋奶类、大豆坚果类等食物；

（2）平均每日摄入 12 种以上食物，每周 25 种以上；

（3）每日摄入谷薯类食物 250～400 g，其中全谷物和杂豆类 50～150 g，薯类 50～100 g；

（4）食物多样、谷类为主是平衡膳食模式的重要特征。

然而，近 30 年来，我国居民的膳食模式正在悄然发生着变化。居民的谷类消费量逐年下降，动物性食物和油脂摄入量逐年增多，导致能量摄入过剩；谷类过度精加工导致 B 族维生素、矿物质、谷维素和膳食纤维丢失而引起摄入量不足，这些因素都可能增加慢性非传染性疾病的发生风险。因此，坚持谷类为主，特别是增加全谷物摄入，有利于降低 2 型糖尿病、心血管病、结直肠癌等与膳食相关的慢性病的发病风险，可减少体重增加的风险。另外，增加全谷物和燕麦摄入具有改善血脂异常的作用。

若量化一日三餐的食物多样性，建议：

（1）谷类、薯类、杂豆类的食物品种数平均每日有 3 种以上，每周 5 种以上；

（2）蔬菜、菌藻和水果类的食物品种数平均每日有 4 种以上，每周 10 种以上；

（3）鱼、蛋、禽肉、畜肉类的食物品种数平均每日有 3 种以上，每周 5 种以上；

（4）奶、大豆、坚果类的食物品种数平均每日有 2 种，每周 5 种以上。

按照一日三餐食物品种数的分配，早餐摄入 4～5 个品种，午餐摄入 5～6 个食物品种，晚餐 4～5 个食物品种，零食 1～2 个品种。

所谓谷类为主，就是谷类食物所提供的能量要占膳食总能量的一半以上；谷类为主是中国人平衡膳食模式的重要特征，是平衡膳食的基础，一日三餐都要摄入充足的谷类食物。在家吃饭，每餐都应该有米饭、馒头、面条等主食类食物，各餐主食可选用不同种类的谷类食材。

点餐时，宜先点主食或蔬菜类，不能只点肉类或酒水；就餐时，主食和菜肴同时上桌，不要在用餐结束时才把主食端上桌,从而导致主食吃得很少或不吃主食的情况。

全谷物,是指未经精细化加工,或虽经碾磨、粉碎、压片等处理仍保留了完整谷粒所具备的胚乳、胚芽、麸皮及其天然营养成分的谷物。我国传统饮食习惯中作为主食的稻米、小麦、大麦、燕麦、黑麦、黑米、玉米、裸麦、高粱、青稞、黄米、小米、粟米、荞麦、薏米等,如果加工得当均可作为全谷物的良好来源。

杂豆指除了大豆之外的红豆、绿豆、黑豆、花豆。薯类有马铃薯(土豆)、甘薯(红薯或山芋)、芋薯(芋头或山药)和木薯。目前,我国居民也将马铃薯和芋薯当作蔬菜食用。薯类中碳水化合物的含量为 25% 左右,蛋白质、脂肪的含量较低;马铃薯中钾的含量非常丰富,薯类中的维生素 C 含量较谷类高,甘薯中的胡萝卜素含量较谷类高,甘薯中还含有丰富的纤维素、半纤维素和果胶等,可促进肠道蠕动,预防便秘。

2. 吃动平衡,保持健康体重,塑造美好生活

(1)各年龄段人群都应天天运动以保持正常的体重;

(2)食不过量,控制总能量摄入,保持能量平衡;

(3)每周至少进行 5 天中等强度的身体活动,累计 150 min 以上;

(4)坚持日常身体活动,身体活动总量至少相当于每日 6000~10000 步,或游泳 1000~1200 m;

(5)减少久坐时间,每小时起来动一动。

身体活动消耗的能量至少应占总摄入能量的 15%,对一般人群而言,也就是 240~360 kCal。除日常家务、职业活动之外,还需要再加积极主动的身体活动 30~60 min,即快步走 6000~10000 步(5.4~6.0 km/h)的运动量。

吃和动是影响体重的两个主要因素。吃得过少和(或)运动过量,能量摄入不足和(或)能量消耗过多,会导致营养不良、体重过低、消瘦乏力,可增加感染性疾病的风险;吃得过多和(或)运动不足,能量摄入过量和(或)消耗过少,会导致体重超重、肥胖,可增加慢性病的风险。通过合理的"吃"和科学的"动",不仅可以保持健康体重,打造美好体型,还可以增进心肺功能,改善糖脂代谢和骨、关节健康,调节心理平衡,增强机体免疫力,降低患肥胖、心血管病、2 型糖尿病、癌症等威胁人类健康的慢性病的风险,提高生活质量,防止过早死亡,延年益寿。

要充分利用外出、工作间隙、家务劳动和闲暇时间,尽可能增加"动"的机会,减少"静坐"的时间。同时,要将运动融入日常生活中,培养运动意识和习惯,有计划地安排运动,循序渐进,逐渐增加运动量。例如:

(1)每日进行中等强度的运动 30 min 以上,每周 3~5 天,如快走、游泳、乒乓球、羽毛球、篮球、跳舞等;

(2)每 2~3 天进行 1 次肌肉力量锻炼,每次 8~10 个动作,每个动作做 3 组,每组重复 8~15 次,如弯举、颈后臂屈伸、俯卧撑、深蹲等;

(3)天天进行伸展和柔韧性训练 10~15 min,如颈、肩、肘、腕、髋、膝、踝各关节的屈曲和伸展活动,上、下肢肌肉的拉伸活动。

吃动平衡的原则是量出为入,要鼓励多动会吃,不提倡少动少吃,忌不动不吃。因为,生命在于运动,吃是为了更好的"动",一切生命活动和生活功能活动都离不开"吃"。对于

成年人来说,轻体力劳动者每日能量摄入量,男性为 2000 kCal,女性为 1800 kCal;中、重体力劳动者或活动量大的人,每日能量摄入量应适当增加 300～500 kCal。

3. 多吃蔬果、奶类、大豆

新鲜水果富含大量维生素 C;红果、樱桃、菠萝等富含胡萝卜素;干果富含钙、磷、镁、铜等无机盐。山楂对冠心病防治的作用最为显著。

具有抗粥样硬化作用的蔬菜,包括洋葱、大蒜、金花菜、香菇、木耳、海藻类(海带和紫菜等)、芹菜、生姜、大白菜、番茄、茄子、胡萝卜等。

(1)蔬菜水果是平衡膳食的重要组成部分,奶类富含钙,大豆富含优质蛋白质;

(2)餐餐有蔬菜,保证每日摄入 300～500 g 蔬菜,深色蔬菜应占 1/2;

(3)天天吃水果,保证每日摄入 100～200 g 的新鲜水果,果汁不能代替鲜果;

(4)吃各种各样的奶制品,相当于每日饮用液态奶 100～300 g;

(5)经常吃豆制品,适量吃坚果。

目前,我国居民蔬菜的摄入量在逐渐下降,水果、大豆、奶类摄入量仍处于较低水平。蔬菜的摄入量仅为 269.7 g,奶类及其制品的摄入量仅为 24.7 g,大豆类及制品摄入量仅为 10.9 g。

简单的实施办法有:

(1)餐餐有蔬菜:每餐吃一大把蔬菜,其中深色蔬菜占 1/2;

(2)巧烹饪,保持蔬菜营养;

(3)天天吃水果(多种多样的时令鲜果);

(4)选择多种多样的奶制品:把牛奶当作膳食组成的必需品;

(5)常吃大豆和豆制品:豆腐、豆干、豆浆、豆芽、发酵豆制品都是不错的选择;

(6)坚果有益健康但不可过量:最好每周食用量在 50～70 g。

不同年龄人群推荐的食物份量见表 13-16。

表 13-16　不同人群蔬果奶豆类食物建议摄入量

食物类别	单位	幼儿(岁)		少年儿童(岁)			成人(岁)	
		2～3	4～6	7～10	11～13	14～17	18～64	65 以上
蔬菜	g/d	200～250	250～300	300	400～450	450～500	300～500	300～450
	份/日	2.0～2.5	2.5～3.0	3.0	4.0～4.5	4.5～5.0	3.0～5.0	3.0～4.5
水果	g/d	100～150	150	150～200	200～300	300～350	200～350	200～300
	份/日	1.0～1.5	1.5	1.5～2.0	2.0～3.0	3～3.5	2.0～3.5	2.0～3.0
奶类	g/d	500	350～500	300	300	300	300	300
	份/日	2.5	2.0～2.5	1.5	1.5	1.5	1.5	1.5
大豆	g/周	35～105	105	105	105	105～175	105～175	105
	份/周	1.5～4.0	4.0	4.0	4.0	4.0～7.0	4.0～7.0	4.0
坚果	g/周	—	—	—	50～70			
	份/周	—	—	—	2.0～3.0			

注:应摄入能量值,幼儿为 1000～1400 kCal/d;7 岁以上为 1400～1600 kCal/d;11 岁以上为 1800～2000 kCal/d;
　　14 岁以上为 2000～2400 kCal/d;18 岁以上成人为 1600～2400 kCal/d;65 岁以上老年人为 1600～2000 kCal/d。

4. 适量摄入鱼、禽、蛋、瘦肉

(1)每周吃鱼 280～525 g,畜禽肉 280～525 g,蛋类 280～350 g(平均每日摄入总量 120～200 g);

(2)优先选择鱼和禽类;

(3)吃鸡蛋不弃蛋黄;

(4)少吃肥肉、烟熏和腌制肉制品。

5. 少盐少油,控糖限酒

(1)培养清淡的饮食习惯,少吃高盐和油炸食品。成人每日食盐不超过 6 g,每日烹调用油不超过 30 g;

(2)控制添加糖的摄入量,每日不超过 50 g,最好控制在 25 g 以下;

(3)每日反式脂肪酸摄入量不超过 2 g;

(4)足量饮水,成年人每日饮水 6～8 杯(1500 ml 左右),提倡饮用白开水或茶水,不喝或少喝含糖饮料或碳酸饮料,建议喝一点碱性的苏打水;

(5)儿童少年、孕妇、乳母不应饮酒。成人如饮酒,男性每日饮用的酒精量不超过 25 g,女性不超过 15 g。换算成不同酒类,25 g 酒精相当于 750 ml 啤酒,250 ml 葡萄酒,75 g 38°白酒,50 g 高度白酒;15 g 酒精相当于 450 ml 啤酒,150 ml 葡萄酒,50 g 38°白酒,30 g 高度白酒。

2012 年的调查显示,我国居民每日人均摄入食盐 10.5 g。因此,减少食盐量仍需努力。减少食盐摄入量的方法包括:

(1)小菜 2 个以上时,应把盐集中在 1 个菜中;

(2)可将盐末撒在菜上,使舌部味蕾受到强烈刺激,引起食欲即可;

(3)可用酸味佐料替代;

(4)肉类最好用烤法烹制,配以芹菜、辣椒使色香味俱全;

(5)不吃或少吃腌制食物或咸鱼;

(6)可调制成糖醋风味;

(7)尽量使用低钠盐或无钠盐。

科学用油,即控制烹调油的食用总量,不超过 30 g/d,并且搭配多种植物油,尽量少食用动物油和人造黄油或起酥油(含反式脂肪,用此类油脂加工食物,可使制品酥脆)。科学用油(少用油和巧用油)的方法包括:

(1)使用带刻度的油壶来控制炒菜用油;

(2)选择合理的烹饪方法,如蒸、煮、炖、拌等,可用煎炸代替油炸;

(3)少吃富含饱和脂肪和反式脂肪酸的食物,例如饼干、蛋糕、糕点、加工肉制品以及薯条/薯片等;

(4)动物油的饱和脂肪酸比例较高(建议少选择);

(5)植物油则以含有不饱和脂肪酸为主。

最好的饮水方式是少量多次,每次 1 杯(200 ml),不鼓励一次性大量饮水,尤其是在进餐前。除了早、晚各 1 杯水外,在 3 餐前后可饮用 1～2 杯水,分多次喝完;也可以饮用较淡的茶水替代一部分白开水。此外,在炎热夏天,饮水量也需要相应增加。

6. 杜绝浪费,兴新风尚

(1)珍惜食物,按需备餐,提倡分餐,杜绝浪费;

(2)选择新鲜卫生的食物和适宜的烹调方式;

(3)食物制备应生熟分开,熟食 2 次加热要热透;

(4)学会阅读食品标签,合理选择食品;

(5)多回家吃饭,享受食物和亲情;

(6)传承优良文化,树饮食文明新风。

七、冠心病营养处方的制定(图 13-19)

1. 营养评估

(1)主观评估:了解患者的不适症状,并关注患者的既往史及家族史,如是否有糖尿病、高血压、高脂血症、卒中、冠心病等。

(2)客观评估:包括体格检查和营养相关临床指标。

体格检查指标包括:

1)身高:从足底到颅顶的高度,与营养状况有关,但需与体重指标结合起来才能评价,一般在上午 10 点左右测量;

2)体重:人体各部分之和,是敏感的营养指标,在生长发育阶段是反映蛋白质和能量营养状况的重要指标,成人的体重变化主要反映能量的摄入和营养状况;

3)利用身高和体重计算体质指数;

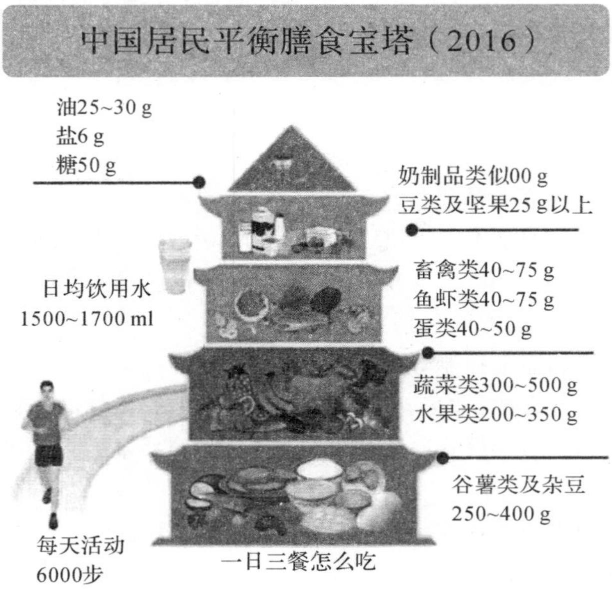

中国居民平衡膳食宝塔（2016）

油25~30 g
盐6 g
糖50 g

奶制品类似00 g
豆类及坚果25 g以上

日均饮用水
1500~1700 ml

畜禽类40~75 g
鱼虾类40~75 g
蛋类40~50 g

蔬菜类300~500 g
水果类200~350 g

谷薯类及杂豆
250~400 g

每天活动
6000步

一日三餐怎么吃

图 13-19　营养处方的制定

4）腰围：在绕其肋下缘与髂前上棘连线中点一圈的距离，对于判定成人超重和肥胖尤其重要，特别是腹型肥胖（男性腰围不能大于 90 cm，女性腰围不能大于 85 cm）；

5）血压。

营养相关临床指标：近期血液化验指标，如空腹血糖、糖化血红蛋白、总胆固醇、甘油三酯、高密度脂蛋白、低密度脂蛋白、总蛋白、白蛋白、血同型半胱氨酸、酮体等。

（3）膳食调查（表 13-17）

表 13-17　膳食调查与评估表

姓名：_____　性别：_____　年龄：_____　科室：_____　床号：_____　住院号：_____

食物种类	摄入量	膳食宝塔建议量	2～3 例
谷薯类和杂豆类			
蔬菜类			
菌藻类			
水果类			
畜禽肉类			
鱼虾类			
蛋类			
奶类及奶制品			
大豆类及坚果			
油			
盐			
水			

营养评估结果

该患者属于：　　□ 重点营养干预　　□ 一般营养干预

◆ 营养诊断：□ 营养不足　　□ 营养状况良好　　□ 营养过剩

◆ 营养能力：

　　● 进口摄食：正常、受限、丧失

　　● 消化吸收：正常、轻度紊乱、严重紊乱

　　● 食欲：正常、亢进、减退

　　● 营养代谢：正常、轻度紊乱、严重紊乱

◆ 初步评价：营养诊断。

即对食物摄入量的估计可采用 24 h 膳食回顾法和膳食史法相结合，能比较准确地收集食物的摄入量，来评价患者摄入量的多少和饮食习惯的好坏。24 h 膳食回顾法是通过询问被调查对象过去 24 h 实际的膳食情况，对其食物摄入量进行计算和评价的一种方法，它的优点是所用时间短、应答者不需要较高文化，能弄清个体的膳食营养素摄入状况。用膳食史法可获得调查对象通常的膳食模式和食物摄入的详细情况，得到的数据可以用来对个体食物与营养摄入量的特征进行描述。优点是可以进行具有代表性膳食模式的调查，并且样本量大，费用低，使用人力少，一般不影响被调查者的膳食习惯和进餐方式。

2. 制定个性化的营养处方

根据营养评估结果,针对患者膳食和行为习惯存在的问题,制定个性化的膳食营养处方,包括个性化食谱、膳食指导、营养教育和门诊随访。

(1)个性化食谱:根据患者的身高、体重、体力活动状况、病情和各种临床指标,来确定患者每日的能量需要量和3大产热营养素占总能量的百分比及摄入量。再根据患者的饮食习惯和营养治疗原则,借助营养专业软件来制定个性化食谱。具体操作方法如下:

1)标准体重$(kg)=$身高$(cm)-105$;

2)体质指数$(BMI)=$实测体重$(kg)/$身高$^2(m^2)$。

判断体型,查表确定每日每公斤体重所需要的能量:

3)每日的能量需要量$=$标准体重$\times$能量/体重(kg);

4)蛋白质$(g)=$能量需要量$\times$蛋白质占总能量的百分比$/4$;

5)脂肪$(g)=$能量需要量$\times$脂肪占总能量的百分比$/9$;

6)碳水化合物$(g)=$能量需要量$\times$碳水化合物占总能量的百分比$/4$;

7)借助软件利用食物成分表排出一天的个性化带量食谱。

(2)膳食指导:根据患者的病情和饮食习惯,指导患者健康饮食,选择健康的食物,改变不良饮食习惯,提供合适的、健康的食物选择范围。营养师可以开展营养查房,面对面交流膳食的注意事项,提供纸质的膳食指导资料,提高患者的依从性。

3. 健康宣教与营养处方的实施

(1)日常生活中的宜忌

1)生活起居应当谨慎,忌过度劳累;

2)避免受凉和忌冷水浴(寒冷刺激会诱发心绞痛);

3)运动量不宜过大或过于剧烈,以练太极拳等为宜;

4)多吃蔬菜、水果、豆类及豆制品等食物;

5)注意保持大便通畅,适当进食富含纤维素的食物,如粗粮,或清晨饮服适量的蜂蜜、水等;

6)避免情绪波动、愤怒、激动、受寒、疲劳等诱发因素。

(2)饮食禁忌

1)忌肥肉、动物内脏、动物脑、动物油、椰子油、鱿鱼、蟹黄、蛋黄等含高胆固醇的食物和富含饱和脂肪酸的食物。

2)禁烟戒酒。

3)忌暴饮暴食或过饱饮食。进食过饱,很容易发生急性心肌梗死。患有严重冠心病的人,应采取少量多餐的原则,尽量多吃易消化的食物。

4)忌糖。吃糖过多,会使体重增加,血压升高,加重心肺负担。还可使血中甘油三酯急剧上升,造成高脂血症。过多的糖不能及时消耗掉,便会转化成脂肪堆积在体内,影响血压和心脏正常功能。因此,不宜在饮食中加入过多的食糖,甜食、糖果、巧克力等应控制摄入量。

5)控制饭量,主要是碳水化合物的摄入量应严格控制,以减轻体重,对于肥胖者尤为重要。

6）忌偏嗜咸食，如咸鱼、咸肉、咸菜、咸蛋等。富含盐类的食品能使血液变得黏稠，导致血液运行不畅。

7）慎食胀气食物，如薯类、黄豆、芋头、萝卜、葱、葱头、蒜等。

8）忌刺激性食品，如浓茶、咖啡、辣椒等。

9）不宜过多饮用可乐型饮料。可乐型饮料含有咖啡因，一次性饮用过多，易产生中毒症状，表现为躁动不安、呼吸加快、肌肉震颤、心动过速及心律不齐。

（3）食物选择的建议

1）可用食物：粮食类，豆类及其制品、豆浆、蔬菜、水果，酸牛奶、脱脂牛奶、鸡蛋、鱼、去皮鸡肉、小牛肉、野禽及猪瘦肉等。鲜蘑菇、香菇、豆浆、豆制品、赤豆、绿豆、豌豆、毛豆、鲷鱼、黄鱼、大蒜、大葱、韭菜、海带、芹菜、茄子、黑木耳、核桃仁、芝麻等均有降脂作用。

2）限制食物：去掉可见脂肪的牛羊肉、火腿、除小虾外的贝类及蛋黄等。

3）禁用食物：含动物脂肪高的食物，如肥猪肉、肥羊肉、肥鹅、肥鸭；含高胆固醇食物，如猪皮、猪爪、带皮蹄膀、肝、肾、肺、脑、鱼子、蟹黄、全脂奶油、腊肠；含高能量、高糖类食物，如冰激凌、巧克力、蔗糖、油酥甜点心、蜂蜜、各种水果糖等，均为体积小、产热高的食物；刺激性食物，如辣椒、芥末、胡椒、咖喱、高度烈性酒、浓咖啡等。

第三节　心理处方的制定

心脏康复的主要目标包括：改变危险因素和不良生活方式，如吸烟和运动量不足；帮助患者进行躯体和心理两个方面的调整，做好回归社会、回归家庭、回归职场前的准备。

人类进入了"心理精神疾病时代"。21世纪，社会迅速发展，转型变革压力巨大，生存的竞争也日趋激烈，精神层面的压力成为这个时代新的致病源。于是，人类的疾病从20世纪的感染性疾病和营养不良、心脑血管疾病、肿瘤逐渐进入了心理障碍时代。

近20年来，双心医学从鲜为人知变为逐渐被大家所了解和接受，人们也逐渐认识到，很多查不出器质性病变的胸闷、心悸、夜间惊醒、颤抖等就是一种心身疾病，其发病、发展和预后与心理状况有着密不可分的关系，是抑郁、焦虑情绪的躯体化表现。研究发现，高血压、冠心病、心律失常甚至心力衰竭与焦虑、抑郁呈双向相关，相互促发、加重，又常混为一团，对预后造成一种恶性循环。综合性医院的心内科门诊患者中，大约1/3确有器质性心血管病，1/3完全没有心血管病，1/3是既有心血管病又有心理问题。

研究显示，心理康复可以改善心血管病的预后。在冠心病、心力衰竭以及心律失常等心脏病得到治疗后，仍有20％～40％患者会伴有不同程度的类似心脏病症状，这些患者需要考虑是否患有心理障碍。冠心病康复期间高达80％的患者有一定程度的焦虑和抑郁心境，55％有睡眠障碍，38％由于心理因素未能恢复工作；在出院后3个月之内最常见的主诉是有顾虑、抑郁、无力、对性生活的担心、不敢恢复工作等。除非经过及时和适当的心理行为治疗，否则以上这些表现有时会很顽固，并影响其康复。

Guiggetta等在CCU中对急性心梗患者应用松弛和音乐治疗，并进行适当的心理治疗,随访 5 个月后发现,患者的抑郁、焦虑情绪都有明显改善,并可有效地改善心功能、控制心率、减少并发症的发生。Dishoom 等对 156 例急性心梗康复期的患者随机应用单纯运动治疗或运动治疗配合松弛训练,结果发现,单纯运动组在治疗前后的情绪好转不明显,而复合治疗组的患者自我感觉良好,焦虑或久病衰弱的感觉明显减轻。Friedman 等将 1035 例急性心梗存活 6 个月以上的患者分成心理科组、心内科组(电话心理咨询)、对照组(传统门诊)3 组,1 年后随访发现,心理科组心脏病的发病率和死亡率分别为 2.9% 和 0.9%,心内科组为 4.2% 和 1.8%,对照组为 8.9% 和 4.8%,说明心理疏导治疗能很好地减少心梗后心脏事件的发生率和死亡率。

目前,心理障碍早已不像过去那样仅仅局限在精神心理专科(图 13-20)。在综合性医院的就诊患者中,心理障碍的平均患病率为 24.2%,比一般群体高 2~4 倍,这一数字尚不包括亚临床的心理障碍。

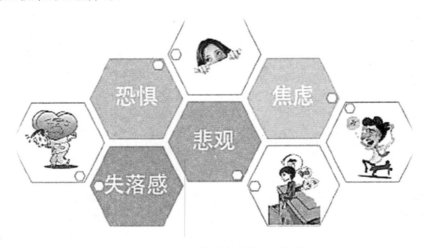

图 13-20　心血管病的伴发心理问题

26% 的心肌梗死患者住院期间焦虑症状达到临床水平,出院后 4 个月和 1 年后的焦虑症发病率分别为 42% 和 40%。抑郁症的发病率在住院期间、出院后 4 个月和 1 年后分别为 31%、38% 和 37%。心梗后 8%～10% 的患者还会出现另一种创伤后应激障碍(Post-traumatic Stress Disorder,PTSD)。值得一提的是,患者的配偶和家人也会经历很长一段时间的沮丧,且严重程度经常超过患者本人。配偶和家人积极的情绪状态对于患者的精神心理和治疗康复的影响非常重要,可增强患者战胜疾病的信心。

在临床工作中,患者的一些偏见和医方的不足会影响心脏康复工作的开展:

(1)临床上对心理障碍认识不足,对心理康复从业人员的概念也比较模糊;康复中心从事心理康复的人员大多没有接受过正规的心理培训,国内心理培训的课程也相对较少;

(2)心理障碍患者自身认识模糊,对疾病的本质认识不足,不重视出院后的康复计划,认为 1 次心梗不会致命;

(3)对疾病原因的理解发生偏差,常把发病归因于遗传、压力或运气差,或把发病归因于单一的高血压、吸烟;

(4)对康复的长期性认识不足,65% 的患者在康复计划结束时能按营养处方执行,但

1 年后骤降到 31%；

（5）相信医疗干预，而轻视疾病的自我管理（行为方式改变，如戒烟、健康饮食等）；

（6）认为艰难的行为方式改变会打乱工作、休闲的节奏，因为，服药较简单，而改变习惯和实施康复方案需要时间、精力和毅力；

（7）自信心脆弱（恐惧）或自信心强大（过于乐观）。

突发心梗这一消极事件可激发患者作出恰当的行为方式改变，这一动机不会持续很久，也不是所有人都会产生这些变化。一般人在确定改变习惯时会经历 5 个阶段：

（1）沉思前阶段：尚未考虑改变；

（2）沉思阶段：正在考虑改变，但尚未考虑清楚改变的方向和方式；

（3）准备阶段：正在制定计划；

（4）改变阶段：正在实施计划；

（5）维持改变或旧习复发：正在维持改变（超过 6 个月以上）或重新恢复原来的行为习惯。

拉瑞鲁斯（1968 年）认为，心理应激是指人对外界有害、威胁、挑战作出认识评价，知其将危害个人的生存和地位时，所产生的生理、心理和行为的反应。应对是指面对威胁性的应激源时，需要通过各种适当的心理行为策略，经过努力、行动、克服困难、解决问题来消除或缓解自己的紧张状态。

（1）回避或逃避过强的心理应激源，如逃避引起吵架、愤怒的场所；

（2）心胸宽大、乐观地应对和处理负面生活事件；

（3）增强自身应对能力和耐受挫折的能力；

（4）通过各种放松措施控制或转移负性情绪；

（5）学会各种放松技术，如气功、生物反馈疗法、散步等；

（6）取得社会支持，取得亲人、友人的支持和理解。

为心血管病患者制定心理处方的目的，是将"双心医学"作为"心脏整体防治体系"的组成部分，立足于心血管病的学科体系，对心血管病受到的来自精神心理因素的干扰，或表现为类似心脏病症状的单纯精神心理问题，进行必要、恰当的识别和干预。

在心内科就诊的患者中，大多数人存在精神心理问题。由于传统的单纯医学模式常忽视精神心理因素，使患者的治疗依从性、临床预后和生活质量明显降低，成为目前心内科医师在临床工作中必须面对又迫切需解决的问题。我国临床医师对精神心理卫生知识的了解远不能满足临床需要，临床中遇到此类问题难以运用有效的手段进行干预。为进一步改善心血管病患者的生活质量及预后，实现心血管和精神心理的"双心"康复，中国康复学会心血管病专业委员会和中国老年学学会心脑血管病专业委员会组织心内科和精神病科相关专家，共同撰写了心内科就诊的患者心理处方的中国专家共识，旨在为广大心内科医师在临床工作中提供有益的、可供借鉴的参考与指导。

一、我国心血管病患者精神心理问题现状

心内科就诊患者常伴有精神症状。2005 年，在北京 10 家二、三级医院的心内科门诊，对连续就诊的 3260 例患者的调查显示，焦虑检出率为 42.5%，抑郁检出率为 7.1%。

其中,冠心病患者中抑郁和焦虑的检出率分别为 9.2％和 45.8％,高血压患者中分别为 4.9％和 47.2％。研究还显示,在心内科就诊的患者中,12.7％的人无法诊断为患有心血管病,而精神症状明显;27.7％诊断为心血管病合并存在精神症状。

无论有无器质性心脏病,均可伴有精神症状。有部分在心内科就诊的患者,没有明确躯体疾病,但精神症状明显。同时,也有相当部分心血管病患者存在焦虑抑郁症状。在对 1083 例经冠状动脉造影诊断为冠心病的住院患者的调查显示,抑郁的检出率为 7.9％,焦虑的检出率为 28.3％,同时符合焦虑抑郁状态的为 14.3％。在因胸痛而进行冠状动脉造影检查的患者中,冠状动脉正常或接近正常的患者占 10％～40％,其中大部分患者的主诉也难以用其他器质性疾病来解释,而这些患者中 15％最终诊断为惊恐障碍,27％诊断为抑郁症。

患者的心理问题呈现异质性。在患者发病和就诊的过程中,无论患者的主诉是否已得到合理解释和有效处理,都会有相应的心理活动,焦虑抑郁只是其中的部分表现,患者背后的心理问题呈现异质性。部分患者回避疾病,否认其严重性,也不坚持药物治疗和医疗指导;部分患者变得过分在意身体,呈典型的虑病、疑病状态,即使经有效治疗,仍会反复出现躯体不适;部分患者原有长期适应不良的心理状况,如神经官能症或亚临床神经症,有的出现发作性心理疾病,如抑郁发作、惊恐发作等。

同时,心脏病的严重程度直接影响患者的精神状态。如心脏病严重时可出现大脑并发症——谵妄,或患病后可表现出心理适应障碍等。此外,心理—生理交互作用也可导致躯体疾病,如慢性焦虑症患者发生高血压、暴怒后发生应激性心肌病或急性心肌梗死等。了解患者患病后的心理变化,有助于患者疾病的整体治疗和后续康复。

二、如何识别精神心理问题

心内科的临床诊疗节奏快,对患者的情绪体验难以逐一澄清。所以,心理问题的筛查尤为重要。可以在诊疗的同时,采用简短的三问法,初步筛查出可能有问题的患者。这 3 个问题是:

(1)是否因睡眠不好影响了白天的精神状态或需要用药?

(2)是否因心烦不安对以前感兴趣的事情失去兴趣?

(3)是否有明显的身体不适,但多次检查都没有发现能够解释的原因。

3 个问题中如果有 2 个回答"是",则符合精神障碍的可能性为 80％左右。也可在患者等待就诊时,采用评价情绪状态的量表进行筛查。推荐躯体化症状自评量表(SSS)、患者健康问卷 2/9(PHQ-2/9)、广泛性焦虑问卷 7(GAD-7)、综合性医院焦虑抑郁量表(HADs)等(表 13-18～表 13-21)。

表 13-18　患者健康问卷 2

2 周内被以下症状困扰的频率	完全没有	<7 天	>7 天	几乎每日
做事缺乏兴趣/乐趣	0	1	2	3
情绪低落,抑郁或无望	0	1	2	3

表 13-19　患者健康问卷 9

序号	项目	完全没有	有几天	一半以上日子	几乎每日
1	做事情毫无兴趣或高兴不起来	—	1	2	3
2	觉得悲伤压抑甚至绝望	0	1	2	3
3	入睡困难、睡眠质量差或嗜睡	0	1	2	3
4	感觉疲乏无力	0	1	2	3
5	没有食欲或进食过多	0	1	2	3
6	感觉糟透,自己很失败	0	1	2	3
7	难以专注,如读报或看电视	0	1	2	3
8	语速慢、明显异于常人,或经常不停地走来走去	0	1	2	3
9	觉得自己还不如死了好,或想采取某种方式伤害自己	0	1	2	3

表 13-20　患者健康问卷 9(评分规则与治疗建议)

分值	结果分析	治疗建议
0~4 分	没有抑郁	无
5~9 分	轻度抑郁	观察等待,随访时复查 PHQ-9
10~14 分	中度抑郁	制定治疗计划,考虑咨询、随访和药物治疗
15~19 分	中重度抑郁	积极进行药物治疗和心理治疗
20~27 分	重度抑郁	立即选择药物治疗,若严重损伤或治疗无效,建议转诊至精神科专家,进行心理治疗和综合治疗

表 13-21　广泛性焦虑问卷 7

在过去 2 周,有多少时间您受以下问题困扰?(在您的选择下打✓)	0=完全没有	1=有几天	2=一半以上的日子	3=几乎每日
1. 感觉紧张、焦虑或着急				
2. 不能停止担忧或自我控制担忧				
3. 对各种各样的事情担忧过多				
4. 很难放松下来				
5. 由于不安而无法静坐				
6. 变得容易烦恼或急躁				
7. 感到似乎将有可怕的事情发生而害怕				

注:0~4 分,没有焦虑;5~9 分,轻度焦虑;10~14 分,中度焦虑;15~21 分,重度焦虑。

1. 综合性医院焦虑抑郁量表(HADs)

HADs 由 Zigmond 与 Snaith 于 1983 年创制,主要应用于综合性医院患者中焦虑和抑郁情绪的筛查。

A:综合医院焦虑情绪测定题

● 我感到紧张或痛苦

几乎所有时候(3分);大多数时候(2分);有时(1分);根本没有(0分)

● 我感到有点害怕,好像预感到有什么可怕的事情要发生

非常肯定和十分严重(3分);是的,但并不太严重(2分);有一点,但并不使我苦恼(1分);根本没有(0分)

● 我的心中充满烦恼

大多数时间(3分);常常如此(2分);时时,但并不经常(1分);偶然如此(0分)

● 我能够安闲而轻松地坐着

肯定(0分);经常(1分);并不经常(2分);根本没有(3分)

● 感到一种令人发抖的恐惧

根本没有(0分);有时(1分);经常(2分);很经常(3分)

● 我有点坐立不安,好像感到非要活动不可

确实非常多(3分);是不少(2分);并不是很多(1分);根本没有(0分)

● 我突然有恐慌感

确实很经常(3分);时常(2分);并非经常(1分);根本没有(0分)

D:综合医院抑郁情绪测定题

● 我对以往感兴趣的事情还是有兴趣

肯定一样(0分);不像以前那样多(1分);只有一点儿(2分);基本上没有了(3分)

● 我能够哈哈大笑,并看到事物有趣的一面

我经常这样(0分);现在已经不太这样了(1分);现在肯定是不太多了(2分);根本没有(3分)

● 感到愉快

根本没有(3分);并不经常(2分);有时有(1分);大多数时间没有(0分)

● 我好像感到自己变迟钝了

几乎所有时间(3分);经常(2分);有时(1分);根本没有(0分)

● 我对自己的外表(打扮自己)失去兴趣

肯定(3分);经常(2分);并不经常(1分);根本没有(0分)

● 我怀着愉快的心情憧憬未来

差不多是这样做的(0分);并不完全是这样做的(1分);很少这样做(2分);几乎从来不这样做(3分)

● 我能欣赏一本好书或一段好的广播或电视节目

常常(0分);有时(1分);并非经常(2分);根本没有(3分)

2. 如何使用 HADs 量表

(1)请患者填写基本资料(姓名、性别、年龄、时间等);

(2)请患者阅读每项内容,并根据自己在过去一段时间内(如1个月)的感受,在相应空格内打分,要求患者对每个问题立即作出回答,不要思考过长时间;

(3)测定过的量表建议附于病历后并建档,以作为医师复诊参考之用。

3. 给 HADs 量表评分

HADs 量表给出了2套测定题,可分别评定焦虑和抑郁的状况。其中 A 代表焦虑项

目，D 代表抑郁项目，每个项目分 4 级评分。将 2 套项目分别叠加即得出各自的总分。

总分 0～7 分代表正常；

总分 8～10 分表示轻度抑郁/焦虑；

总分 11～14 分表示中度抑郁/焦虑；

总分 15～21 分表示严重抑郁/焦虑。

针对谵妄的评估工具有 10 多种，在综合性医院使用最多的是意识模糊评定法（Confusion Assessment Method，CAM）的简本（4 个条目）。同时，CAM 还拓展了专门用于重症监护病房（ICU）的 CAM-ICU，特别便于连续评定术后或病情严重的 ICU 患者。另外，还有护士用的谵妄评定工具。

值得注意的是，有的量表需培训后才能有评价的一致性，如汉密尔顿抑郁量表，是由受训合格的专业人员施测的，不能由患者自填。有的量表用于筛查，灵敏度和特异度都合格，但作为考察病情变化的指标，则过于简单。

三、心内科精神心理问题患者的临床处理

心内科就诊患者的精神心理问题临床处理跨度大，从普通人的患病反应，到患病行为异常及适应障碍，到慢性神经症患者的特殊应对方式，到药物不良反应造成的精神症状，以及心脏病严重时出现的脑病表现。

但心内科医师在临床工作中起到的作用难以替代。因为，在第一线接触患者的是心内科医师，而且很多患者会拒绝转诊至精神科。同时，心血管病常常是致命性疾病，而心内科患者存在的精神心理问题通常是亚临床或轻中度焦虑抑郁，没有达到精神病的诊断标准，这部分患者由心内科医师处理更为安全、方便。

1. 支持性心理帮助

认知因素是决定患者心理反应的关键因素，包括对病因和疾病结果的态度、对治疗预期的态度等。患者在获得诊断和治疗决策阶段，以及后续治疗和康复阶段，可能经历多种心理变化，心内科医师主要的帮助手段是认知行为治疗和运动指导。

（1）健康教育

心内科患者常因对疾病不了解、误解和担忧导致情绪障碍，需要从心理上帮助患者重新认识疾病，合理解释心脏病的转归和预后，纠正患者不合理的负性认知，恢复其自信心。

健康教育可通过定期讲课形式或一对一咨询方式进行。内容包括冠心病、高血压、心律失常、心力衰竭等疾病的防治课程，让患者了解疾病的发生和预后，减少误解和不了解所造成的心理障碍。同时，让患者了解精神心理障碍对心脏病发生的影响，使得患者重视精神心理障碍的治疗。

（2）心理支持

有精神障碍的患者往往有大量主诉。这是因为，在漫长的就医过程中，患者做了许多检查，用了许多药物，但病情仍然得不到缓解。同时，患者常会感到自己的病症得不到医师的重视和家人的理解，使患者心生不满。这时，医师要对患者的病情表示理解和同情，耐心倾听和接受患者对疾病的描述。在患者阐述病情时，除了心血管病症状外，要尽可能详细地询问患者有无其他不适主诉，如有无睡眠问题、有无紧张和担心害怕、有无乏力和

情绪不佳;要了解患者对自身心脏病的认识,有无随时感到疾病会对自己造成重大威胁,或对疾病的治疗和恢复失去信心;要了解患者发病之初有无负面生活事件,如亲人病故、病重以及其他重大精神创伤和压力。

有时患者虽然有强烈的求治愿望,但因屡治不好,也会对医师失去信赖。通过上述与患者的充分交流沟通,可重新取得患者的信任。在对患者病情充分了解的基础上,结合本专业知识,对患者进行合情合理的安慰,给予其适当的健康保证,打消其顾虑,恢复战胜疾病的勇气和信心。心理障碍患者固有的心理防御机制使其更倾向于隐瞒自己的抑郁焦虑情绪,同时也担心医师考虑精神因素时,会耽误对心脏病的诊断和治疗。

此时,需帮助患者认识到其目前的病情可能与精神心理障碍有关,抑郁焦虑同样会导致患者的躯体不适。同时,帮助患者正确判断其心血管病的严重程度,客观评价患者的临床症状与心血管病之间的关系,让患者认识到自己夸大了疾病和症状。要详细解释精神心理障碍治疗的必要性,解释药物使用过程中的特点和注意事项,以取得患者对疾病诊断的充分理解和对治疗的积极配合。

研究显示,合并有精神障碍的患者治疗依从性差,表现为对抗焦虑抑郁治疗的不依从,以及对心血管康复/二级预防的不坚持。因此,提高患者的治疗依从性,对改善患者预后非常重要。可从以下两个方面予以注意:

一是加强治疗指导。以患者能够理解的方式进行,使用亲切的语言使患者感到宽慰,并根据患者的医疗需求和受教育程度提供浅显易懂的口头和书面信息,如为什么需要治疗、怎样治疗、治疗的益处、各个药物的用法用量、注意事项,以及可能产生的不良反应。用药方案应尽量适应患者的生活工作习惯,通过对患者的健康教育,提高患者对自身疾病的认识,以正确理解治疗方案,同时促使患者家属积极配合,支持和监督患者接受治疗。

二是调动支持系统。支持系统作为一种社会心理刺激因素,会影响患者的身心健康。通过提供正确、合理的家庭社会支持,从而改善家庭和社会环境,是提高治疗依从性的重要措施。家庭、社会的支持对患者恢复精神健康有直接促进作用,能够让患者在遇到应激事件时,更好地应对困难、越过难关,降低应激事件对身心健康产生的消极影响,减少心理障碍的诱发因素,降低发病率。

良好的家庭、社会支持,在对疾病康复起到促进作用的同时,还可减少疾病复发;反之,缺乏家庭、社会有效支持的患者得不到良好康复,会增加复发的概率。鼓励患者家属和患者之间的感情互动,可促进患者恢复。同时,要对患者家属进行适当的健康教育,提醒患者家属不要过度紧张,以免给患者造成更大的精神压力。

(3)随访

随访有利于定期了解患者病情变化和指导患者进一步治疗,可提高患者的治疗依从性,提高患者对治疗的信心。随访从患者接受治疗开始,1～2周1次,之后适当延长随访间隔时间。随访中,医师主要观察患者治疗的效果及药物反应,并根据随访情况调整用药及支持性治疗的内容。

治疗中的早期随访非常重要。根据不良反应情况尽量把药物剂量加到有效值,同时鼓励患者的治疗达到足够疗程,减少复发。远期随访可获得长期效果,随访过程对患者具有持续的心理支持作用。随访方式可通过门诊咨询、电话或信件等方式进行。

随访过程中,如反复出现治疗依从性不佳,患者行为异常(如陷入疑病状态而不能自拔)或出现报警信号(缺乏依据的投诉医师或有自我伤害行为),应请精神科或临床心理科会诊,缓冲患者负面情绪造成的压力,避免与患者陷入纠缠乃至对立的医患关系中。

2. 运动疗法

运动治疗对冠心病的益处已经是医学界的共识。大量研究也表明,运动在改善冠心病患者生存率的同时,还能够改善患者的焦虑、抑郁症状。有学者对 522 例冠心病患者追踪观察平均长达 4 年,结果显示,运动治疗能使合并抑郁障碍的冠心病患者病死率降低73％,而且只需较小程度地改善患者的心肺功能,即可降低抑郁障碍的发病率和冠心病患者的死亡率。

运动治疗前,须对患者进行综合评估,包括:①确认患者有无器质性病变及病变程度;②患者焦虑、抑郁情况及程度,既往治疗情况,有无复发史等;③心肺功能及运动能力。如果有条件,建议患者进行运动评估,结合患者的兴趣、需要及健康状态来制定运动处方,并遵循个体化的运动处方进行运动治疗。

如果条件受限而不能进行运动评估,或患者未合并器质性心脏病,也可以根据年龄、运动习惯等因素,给予合适的运动指导。运动处方包括运动频率、强度、时间和方式。根据运动试验结果(如静息心率、最大心率、血压和心电图改变)、病变程度、左心功能状况和症状来确定运动强度。运动强度为 50％～70％最大摄氧量或 60％～80％靶心率,靶心率根据运动试验结果或公式算出。对于有些患者,也可根据主观劳累程度分级(RPE)达 13级(略感用力)来调整运动强度。

根据运动处方实施过程中患者对训练的反应,以及再评定的结果,不断对运动处方进行修改。对所有患者,医师应鼓励其进行每周 3～5 天(最好 7 天),每次 30～60 min 中等强度的有氧锻炼,辅以日常活动,如散步、做园艺、做家务,以及 2 次的抗阻训练,包括哑铃、弹力带等应用。

运动治疗应遵循一般原则,并注意:

(1)建议高危患者在有心电和血压监护设备下运动。一方面可以观察患者在运动中的心血管反应,以便及时调整运动处方;另一方面可消除患者的运动恐惧心理,让患者在放松状态下运动。低危患者可以选择在康复中心或家中进行运动训练,建议在运动过程中播放舒缓的音乐,营造放松的运动环境。

(2)低危冠心病患者或心脑神经官能症患者的有氧运动强度可偏大,建议达到最大运动量的 70％～80％;高危冠心病患者则从中低强度运动开始,循序渐进。在每次运动前以柔韧性运动方式进行热身和放松,有助于预防运动损伤。中老年患者可进行平衡训练,以降低运动中跌倒的风险。在运动治疗一段时间后,应适当增加抗阻训练,以增强肌力和肌耐力,改善患者的生活质量。治疗过程中应多与患者及其家属交流,及时解答患者的困惑;多给予鼓励,尤其是在患者有进步时;心理支持应贯穿治疗的始终。

3. 药物治疗

对于合并心理适应问题或精神障碍的心脏病患者,对症处理可改善患者的精神症状,提高生活质量。

（1）循证医学

目前药物治疗的研究结果包括：舍曲林治疗心肌梗死或者不稳定型心绞痛合并抑郁安全有效；舍曲林等药物和认知疗法不能降低患者远期的死亡率，且经干预后抑郁症状没有改善的患者预后更差；西酞普兰明显减轻抑郁程度，而人际心理治疗（interpersonal psychotherapy，IPT）的治疗效果不优于临床处理（clinic management，CM）；米氮平治疗急性心肌梗死后抑郁效果优于安慰剂，但该类药物对于心血管病患者的远期预后仍需进一步研究；氟哌噻吨美利曲辛用于心血管病患者的安全性和有效性，目前尚缺乏国际多中心研究数据，但国内有大量小规模单中心研究显示，该药用于心血管病患者时安全有效。

（2）药物治疗的注意事项包括

1）治疗目标要确切，如针对明显焦虑症状或抑郁症状。

2）全面考虑患者的症状及特点（如是否伴有失眠）、年龄、躯体疾病状况、有无合并症、药物的耐受性等，尽量做到个体化用药。

3）剂量逐步递增，尽可能采用最低有效剂量，使出现不良反应的可能性降到最低。与患者有效沟通治疗的方法、药物的作用、可能的不良反应及对策，增加患者治疗的依从性。

4）新型抗抑郁药物一般在治疗 2 周左右开始起效，治疗的有效率与用药持续时间存在函数关系。如果足量治疗 6～8 周无效，应重新评估病情或咨询精神科医师。若考虑换药，首先考虑换用作用机制不同的药物。

5）治疗持续时间一般在 3 个月以上，具体疗程目前缺乏循证依据，需根据具体病情决定后续的康复措施。

（3）药物选择

用于心血管病患者有安全性证据的抗抑郁焦虑药物包括以下几种：

1）SSRI：当今治疗焦虑、抑郁障碍的一线用药。由于一般 2 周以上起效，故适用于达到适应障碍或慢性的焦虑和抑郁情况。研究认为，该类药物用于心血管病患者相对安全。适应证：各种类型和各种不同程度的抑郁障碍，如焦虑症、疑病症、恐惧症、强迫症、惊恐障碍、创伤后应激障碍等。禁忌证：对 SSRI 类过敏者；禁与单胺氧化酶抑制剂、氯米帕明、色氨酸联用。用法：SSRI 类药物镇静作用较轻，可在白天服用；若患者出现困倦乏力，可晚上服用；为减轻胃肠道刺激，通常餐后服药。建议心血管病患者从最低剂量的半量开始，老年体弱者从 1/4 剂量开始，每 5～7 日缓慢加量至最低有效剂量。

2）苯二氮䓬类：抗焦虑作用起效快，用于焦虑症和失眠的治疗。长半衰期药物有地西泮、艾司唑仑、氯硝西泮等；短半衰期药物有劳拉西泮、阿普唑仑、咪达唑仑、奥沙西泮等。长半衰期的药物，更适合用于伴有失眠的患者，常在睡眠时用药。老年人服药后要防止跌倒、体位性低血压，重症患者应注意防止呼吸抑制。

该类药由于有一定的成瘾性，所以常常作为抗焦虑初期的辅助用药，较少单独使用。注意事项：有呼吸系统疾病者要慎用，易引起呼吸抑制，导致呼吸困难；长期使用会产生药物依赖，突然停药可引起戒断反应；建议连续应用不超过 4 周，逐渐减量、停药。

3）唑吡坦和佐匹克隆：新型助眠药物，没有肌松作用和成瘾性。特点是对入睡困难者效果好，晨起没有宿醉反应，但没有抗焦虑作用。部分老年患者使用唑吡坦后，可能出现入睡前的幻觉（视幻觉为主）。

4)氟哌噻吨美利曲辛：复合制剂，含有神经松弛剂（氟哌噻吨）和抗抑郁剂（美利曲辛）。其中，美利曲辛含量为单用剂量的 1/10～1/5，降低了不良反应，并可协同调整中枢神经系统功能、抗抑郁、抗焦虑和兴奋特性。适应证：轻中度焦虑抑郁、神经衰弱、心因性抑郁、抑郁性神经官能症、隐匿性抑郁、心身疾病伴焦虑和情感淡漠、更年期抑郁、嗜酒及药瘾者的焦躁不安和抑郁。禁忌证：心肌梗死急性期、循环衰竭、房室传导阻滞、未经治疗的闭角型青光眼、急性酒精或巴比妥类药物及鸦片中毒。禁与单胺氧化酶抑制剂同服。用法：成人，通常每日 2 片，早晨及中午各 1 片；严重病例早晨剂量可加至 2 片。老年患者，早晨服 1 片即可。维持量：通常每日 1 片，早晨口服。对失眠或严重焦虑不安的病例，建议在急性期加服镇静剂。老年人或此前未接受过精神科治疗的患者，有时半片也能达到效果。

5)SARI 代表药物曲唑酮：目前用于心血管病患者尚无安全性证据的抗抑郁焦虑药物。主要用于有轻中度抑郁或焦虑合并失眠的患者，该类药物可引起体位性低血压，故建议夜间使用。

6)SNRI 类药物（文拉法辛、度洛西汀）和 NaSSA 类药物（米氮平）：这两类药物抗焦虑抑郁效果较好，但 SNRI 类药物有升高血压风险，NaSSA 类药物有促进食欲、增加体重量和使糖代谢紊乱的风险，目前临床上用于心血管病患者的安全性还不明确。

7)单胺氧化酶抑制剂：临床很少用。多巴胺和去甲肾上腺素再摄取抑制剂丁螺环酮、坦度螺酮，具有抗焦虑作用，可作为高血压伴焦虑患者的用药，而对于其他心血管病的安全性不明确。

8)三环类和四环类抗抑郁药：因不良反应多，药物间的相互作用复杂，目前已不推荐作为抗抑郁和抗焦虑的一线用药。但小剂量用药，有一定优势。如氯米帕明（每晚 50mg），对不典型疼痛有效（不依赖其抗焦虑作用）；小剂量阿米替林或多塞平夜间用，有催眠作用，而没有肌松作用或剂量耐受性。该类药物有导致 QT 间期延长和恶性心律失常风险，故不建议常规用于心血管病患者，禁用于心肌梗死急性期、严重房室传导阻滞和心电节律不稳定的患者。

4. 放松训练与生物反馈技术

放松训练可减少心血管事件发生及再发，促进病情快速恢复。接受简单放松训练的手术患者表现出术后谵妄减少，并发症减少，住院时间缩短。可以运用腹式呼吸和集中注意力的想象等方法，进行渐进性肌肉放松、自我催眠、沉思、冥想及生物反馈训练。

生物反馈治疗倾向用于那些喜爱器械及对"谈话治疗"持怀疑态度的患者。通过传感器将采集到的内脏活动信息加以处理和放大，及时并准确地用人们所熟悉的视觉信号或听觉信号加以显示，相当于让人们听到或看到自己内脏器官的活动情况。

通过学习和训练，人们就能在一定范围内做到对内脏器官活动的随意性控制，对偏离正常范围的内脏器官活动加以纠正，恢复内环境的稳态，从而达到防治疾病的目的。

（1）放松训练的方法（图 13-21）

放松训练的基本方法有呼吸放松法、肌肉放松法、想象放松法 3 种。而具体放松训练的形式又多种多样，有渐进式放松训练、印度的瑜伽术、日本的禅宗，以及中国的气功。

1)肌肉放松法：将右手握成拳，攥紧些，再紧一些，然后感觉一下手和前臂的紧张状

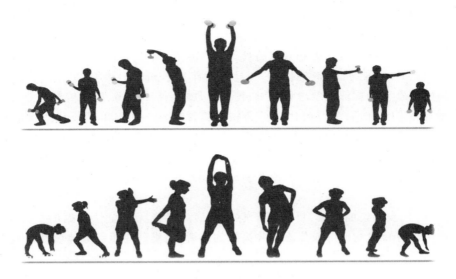

图 13-21 放松训练的方法

态,让这种感觉进到手指、手掌和前臂。然后再放松手,注意紧张和放松之间的感觉差异。可以闭上眼睛再做 1 次,意识到那种紧张,再放松,让紧张感流走。其他方法包括耸起双肩,紧张肩部肌肉;挺起胸部,紧张胸部肌肉;拱起背部,紧张背部肌肉;屏住呼吸,紧张腹部肌肉。

2)放松手臂:紧握拳头,然后放松,向后弯曲手腕,手背和前臂紧张。或伸出右手,握紧拳,紧张右前臂;伸出左手,握紧拳,紧张左前臂;双臂伸直,两手同时握紧拳,紧张手和臂部。

3)放松头部:皱起前额部肌肉,似老人额前部一样皱起;皱起眉头;皱起鼻子和脸颊(可咬紧牙关,使嘴角尽量向两边咧,鼓起双腮,似在极度痛苦状态下使劲一样)。

4)放松肩:耸起肩部向耳部靠拢(左右分开做,每次只耸一个)。

5)放松颈部:将头紧靠在椅背上感觉颈部和后背的紧张,保持一会,然后放松;头向前向下伸,感觉颈前部肌肉的紧张,然后放松。

6)放松胸部肌肉:深吸气,憋一会,感觉整个胸部和腹部的紧张状态,保持一会,然后放松。

7)放松背部:将背往后弯曲,感觉紧张,然后放松。

8)放松腿部:伸直双腿,暂停 5 s,然后放松。或伸出右腿,右脚向前用力,像在蹬一堵墙,紧张右腿;伸出左腿,左脚向前用力,像在蹬一堵墙,紧张左腿。

9)放松脚部:将脚尖尽量朝上指,使小腿肌肉绷紧,然后放松。

在安静环境下,练习者要做到心情安定,注意力集中,肌肉放松;要注意循序渐进,放松训练的速度要缓慢。对身体某部分肌肉进行放松时,一定要留有充分的时间,以便让自己体会到当时的放松感觉。放松训练能否成功,决定于患者对此项训练的相信程度和配合程度。放松成功的标志是,面部无紧张表情,各肌肉均处于松弛状态,肢体和颈部张力减低,呼吸变缓慢。

（2）呼吸放松法

有3种准备姿势：坐姿、卧姿、站姿。

1）坐姿：坐在凳子或椅子上，身体挺拔，腹部微微收缩，背部不靠椅背，双脚着地，并与肩同宽，排除杂念，双目微闭。

2）卧姿：平稳地躺在床上或沙发上，双脚伸直并拢，双手自然地伸直，放在身体两侧，排除杂念，双目微闭。

3）站姿：站在地上，双脚与肩同宽，双手自然下垂，排除杂念，双目微闭。

具体做法如下：

采用鼻孔呼吸（腹式吸气）。双肩自然下垂，慢慢闭上双眼，然后慢慢地深吸气，吸到足够多时，憋气2 s，再把吸进去的气缓缓地呼出。自己要配合呼吸的节奏，并给予一些暗示和指导语："吸……呼……吸……呼……"呼气的时候尽量让自己处于很放松、很舒服的状态，注意感觉自己的呼气、吸气，体会"深深地吸进来，慢慢地呼出去"的感觉。重复做这样的呼吸动作20遍，每日2次。这种方法虽然很简单，却常可起到很好的作用。

（3）想象放松法

主要通过唤起宁静、轻松、舒适情景的想象和体验，来减少紧张、焦虑，控制唤醒水平，引发注意力集中的状态，增强内心的愉悦感和自信心。如想象自己躺在温暖阳光照射下的沙滩，迎面吹来阵阵微风，海浪有节奏地拍打着岸边；或想象自己正在树林里散步，小溪流水，鸟语花香，空气清新。

这种技术首先要求采取某种舒适的姿势，如仰卧，双手平放在身体的两侧，两脚分开，眼睛微闭，尽可能地放松身体。慢而深进行呼吸，想象某种能够改变患者心理状态的情境。尽可能使自己有身临其境之感，好像真的听到了那儿的声音，闻到了那儿的空气，感受到了那儿的沙滩和海水。练习者身临其境之感越深，其放松效果越好。

利用想象来放松身心的关键在于：①头脑里要有一种与感到放松密切相联系的、清晰的处境；②要有很好的想象技能，使这种处境被心理上的"眼睛"看得很清楚，并进入放松的状态。

放松训练的直接目的是使肌肉放松，最终目的是使整个机体活动水平降低，达到心理上的松弛，从而使机体保持内环境的平衡与稳定。自己是否处于放松状态，除了压力测试外，还可以从身体、精神方面来了解自己。身体方面，可以观察饮食是否正常、营养是否充分、睡眠是否充足、有无适量运动等；精神方面，可以观察处事是否镇定、注意力是否集中、是否心平气和。如果回答都为"是"，说明比较放松；如果回答大部分为"不是"，那么需要想其他办法来放松自己。

放松训练过程中要注意以下事项：

1）要有一个感觉舒适、温暖的空间，可以让一个人安静地待着。要穿舒适宽松的衣服，保持舒适的躺姿，两脚向两边自然分开，一只手臂放在上腹，另一只手臂自然放在身体一侧。

2）缓慢地通过鼻孔呼吸，感觉吸入的气体有点凉，呼出的气息有点暖。在吸气和呼气的同时，感觉腹部的起伏运动。

3）保持深而慢的呼吸，吸气和呼气之间有一个短暂的停顿。

4）几分钟后，坐直，把一只手放在小腹，把另一只手放在胸前，注意两手在吸气和呼气中的运动,判断哪一只手活动更明显。如果放在胸部的手运动更明显,这就意味着所采用的多是胸式呼吸而非腹式呼吸。

放松训练的程序:

5)准备工作:要帮助患者先学会这一程序,进而自行练习。找一个舒适的姿势,使患者有轻松、毫无紧张之感受,可以靠在沙发上或躺在床上。要在安静的环境中进行练习,光线不要太亮,尽量减少无关的刺激,以保证放松练习的顺利进行。

6)放松的顺序:手臂部→头部→躯干部→腿部。

四、分工、转诊以及与精神科合作

对心理问题和精神障碍的处理,心内科医师有医学基础的优势,有对心脏情况把握的专长,弱势在于临床心理学和精神病学专业知识薄弱。但凭借医患交流的一般经验和对人的敏感性,完全有能力识别心理问题、处理心理反应和一般性适应不良的问题;尤其对急性焦虑发作的鉴别诊断和一线处理,其作用是精神专科医师无法替代的。

对生物医学模式可以很好解释的脑病问题(重症谵妄),心内科医师经培训后是可以掌握相关治疗措施的。由于谵妄经常出现在重症监护等场合,精神科医师不可能随时在场,能否及时发现和处理对躯体疾病的预后有肯定的影响。因此,识别和处理谵妄也可以是心内科医师为主,精神科医师协助。

精神科医师的长处在于与特殊服务对象打交道,与各种长期陷于精神痛苦、反应方式特殊的患者打交道。精神科医师熟悉和精于处理各种精神症状、特别是重症现象(如迟滞性抑郁),能够辨析精神症状背后的精神病理意义,组织和采取相应的治理措施。

在分工方面,凡是经过培训的心内科医师处理起来困难的病例,原则上应请精神科会诊。精神科医师可帮助明确精神疾病的诊断(包括潜在的心理动力学分析和个性发展问题呈递),明确处理的目标和预期效果。同时,也能帮助心内科同行丰富相关专业知识和改善自己的心理应对。

具体需要会诊和转诊的情况包括:

(1)难治性病例,即经过1次调整治疗仍不能耐受不良反应或仍无明显改善的病例;

(2)依从性不佳的病例,在医师恰如其分地交代病情和处理必要性、注意事项的前提下,仍反复中断治疗,导致病情波动的;

(3)重症病例,伴有明显迟滞、激越、幻觉,或转为兴奋、敌对的;

(4)危险病例,有自伤或自杀危险,或有伤人危险的;

(5)投诉病例,抱怨不同医师处理不当,理由并不充分的。

五、心内科医师处理心理问题时应注意的事项及可以采用的流程

在心内科就诊的患者,主要是来讲述心脏病情的,即使伴有情绪问题,也未必会主动叙述情绪症状,而是诉说睡眠不好、乏力、心悸、胸闷、胸痛、头晕、背痛等躯体症状。相当部分患者,精神症状没有典型精神障碍者严重,潜在的心理问题是异质性的,有的仅仅是一般心理适应问题。

需特别指出的是,明确符合精神障碍,特别是神经症的患者中,约有 20% 不能认可精

神障碍的诊断,此时不能强求患者接受。不要强调焦虑、抑郁状态的临床诊断,可给予心脏神经官能症、自主神经功能紊乱或其他患者可以接受的解释,而应重点保证临床处理方案能够顺利实行。

在门诊面对患者时,建议采用以下流程:

(1)详细询问病史。在常规询问患者现病史、既往史及用药情况的同时,也就了解了患者是否因躯体症状反复就诊而没有可以合理解释的病因(三问筛查中的一问);询问一般生活中的普通症状,如食欲、进食、大小便、睡眠问题等,也有提示情绪问题的意义(其中睡眠也是三问中的一问);在患者发现医师重视其生活中的困扰、关心其生活的情况下,适当问及情绪困扰(如遇事紧张或难以平复、兴趣活动缩窄等),也就弄清了症状发生与情绪背景的关系,给患者提供机会以梳理各种症状与情绪波动之间的相关性,对帮助患者认识某些躯体症状与情绪的关系有帮助。

(2)做必要的心血管检查,使对患者躯体疾病或生理功能紊乱的判断更有依据。如主诉中哪些可用心血管病解释,哪些不能;针对心血管病的性质和程度,应有哪些处理等。

(3)如果患者三问筛查中有 2 个以上给予肯定回答,或发现其他心理问题线索,可针对性进行 PHQ-9、GAD-7 或 HADs 量表评估。

(4)如果精神症状已存在较长时间(1 个月以上)或症状明显而造成生活紊乱,在心理支持和征得患者认同的情况下,及时给予抗抑郁焦虑药物治疗。

(5)治疗过程中可以用量表评分,根据分值变化观察药物治疗是否有效、是否需加药或换药。

第四节　戒烟处方的制定

2015 年的全球烟草流行报告数据显示,中国是世界上最大的烟草制品生产国和消费国,28.1%的成人经常吸烟,烟民达 3.5 亿人。其中,成年男性中超过一半的人经常吸烟。13~15 岁的男孩中,有 11.2%吸烟,每日有接近 3000 人死于与吸烟相关的疾病。此外,7.4 亿国人经常接触二手烟/三手烟,并导致每年约 10 万人因二手烟/三手烟而死亡。

国际烟草控制项目以及世界心脏联盟的数据显示,心血管病是全球首位死因,每年世界上有 1700 万人死于心血管病,而烟草使用及二手烟/三手烟暴露是引发心血管病的主要病因。研究发现,即使吸烟者每日吸烟不到 5 支,其患冠心病的风险也会显著升高。全球心血管病导致的死亡中,约 10%归因于烟草使用及二手烟/三手烟暴露。而心血管病是目前二手烟/三手烟暴露导致死亡最重要的原因(图 13-22)。2004 年,二手烟/三手烟暴露导致全球 43 万人死亡,其中超过 87%的人死于缺血性心脏病,由此可见,心血管病与烟草之间紧密相关。然而吸烟者对于烟草的危害了解得远远不够,中国约一半的吸烟者不知道吸烟可导致心血管病,超过三分之二的吸烟者不知道吸烟可导致中风,对二手烟/三手烟暴露可导致心血管病的认识则更少。

戒烟可降低心血管病发病和死亡的风险。戒烟的长期获益至少等同于、甚至优于目前常用的冠心病二级预防药物,如阿司匹林和他汀类药物。戒烟也是挽救生命最经济有

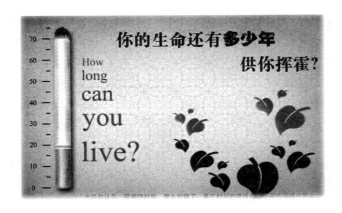

图 13-22　吸烟对健康的危害

效的干预手段。因此,戒烟是冠心病一级和二级预防的重要措施。

一、烟草依赖的定义

1998 年,世界卫生组织正式将烟草依赖作为一种慢性、高复发性疾病列入国际疾病分类(ICD-10,F17.2)。按照 ICD-10 的诊断标准,确诊烟草依赖综合征通常需要在过去 1 年内体验过或表现出下列 6 条中的至少 3 条:

(1)对吸烟的强烈渴望或冲动感;

(2)对吸烟行为的开始、结束及剂量难以控制;

(3)当吸烟被终止或减少时出现生理戒断状态,表现为戒烟后出现烦躁不安、易怒、焦虑、情绪低落、注意力不集中、失眠、心率降低、食欲增加、体重增加、口腔溃疡、咳嗽流涕等;

(4)耐受性增加,必须使用较高剂量的烟草才能获得过去较低剂量的效应;

(5)因吸烟逐渐忽视其他的快乐或兴趣,在获取、使用烟草或从其作用中恢复过来所花费的时间逐渐增加;

(6)固执地吸烟而不顾其明显的危害性后果,如知道过度吸烟可引起相关疾病后仍然继续吸烟,其核心特征是患者明确知道自己的行为有害但却无法自控。

存在戒断症状、复吸的患者,或已经患有心血管病的患者,经过教育仍然吸烟,提示患者存在烟草依赖。尼古丁依赖程度可根据国际通用的尼古丁依赖量表(Fagerström Test for Nicotine Dependence,FTND)评分来确定(表 13-22)。该量表的分值范围为 0~10 分。不同分值代表不同的依赖程度:0~3 分为轻度依赖;4~6 分为中度依赖;≥7 分提示高度依赖。其中"晨起后 5 min 内吸第 1 支烟"是烟草依赖最有效的判断方法。当 FTND ≥4 分时,提示戒烟过程中容易出现戒断症状,并且容易复吸,强烈提示需要戒烟药物的辅助治疗及持续的心理支持治疗。

表 13-22 尼古丁依赖性评分表

评估内容	0 分	1 分	2 分	3 分
晨起后多长时间吸第 1 支烟	>60 min	31～60 min	6～30 min	≤5 min
在禁烟场所是否很难控制吸烟需求	否	是		
哪一支烟最不愿放弃	其他时间	晨起第 1 支		
每日吸多少支	≤10 支	11～20 支	21～30 支	>30 支
晨起第一个小时是否比其他时间吸烟多	否	是		
卧病在床时是否仍吸烟	否	是		

二、烟草对心血管病的影响

目前,已有许多研究报道了吸烟对心血管病的不良影响。吸烟使首次发生心肌梗死的时间提前 10 年,使急性心肌梗死发病风险增加 7 倍。每日吸烟量越大,风险越高。吸烟也使晚期和极晚期支架内血栓形成风险增加 1.55 倍,PCI 术后的死亡相对风险增加 1.76 倍,发生心肌梗死的相对风险增加 2.08 倍,猝死的相对风险升高 3 倍以上。

戒烟可降低吸烟者患心肌梗死的风险。对于吸烟的冠心病患者,戒烟可使死亡的风险降低约 36%,高于其他任何一项二级预防措施(他汀类药物降低 29%,β 受体阻滞剂降低 23%,ACEI/ARB 降低 23%,阿司匹林降低 15%),戒烟可使非致死性心肌梗死风险降低约 32%,使 PCI 术后心血管死亡相对风险降低 44%,使 CABG 术后的心血管死亡相对风险降低 75%,再次血管重建的风险降低 41%。另外,戒烟可使心脏骤停的绝对风险降低 8%,因心力衰竭再住院或死亡风险降低 40%。

在欧美和我国心血管病的相关指南中,已将戒烟列为重要的干预措施,主要归纳为以下三点:

(1)针对心血管病的一级预防,对年龄 20 岁以上的所有成人,需评估吸烟情况,并建议戒烟。

(2)针对心血管病的二级预防,所有冠状动脉粥样硬化和(或)外周血管动脉硬化患者,需评估吸烟情况,并建议戒烟。

(3)特别强调需要戒烟的疾病包括 PCI 围手术期和术后、CABG 围手术期和术后、慢性稳定型心绞痛、不稳定型心绞痛、非 ST 段抬高型心肌梗死、ST 段抬高型心肌梗死和外周血管疾病。

三、烟草依赖干预的方案

烟草依赖是一种慢性、高复发性疾病。只有少数吸烟者第一次戒烟成功,大多数吸烟者均有戒烟后复吸的经历,需要多次尝试才能最终戒烟成功。烟草依赖的治疗是一个长期过程,需要持续进行。所以,在这个过程中,应强调心理支持和行为指导的重要性。临床医师要帮助每个吸烟者朝着戒掉最后一支烟的目标努力。

引起烟草依赖的因素包括生物因素、心理因素和社会文化因素。戒烟的过程需要医师的指导,包括针对心理依赖和生理依赖的治疗。治疗原则包括:

(1)医师以身作则的示范效应;

（2）重视宣传教育；

（3）非药物干预；

（4）药物干预；

（5）随访。

1. 医师以身作则

我国是男性医师吸烟率最高的国家之一。2008年的一项调查发现，在全部参与调查的医师中，56％的男性医师吸烟，33％的男性心内科医师吸烟，1/3的吸烟医师在患者面前吸烟。相比而言，在全球吸烟率最低的英国、澳大利亚和冰岛，男性医师吸烟率仅为2％～5％，美国为9％，各国医师都自觉做到不在患者面前吸烟。医务人员的吸烟行为，尤其在患者面前吸烟，使劝阻患者吸烟的效果显著降低。调查显示，吸烟医师劝告患者戒烟的比例显著低于不吸烟医师或戒烟医师，即使劝诫，态度如不坚决，也收效甚微。呼吁心内科医师首先戒烟，至少不在患者面前吸烟，这是心内科医师的责任，也是帮助患者戒烟成功的前提和保障。

2. 重视宣传教育

了解吸烟危害和戒烟获益的相关知识是吸烟者成功戒烟的强劲动力。呼吁心内科医师抓住一切机会、利用各种渠道（如戒烟门诊）进行戒烟教育，包括接诊患者时、PCI/CABG术前后和发生急性心脏事件后。应鼓励心内科医师开展科普讲座及撰写科普文章。建议各心内科病房和门诊设立吸烟危害专栏和戒烟警示牌。

3. 非药物干预

非药物干预包括心理支持治疗和行为指导。数据表明，吸烟者靠自己戒烟（干戒）持续1年以上的成功率不到5％，提示戒烟需要临床医师的指导。医师应询问就医者的吸烟情况，并根据吸烟者的戒烟意愿和具体情况给出恰当的治疗方法。

在进行戒烟治疗之前，医师应首先了解戒烟者戒烟的通常模式（表13-23）。Prochas-ka和Diclemente采用该模式描述了戒烟的一系列阶段，发现在不同阶段吸烟者对问题的看法和认识不同。对尚未准备戒烟者和准备戒烟者需要给予不同的戒烟指导；对愿意戒烟者用"5A"法帮助吸烟者戒烟；对不愿意戒烟者用"5R"法增强吸烟者的戒烟动机，增加戒烟愿望。

表 13-23　戒烟者戒烟的通常模式

尚未准备戒烟期	在未来的6个月内尚未打算戒烟
戒烟思考期	打算在未来的6个月内开始戒烟
戒烟准备期	打算在未来1个月内开始戒烟
戒烟行动期	已经戒烟，但时间少于6个月
戒断维持期	保持无烟状态达6个月以上
复吸期	保持无烟状态一段时间后重新再吸

另外，还可向吸烟者提供实用的戒烟咨询和戒烟资料，介绍戒烟热线（全国戒烟热线400-888-5531、400-803-5531，卫生热线12320），推荐有戒烟意愿的吸烟者使用戒烟药物。

吸烟者开始戒烟后，随访至少持续 6 个月，随访次数不宜少于 6 次。

文献报道显示，大约 50% 的戒烟者会出现戒断症状。一般停止吸烟 1 天内出现，戒烟后 14 天内最强烈，大约 1 个月后减弱，可能持续 6 个月。戒烟者体内激素分泌异常，包括促肾上腺激素、皮质醇及催乳素水平升高，因此建议接受 PCI、CABG 术以及发生心肌梗死的吸烟者使用戒烟药物，以减弱神经内分泌紊乱导致的心血管系统损害。

4. 药物干预(表 13-24)

世界卫生组织和 2008 年美国戒烟指南建议，治疗烟草依赖，除存在禁忌或缺乏有效证据的某些人群(如妊娠女性、无烟烟草使用者、每日 10 支以下的轻度吸烟者、青少年)以外，临床医师应鼓励尝试戒烟者使用戒烟药物。戒烟药物可以缓解戒断症状，提高戒烟的成功率。目前，我国已被批准使用的戒烟药物有尼古丁贴片、尼古丁咀嚼胶(非处方药)、盐酸安非他酮缓释片伐尼克兰(处方药)。

目前，许多欧美及亚太国家和地区都将烟草依赖作为一种独立的疾病，并将戒烟药物纳入医保报销目录，如澳大利亚、爱尔兰、英国、日本、比利时、西班牙、加拿大、美国、韩国、法国等。这些国家的实践表明，将戒烟服务作为公共补偿的一部分，对降低与烟草有关疾病的负担具有积极的意义。

尼古丁替代疗法(Nicotine Replacement Therapy, NRT)类药物通过向人体释放尼古丁，完全或部分代替吸烟者通过吸烟获得的尼古丁，从而减轻或消除戒断症状。而且，制剂中的尼古丁递送至大脑的速度比吸烟时慢且剂量少，从而使吸烟者大脑中烟碱乙酰胆碱受体产生脱敏作用，使用一段时间后，戒烟者对尼古丁摄取量逐渐降低，进而彻底戒除。使用 NRT 贴片或咀嚼胶的疗程应至少达到 12 周，单一药物作用不明显时，可联合使用两种 NRT 药物。NRT 药物可长期使用，但临床医师需进行定期随访，了解使用情况和吸烟状态。有证据表明，NRT 类药物对于每日吸烟 10 支及以上人群的戒烟效果较为显著。

盐酸安非他酮缓释片是一种抗抑郁药，可降低吸烟者对尼古丁的渴求，缓解戒断症状，提高戒烟成功率。该药为处方药。吸烟者应在戒烟日前 1 周使用该药，并至少使用 7 周。孕期或哺乳期妇女及未成年人禁止使用该药。荟萃分析显示，安非他酮可使长期(大于 5 个月)戒烟率增加 2 倍。到目前为止，没有研究显示安非他酮用于戒烟治疗时会增加心血管事件的发生率。

伐尼克兰是高选择性 $\alpha_4\beta_2$ 乙酰胆碱受体部分激动剂，具有激动和拮抗双重调节作用。其激动作用可缓解吸烟者对尼古丁的渴求和戒断症状，同时其拮抗作用能阻止尼古丁与大脑内受体结合，从而减少吸烟的快感。该药亦为处方药，应在戒烟日前 1 周开始使用，并按规律使用 12 周。孕期或哺乳期妇女及未成年人禁止使用。

联合用药：已被证实有效的药物组合包括：①长疗程尼古丁贴片治疗(>14 周)＋其他 NRT 类药物；②尼古丁贴片＋盐酸安非他酮缓释片。

5. 随访

随访可强化戒烟效果。戒烟后的第 1 个月内戒断症状较严重，应注意安排随访。

(1)随访时间：至少持续 6 个月；

表 13-24　国内一线戒烟药物的使用方法和注意事项

药品名（英文名）	用法、用量及疗程	不良反应	禁忌	注意事项	规格及获得途径
尼古丁贴片（nicotine patch）	用法：撕去保护膜后迅速将其粘贴于清洁、干燥、少毛、无创面的躯干或四肢部位，贴后紧压10～20 s，每日需更换粘贴部位　用量：每24 h或16 h 1次，每次1贴。治疗开始时宜用较大剂量，按照疗程逐渐减量　疗程：12周或根据戒烟情况延长	局部皮肤反应（皮肤发红、针刺感、轻度瘙痒等）；心悸、失眠、头晕、多梦	对尼古丁成分过敏	①年龄＜18岁者，吸烟＜10支/日者，孕期或哺乳期妇女，急性心肌梗死后2周内、严重心律失常、不稳定型心绞痛患者，药物控制不佳的高血压患者，对胶带过敏或有皮肤病的患者慎用　②对于有睡眠障碍的患者，可在睡前撕去贴片或使用16小时剂型	16 h剂型（5 mg/片、10 mg/片、15 mg/片）；24 h剂型（7 mg/片、14 mg/片、21 mg/片）；非处方药
尼古丁咀嚼胶（nicotine chewing gum）	用法：置于颊和牙龈之间，缓慢间断咀嚼，约30 min后尼古丁可全部释放。吸烟不多于20支/日者使用2 mg剂型，吸烟多于20支/日者使用4 mg剂型　用量：戒烟第1～6周，每1～2小时1片，8～12片/日（不超过24片/日）；第7～8周，每2～4小时1片，4～8片/日；第9～12周，每6～8小时1片，2～4片/日　疗程：12周或根据治疗情况延长	下颌关节酸痛、消化不良、恶心、打嗝；心悸（大多短暂且轻微，若咀嚼方法正确可以避免或减轻不良反应）	对尼古丁成分过敏	年龄＜18岁者，吸烟＜10支/日者，怀孕或哺乳期妇女，急性心肌梗死后2周内、严重心律失常、不稳定型心绞痛患者，药物控制不佳的高血压患者慎用	2 mg/片，4 mg/片；非处方药
盐酸安非他酮缓释片（bupropion hydrochloride sustained release tablets）	用法：口服　用量：戒烟前1周开始用药。用药第1～3天：150 mg，每日1次；第4天：15 mg，每日2次；第8天起：150 mg，每日1次　疗程：7～12周或根据治疗情况延长	口干、易激惹、失眠、头痛、眩晕等	癫痫；使用其他含有安非他酮成分的药物，现在或既往诊断为贪食、厌食症；过去14天中服用单胺氧化酶抑制剂；对安非他酮或类似成分过敏；突然戒烟或停用镇静剂	①每日用药量不得超过300 mg；②心脏疾病、肝肾功能损害以及过敏体质者慎用；③本品可能会导致失眠，因此应避免在睡觉前服用	150 mg/片；处方药
伐尼克兰（varenicline）	用法：口服　用量：戒烟前1周开始用药。用药第1～3天：0.5 mg，每日1次；第4～7天：0.5 mg，每日2次。第8天起：1 mg，每日2次　疗程：12周或根据治疗情况延长	恶心（轻到中度）、口干、腹胀、便秘、多梦、睡眠障碍等	对伐尼克兰或类似成分过敏	有严重肾功能不全患者（肌酐消除率＜30 ml/min）慎用	0.5 mg/片、10 mg/片；处方药

（2）随访频率：在戒烟日之后的第 1 周、第 2 周和第 1、3、6 个月进行，总共随访次数不少于 6 次；

（3）随访形式：戒烟者到戒烟门诊复诊或通过电话、短信等形式复诊；

（4）随访内容：了解戒烟情况，讨论以下问题，①戒烟者是否从戒烟中获得益处；②在戒烟方面取得哪些成绩；③在戒烟过程中遇到哪些困难；④戒烟药物的效果和存在的问题；⑤今后可能遇到的困难。

6. 复吸处理

研究显示，我国 ACS 患者 6 个月内戒烟率为 64.6%，复吸率为 38.1%，与国外相关研究结果相似。复吸的主要原因是渴求，占 90.32%，其他原因占 9.68%。尼古丁依赖评分 4 分以上是预测患者复吸的独立危险因素。出院后 2 个月内是患者复吸的高发时间段。

（1）戒断症状的识别建议：对于门诊患者，应注意询问是否有戒烟史，筛选出曾经戒烟但复吸的患者。"曾干戒失败"这一特征提示该患者具备戒烟意愿，但存在生理依赖或心理依赖，需要接受戒烟药物治疗。对于住院患者，应注意观察患者在住院期间，是否仍在吸烟，是否因不能吸烟而出现烦躁、抑郁情绪、失眠、易激惹、挫折感、愤怒、焦虑、难以集中注意力、坐立不安等反应，以筛选出有潜在戒断症状的患者，及时予以戒烟药物治疗。

（2）戒断症状的处理建议：戒烟前应该给吸烟者一些忠告，包括不要存留卷烟、打火机和其他吸烟用具；在过去总是吸烟的地方和场合放置一些警示牌，例如"起床时不要吸烟""饭后不要吸烟"等；增加不能吸烟的时间和场所；当特别想吸烟时，试着忍耐几分钟不吸烟。对那些迫不及待要吸烟的人也可以试试想象训练，做一些事情以分散注意力，如刷牙、织毛衣、运动、种花、嘴里嚼些东西等替代行为；用烟草替代物来释放压力，因为以往吸烟者的手和嘴每日都会很多次重复吸烟的动作，戒烟之后一般不会立即改掉这个习惯性动作，所以可选择一些替代品来帮助克服，如口香糖、牙签等可针对嘴上的习惯，铅笔、勺子、咖啡搅拌棒等可针对手上的习惯。建立一整套健康的生活方式，清淡饮食，多吃水果蔬菜；保证睡眠；增加体育锻炼；戒烟期间应避免酒、浓茶等刺激性饮料与食物。使用辅助戒烟药物，有助于缓解戒断症状。

在实施防止复吸的规范方案期间，医师需要帮助患者识别那些可能不利于患者成功戒烟的因素。可能的问题及可采取的相应对策如下：

（1）缺少支持：可以安排随访或电话访问，帮助吸烟者寻找其周围存在的支持力量，介绍其参加可以提供戒烟咨询或支持的组织，如戒烟门诊。

（2）心情不好或忧郁：转诊给戒烟专家；适当给予一些治疗药物，如酌情服用中药以疏肝解郁、化痰解郁、补益心脾。

（3）强烈或持续的戒断症状：继续提供戒烟咨询，分析戒断症状出现的原因；延长戒烟药的使用时间，或加量或联合药物治疗。

（4）体重增加：建议规律运动，强调健康饮食，反对严格节食。使吸烟者确信戒烟后体重增加是正常的，但也是可以自我控制的，不会太严重。采用可延缓体重增加的药物，如盐酸安非他酮缓释片。

（5）精神萎靡不振或时感饥饿：应加以安慰，告知这种感觉是常见的、自然的反应。要进一步调查吸烟者确实没有沉溺于周期性的吸烟，建议自我奖励；强调开始吸烟（即使只是闻一下)将增加吸烟的欲望,使戒烟变得更困难。

临床医师在门诊或病房诊疗中,应常规询问患者吸烟史和被动吸烟史。对吸烟患者,应询问吸烟年限、吸烟量和戒烟意愿,评估烟草依赖程度,提供戒烟咨询和戒烟计划。建议所有患者避免暴露于二手烟、三手烟中。对于开始戒烟者给予肯定,并持续关注戒烟进程,告知戒烟者如有复吸,应及时告知医师寻求帮助。戒烟是一个漫长而痛苦的过程,临床医师要帮助吸烟者解决各阶段遇到的问题,最终达到成功戒烟。

四、戒烟处方在心脏康复中的作用(举例说明)

病例介绍:患者,男性,67 岁,因"反复胸闷胸痛十余年,加重半月"入院。既往患高血压病史 14 年,无明确糖尿病病史。有 30 年吸烟史,每日约 2 包,晨起后空腹即有抽烟习惯。入院体格检查:血压 160/98 mmHg,神清,心率 88 次/min,心脏听诊未见异常,肺部呼吸音粗,未闻及干湿啰音,下肢无浮肿。入院后冠脉造影:冠脉前降支近段长病变,最严重处约 90% 狭窄,回旋支及右冠弥漫性病变,狭窄为 30%~50%,TIMI 为 2 级。

(1)诊断

1)冠心病、不稳定型心绞痛;

2)高血压病 2 级(极高危)。

(2)治疗

1)于前降支植入 2 枚支架;

2)双重抗血小板、抗凝、降脂等药物治疗;

3)建议患者戒烟。

(3)具体干预措施

1)对患者及其配偶宣教吸烟危害与戒烟益处,患者及其配偶表达强烈的戒烟意愿;

2)依据 ICD-10 标准,评估患者存在烟草依赖综合征;

3)依据尼古丁依赖量表,确认患者存在中度尼古丁依赖,提示患者在戒烟过程中易复吸,需要借助戒烟药物治疗及心理支持治疗。

戒烟教育后,患者接受口服畅沛戒烟。患者选定生日为戒烟日后,提前 1 周口服畅沛 0.5 mg,每日 1 次(第 1~3 天),后改为 0.5 mg,每日 2 次(第 4~7 天),1 周后突然戒断,改为 1 mg,每日 1 次。戒断后前 3 日,患者每日偷偷吸烟 1~2 根,3 日后完全戒断。患者自述 3 天后对吸烟有恶心的感觉,随访至 2018 年 6 月患者未吸烟(2 年 5 个月)。戒烟期间患者无代谢异常,无精神、神经系统异常,无消化道异常。

我国出台的《心血管病患者戒烟处方中国专家共识》中明确指出,戒烟可降低心血管病发病和死亡风险,其长期获益至少等同于服用目前常用的冠心病二级预防药物。戒烟应作为冠心病一级预防和二级预防最重要的措施之一。这一重任毫无疑问地交给了心内科医师,也使我们的手上和脑中多了一张处方,即戒烟处方。

吸烟是被忽视的最重要的心血管危险因素,控烟是所有心内科医师共同的使命。临床医师用 1 min 即可评估烟草依赖,一定要努力减少患者的吸烟数量,吸烟率<5 支/d 即可大幅减少心血管风险,最终使患者彻底戒烟。畅沛等戒烟药可有效减少吸烟数量,保护内皮细胞而长期获益,并显著提升患者的戒烟信心。对于医师和患者来说,一次努力一生受益。

第五节　药物处方的制定

在心脏康复过程中,药物治疗占据着不可替代的地位。实现药物最大疗效的前提是使用有效药物、有效剂量、控制危险因素、熟知药物之间的相互作用和不良反应,提高患者对药物治疗的依从性。

心脏康复药物处方需要遵循以下原则:

(1)遵循指南给予的规范化药物处方;

(2)用药方案个体化;

(3)关注药物之间的相互作用和不良反应;

(4)关注药物对运动耐量的影响;

(5)提高患者服药的依从性。

一、高血压患者的药物处方

最新的抽样调查结果显示,我国约有 2.7 亿高血压患者,患病率呈上升趋势,且随年龄增长而上升。高血压是引发心血管病发病的第一危险因素,我国 71% 的脑卒中和 54% 的心梗死亡与高血压有关。

1. 降压目标

治疗高血压的主要目标是最大限度地降低心血管病的死亡率和病残率。在治疗高血压的同时,还需根据患者存在的危险因素和靶器官损害情况,以及合并心、脑、肾、血管疾病的严重程度,来决定治疗方案和处理原则。

血压控制目标是<140/90 mmHg。有糖尿病或肾病的高血压患者,降压目标是<130/80 mmHg。美国最新的降压标准是所有人必须小于 130/80 mmHg。

2. 高血压的治疗流程(图 13-23)

3. 高血压药物治疗的原则

(1)药物选择,推荐个体化的原则;

(2)从小剂量开始,避免或减少不良反应;

(3)反应好、但未达标,可加量(耐受的前提下);

(4)一种药物反应不佳,可考虑联合用药或使用复合制剂;联合用药可增加血压的达标率,减少毒副反应;

(5)耐受性差或出现不良反时需更换药物;

(6)选用长效药物,平稳降压,增加依从性,减少血压波动和对靶器官的损害;

(7)服药期间,坚持监测血压;

(8)停药方式:逐步减量,密切观察,定期监测。

4. 治疗药物的种类

(1)利尿剂:是降压治疗中不可或缺的药物。长期的临床观察和大规模研究证实,利

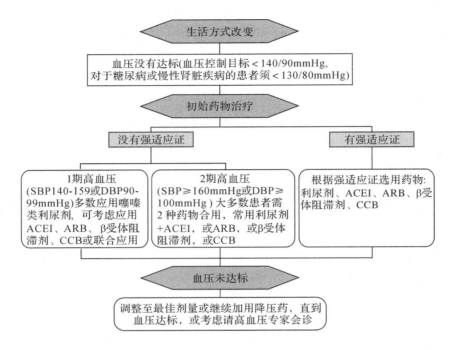

图 13-23 高血压的治疗流程

尿剂长期小剂量应用,不会对心脑血管疾病有大的不良影响。在使用期间,需要对血钾、尿酸、糖和脂质代谢等指标进行定期检测。

利尿剂单药治疗与安慰剂相比,平均收缩压及舒张压下降 4%～8%,联合用药时血压下降 8%～15%。

临床上,与利尿剂联用有效的药物为 ACEI/ARB、β 受体阻滞剂、CCB。

不良反应:①低钾血症:利尿剂能减少血钾 0.5 mmol/L,当血钾降至 3.5 mmol/L 以下时,会增加恶性心律失常的发生率;②糖代谢:利尿剂可增加空腹血糖,降低糖耐量并加重高血压患者的胰岛素抵抗;③脂质代谢:双氢克尿噻长期应用可引起脂质代谢紊乱,使血甘油三酯升高,并轻度增加胆固醇浓度。

适应证:高血压患者;老年人单纯收缩期高血压;肥胖的高血压患者;高血压合并心力衰竭患者。

禁忌证:糖耐量降低或合并有糖尿病的患者;伴有高尿酸血症或痛风的患者;肾功能不全,血肌酐浓度＞290 μmol/L 的患者。

(2)β 受体阻滞剂:减慢心率和降低心肌收缩力,降低心肌耗氧量。治疗 4～8 周后,收缩压下降 15～20 mmHg 或舒张压下降 8～15 mmHg。大多数 β 受体阻滞剂的充分作用在 1～2 天内即出现,停药大约 2 周血压可恢复到基线水平。有研究表明,血浆中高肾素活性的患者用 β 受体阻滞剂效果最好;β 受体阻滞剂的降压效应与年龄无关;高 β1 选择性的受体阻滞剂降压疗效优于非选择性制剂;控制安静状况下的血压和利尿剂、钙拮抗剂、α 受体阻滞剂及 ACEI 同样有效,控制运动情况下的血压优于其他制剂。临床试验表明,β 受体阻滞剂能显著降低高血压患者的病残率和死亡率。

不良反应:①心血管系统:可减慢心率,甚至造成严重心动过缓和房室传导阻滞,主要见于窦房结和房室结功能受损的患者;②代谢系统:1型糖尿病患者应用非选择性β受体阻滞剂,可掩盖低血糖的一些症状,如震颤、心动过速;③呼吸系统:可导致气道阻力增加,故禁用于哮喘或支气管痉挛或慢性阻塞性肺病;④中枢神经系统:可产生疲劳、头痛、睡眠紊乱、失眠、多梦和压抑等;⑤撤药综合征:长期治疗后突然停药时可发生,表现为高血压、心律失常、心绞痛恶化。

适应证:无并发症的年轻高血压患者可积极考虑应用β受体阻滞剂;合并下列情况的高血压患者优先使用β受体阻滞剂:快速性心律失常(窦性心动过速/房颤)、冠心病、慢性心衰、交感神经活性增高(如焦虑紧张)、围手术期高血压、高循环动力状态(如甲亢)。

禁忌证:支气管痉挛性哮喘、症状性低血压、心动过缓或2度Ⅱ型以上房室传导阻滞、心力衰竭伴显著钠潴留(需要大量利尿),以及血液动力学不稳定需要静脉应用正性肌力药等。

(3)ACEI/ARB:抑制血管紧张素,降低血压和外周血管阻力。

1)抑制循环中RAS:ACEI类药物与循环血中ACE结合,抑制其活性,减少AngⅡ的生成,从而降压;

2)抑制组织中的RAS:ACEI类药物长期治疗高血压的降压作用与抑制组织中的RAS的关系比抑制循环中的RAS更重要;

3)减少神经末梢去甲肾上腺素的释放;

4)增加缓激肽和扩血管性前列腺素的形成,同时具有扩张血管、保护内皮、预防和逆转左室肥厚、防止动脉粥样硬化等作用;

5)醛固酮分泌减少和肾血流量增加,从而减少钠吸收;

6)减少内皮细胞形成内皮素。

ARB:可降低高血压患者的心血管事件的危险性;降低糖尿病或肾病患者的蛋白尿及微量白蛋白尿,尤其适用于左室肥厚、心力衰竭、心房颤动、糖尿病肾病、代谢综合征、微量白蛋白尿或蛋白尿患者,以及不能耐受ACEI的患者。

适应证:高血压、心力衰竭、心肌梗死后、冠心病高危因素、糖尿病、慢性肾病、预防中风。

禁忌证:妊娠、高血钾、双侧肾动脉狭窄。

不良反应:①干咳:通常发生在用药1周至数月之内,程度不一,夜间更为多见。慢性咳嗽者,ACEI可能使之加重,应慎用。咳嗽较重的患者,有时需要停药,停药后干咳一般在1周对基本消失,或可改用ARB。②低血压:少数患者发生有症状的低血压,特别是在首剂给药或加量之后。最常见于使用大剂量利尿剂后、低钠状态、慢性心力衰竭等高血浆肾素活性患者。应从小剂量开始给药,先停用利尿剂1~2日,以减少患者对RAS的依赖性。③高钾血症:较常见于慢性心力衰竭、老年、肾功能受损、糖尿病、补充钾盐或合用保钾利尿剂、肝素或非甾体抗炎药物(NSAIDs)的患者。ACEI应用后1周应复查血钾,如血钾浓度≥6.0 mmol/L,应找出高血钾的原因和限制钾摄入,必要时应停用ACEI。

(4)钙离子拮抗剂(CCB):降低外周血管阻力和心肌收缩性。对老年和低肾素活性患者有较好的降压疗效;高钠摄入不影响降压疗效;非甾体类抗炎药物不干扰其降压作用;在嗜酒的患者中有显著的降压作用;适用于合并糖尿病、冠心病或外周血管疾病患者;有抗动脉粥样硬化作用。有大规模临床研究结论显示,利尿剂和钙离子拮抗剂联合应用,脑卒中发生率降低 36%～42%,主要心血管事件发生率降低 26%～30%。

CCB(主要指二氢吡啶类 CCB)能有效降低总的外周血管阻力,因此降压作用较强,一般能使血压降低 10%～15%。CCB 的剂量和降压效果呈正相关,疗效的个体差异性较小,和其他类型降压药物联合治疗能明显增强降压效果。CCB 的禁忌证较少,对血脂和血糖代谢无明显影响,长期控制血压的能力和患者服药依从性较好。

适应证:二氢吡啶类 CCB 可用于老年高血压、单纯收缩期高血压,以及伴左心室肥厚、稳定型心绞痛、冠状动脉或颈动脉粥样硬化及外周血管疾病的患者。非二氢吡啶类 CCB 可用于心绞痛、颈动脉粥样硬化和室上性快速型心律失常患者。

不良反应:①体位性低血压:主要与其他降压药物合用时发生,多发生于老年患者;②心动过速:为药物扩血管反射性激活交感神经系统所致。必要时,可与 β 受体阻滞剂合用以减少其发生;③头痛、颜面潮红、多尿:为药物扩血管作用所致,随着用药时间的延长,症状可以减轻或消失。

二、冠心病患者的药物处方

我国的冠心病患者人数在不断增多,并且呈年轻化态势,每年因冠心病死亡的人数近 300 万。对冠心病的治疗手段目前有药物治疗、PCI 和 CABG 术,其中药物治疗相当重要,并且贯穿于介入和外科手术的全过程。

冠状动脉粥样硬化的病理机制主要有内皮损伤、炎症激活、血小板聚集、交感肾上腺素系统激活等。近 30 年来,大量的临床研究证实,药物可改善血管内皮功能、抗血小板、抑制肾素系统的激活、调脂、控制血压和降糖,可降低心血管事件发生率和死亡率。

个体化用药方案应考虑以下因素:患者需要使用的药物类别、剂量大小、应达到的靶目标和是否能够达到靶目标。建议根据患者病情,并结合指南选择合适的药物;根据患者年龄、性别和既往用药史调整药物剂量。

治疗冠心病的药物主要有抗凝药、钙拮抗药、硝酸酯类、调脂药、抗血小板聚集药、β受体阻滞剂。改善预后的药物有阿司匹林、他汀类药物、ACEI/ARB、β 受体阻滞剂;改善心绞痛的药物有 β 受体阻滞剂、钙离子拮抗剂、硝酸酯类、依伐布雷定(表 13-25)。

表 13-25　冠心病患者的药物选择

基础治疗	阿司匹林、他汀类
劳力型心绞痛	β 受体阻滞剂;长效硝酸酯制剂
不稳定型心绞痛	再＋氯吡格雷
非 ST 段抬高型心肌梗死	再＋低分子肝素
ST 段抬高型心肌梗死	再＋静脉注射 β 受体阻滞剂继以大剂量口服; 血管紧张素转化酶抑制剂(ACEI); 溶栓(发病后 6 以内无急诊 PCI 条件)
PCI 术后	＋氯吡格雷(9 个月以上); 低分子肝素(7～14 天)

（1）硝酸酯类：主要通过释放一氧化氮，扩张动脉和静脉血管，选择性扩张冠脉，减轻心脏的负担以及耗氧量，使侧支循环的血流量增加，让心脏血流量实现二次分配。硝酸异山梨酯、硝酸甘油在临床应用中的主要不良反应是头痛和耐药性。

不良反应：①搏动性头痛，与脑血管扩张有关，连续用或减量可减轻（颅内高压者不宜用）；②低血压，与血管扩张有关，可从小剂量开始（血容量不足者不宜用）；③心率加快，血管扩张后反射性心率加快，减少剂量或加用β受体阻滞剂可减轻（血容量不足、低血压者不宜用）。

（2）β受体阻滞剂：该类药物能降低心肌收缩性，降低心率，改善心肌代谢，减少心肌耗氧。在无明显禁忌时，β受体阻滞剂是稳定型心绞痛患者的一线用药。β受体阻滞剂也能降低急性冠脉综合征患者的死亡率，是心肌梗死后及介入治疗后应当长期坚持服用的药物。美托洛尔、普萘洛尔常见的副作用，包括窦性心动过缓、房室传导阻滞等，长期服用后突然停药，会出现血压升高、心律失常加重和心绞痛发作等症状。

（3）抗血小板和抗凝药物：血小板的活化、黏附和聚集是动脉内血栓形成的始动因素之一，在动脉粥样硬化的进展和冠脉事件（不稳定型心绞痛、急性心肌梗死、心原性猝死）的发病中起着关键性作用。应用血小板抑制剂和抗凝药物防治冠脉血栓已成为防治心绞痛的重要环节。目前，抗血小板药物主要包括阿司匹林、腺苷二磷酸（ADP）拮抗剂（氯吡格雷）、糖蛋白Ⅱb/Ⅲa受体拮抗剂（阿昔单抗）。

接受PCI术治疗的冠心病患者，无论是在围手术期还是术后长期，发生血栓的危险性均明显增加。据报道，术后24 h内急性血栓形成的发生率为0.6％，4周内亚急性血栓的发生率为0.5％～18％，术后1年因血栓性疾病导致心肌梗死或死亡的发生率为15.8％。

1）阿司匹林：抑制前列环素合成酶和环氧化酶，是目前临床上最经济、应用最广泛的抗血小板制剂；抗血小板作用相对较弱，有胃肠道副作用。如无禁忌证，所有PCI患者均应首选并持续服用。阿司匹林能降低稳定型心绞痛患者心脑血管事件的发生；降低急性冠脉综合征患者心肌梗死和死亡的发生；降低陈旧性心肌梗死患者再梗死和死亡的发生。

2）氯吡格雷：选择性地与血小板表面的ADP受体P2Y12结合，抑制由胶原和凝血酶诱导的血小板聚集。抗血小板作用与阿司匹林差不多，起效慢，偶可引起粒细胞减少和血栓性血小板减少性紫癜等严重不良反应。

3）钙离子拮抗剂：能抑制或减少冠状动脉血管痉挛，扩张外周血管及冠状动脉，降低心肌氧耗及增加冠脉血流，可用于稳定型心绞痛和冠脉痉挛引起的心绞痛，且可用于对β受体阻滞剂有禁忌的患者，例如哮喘、慢性气管炎和外周血管疾病患者等。常用药物有维拉帕米、地尔硫䓬等。对于变异性心绞痛或以冠脉痉挛为主的心绞痛，钙拮抗剂是一线药物。

4）调脂药物：可稳定冠状动脉病变处的脂质斑块，防止其破裂及斑块继续增大。冠心病患者应当改变生活方式（戒烟、低脂饮食、降低体重和适当运动）。对于体内低密度脂蛋白含量≥2.6 mmol/L的冠心病患者，必须在改变生活习惯的基础上加用调脂药物。大量临床数据表明，他汀类药物除能显著降低低密度脂蛋白浓度外，还可以降低冠心病患者的远期心血管事件发生率和死亡率，减少伴心血管多重危险因素患者最终进展至动脉粥样硬化性疾病的概率。长期使用他汀类药物可使冠心病事件减少 61％,其中 51％的事件减少发生在 3 年内,但第 1 年内事件减少不明显。长期使用他汀类药物可使卒中的发生率降低 17％,但对出血性卒中减少不明显。常用调脂药物有瑞舒伐他汀、阿托伐他汀、吉非贝齐等。

不良反应:①血转氨酶水平升高,见于 0.1％～2.5％的患者,多见于应用剂量较大的患者。多为可逆性,在用药后第 1～2 个月内常常有短暂性的肝功能损害,较正常值高 2～4 倍,但大部分病例均不需要停药即可自动恢复正常。②肌病,广泛的肌肉疼痛及 CPK 高于正常上限的 10 倍。主要见于剂量较大或与环孢素 A、吉非贝齐等联合应用者及老年女性患者。

5)ACEI/ARB:能改善左室重构,延缓病程进展和降低病死率,尤其适用于急性心肌梗死或近期发生心肌梗死合并心功能不全的患者。近期的证据表明,ACEI 用于不伴有高血压和左室功能不全的冠心病患者也可以减少心血管事件发生。不稳定型心绞痛、非 ST 段抬高型心肌梗死、ST 段抬高型心肌梗死(特别是前壁心肌梗死)、糖尿病、未控制的高血压或左室功能障碍的患者应常规加用 ACEI 或 ARB。

三、慢性心力衰竭患者的药物处方

随着社会的发展和老龄化时代的来临,慢性心力衰竭的患病率逐年增加。据流行病学资料显示,对我国部分地区 42 家医院的 10714 例心衰住院病例进行回顾性调查后发现,其病因为冠心病居首,其次为高血压,而风湿性心瓣膜病的比例则下降;各年龄段心衰病死率均高于同期其他心血管病,主要死亡原因依次为左心衰、心律失常和猝死。慢性心衰的治疗目标不仅是改善症状、提高生活质量,更重要的是针对心肌重构的机制,防止和延缓心肌重构的发生,从而降低心衰的病死率和住院率。

目前临床上治疗心衰的药物有:ACEI/ARB、β 受体阻滞剂、醛固酮受体拮抗剂(以上 3 类药物被称为"金三角")、利尿剂、洋地黄、他汀类药物(表 13-26)。

(1)利尿剂:在利尿剂开始治疗后数天内就可以降低静脉压,减轻肺瘀血、腹水、外周水肿,改善心功能和运动耐量。合理使用利尿剂是其他治疗心衰药物取得成功的关键因素之一。

表 13-26　治疗心衰药物的靶点和靶标

干预靶点	干预方式	干预靶标
RAS 系统	ACEI、ARB、醛固酮拮抗剂	阻滞 RAS 系统
交感神经系统	β 受体阻滞剂	抑制交感神经系统
心功能和心衰症状	利尿剂、血管活性药物	消除液体潴留、改善前后负荷
血液动力学状态	血管活性药物	改善心脏收缩/舒张功能障碍
心衰基本病因	药物、介入、手术	消除病因
心衰诱因	酌情抗感染、纠正房颤	消除诱因

如利尿剂用量不足,可造成液体潴留,会降低机体对 ACEI 的反应,增加使用 β 受体阻滞的风险。另一方面,不恰当地大剂量使用利尿剂,则会导致血容量不足,增加发生低

血压、肾功能不全和电解质紊乱的风险。

不良反应：电解质丢失较为常见，如低钾血症、低镁血症、低钠血症。

适应证：有液体潴留证据的所有心衰患者均应给予利尿剂治疗。

应用方法：每日 1 次，从小剂量开始，逐渐增加剂量直至尿量增加，体重每日减轻 $0.5\sim1.0\ kg$ 为宜。常用的利尿剂有袢利尿剂和噻嗪类利尿剂。首选袢利尿剂如呋塞米或托拉塞米，特别适用于有明显液体潴留或伴有肾功能受损的患者。

（2）ACEI/ARB：ACEI 被证实是能降低心衰患者病死率的排名第一的药物，也是循证医学证据积累最多的药物，是公认的治疗心衰的基石和首选药物。

不良反应：①与血管紧张素Ⅱ抑制有关的，如低血压、肾功能恶化、高血钾症状；②与缓激肽积聚有关的，如咳嗽和血管性水肿症状。

适应证：所有 LVEF 下降的心衰患者必须长期使用，除非有禁忌证或不能耐受。若为心衰高发危险人群，应考虑用 ACEI 预防心衰。

禁忌证：曾发生致命性不良反应如喉头水肿、严重肾功能衰竭的患者和妊娠妇女。以下情况慎用：双侧肾动脉狭窄，血肌酐浓度 $>265.2\ \mu mol/L$，血钾浓度 $>5.5\ mmol/L$，伴症状性低血压，左室流出道梗阻（如主动脉瓣狭窄、肥厚型梗阻性心肌病）等。

应用方法：从小剂量开始，逐渐递增，直至达到目标剂量。应监测血压、血钾和肾功能，如果肌酐增高 $>30\%$，应减量，如果仍继续升高，应停药。

（3）β受体阻滞剂：应用于目前患有或既往有心脏收缩功能不全、收缩性心力衰竭患者的标准治疗。β受体阻滞剂可以降低交感神经系统活性，防止儿茶酚胺对心肌的损害，从而逆转左室重构；可使心肌β受体增多，增加心肌收缩能力；通过降低心肌张力减慢心率，改善心室舒张功能，防止心律失常的发生。

适应证：结构性心脏病，伴 LVEF 下降的无症状心衰患者，无论有无心肌梗死，均可应用。有症状或曾经有症状的 NYHAⅡ～Ⅲ级、LVEF 下降、病情稳定的慢性心衰患者必须长期应用，除非有禁忌证或不能耐受。

禁忌证：伴 2 度及以上房室传导阻滞、呼吸道痉挛、心动过缓的患者。

β受体阻滞剂治疗心衰要达到目标剂量或最大可耐受剂量，否则疗效不佳。

（4）醛固酮受体拮抗剂：长期醛固酮水平增高，可引起水钠潴留、电解质紊乱。另外，"醛固酮逃逸"导致醛固酮水平不能稳定、持续地降低，致使一部分慢性心力衰竭的疗效较差。所以，醛固酮受体拮抗剂在治疗心力衰竭的过程中越发重要。有研究表明，中、大剂量的醛固酮受体拮抗剂可以通过改善胰岛素抵抗，降低炎性细胞因子水平，进一步改善心力衰竭患者的心功能，提高其疗效。醛固酮受体拮抗剂在常规治疗心力衰竭的药物治疗基础上，还可以降低 BNP 水平，改善心功能，抑制心室重构。

（5）洋地黄制剂：无论基础治疗是单用利尿剂或利尿剂联合 ACEI，地高辛均能改善轻、中度稳定型心衰患者的最大运动耐力，减少心衰的急性发作。研究表明，地高辛虽然对患者的病死率没有影响，但可以降低心衰患者的住院率，缓解临床症状。因此，心衰患者应用地高辛仍然是可以获益的。

美国心脏病学学会/美国心脏学会指南推荐，对于收缩性心衰患者，在充分给予 ACEI 联合β受体阻滞剂标准治疗的基础上，其如果仍然出现心衰症状则应加用地高辛；

在严重心衰的初始治疗或当 ACEI 和 β 受体阻滞剂起效后仍有症状时,应加用地高辛,使地高辛浓度维持在 $0.5 \sim 1.0~\mu g/L$。应用地高辛时,应密切监测不良反应,包括心律失常,如窦房、房室传导阻滞,房性或室性心律失常;胃肠道症状,如食欲减退、恶心、呕吐;神经系统症状,如出现幻视、定向障碍、意识障碍。通常这些中毒症状在地高辛浓度大于 $2.0~\mu g/L$ 时出现,但是地高辛浓度较低时也可出现中毒症状,尤其在合并低钾血症、低镁血症或甲状腺功能低下的患者中。

四、心律失常患者的药物处方

近年来,随着心血管病发病率的上升,心律失常发病率也相应增加,约占心血管病的20%,而且心律失常的种类很多。非药物治疗中除颤、起搏、消融等技术的迅速发展,对心律失常治疗虽有一定的作用,但是药物治疗仍是防治心律失常的重要手段。虽然近 20 年来,抗心律失常的药物研究进展不快,但对传统药物的重新认识以及中药的应用,使得许多患者仍在接受药物治疗。

1. 正确合理使用抗心律失常药物的原则

(1)首先注意对基础心脏病的治疗以及病因和诱因的纠正。

(2)注意掌握抗心律失常药物的适应证。并非所有的心律失常均需药物治疗,只有直接导致明显的症状,或血液动力学障碍,或具有致命危险的恶性心律失常时,才需要对心律失常进行针对性治疗,包括选择抗心律失常的药物。

(3)对良性或非器质性心律失常,应采用一些副作用少的中药,或小剂量 β 受体阻滞剂。禁止对 14 岁以下的青少年无原则地使用胺碘酮。

(4)注意抗心律失常药物的不良反应,包括对心功能的影响、致心律失常作用和对全身其他脏器的不良作用。

2. 快速型心律失常的用药原则

治疗目的:①恢复并维持窦性心律,缓解症状;②改善生活质量;③预防因心律失常而发生的死亡;④延长生存期。

用药原则:①针对原发病,去除诱因;②以最小剂量取得最满意疗效;③先降低危险性,后缓解症状;④注意药物的不良反应及致心律失常作用。

五、心肌病患者的药物处方

心肌病是由各种病因(主要是遗传)引起的一组非均质的心肌病变,包括心脏机械和电活动的异常,表现为心室不适当的肥厚或扩张。心肌病可以单纯局限于心脏,也可以是全身系统性疾病的一部分,最终导致心力衰竭或死亡。临床上分为 5 型:肥厚型心肌病、扩张型心肌病、致心律失常性右室心肌病、限制型心肌病、未定型心肌病。

(1)肥厚型心肌病

肥厚型心肌病是一种最常见的遗传性心脏病。其主要死亡原因是心原性猝死(51%)、心力衰竭(36%)和卒中(13%)。肥厚型心肌病是青少年和运动员猝死的主要原因,20~30 岁肥厚型心肌病患者的年病死率已升至 6%。有研究报道,目前我国肥厚型心肌病患者约有 200 万人，并且每年都有上升的趋势。

药物治疗原则：①减轻左室流出道梗阻，松弛肥厚心肌，改善心肌收缩顺应性；②控制心率，使心室充盈及舒张末期容积保持最大化；③抗心律失常。

药物治疗：

1）β 受体阻滞剂：是治疗肥厚型梗阻性心肌病的一线药物，也是第一个被用于治疗肥厚型心肌病的药物。使用 β 受体阻滞剂后的目标心率一般应控制在 60 次/min 左右，左室流出道压差应控制在≤20 mmHg。β 受体阻滞剂长期使用耐受性好，但不能突然停药。

2）钙离子拮抗剂：是 β 受体阻滞剂治疗肥厚型梗阻性心肌病的替代选择，尤其是对于那些不能耐受 β 受体阻滞剂或疗效差的患者。

3）抗心律失常药物：常用于治疗肥厚型心肌病的是胺碘酮和丙吡胺。胺碘酮可改善症状，增加运动量，可改善肥厚型梗阻性心肌病患者的预后。胺碘酮主要用于预防致死性心律失常，减少猝死的发生。丙吡胺是一种 Ⅰa 类抗心律失常药物，具有较强的负性肌力作用。对于不能耐受 β 受体阻滞剂或维拉帕米的患者，可以使用丙吡胺。

（2）扩张型心肌病

扩张型心肌病是左、右心室或双心室内径增大，伴有以收缩功能障碍为主要特征的心肌病，是原发性心肌病最常见的类型。主要临床表现为心腔扩大、心力衰竭、心律失常、栓塞、猝死，且病死率较高。预后不良，5 年存活率为 50％，10 年存活率为 25％。年轻患者的主要死因为致死性室性心律失常；年龄＞40 岁患者的主要死因为顽固性心衰。

药物治疗：

1）洋地黄制剂：心肌病对洋地黄敏感性增加，但疗效差，可小剂量长期应用。

2）β 受体阻滞剂：可改变扩张型心肌病的症状和功能，增加运动耐量，降低死亡率。可保护心肌，上调 β 受体，恢复 β 受体对心肌收缩和舒张的调节。从小剂量开始，在严密观察下可逐渐增加剂量。

3）钙离子拮抗剂：有研究显示，钙离子拮抗剂可通过降低心脏钙离子负荷，改善扩张型心肌病的心功能状态，并可使心脏缩小。但临床上使用的钙离子拮抗剂因明显的负性肌力作用而使其使用受到限制。

（3）致心律失常性右室心肌病

致心律失常性右室心肌病是临床上最常见的可致猝死的脏器性心脏病。右室心肌进行性非缺血性萎缩，部分心肌被纤维脂肪组织替代，以右室扩大、室壁变薄、室壁瘤为主要表现。50％～70％的病例是家族遗传性的，主要为常染色体显性遗传，外显率不一。

药物治疗：β 受体阻滞剂对致心律失常右室心肌病的室性心律失常可能有效，为一线药物。胺碘酮可用于辅助或单独治疗，也可使用索他洛尔和美西律。心功能不全的患者可以进行标准的抗心衰治疗。

（4）限制型心肌病

限制型心肌病是所有心肌病中对心功能影响最大的疾病之一，大多数患者发病后在5～10 年内生存率较低（30％～40％）。此类疾病多为特发性或伴有其他疾病，如淀粉样变、心内膜心肌病。限制型心肌病是以室壁僵硬度增加、舒张功能降低、充盈障碍而产生临床右心衰症状为特征的一类心肌病。治疗上主要改善心脏的舒张功能不全，控制心律失常,防止血栓。

（5）未定型心肌病

一些不完全符合上述任何一组的心肌病。患者也可能有不止一种心肌病的临床表现,如酒精性心肌病、围生期心肌病、心动过速性心肌病、心肌致密化不全、心肌气球样变。

第十四章 双心医学与睡眠管理

目前的心脏康复主要关注体力活动的恢复,而忽略了患者心理因素对康复的影响。实际上,冠心病患者的情绪管理应贯穿冠心病全程管理的始终。

心肌梗死对患者及其家属都是一种严重的打击,突发事件给患者的生活带来了巨大的变化,迫使患者调整生活状态。加上会出现躯体不适,常使患者出现焦虑、抑郁症状。值得强调的是,除患者本人,患者的配偶和好友也会感到焦虑,极大地影响了患者的康复。患者和家属的焦虑和抑郁情绪主要源于对冠心病的错误认识和对运动康复的不了解。

对患者及其配偶进行疾病知识的普及与程序化教育非常重要,而且讲解需多次重复,这是帮助患者克服不良情绪的关键之一。讲解内容包括:什么是冠心病、冠心病的发病原因及诱发因素是什么、不适症状如何识别、发病后如何自救、如何保护冠状动脉等,并教会患者自己监测血压和脉搏。患者充分了解自己的疾病及程度,有助于缓解紧张情绪,明确今后的努力目标,提高治疗的依从性和自信心,懂得自我管理。教育方式有集体授课、小组讨论和一对一解答与交流。

康复过程中,患者情绪变化波动,常伴躯体不适,医师有责任帮助患者判断这种不适是否由心脏病本身引起,很多时候这种表现与神经功能失调有关。运动康复可非常有效地缓解这种症状,同时有助于患者克服焦虑、抑郁情绪,提升自信心。当患者能够完成快步走或慢跑,或能够完成一个疗程的运动康复后,会更加坚信自己可以从事正常的活动,包括回归职场、恢复正常的家庭生活。

康复目标:识别患者的精神心理问题,并给予对症处理。

推荐措施包括:

(1)评估患者的精神心理状态。

(2)了解患者对疾病的担忧、患者的生活环境、经济状况、社会支持,并给予有针对性的治疗措施。

(3)通过一对一方式或小组干预对患者进行健康教育和咨询。促进患者的伴侣和家庭成员、朋友等参与患者的教育和咨询。

(4)轻度焦虑抑郁的治疗以运动康复为主;对焦虑和抑郁症状明显者给予对症药物治疗;病情复杂或严重时应请精神科专家会诊或转诊治疗。

第一节 双心医学概述

双心医学(Psycho-cardiology)又称为心理心脏病学或行为心脏病学,是研究心脏病与精神心理之间相互关系的科学,还与内分泌失调(如更年期)、睡眠障碍和医患交流等有关联。例如,更年期妇女的生理反应,患者对于自身疾病的不了解而产生的紧张情绪等。所以,要避免把双心学科越弄越局限,甚至偏执。双心医学的目的,不仅是把心理疾病和心脏病放到一个单元内来进行治疗,而且强调在关注患者躯体疾病的同时,也要关注患者的精神心理状态,尊重患者的主观感受,倡导真正意义上的健康——心身的全面和谐统一。双心医学遵循"社会—心理—生物—环境(生态)"的医学模式,强调综合治疗,其最终目标是改善患者心血管病的预后,实现患者躯体和心理的完全康复。

PCI 和 CABG 术的普及、二级预防和治疗的规范、控制不良生活方式、纠正代谢异常等措施已使冠心病的死亡风险显著降低。但临床常见到患者躯体疾病虽然得到有效缓解,客观检查指标均正常时,仍认为自己有未治愈的疾病而反复就诊,生活质量和社会功能明显受损,造成患者巨大的精神和经济负担。对这样的患者,心内科医师常感到束手无策。目前,越来越多的心内科医师意识到,心血管病患者在患有躯体疾病的同时,还存在精神心理问题,导致临床诊疗过程的复杂化。如何从患者多变的症状中识别出躯体疾病症状和精神心理问题,有效改善患者多种不适主诉,是目前心内科医师面临的新挑战。

目前,心血管病合并心理问题已成为我国最严重的健康问题之一。越来越多的心血管病患者合并心理问题,这两者互为因果,互相影响,导致病情恶化。同时由于这部分患者的临床表现不典型,容易误诊误治。因此,心血管病患者合并精神心理问题已成为影响预后的重要因素。

有三种患者单纯借助心血管影像技术很难解决问题:

(1)根本没有心血管病的患者。这类患者往往由于情绪低落或激亢而出现躯体症状,表现为胸痛、气促等,常常误认为是患有心脏病,在接受各种检查后却依然诊断不出结果。

(2)对相关检查缺乏认识的患者。本来没有症状,检查结束后变得有症状。

(3)PCI/CABG 术后的患者。精神心理服务没有跟上,导致患者普遍感觉内心十分纠结。

这 3 类患者在心内科门诊就诊率高达 40%。这就要求包括心内科医师在内的所有医师除了具备扎实的专业知识外,还应该有精神心理常识。只有这样,才能在治疗过程中尊重患者的感受,理解患者的疾苦,才能最大限度减轻患者的痛苦。

带有焦虑抑郁情绪的患者在综合性医院比较常见。特别是在心内科,焦虑抑郁的发生率达 40%～50%。然而综合性医院的医师对焦虑抑郁的识别率为 15%～25%;内科医师对此的识别率仅为 15.9%,而有 84.1% 被误诊为内科疾病。对于未被识别原因可能的解释有:抑郁同时伴有躯体疾病的情况下,躯体疾病"吸引"了医师的注意力,使其忽略了患者的心理问题。抑郁以躯体症状为主诉,躯体化症状"分散"了医师的注意力。此外,专科过细、专业化更强也容易造成单一诊断。在心内科,焦虑抑郁的漏诊误诊情况严重,导致的后果是病死率平均增加 4.1 倍,死亡率与抑郁严重程度成正比。总之,综合性医院的医师们对患者的精神心理问题,一方面关注不够,另一方面缺乏识别这些精神心理问题的基本知识和技能。所以,提高综合性医院医师对焦虑抑郁的识别诊断是非常重要的。必须加强精神心理疾病知识的培训,只有提高精神心理疾病在综合性医院的识别率,患者才能得到及时准确的诊断和治疗。

焦虑抑郁导致冠心病死亡率增加的机制主要表现为:导致患者血小板凝聚功能增强、

心率变异性降低、心脑自主神经张力改变、对医嘱的依从性降低、拒绝改变生活方式。心血管病患者抑郁的特点主要表现为：躯体主诉突出，如出现心血管病相关症状（心慌或心前区疼痛）、反复就诊检查、不愿接受抑郁诊断和治疗。这类患者对药物副作用产生曲解、过分敏感，常常不愿接受药物治疗，自觉反应重，自行停药，频繁更换医师或更换药物。

临床常见的惊恐发作是一种急性焦虑发作。惊恐发作率在心内科患者中达 31%～65%。患者常因心慌、胸闷、胸痛就诊。惊恐发作时，患者有濒死感，非常痛苦，会拨打"120"急救。在医院作有关心脏检查时，均未发现有器质性心脏病的证据，但患者常常不能理解。这就需要医师有精神心理知识，在排除器质性心脏病的同时，与患者充分沟通，作出精神心理疾病的诊断，并给予治疗。

由于心血管病合并心理障碍患者的迅速增加，社区医师必须接受相应的精神心理方面的技能培训，才能及早识别精神心理疾患，才能合理评价躯体疾病。只有综合干预心血管病和心理问题——即从双心医学的角度考虑，才能有效改善患者的预后，帮助患者在躯体功能得到改善的同时，社会功能也得到有效恢复。

存在心理问题的心血管病患者多见于：（1）因躯体化症状反复就诊，来往于各个医院之间，重复检查而无器质性心脏病证据；（2）患者有心脏病，心电图、心脏超声显示轻度异常，但精神压力很重，感觉自己患有不治之症，惶惶不可终日；（3）有创检查和手术后并发精神心理障碍，患者的心血管病诊断明确，经 PCI 或 CABG 手术，客观证据显示患者躯体功能恢复良好，但临床症状频繁发作，患者处于惊恐焦虑状态，或是怀疑自己的疾病没有得到妥善治疗；（4）医源性的焦虑或抑郁，由于经济方面的压力或是为避免医疗纠纷，很多医师将患者的病情交代过度，临床检查过度，使患者思想负担过重，又缺乏合理的疏导，导致旧病未去，又添新病。

双心医学是由心内科和精神科交叉、综合构筑的平台，在此基础上，寻求对生命科学理解和对个体人文理解的融合。双心医学在医疗实践中尊重个体的感受，寻找更多样的方法以改善预后、提高生活质量，避免过度依赖技术手段而导致医源性疾病。

非精神科医师及时准确地识别伴发情感障碍的患者，无论在国外还是在国内，都是较为困难的事情。在国外，非专科医师的识别率为 15%～25%，而在国内曾有报道为15.9%。在综合性医院的心内科，大量有心理问题的患者被漏诊误诊，导致临床检查过度，治疗费用增加，影响心血管病的预后。在这些患者中，99.1% 是因各种躯体症状而就诊。

近年来发现，30%～50% 的患者常具有十分典型的"心绞痛"症状，但静息心电图检查却无明显的 ST-T 改变，冠脉造影也不能提示冠心病的诊断；还有一些患者没有冠心病的易患因素，而发现心电图 ST-T 改变，又伴有胸痛、胸闷症状，这些患者首先考虑是自己心脏出了问题，就直接去心内科就诊，而不会想到去心理门诊或精神科门诊就诊。

因此，如何识别、诊断和治疗这些患者，就要求心内科医师跳出传统的生物医学模式，从心身疾病的理念来认识。

诸多研究显示，冠心病患者的抑郁没有得到有效的诊断和治疗。2004 年我国徐飚等在北京、上海、广州、成都四地纳入 359 例冠心病患者，发现焦虑和（或）抑郁障碍的识别率和接受抗抑郁/焦虑治疗的比例分别仅为 3.2% 和 1.6%，住院患者中抑郁焦虑的诊治率不到1%。如此低的诊治率无疑会影响患者的躯体和心理康复。如何提高综合性医院患者焦虑和抑郁障碍的诊断和治疗率，是目前需要解决的问题。

心血管病患者往往和精神—心理障碍性疾病共存。据流行病学调查，大约50%的心血管病患者合并存在焦虑，45%的心血管病患者合并存在抑郁。与心血管病预后不良有关的精神心理问题不仅是焦虑和抑郁，敌意、愤怒、社会孤立、低社会经济地位、担心、悲观、工作压力、感觉受到不公正待遇等也与心血管病的预后不良密切相关。心血管病和精神—心理障碍性疾病两者相互影响，互为因果，导致疾病恶化。由于牵涉两个学科，患者的临床表现不典型，容易误诊误治。两者共存已经成为当今世界上最为严重的公共健康问题之一。

心血管病和精神—心理障碍性疾病共存，表现为以下几个方面：

(1)心血管病后继发的精神—心理障碍。由于心脏是人体的"发动机"，一旦患过或被诊断为患有心血管病后，患者常常对自己已出过问题的"发动机"有不同程度的担忧，严重者则可发展为焦虑、抑郁。

(2)患者对疾病的预后不了解、不知情。但在"信息爆炸"的今天，患者又容易从"谷歌医师""百度医师"等搜索到一些或是模棱两可的，或是不对称的错误信息，导致患者对疾病的预后情况心里没底。

(3)精神—心理障碍所致的"心血管病症状"（躯体症状）。即使患者本无心血管病的客观证据，但内心深处潜意识中的冲突，可转移到某个或某几个器官、系统。一旦转移到心血管系统，就会出现相应的"心血管病症状"。而在我国，专科医师普遍缺乏精神心理方面的常识性教育和培训，或只接受过短暂培训、也早已遗忘，容易把这些躯体症状误判为心绞痛、急性冠脉综合征或心力衰竭，而选用高成本或有伤害性的影像技术，导致医疗资源的过度使用，甚至滥用。

(4)医疗卫生产业链出现问题。由于对社区医疗保健机构的疾病诊治水平不放心，在交通工具日益方便的今天，许多患者生病后爱往大医院走，但大部分患者不可能经短暂的诊治就对自己的病情得到耐心的、满意的解释，从而不可避免地产生抑郁/焦虑等心理问题。

双心医学重视诊治与心血管病同时存在的心理问题，提倡心血管和心理的双心健康，追求心身完整，为患者提供必要的人文关爱环境、心理支持和治疗，可大大降低死亡率。同时，也避免了过度检查和对心理疾病的误诊，深受患者赞许。

第二节　双心医学在我国的实践

为了探索在心内科中治疗轻中度精神障碍模式的可行性，2008年，一项分析研究在北京大学人民医院进行。到2009年的初步研究结果显示，通过培养心内科医师掌握精神心理卫生知识，定期与精神科医师联合会诊，在心内科门诊和病房识别就诊患者的心理障碍，并对有轻中度心理障碍的患者给予对症治疗，症状缓解有效率高达75%。研究提示，心内科处理轻中度心理障碍是一种可行的干预模式(图14-1)。

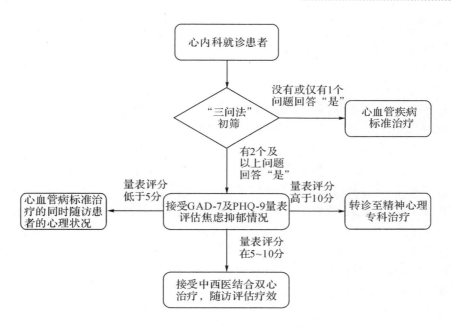

图 14-1　双心诊疗的流程

目前,大多数心内科医师既不关心患者的心理状况,也缺乏对心理问题的基本识别技术。所以,尽管焦虑、抑郁在心血管病患者中的发生较频繁,但其漏诊率却非常高,非常有必要设置双心门诊。双心门诊由心内科和心理学专家共同坐诊,而且要对心内科医师定期进行系统化的心理学培训。

一、双心门诊和双心查房具体的工作流程

1. 流程一,普通心内科门诊

心内科就诊患者有如下情况,则考虑有精神心理障碍:

(1)因躯体化症状反复就诊;

(2)感觉自己有不治之症,精神压力大;

(3)经有效治疗后,客观证据显示恢复良好,但临床症状频繁发作;

(4)对疾病不了解或医师的语言不当,造成思想负担;

(5)存在抑郁症状:情绪低落,对事物失去兴趣,无原因的乏力,睡眠困难,早醒,有自杀念头;

(6)存在焦虑症状:紧张不安,失眠烦躁,易疲劳,注意力不集中,对外界刺激产生不相称的过分担忧;

(7)惊恐发作:多为胸闷、胸痛、呼吸困难等心血管病症状,伴消化、神经系统症状,极度恐惧,有濒死感,在 10～20 min 达高峰。

对有上述症状的患者,建议心内科门诊医师采用焦虑、抑郁自评量表初筛患者,对量表评定提示有精神心理障碍的患者,应转诊双心门诊或请精神科医师会诊。

2．流程二，双心门诊工作流程

（1）双心门诊的工作时间：每周 3 个半天门诊（1 个单元与精神心理专家联合出诊）。

（2）双心医师的培养：①心内科主治级别以上职称的医师，愿意从事双心工作，有能力自学精神心理卫生基础知识；②接受相关精神心理卫生知识的短期培训；③初期与精神科医师联合会诊，规范双心医师有关精神卫生方面的知识点把握和问诊技巧。

（3）双心诊疗模式：①采用心内科和精神科联合问诊方式采集病史；②给出诊断意见；③给出治疗建议；④同时治疗精神心理障碍与并存的躯体疾病；⑤双心医师随访患者。

双心门诊的设置实现了对患者心脏病—心理问题治疗的一站式服务，对于初诊精神障碍的患者来说，更容易接受诊断和治疗。同时，有利于心血管病的治疗，通过提高疗效，控制过度诊疗，降低成本，减轻患者和家庭的精神、时间和经济负担，有利于医患之间的沟通交流和医患关系的改善。对于双心门诊的建立，科室领导和全科医护人员的支持很重要。在开展这项工作的同时，在科室内进行精神心理卫生基础知识的宣传教育，以提高全科医师识别精神心理障碍的能力，并在患者中积极进行相关心理健康知识的宣教，促进患者对精神心理障碍诊断和治疗的接受。

3．流程三，双心查房流程

（1）对心脏监护室入住的急性冠脉综合征患者筛查精神障碍；

（2）病房医师查房中发现有精神问题的患者，以及经初筛提示有精神障碍的患者，请双心医师会诊；

（3）双心医师每周 1 次和病房医师联合查房，对发现有精神障碍的住院患者给予相应治疗；

（4）住院患者的心理干预策略；

（5）住院期间由心内科医师对患者及其家属进行健康宣教；

（6）责任护士针对患者的情绪特点进行心理护理；

（7）对于中度以上精神障碍的患者，在心理治疗的基础上，给予对症的药物治疗干预；

（8）患者出院后，由心内科门诊医师进行定期随访，出现任何负性生活事件也均在双心门诊就诊。

4．流程四，与精神科医师联合会诊

（1）筛查量表评分提示为重度焦虑、抑郁的患者；

（2）已明确排除心脏病，经过心理认知疗法，不接受精神障碍诊断和治疗的患者；

（3）临床症状提示有精神分裂症倾向的患者；

（4）临床症状提示有自杀倾向的患者；

（5）经双心门诊治疗症状缓解不明显的患者。

通过探索双心门诊和双心查房模式，提示心内科医师处理心血管病相关精神障碍是一种可行的方案。

二、双心医师的培养

成为一名双心医师并不困难，需要从以下四个方面下功夫：

（1）双心医师应具有扎实的心内科医学基础：双心医师首先是一名心内科医师，应对心内科常见疾病的诊断、治疗及预后有明确的认识；对心内科的疑难病症要有较强的分析能力。只有建立在深厚的心内科专业知识基础上，才能分辨哪些症状来源于心理问题，哪些症状是心血管病引起的；才能给予患者正确的检查、诊断、治疗、解释及引导，以避免患者的误解。

（2）培养起对精神障碍较为敏感的识别力：双心医师对精神障碍的识别建立在对常见的精神障碍熟知的基础上。没有精神心理疾患的相关知识，心内科医师只能疑惑为什么患者目前所出现的症状不能由心内科知识来解释，或认为患者出现的心理问题是疾病必然带来的心理反应而不去关注和处理。如惊恐发作，患者的临床表现与急性心肌缺血非常类似，所有患者都会到综合性医院急诊科或心内科就诊，绝对不会到精神科就诊。这些患者通常在综合性医院反复就诊 7～20 次，才会明确诊断。因此，心内科医师应接受常见精神疾病的学习与培训，如心内科常见抑郁、焦虑、惊恐发作、疑病、躯体形式障碍等，掌握这些疾病的核心症状、诊断要点，才能在疾病的诊断过程中关注患者是否合并这些症状，并综合患者的性格特征、生活环境、有无心理应激等进行综合评判。然而，培养双心医师并不是要培养一位精神科医师，双心医师仅要求对精神疾病有敏感的识别及判断、基本的干预即可，很多精神疾患仍然需要精神科医师的专业诊断与治疗。

（3）采用双心接诊方式：双心医师在接诊患者的过程中，不仅需要了解患者的生物学病史，同时要询问患者的精神心理状态、睡眠情况以及患者对疾病的认识。注意倾听是很重要的一种方式。注意倾听，才能采集到全面的病史，不仅是心内科相关的病史，对患者的精神状态、性格特点、文化程度、个人气质也要有充分、综合的评定，这样对发现心血管病可能合并的精神障碍有很大的帮助。并且，注意倾听可使患者感到医师的真诚与关注，也愿意提供较为全面的病史，达到良好的医患沟通，建立起良好的信任。

（4）培养与精神科医师良好的沟通合作：双心医学的发展，是心内科医师与精神心理医师共同努力的结果，也是两者之间有机联系和跨学科的交流平台。双心医师在发现患者心理问题后，由本专业疾病所引致的心理问题可通过自己的专业知识进行疏导。比如，冠心病患者合并焦虑抑郁者多源于患者本身对疾病的担心和不了解，心内科医师应向患者及其家属提供疾病的相关知识，反复进行健康教育，以避免抑郁焦虑的发生。患者出现自杀倾向而提示重度抑郁时，一定要请精神科医师进行治疗，以避免严重后果的发生。

三、双心培训模式

1. 知识模块讲座

知识模块培训可分为三个阶段：

第一阶段，普及讲座。由医院组织心内科全体医护人员开展双心知识模块的动员培训，通过典型案例来激发医护人员对开展双心工作的理解和兴趣。培训前后要发放调查问卷，通过调查问卷筛查出感兴趣的医师和护士，并引导感兴趣的医护人员自由报名参加下一阶段的培训。

第二阶段，属于高阶段培训，需要进行为期 2 天的封闭式知识技能培训。主要培训模块包括对患有抑郁症、焦虑症和其他常见精神疾病（躯体障碍、睡眠障碍、药物依赖等）的心血管病患者进行识别和干预,医师(健康服务提供者)与患者间有效的沟通技巧,基于应对压力管理的认知行为疗法和行为激活,躯体疾病伴发精神疾病患者的精神药物的使用等。

第三阶段,与精神科一起开展双心联合会诊工作。对一些疑难的病例定期与开展双心工作的心内科相关医师一起联合诊治,以提高双心医师的综合诊疗技能。

2. 临床操作演示与实习

仅有部分专业知识对于临床处理显然是不够的。应针对临床常见的心理问题和精神障碍,进行专案培训。在复习相关知识的基础上,进行案例示教、角色扮演,并定期组织跨学科查房讨论,强化所学的技能。具体内容包括:

(1)交代病情的医患沟通;

(2)介入检查和治疗的术前谈话;

(3)焦虑症的识别与处理;

(4)抑郁症的识别与处理;

(5)急性应激障碍的识别与处理;

(6)谵妄的识别与处理;

(7)慢性心力衰竭患者的心理支持;

(8)临终关怀与相关伦理问题。

3. 培训效果评估

培训效果评估是指针对特定的培训计划及实施过程,系统地收集和评价相关资料,作为筛选、修改培训计划等决策判断的基础。通过培训效果评估,能够反映出受训医护人员及相关单位从康复培训中所获得的收益。而对于患者来说,可改善伴发心理问题的心血管病患者医疗服务的持续性、满意度、生命质量和预后。同时,通过培训效果评估,可获得培训项目的改进信息。

双心医学是将"关注精神心理卫生"作为"心脏整体防治体系"的组成部分,立足于心血管病的学科体系,对心血管病或表现为心脏症状的单纯精神心理问题,进行必要、恰当的识别和干预。

发展双心医学,一定程度上需要我们在双心医学学科建设方面下功夫。如何培养双心医师是当今双心医学学科建设中的主要问题。双心医学不是由心内科医师去筛查精神障碍患者和试图纠正患者的性格(心理),而是将精神心理卫生等同于高血压、高脂血症等冠心病危险因素,作为心血管病整体防治体系的一部分,以求提升治疗效果和改善预后。双心医学的实施,需要心内科医护人员在日常医疗实践中具备必要的和必需的相关意识和判断能力(无论是出于经验还是书本),继而规范言行,在必要时予以干预(包括寻求外援)。事实上,对于疾病和患者特质的清晰认知是医护人员(尤其是医师)专业技能水平的反映,同时也体现医护人员对工作的态度。

四、双心医学的困境与出路

继 1995 年胡大一教授在国内首次提出双心医学概念之后,随着临床经验的不断增加,双心门诊、双心查房等服务模式也相继出现。但这种服务模式不是由心内科医师和精神科医师共同出门诊、共同查房,而是要培养一批既懂心脏又懂心理的临床双心医师,从疾病整体的角度及早识别心血管病合并的精神心理障碍。不无遗憾的是,这批双心医师并不能从精神心理诊断中获取经济报酬,他们收获的仅仅是成就感和幸福感。

双心医学在国外开展得如火如荼,在国内进展却没那么顺利,这与多方面因素有关。

首先,缺少激励政策和医保支持。双心医学起源于西医,西医多以生物技术为主导,国家对此有明显的激励措施,并且临床医师常遵循"生物—心理—社会—环境(生态)"医学模式,强调综合治疗。

其次,法律法规所限。《精神卫生法》第 25 条规定,"开展精神障碍诊断、治疗活动应该由相应的精神科执业医师、护士完成",并强调非专科医师不能看精神心理疾病,这导致很多医师不敢擅自给患者开处方。医疗是一个"责任活儿",对于轻度精神障碍(如抑郁、焦虑)所致的躯体障碍患者,其实双心医师可以跳出传统的束缚,从患者的角度出发去制定个体化诊疗策略,因为"患者感觉好才是真的好"。

再次,心内科医师的意识和合作是关键。因环境所限,国外双心医学由精神心理科医师主导。国内,则是由心内科医师主导,因此心内科医师对精神心理问题的认识和重视至关重要。基层医院尤其应该注意这点,因为很多基层医院没有设立精神心理科,或基层医师的心理知识有限,并不能很好地服务于患者。

双心模式要真正地运用到临床中,首先在人员配置上还需要完成 3 个层面的工作:

(1)心内科所有医师护士都应该接受心理常识培训,只有这样,才能提高其对心理问题的认识,加强临床诊断意识。

(2)培养更多的双心学术和临床骨干。

(3)和精神心理科医师建立会诊、转诊机制,制定合作方案。

另外,要注意加强基层医院精神心理医师的培训,重视低收入人群的双心服务。同时,要探索双心服务模式的可持续运行机制。

最后,国家政策激励、医保支持以及相应法律法规的改进,对推动双心模式的发展非常重要。

第三节 失眠与睡眠管理

一、心血管病与失眠

失眠的定义:在具备充分的睡眠机会和环境的前提下,发生对自己的睡眠持续时间、睡眠效率和质量不满意的状况,包括难以入睡、睡眠不深、多梦、醒后不易再睡、早醒,或自觉睡眠明显不足等。

失眠包括 3 种状态:①失眠与外界环境相符,不影响躯体、心理、社会功能,属于正常心理反应,不属于疾病范畴,对症治疗即可;②失眠的程度严重或持续时间过长或与客观的事件或处境不相称,并且损害躯体、心理、社会功能,每周发生 3 次以上,持续时间超过

1个月以上,则称之为失眠症;③未达到上述标准的称为失眠问题。②和③均属于疾病范畴,需要给予规范系统的治疗。

心血管病相关性失眠是指有心血管病的患者出现上述失眠症状,当达到失眠症或失眠问题时,常伴随患者的心理、社会功能受损,并导致或加重基础疾病。心血管病患者的失眠与原发性失眠相比,有其独特的特点。失眠常与心血管病的症状、病情严重程度和治疗相关,对其处理也不同于原发性失眠,需要积极治疗心血管病,同时治疗失眠。

心血管病患者为失眠的高发人群。Carney 等发现,社区人群失眠发生率为 12%,心肌梗死患者发病前自述失眠率为 50%,而其他疾病自述失眠率为 33%。另一项研究显示,432 例原发性高血压患者中,失眠患病率女性为 60.9%,男性为 38.7%,远远高于普通人群。

心血管病与失眠的关系密切。失眠是无心脏病史老年人发生首次心肌梗死的独立预测因素,也是心肌梗死后抑郁的标志之一。Boggild 和 Knutsson 发现,夜班工作者比白班工作者冠心病发生的风险增加 40%,心肌梗死风险增加 1.3 倍。另有研究发现,短时睡眠者(每晚睡眠≤5 h)和长时睡眠者(睡眠时间≥9 h)比较,其冠状动脉事件风险增加 1.79 倍。Vgontzas 等随机抽取 1741 名社区居民,发现在睡眠时间减少的失眠症群体中患高血压的风险最大。一项前瞻性研究显示,改善失眠可降低未来 12 年心血管病的发病率和死亡率,偶尔有短时午睡习惯的个体,冠心病死亡率降低 12%,而有规律午睡习惯的个体,冠心病死亡率降低 37%。

鉴于心血管病患者失眠的发生率高,对心血管健康造成威胁,临床医师应对心血管病患者的失眠问题给予足够的重视,并早期进行有效的预防和控制。

心血管病患者发生失眠的原因:心血管病各种症状所致的失眠、冠状动脉缺血导致的心脑综合征、心血管药物所致的失眠、心血管手术后不适症状所致的失眠、因疾病发生焦虑抑郁导致的失眠、睡眠呼吸暂停以及原发性失眠。常见的失眠类型包括难以入睡、睡眠不深、多梦、醒后不易再睡、早醒、周期性肢体运动、多动腿综合征。

与失眠相关的评估内容:

(1)病史:包括临床症状、治疗措施和效果、合并症、个人史(酗酒/个人性格特征/对生活事件的应对态度)、家族史(冠心病/高血压/精神障碍/失眠等);

(2)体格检查:包括心血管系统和神经系统的体征;

(3)辅助检查:包括血液检查、心脏超声,必要时行冠状动脉 CT、头颅 CT 和多导睡眠记录仪检查;

(4)精神状态评估:焦虑、抑郁、紧张、担心等;

(5)使用症状量表评估患者的失眠和精神心理状态,如 PSQI 量表、HADs 量表、SDS 和 SAS 量表等;

(6)完成 1~2 周的睡眠日记:记录睡眠时间与情况,包括上床睡觉的时间、早上起来的时间、夜间入睡潜伏期(指在灯熄灭后到睡着的时间)、夜间入睡后又醒来的次数和累计觉醒的总时间、最后醒来的时间、午睡或打盹累计时间、用药情况,以及睡眠质量。

经过上述评估后,根据失眠原因给予对症治疗。要注意,同一患者可能有多种失眠原因。治疗原则包括:积极治疗原发病,纠正导致失眠的疾病症状,缓解精神心理障碍,缓解失眠及其伴随症状。对于因症状、疾病导致的失眠,应建立良好的医患关系,取得患者的信任和主动合作,着重消除当前的疼痛、失眠、焦虑、恐惧、惊恐发作等症状;不少患者对心肌缺血及治疗怀有恐惧心理,常担忧 PCI 或 CABG 术治疗的效果不好。在治疗前应详细说明治疗的必要性、效果及可能发生的反应,使患者有充分的心理准备。应尽早开始心理治疗,以减少应激反应。老年人、合并多种疾病、住在心脏监护室的患者易发生谵妄、睡眠障碍,应积极治疗原发病和诱发因素,如心肌缺血、呼吸困难、低血压、电解质紊乱、焦虑等。同时,要给予对症治疗,如氯丙嗪 25 mg 肌注、奥氮平(剂量 2.5 mg～10 mg)口服、奋乃静(1～2 mg)口服,从低剂量开始治疗。应强调的是,苯二氮䓬类药物会加重意识障碍,应尽量避免使用。

指导患者学会记录睡眠日记,了解患者的睡眠行为,纠正患者不正确的失眠认知和睡眠习惯。在冠心病的康复阶段常可遇到各种应激,对预后有明显影响。因此,要注意指导患者及其家属做好心理、家庭、社会等方面的再适应。

患者在发生失眠的急性期要尽早使用镇静安眠药物,应短程、足量、足疗程。药物包括苯二氮䓬类(包括安定、佳静)、非苯二氮䓬类或 5-羟色胺再摄取抑制剂。鼓励采用新型抗抑郁药,如 5-羟色胺再摄取抑制剂(SSRIs)、黛力新,因其副作用较少且成瘾性很低。

在使用镇静安眠药物的过程中,有以下几点注意事项:

(1)注意药物间的相互作用:抗焦虑抑郁药物对肝脏细胞色素酶有抑制作用,可升高硝苯地平、维拉帕米、普萘洛尔、美托洛尔、华法林、氨茶碱等的药物浓度。应尽量选择药物相互作用少的药物,如黛力新、舍曲林及西酞普兰。

(2)应注意药物对 QT 间期的影响:三环类抗抑郁药物可延长 QT 间期,导致恶性心律失常的发生风险升高,冠心病患者应避免应用。

(3)注意药物导致体位性低血压:作用于去甲肾上腺素受体的药物可导致体位性低血压,如曲唑酮、米氮平和文拉法辛,应用时要慎重,剂量减半,夜间睡前服用较合适。

(4)注意利尿剂的应用时间:注意不要在夜间应用,以免因夜尿过多而影响睡眠。

(5)长期频繁使用苯二氮䓬类药物可能干扰降压药物的疗效,故建议低剂量使用。

(6)丙米嗪、阿米替林等三环类抗抑郁药物可引起血压升高,不建议应用。

(7)利尿剂、ACEI/ARB、β受体阻滞剂、钙离子拮抗剂均可产生失眠,失眠严重时应适当调整降压药物种类。

(8)个性化治疗:根据患者的年龄、既往疗效、患者的药物治疗意愿和对治疗药物的选择、耐受性及治疗费用等因素,选择合适药物进行治疗。

(9)所有准备接受镇静安眠药、抗焦虑抑郁药治疗的患者,在开始治疗前,要让患者知晓药物的起效、疗程和可能的不良反应。

二、睡眠管理

冠心病与睡眠障碍关系密切。Schwartz 等的荟萃分析显示,入睡困难者冠心病发病的相对风险增加 1.47～3.90 倍。另有研究显示,失眠(<6 h)和睡眠过多(>9 h)是年龄>35 岁无心脏病史成年人发生冠心病的独立危险因素,也是冠心病患者发生抑郁的标志之一。临床医师对冠心病患者的失眠问题应十分重视,需早期给予有效的预防和控制。

目前,我国针对冠心病患者焦虑抑郁与心血管病预后和生活质量影响的研究相对较少,而且研究规模小、随访时间短。虽然国外已有充分的研究证据显示,焦虑抑郁与冠心病患者的预后的和生活质量降低密切相关,住院期间焦虑抑郁可以预测患者1年后焦虑抑郁状态和生活质量。但由于东西方文化、社会经济状态和环境的差异,冠心病患者发生焦虑抑郁的因素不尽相同,所以国外的研究结论并不能解释我国人群的特点。有必要探讨我国冠心病患者焦虑抑郁与心血管预后和生活质量的关系,以及心肌梗死后焦虑抑郁干预的时机和干预模式。

另外,我国心血管病人群失眠发生率的大规模流行病学研究数据也很少。失眠和睡眠疾病(包括睡眠呼吸暂停)对心血管系统和心血管病预后的影响,我国还没有大规模研究数据,针对失眠的处理措施仍不规范,使用失眠药物治疗的利与弊仍存在争议,睡眠呼吸暂停的诊断和处理措施需要进一步简化和优化,以增加患者治疗的依从性。

苯二氮䓬类药物连续使用不超过4周。应注意BZ半衰期较短者比半衰期较长者撤药反应更快更重,故停服半衰期短的药物,需逐步减药直至停药,如劳拉西泮。用药不可同时饮酒、喝茶、饮用咖啡等,否则会增加药物成瘾的危险性。一种催眠镇静药疗效不佳时可并用另外两种镇静安眠药物,每种药物都尽量使用最低有效剂量。对有焦虑抑郁情绪者,建议采用新型抗焦虑药,如SSRI、黛力新等。

治疗原则:①综合治疗:躯体治疗结合心理治疗。②镇静安眠药治疗应短程、足量、足疗程。③个性化治疗:根据患者的年龄、既往疗效、患者的药物治疗意愿和对治疗药物的选择、耐受性及治疗费用等因素,选择合适的药物进行治疗。④选择有适应证处方的药物。开始治疗前,要让患者知晓药物的起效、疗程、可能的不良反应,需遵医嘱服药。

一百多年前,有位名叫特鲁多的医生踌躇满志地来到纽约东北部的撒拉纳克湖畔,创建了全球第一家针对结核病的疗养院。从此,就像深居简出的隐士一样,一心沉浸在自己的医学事业中,与患者为伴。可能冥冥中注定,他自己后来也因感染结核病而离开了人世。人们为了纪念他生前所作的贡献,就把他安葬于撒拉纳克湖畔。

时至今日,仍有不少人长途跋涉至此凭吊。其实,特鲁多生前的医学贡献并没有那么突出,而是因身后墓碑上的墓志铭而流芳千古。他的墓碑上面赫然写着被医界奉为真理的一句名言:有时去治愈,常常去帮助,总是去安慰。这句名言彰显了医学的本质——人文与技术要双管齐下,在注重疾病的同时,更要关心患者的心理。

其实,医师能做到的第一层面就是多一些关怀,送点温暖、献些爱心,用科学性和专业性的医术去引导患者培养良好的生活方式,通过双方的共同努力,让患者的生活质量与生存寿命得到改善。如果抽掉这层"人文关怀",也就丧失了医学的本质属性。

第十五章　心脏康复的运动损伤与预防处理

心脏康复的核心内容是运动锻炼。由于大多数心血管病患者为中老年人,同时可能并发很多其他方面的退行性病变,如慢性肺部疾病、慢性代谢性疾病(糖尿病),再加上老年人是跌倒的高危人群,因此,心血管病患者除要重视本身的心脏问题外,其他的运动损伤问题也要高度重视。如果在康复过程中经常发生运动不适或损伤,不仅会影响患者康复的效果,也会给患者及其家属带来不良的心理影响。因此,在心脏康复过程中,运动损伤的预防比治疗更为重要。要预防运动损伤的发生,运动时主动与被动的保护非常重要。

一、运动损伤的预防与处理原则

(1)选择适合自身特点的运动项目和健身方式;

(2)了解自己所参与的运动会出现哪些风险,尽量做好保护措施,避免由于运动而造成的损伤;

(3)在运动前做好热身运动,充分的热身运动能提高肌肉的韧性,增加关节液的充溢,减少磨损。对可能发生运动损伤的环节和容易损伤的部位,要及时采取预防措施。准备活动要有针对性,包括一般准备活动和专项准备活动;

(4)纠正运动过程中的不正确姿势,如打羽毛球或跑步时的不合适姿势;

(5)遵循科学的运动方法:循序渐进、先易后难,从低强度开始逐渐加量,注重身体素质的锻炼,适当进行肌肉力量训练,保持关节的稳定性;

(6)加强运动安全教育,克服麻痹思想,提高预防意识;

(7)防止过度疲劳和劳损,合理安排锻炼时间,科学安排运动量,防止局部运动器官负担过重;

(8)注意运动细节,如穿着轻便舒适的运动鞋和运动服,以避免关节运动受限所引起的机体损伤;

(9)加强保护与帮助,特别要提高自我保护能力。如摔倒时,应立即屈肘低头、团身滚动,切忌直臂或肘部撑地。由高处跳下时,要用前脚掌着地,并注意屈膝、弯腰、两臂自然张开,以利于缓冲和保持身体的平衡。

二、运动损伤的原因

了解运动损伤的原因是预防运动损伤的前提。造成运动损伤的原因是多方面的,既与锻炼者的运动基础、体质水平有关,也与运动项目的特点、技术难度以及运动环境等因素有关。其主要原因有以下几点:

(1)思想麻痹大意是所有运动损伤因素中最主要的,如运动前不检查器械、预防措施不得力、好胜好奇,易在盲目和冒失的行动中受伤。

（2）运动前缺乏准备活动或准备活动不充分，特别是缺乏针对性的准备活动，使运动器官、内脏器官机能没能达到最佳的运动状态，此时容易造成损伤。

（3）运动情绪低下，或在畏难、恐惧、害羞、犹豫，以及过分紧张的状态下，易发生伤害事故。有时是因为缺乏运动经验、缺乏自我保护能力而造成损伤。

（4）内容组合不科学、方法不合理，都有可能造成损伤。另外，由于技术性错误，违反了人体结构功能特点和运动时的力学原理，也易引起损伤。

（5）体育锻炼时选择的运动场地狭窄，地面不平坦，器械安置不当或不牢固，锻炼者拥挤或多种项目在一起活动，均容易相互冲撞而造成损伤。

（6）空气污浊、噪音过大、光线暗弱、气温过高或过低，以及运动时的穿戴不符合运动要求等原因，都有可能直接或间接造成伤害事故。

三、常见的运动损伤及处理

1. 软组织损伤

软组织损伤可分为开放性损伤和闭合性损伤两类。前者有擦伤、撕裂伤、刺伤等；后者有挫伤、肌肉拉伤、肌腱腱鞘损伤等。

（1）擦伤

原因与症状：因运动时皮肤受擦致伤，如跑步时摔倒、做体操时身体摩擦器械受伤。擦伤后可能会出现皮肤出血或组织液渗出。

处理：小面积擦伤用红药水涂抹伤口即可。大面积擦伤，先用生理盐水洗净后涂抹红药水，再用消毒纱布覆盖和包扎。

（2）撕裂伤

原因与症状：在剧烈、紧张运动时，或受到突然的强烈撞击，易造成肌肉撕裂。包括开放伤和闭合伤两种，常见的有眉际撕裂、跟腱撕裂等。开放伤口会顿时出血，周围肿胀；闭合伤口触及时有凹陷感或剧烈疼痛。

处理：轻度开放伤用红药水涂抹伤口即可；裂口大时，须止血并缝合伤口。必要时注射破伤风抗毒血清。如肌腱断裂，须手术缝合。

（3）挫伤

原因与症状：撞击器械或练习者之间相互碰撞可能会造成挫伤。单纯挫伤时，在损伤处出现红肿、皮下出血，并有疼痛；内脏器官损伤时，则会出现头晕、脸色苍白、心慌气促、出虚汗、四肢发凉、烦躁不安，甚至休克的情况。

处理：在24 h内冷敷或加压包扎，抬高患肢或外敷中药。24 h后可按摩或理疗。进入恢复期则可进行一些功能性锻炼。如果怀疑内脏损伤，临时性处理后，应立即将伤者送至医院检查和治疗。

（4）肌肉拉伤

原因与症状：通常，在外力的直接或间接作用下，肌肉过度主动收缩或被动拉长，会引起肌肉拉伤。特别是由于准备活动不充分、动作不协调，以及肌肉弹性、伸展性、肌力差者，更易拉伤。损伤后伤处会出现肿胀、压痛、肌肉痉挛的情况，触诊时可摸到硬块。肌肉撕裂是一种严重的肌肉拉伤。

处理:轻度的肌肉拉伤可即刻冷敷,局部加压包扎,抬高患肢。24 h 后可按摩或理疗。如果肌肉已大部分或完全断裂,应在加压包扎急救后,立即送伤者去医院接受手术治疗(图 15-1)。

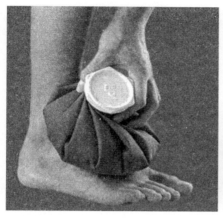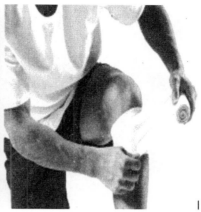

图 15-1　肌肉拉伤的处理

2. 关节、韧带扭伤

(1)肩关节扭伤

原因与症状:一般是因肩关节用力过猛或反复劳损所致。也有因技术性错误,违反解剖学原理而造成的损伤,如投掷、排球扣球和大力发球时常出现这类损伤。其症状有压痛、肿痛,急性期有肿胀,慢性期三角肌可能出现萎缩,肩关节活动受限。

处理:单纯韧带扭伤,可用冷敷,加压包扎。24 h 后可采用理疗、按摩和针灸治疗。出现韧带断裂时,应立即去医院进行缝合和固定处理。当肩关节肿胀和疼痛减轻后,可适当进行功能性锻炼,但不宜过早活动,以防转入慢性期。

(2)髌骨劳损

原因与症状:髌骨具有保护股骨关节面、维护关节外形和传递股四头肌力量的作用,是维护膝关节正常功能的重要结构。髌骨劳损是膝关节长期负担过重或反复损伤累积所致,也可为直接外力撞击致伤,如篮球滑步急停、跳高和跳远时踏跳不合理或摔倒受击,都可能导致这类损伤。

处理:采用中药外敷、针灸、按摩等方法。平时应加强膝关节肌群力量练习,如采用高位静力半蹲,每次保持 3~5 s 即可。伤情好转后,可逐渐增加时间,每日进行 1~2 次。

(3)踝关节扭伤

原因与症状:运动中跳起落地时失去平衡,使踝关节过度内翻或外翻致伤。在准备活动不充分、场地不平坦的情况下,更易造成这类损伤。主要症状为伤处疼痛、肿胀、韧带损伤处有明显的压痛、皮下瘀血。

处理:受伤后应立即冷敷,用绷带固定包扎,并抬高伤肢。24 h 后,根据伤情采取综合治疗,如外敷、理疗、按摩等,必要时采用封闭疗法。待病情好转后,进行功能性练习。伤情严重的患者可采用石膏固定(图 15-2)。

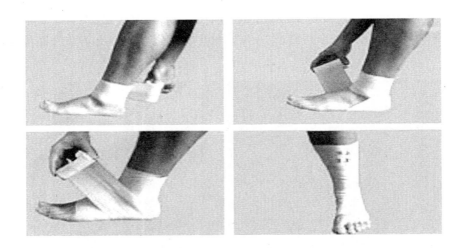

图 15-2　踝关节扭伤的处理

（4）急性腰扭伤

原因与症状：运动时身体重心不稳或肌肉收缩不协调，可能会引起腰部扭伤。多数原因是腰部受力过重或脊柱运动时超过了正常的生理范围。

处理：腰部急性扭伤后应让患者平卧，一般不要立即扶起。如果剧烈疼痛，则用担架抬送至医院诊治。处理后，应卧硬板床，腰后垫一枕头，使肌肉韧带处于放松状态。也可采用针灸、外敷或按摩等方法（图 15-3）。

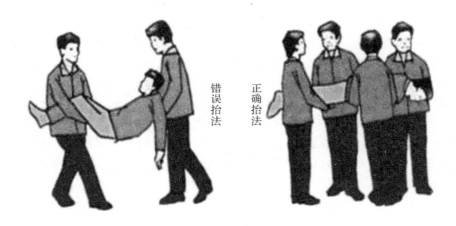

图 15-3　腰扭伤的处理

3. 关节脱位

原因与症状：因受外力作用，使关节面失去正常的连接关系，叫关节脱位，又称脱臼。关节脱位可分为完全脱位和半脱位（或称错位）两种。严重的关节脱位，常伴有关节囊撕裂，甚至损伤神经。运动中发生的关节脱位，大都是间接外力撞击所致。

关节脱位后常出现畸形，与健肢对比呈不对称状态。因软组织损伤而出现炎症反应、局部疼痛、压痛和关节肿胀，并失去正常的生活功能，甚至发生肌肉痉挛等现象。

处理：用长度和宽度相称的夹板固定伤肢。如果没有夹板，可将患者伤肢固定在躯干或健肢上，防止震动，随后及时送医院治疗。必须指出，如果没有把握整复处置，切不可随意施行整复，以免加重伤害。

4. 脑震荡

原因与症状：脑震荡是指头部受到外力打击后，大脑管理平衡的膜半规管、椭圆囊、球囊等感受器机能失调，直至引起意识和机能的暂时性障碍。在体育锻炼时，两人头部相撞，或撞击硬物，或从高处跌下时头部撞地，都可能造成脑震荡。

受伤时，伤者会神志不清或昏迷，脉搏徐缓，肌肉松弛，瞳孔稍大但对称，神经反射减弱或消失；清醒后，患者有头痛、头晕、恶心、呕吐等症状，还可能会出现情绪烦躁、注意力不易集中、耳鸣、心悸、多汗、失眠、记忆力减退等情况。

处理：立即让伤者平卧，头部冷敷；若出现昏迷，立即指压人中、内关、合谷穴；若呼吸发生障碍，立即进行人工呼吸。若经过上述处理后，伤者出现反复昏迷或耳、鼻、口出血，两瞳孔放大且不对称的情况，表示病情严重，应立即护送其至医院进行治疗。在转运途中，要让伤者平卧，头部固定，避免颠簸。

脑震荡一般都可自愈，无须住院治疗。但要注意休息，并辅以必要的药物治疗，保持情绪稳定，减少脑力劳动。

在恢复过程中，可定期做脑震荡痊愈平衡试验，以检查病况进展。其方法是闭目、单腿站立、两臂平举，如果能保持平衡，表明脑震荡已基本痊愈。这时，可适当参加锻炼，但要避免滚翻和旋转动作。

5. 骨折

原因与症状：运动中身体某部位受到直接或间接的暴力撞击时，可造成骨折。例如在踢足球时，小腿被踢，造成胫骨骨折；摔倒时手臂直接撑地，可引起尺骨或桡骨骨折；跌倒时可造成髌骨骨折等。在运动中骨折是比较严重的运动损伤，但发生率较低。骨折分为不完全性骨折和完全性骨折。常见的骨折有肱骨骨折、前臂骨骨折、手骨骨折、大腿骨骨折、小腿骨骨折、肋骨骨折、脊柱骨折等。骨折发生后，患处会立即出现肿胀、皮下瘀血，有剧烈疼痛（活动时加剧），肢体失去正常功能，肌肉产生痉挛。有时骨折部位发生变形，移动时可听见骨摩擦声。严重骨折时，伴有出血和神经损伤，以及发热、口渴、休克等全身症状。

处理：若出现休克，应先进行急救处理，即按人中穴，并进行口对口人工呼吸或心外按压；若伴有伤口出血，应同时实施止血和包扎。骨折后暂勿移动伤肢，应用夹板或其他代用品固定伤肢，及时送医院检查治疗（图15-4）。

四、体育锻炼中常见的生理反应与处理

1. 低血糖

（1）原因：由于长时间剧烈运动，体内血糖大量消耗和减少，大脑皮层调节糖代谢的机制暂时性紊乱而造成。运动前饥饿或情绪过分紧张，病后初愈即参加较长时间的运动，容

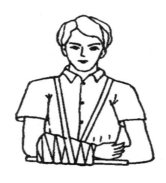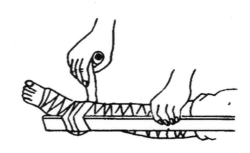

图 15-4　骨折的处理

易出现低血糖反应。

(2)症状:正常状态下人体内每 100 ml 血液中血糖应维持在 80～120 mg。当血糖低于 50～60 mg 时,人体会出现饥饿感,甚至会极度疲乏、头晕、面色苍白、出冷汗。严重者可出现神志模糊、语言不清、四肢发抖、躁动不安或精神暂时性错乱(如在长距离赛跑中,出现转身向相反方向跑,甚至昏迷),这一系列症状被称为低血糖反应。此症多发生于长跑、超长跑和长时间的剧烈运动过程中。

(3)处理:低血糖症发生时,首先要平躺保暖。神志清醒者,可给予浓糖水或少量食品,一般即可恢复。若出现昏迷,应先进行抗休克处理,即按人中、百合、涌泉、合谷等穴,并迅速送其去医院救治。

(4)预防:患病未愈、空腹饥饿或体质较差时,不宜参加长时间的剧烈运动。在长时间运动中,可准备和补充一些含糖的饮料。

2. 肌肉酸痛

(1)原因:是运动时肌肉活动量大引起局部肌纤维及结缔组织的细微损伤,以及部分肌纤维的痉挛所致。

(2)症状:肌肉酸痛一般不会在运动结束后立即发生,大多发生在运动结束 1～2 日以后,因此也被称为延迟性疼痛。

(3)处理

1)热敷。对酸痛的局部肌肉进行热敷,促进血液循环及代谢过程,有助于损伤组织的修复及痉挛的缓解。

2)伸展练习。对酸痛局部进行静力牵张练习,保持伸展状态 2 min,休息 1 min,重复进行,有助于缓解痉挛。

3)按摩能使肌肉放松,促进血液循环,缓解肌肉痉挛和促使损伤修复。

4)口服维生素 C。维生素 C 能促进结缔组织中的胶原合成,有助于结缔组织的修复。

5)针灸、电疗等也有一定的缓解作用。

(4)预防:在参加体育锻炼时,应根据自己的身体状况安排运动量,尽量避免局部肌肉负担过重;同时,应充分做好运动前的准备活动和运动后的整理活动。

3. 运动中腹痛

（1）原因：在中长跑、马拉松跑、竞走运动中容易发生。主要因准备活动不充分，开始运动时过于剧烈，或跑得过快，内脏器官功能尚没达到最佳状态，致使脏腑功能失调，引起腹痛；有的因运动前吃得过饱，饮水过多，以及腹部受冷，引起胃肠痉挛；少数因运动时间过长或过于剧烈，使下腔静脉压力上升，引起血液回流受阻，或因肝脾瘀血、膈肌运动异常，致使两侧肋部胀痛；患有肝炎、慢性胃病或阑尾炎等。

（2）症状：一般情况下，胃痉挛的疼痛部位在上腹部；肠痉挛部位多在左下腹部；肝脾瘀血引起的疼痛，肝疼在右侧肋部，脾痛在左侧肋部。疼痛性质为胀痛或牵引痛，各种疾病引起的疼痛部位，同病变部位一致。

（3）处理：如果没有器质性病变迹象，一般可采用减慢跑速、加深呼吸、按摩疼痛部位或弯腰跑一段距离等方法，疼痛常可减轻或消失。如疼痛仍未减轻，甚至加重，应停止运动，并口服十滴水或普鲁苯辛（每次1片），或揉按内关、足三里、大肠俞等穴位。如仍不见效，应送医院做进一步检查和治疗。

（4）预防：切记饭后1h才可进行运动；做好准备活动，运动负荷要坚持循序渐进的原则，同时在运动中要注意呼吸节奏；夏季运动要适当补充盐分；对于各种慢性病引起的腹痛应就医检查，病愈之前，应在医生和体育教师的指导下进行体育锻炼。

4. 运动性晕厥

（1）原因：在运动中，由于脑部突然血液供给不足而发生的一过性知觉丧失现象，叫运动性晕厥，一般是由于剧烈运动或长时间运动，使大量血液积聚在下肢，回心血量减少所致；有时也和剧烈运动后引起的低血糖有关。

（2）症状：运动性晕厥主要表现为全身无力、头晕耳鸣、眼前发黑、面色苍白、失去知觉、突然昏倒、手脚发凉、脉搏慢而弱、血压降低、呼吸缓慢等。

（3）处理：应立即让患者平卧，足略高于头部，并进行由小腿向大腿心脏方向的推拿按摩或拍击。同时按压人中、合谷等穴位。如有呕吐，应将患者头部偏向一侧。如停止呼吸，应立即进行人工呼吸。轻度休克者，应由同伴搀扶慢慢走一段时间，帮助其进行深呼吸，症状即可消失。

（4）预防：平时要经常进行体育锻炼，以增强体质；久蹲切忌突然起立；切忌带病参加剧烈运动；快跑后切忌立即停下来；切忌饥饿情况下参加剧烈运动。只要遵循上述要求，完全可以避免运动性晕厥的发生。

5. 肌肉痉挛

（1）原因：体育锻炼时，肌肉受到寒冷的强烈刺激时，即可发生肌肉痉挛。此症常在游泳或冬季室外锻炼时发生；因运动前准备活动不够，或肌肉猛力收缩，或收缩与放松不协调时，均可能发生肌肉痉挛；有的人是因为情绪过分紧张所致。运动中最易发生痉挛的肌肉为小腿腓肠肌，其次是屈拇肌和屈趾肌。

（2）症状：局部肌肉剧烈挛缩发硬，疼痛难忍且一时不能缓解。痉挛缓解后仍有不适感。

（3）处理：对发生痉挛部位的肌肉做牵引。如腓肠肌痉挛时，即伸直膝关节，并配合按摩、揉捏、叩击或点压委中、承山、涌泉等穴位,以促使痉挛缓解和消失。

(4)预防:运动前要做好准备活动,对容易发生痉挛的部位,运动前应适当按摩。夏季长时间运动时,要注意补充盐分;冬季锻炼时,要注意保暖。游泳下水前,应先用冷水淋浴;游泳时,不要在水中停留时间过长。疲劳和饥饿时,不要进行剧烈运动。

6. 运动中暑

(1)原因:在高温环境中,长时间参加体育锻炼易发生中暑。尤其在温度高、通风不良、头部缺乏保护、被烈日直接照射的情况下,最容易发生中暑。

(2)症状:中暑早期可有头晕、头痛、呕吐现象,可逐步发展为体温升高、皮肤灼热干燥。严重者可出现精神失常、虚脱、抽搐、心律失常、血压下降,甚至昏迷等症状,危及生命。

(3)处理:首先将中暑者扶送到阴凉通风处休息,同时采取降温消暑措施,如解开衣领,额部冷敷,喝些清凉饮料、十滴水,并补充生理盐水或葡萄糖等。中暑严重的患者,经临时处理后,应迅速送往医院做进一步治疗。

(4)预防:在高温炎热季节锻炼时,应适当减少运动量和锻炼时间;避免在烈日下长时间锻炼;夏天在室外锻炼时,最好戴白色凉帽,穿宽松薄衣;在室内锻炼时,应保持良好通风,并备有低糖含盐的饮料。

7. 极点和第 2 次呼吸

(1)极点:在剧烈运动时,特别在中长跑时,能量消耗大,下肢回流血量减少,氧债不断积累、达到一定程度时,就会出现呼吸急促、胸闷难忍、下肢沉重、动作不协调,甚至有恶心现象,这在运动生理学上被称为"极点"。

(2)第 2 次呼吸:"极点"出现后,适当减慢运动速度,并注意加深呼吸,坚持一会,上述生理反应将逐步缓解与消失。随后机能重新得到改善,氧供应量增加,运动能力又能提高,动作变得协调和有力。这种现象标志着"极点"已经有所缓解,生理过程又出现了新的平衡,这在运动生理学上被称为"第 2 次呼吸"。"第 2 次呼吸"出现后,循环机能将稳定在新的较高的水平上。

"极点"与"第 2 次呼吸"是长跑运动中常见的生理现象,无须疑虑和恐惧。只要坚持经常锻炼和处理得当,"极点"现象是可以延缓和减轻的。

五、急救(图 15-5、图 15-6)

急救是指对运动中突然发生的严重损伤进行紧急、初步和临时性的处理,以减轻患者的痛苦,预防并发症,为转院进一步治疗创造条件。急救对保护患者生命具有十分重要的意义。

运动损伤的急救,是一项十分重要的工作。如果处理不当,轻者加重损伤,导致感染,增加患者痛苦;重者致残,甚至危及生命。因此必须及时、准确、合理、有效地实施急救。

1. 急救的原则

(1)抓住主要矛盾急救:现场急救情况常常比较复杂,如果同时出现多种损伤,必须抓住主要矛盾进行急救。如发现休克,应施行抗休克(针刺人中、内关穴),并及时进行人工呼吸。如伴有出血,应同时施行止血,然后再对其他损伤进行处理。

（2）分工明确、判断正确：急救人员必须分工明确,并具有高度的责任感和救死扶伤的崇高品德；要临危不惧,判断正确,有条不紊地抢救；要有熟练、正确的抢救技术和丰富的临场经验。

（3）快抢、快救、快转运：急救时必须分秒必争,当机立断,切勿犹豫,延误时机。待急救有效后,尽快转运至医院做进一步治疗。运送途中,应保持患者平衡、安静,消除其紧张情绪,必要时继续进行人工呼吸。

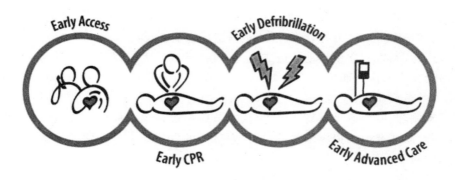

图 15-5　急救的生命链

2. 急救的方法

（1）止血法：包括冷敷法、抬高伤肢法、压迫法、止血带法、包扎法等。

（2）搬运法：包括扶持法、抱托法、椅托法、三人托抱法、担架法等。

（3）人工呼吸法

1）口对口人工呼吸法：将患者仰卧,头部后仰,托起下颌,捏住鼻孔,压住环状软骨（即食道管）,防止空气吹入胃中。急救者随即深吸一口气,两口相对将大口气体吹入患者口中,吹气后将捏鼻子的手松开。如此反复进行,吹气频率 16～18 次/min,直至患者恢复自主呼吸为止。如伤者牙关叩紧,一时撬不开,则可采用口对鼻吹气法,将其口闭住,其他操作同上。

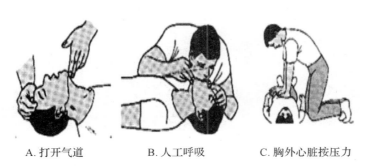

A. 打开气道　　　　　B. 人工呼吸　　　　　C. 胸外心脏按压力

图 15-6　急救的基本方法

2)心脏胸外按压法:将患者仰卧,急救者两手重叠,将掌根置于患者的胸骨下半段处。借助体重和肩臂力量,均匀而有节律地向下施加压力,将胸壁下压 5～6 cm,然后迅速地将手松开,胸壁自然弹回。如此反复进行,按 100～120 次/min 的频率进行,直到心脏恢复跳动为止。

六、家庭和社区心脏康复运动的注意事项

(1)运动时间选择错误:心血管病患者晨练应安排在太阳出来后 1 h,并且不宜在车流较多的马路旁、树林密集的地方晨练。因为,这些地方有大量二氧化碳,对健康无益。早上交感神经兴奋性较高,冠脉的张力也很高,所以在早晨 6 时至中午 12 时这段时间内,心血管病的发病率最高。另外,空腹晨练也易造成低血糖反应。

(2)饭后运动:饭后立刻运动易造成消化不良,且饭后大量血液进入胃肠道而致脑部供血减少,会使人有困意而不想运动。而且饭后的心脏负担增加,餐后立即运动对心血管系统有明显的负面作用,应该避免在饱餐后 2 h 内运动。

(3)运动剧烈:剧烈运动容易造成骨折、关节脱位等现象。最好选择节奏相对较慢的运动。上下台阶或登山会损坏膝关节,导致关节炎的发生。太过剧烈的运动会造成心肺超负荷运转,对心血管病患者来说有一定的危险性。

(4)运动过度:心血管病患者运动的目的不是使人疲劳,而是促进血液循环,增强肌肉和心脏的功能。过度的运动会促使身体释放激素,造成蛋白的过多分解而加速衰老。而且,过度的运动会加重心脏的负荷,长此以往会造成心脏功能的衰退,反而对身体不利。

(5)凭感觉运动:心血管病患者在运动康复前,应该进行平板运动试验和心肺运动试验,科学地制定运动处方,并严格按方案实施。

(6)随意增加运动量:心脏康复的总原则是循序渐进,不能突然增加运动强度和运动量。因为,突然增加运动量可能会增加心血管事件发生的概率。

(7)体感不适时强行运动:身体状况不好或没有休息好,或运动中出现不适,甚至出现心绞痛症状时,应适当减少运动量,不可强行运动。

(8)运动替代药物或药物替代运动:心血管病患者的康复运动是建立在药物治疗的基础之上的,两种方法有各自的临床作用,不可相互替代。

第十六章　心脏康复团队和心脏康复中心建设

心脏康复是针对心血管病设计的系统性、综合性的治疗手段。大量证据显示,心脏康复能够在二级预防和药物治疗的基础上,使心血管病死亡率下降 7%～38%,1 年内猝死风险下降 45%,患者反复 PCI/CABG 比率降低 20%～30%,并且使患者反复住院率明显下降,总医疗费用降低,治疗满意度明显提高。

心脏康复需要爱心的支撑,需要理念的转变,需要多学科的技术整合和人员合作。心脏康复治疗效果的高低不仅仅取决于一项治疗技术,而是多种治疗技术在患者身上的有机整合,这常常需要患者的配合和坚持。因此,全面的专业知识和技术、良好的组织和协调能力,以及医患之间的信任,都与心脏康复效果密切相关。多个国家已将心脏康复治疗纳入医疗保险体系,其前提是要求各医疗单位保证心脏康复的质量,要求实施心脏康复的医疗单位拥有标准化的心脏康复团队,要求该团队根据规范的心脏康复流程实施各项干预,并且提供可溯源的心脏康复质量评估数据。

心脏康复需要建立在主动康复理念的基础之上,并在康复中心建立系统的康复诊疗流程和质量控制标准。因此,需要有经验且通过认证的心内科临床医生、有资质的心脏康复医生和治疗师,借助高科技康复评估和训练设备,把 MTT 医学训练疗法(Medical Training Therapy)这一全新的康复理念引进到心肺康复领域,形成系统的诊疗体系(如德国 Erogline ERS 心电、血压、血氧监控心脏康复训练系统)。

心脏康复的设备可以用比较贵的,也可以用比较便宜的,也可以完全没有成本。但是,要想建设标准化的心脏康复中心,要与国际接轨,肯定需要规划配置。除心肺运动试验仪外,大部分设备都不贵,如踏车、运动平板、弹力带、哑铃等,甚至患者可以自行购买。另外,社区都要配备抢救设备,如抢救车、除颤仪等。心脏康复也可以是"空手道"或没有设备,如 6 min 步行试验,评估也就只用一个量表。绝不是说,没有设备就不能做心脏康复,只是要结合自己现有的状况选择合适的康复方法。

心脏康复治疗正逐渐获得我国广大临床医生的认可。近 5 年来,据初步估计,全国各地开展心脏康复的医疗单位已达 500 余家。还有很多医疗单位也正在计划开展心脏康复,但还不是很了解应如何组织心脏康复团队和心脏康复中心建设。结合国外已经取得的经验和我国国情,本章对我国心脏康复团队构建和心脏康复中心建设提出了一些建议。

一、心脏康复团队的组成（表16-1）

表16-1　心脏康复团队的构成与分工

员工（Staffs）	作用（Roles）
医师（medical doctor，MD）	运动处方（exercise prescription） 运动控制（exercise control） 运动方案（programming） 设施管理（manager of center）
护士（nurse，N）	运动疗法的指征（exercise indication） 运动中观察患者（inspection of pts during exercise） 运动方式（programming）
理疗师（physical therapist，PT） 营养师（dietician） 临床心理师（psychiatrist） 事务/志愿者（clerk）	运动指导（exercise education） 营养指导（diet education） 心理调节（exercise education） 事务管理（office works）

心脏康复团队的核心组成包括心脏康复医师、护士、心脏康复理疗师/运动治疗师,营养师、心理治疗师、药剂师、志愿者可以兼职。

（1）心脏康复医师。负责患者筛选、风险评估、个体化心脏康复处方的制定、康复期间急性心血管事件的救治,并做好病情变化患者的实时评估和康复指导,负责康复团队的运营和管理。

（2）护士。负责接待患者、建立病例档案、健康教育,协助进行风险评估、康复随访和医疗急救措施的执行。

（3）心脏康复理疗师/运动治疗师。负责制定运动方案,指导患者进行具体的运动训练。

（4）营养师。可兼职。心脏康复患者的一般性营养咨询可以由心脏康复医师、护士、运动治疗师执行,营养师进行定期审核。营养师对复杂病例进行咨询治疗,并定期参与患者教育。

（5）心理治疗师。可兼职。心脏康复患者的一般性心理咨询可以由心脏康复医师、护士、运动治疗师执行,心理治疗师进行定期审核。心理治疗师对复杂病例进行咨询治疗,并定期参与患者教育。

（6）药剂师。可兼职。心脏康复患者的药物处方由心脏康复医师或临床医师制定,药剂师进行定期审核。药剂师指导患者用药,并定期参与患者教育。

（7）志愿者。可兼职。协助进行运动训练,并参与心理疏导。

二、心脏康复医师的准入标准

具有我国医师执业资格证书以及中级以上职称;有心血管病专业工作经验至少1年;在中国康复学会心脏康复委员会认证的心脏康复培训单位接受培训并通过考试;具有一

定的组织协调能力和科研能力。

三、心脏康复护士的准入标准

护士工作经历 5 年及以上；有心血管急症救治经验至少 1 年；具有心血管病专业的基本理论知识（心血管病学基础知识、人体解剖学、运动生理学以及人类生长与发育知识等）；具有心脏康复的基础知识；有较好的沟通能力。

四、心脏康复治疗师/运动治疗师的准入标准

心脏康复治疗师/运动治疗师属医学相关领域专业技术人才，不属医师范畴。

1. 学历要求

大学康复治疗或体育医学专业专科以上（含大专）毕业，取得相应的高等教育毕业文凭，或护士专业有专科以上学历，参加由中国康复学会心脏康复委员会认证的心脏康复培训单位培训，通过考试，获得培训合格证书。

2. 理论知识

（1）具有心血管病专业的基本理论知识；

（2）具有与运动功能障碍、日常生活活动障碍、认知障碍等有关的功能评定的基本理论知识。

3. 专业技能

（1）物理治疗方面的技术能力

1）能够正确理解和执行心脏康复医师开具的运动处方；

2）能进行肢体运动功能评估，如肌力、肌肉柔韧性、平衡能力等的评估，并根据评估结果，制定功能训练计划；

3）能根据运动处方指导患者进行增强肌肉力量和耐力的练习；

4）能根据运动处方指导患者进行有氧运动，如健身步行、健身跑、功率自行车或步行机练习，改善心肺功能，调整精神状态，增强体质。

（2）作业治疗方面的技术能力

1）能进行有关日常作业能力的评估，如日常生活活动能力、认知能力、职业能力及社会生活能力等的评估，并根据评估结果，制定作业治疗计划；

2）能指导患者进行日常生活活动训练，改善日常生活的自理能力。

五、心脏康复医师、护士、心脏康复治疗师/运动治疗师的培训建议

（1）由政府部门与相关学会一起，或由政府委托学会，建立康复治疗专业人员准入的考核、登记、注册制度或机制，以便落实人才标准，按人才准入标准办事。

（2）专业人才的准入标准希望能得到政府各有关部门（如人力资源与社会保障部、健康委员会、教育部等）的审核认可，尤其是职业称谓（如"心脏康复治疗师"）上的审核认可。

（3）申请心脏康复医师、护士、治疗师资格者，须首先申请成为中国康复学会心脏康复专业委员会的会员，并完成中国康复学会认证的心脏康复培训机构的面授课程和临床

实习。

（4）符合上述要求的人员可申请心脏康复医师、护士、治疗师资格，资格考试1年1次，与全国心脏康复年会一起，报名时提交10例心脏康复病例报告。考试合格率约为70%。通过后的前3年须完成线上继续教育项目，并在5年内完成50例心脏康复指导。

1. 心脏康复医师培养

具有医师资格证书以及中级以上职称；有1年以上心脏和大血管康复经验；能熟练掌握心脏康复10项技能，具有心血管系统急危重症的抢救经验；具有一定的组织协调能力和科研能力。

2. 心脏康复护士培养

护士工作经历5年及以上；有1年以上心血管急症救治经验；能基本掌握心脏康复10项核心技能；具有良好的沟通能力。

3. 运动治疗师的培养

大学康复治疗或体育医学专业专科以上（含大专）毕业；取得相应的高等教育毕业文凭；能基本掌握心脏康复10项技能；熟练掌握运动风险评估、运动咨询和运动训练。

4. 心脏康复的10项核心技能

（1）心血管功能和风险评估；

（2）营养评估和咨询；

（3）体重管理；

（4）高血压的治疗原则；

（5）高血脂的治疗原则；

（6）糖尿病的治疗原则；

（7）戒烟评估和咨询；

（8）心理评估和干预；

（9）体力活动咨询；

（10）运动训练指导。

六、心脏康复中心（初级）建设的模板

1. 科室设置

（1）门诊：有康复门诊室、功能评估室、健康教育室；

（2）病房：不设康复病房，需要住院康复的患者收治进入老年护理床位、家庭病床等开展相关康复服务；

（3）人员：至少配备1名心脏康复医师和1名康复治疗师（士）、1名护士（师），心理治疗师、营养师、药剂师、志愿者可兼职；

（4）医疗用房：心脏康复场地应不小于20 m²。

2. 康复设备配置的相关要求

（1）健康教育相关：具备同质化健康教育相关的幻灯、材料、模拟器材，如食品图谱、病

理生理图片等。

（2）功能测评工具：包括体重计、握力计、量尺、秒表、心电图机，日常生活能力评定量表、生活方式量表、SF-12 或 SF-36 生活质量量表、心理量表、营养膳食结构测评量表、烟草依赖度量表等。

（3）心脏康复区急救设备：包括心脏电除颤仪、血压计、抢救车（肾上腺素、硝酸甘油、多巴胺、阿托品等）、供氧设施、心电图机、心率表、医疗级运动康复远程心电监护设备等。

（4）运动疗法常用设备：训练用瑜伽垫、脚踏板、哑铃、沙袋、弹力带等。

3. 康复治疗的治疗范围

能够开展院内Ⅰ期康复、Ⅱ期康复治疗和家庭/社区的Ⅲ期康复治疗。

（1）心脏康复的评估内容

1）量表测评：生物学病史和治疗、心血管危险因素、生活方式、心理筛查量表、SF-36 生活质量量表、烟草依赖评估量表。

2）身体体质：身高、体重、腹围、臀围，计算 BMI。

3）心肺运动耐力：6 min 步行试验，或推荐到上级医院接受运动试验测评。

4）肌力评估：握力计，30 s 内坐下起立的次数，30 s 内单手举哑铃的次数。

5）平衡性、柔韧性和协调性评估：评估柔韧性可使用评价量表或徒手检测（髋关节：双腿伸直，双手向前与脚尖的距离；肩关节：双手于后背之间的距离）。评估平衡性可使用静态平衡（单腿站立时间）、动态平衡（1 min 内双腿高抬腿交换次数）、移动动作测定（两椅子距离 3 m，测试从坐起至来回的时间）。

6）睡眠状况：使用匹兹堡睡眠质量评定量表。

7）心理测评：心理量表（推荐 PHQ-9/GAD-7 或 HADs）。

（2）心脏康复的治疗内容

1）风险评估：运动风险评估，房颤血栓栓塞风险评估，抗凝治疗出血风险评估。

2）药物治疗：为患者提供规范的二级预防治疗药物，治疗应个体化；应使患者充分理解药物治疗的必要性；应评估患者对药物治疗的依从性，评估患者使用药物可能出现的副作用，评估患者药物治疗是否达标。

3）耐力运动：踏板操、步行、慢跑、高抬腿运动等。

4）抗阻训练：弹力带、沙袋、哑铃、瑜伽垫等徒手练习。

5）柔韧性与平衡性训练：一字步、单腿站立等徒手练习。

6）心理治疗：健康教育、药物治疗。

7）膳食营养指导。

8）戒烟指导。

4. 安全和质量保证

（1）心脏康复医师应保证在医院内值守，一旦有心血管急性事件发生能立即到现场组织抢救。

（2）准备心脏急救应急预案，所有参加心脏康复的医务人员须定期接受心脏急救训练，定期参与病例讨论。

（3）心脏康复医师制定个体化心脏康复治疗方案（ITP），每 30 天重新评估并重新制定康复方案。康复运动治疗师执行运动处方并记录（包括实施时间、训练内容、监测指标），并与医师的运动处方放在一起统一保管，供复核和审查。

（4）要求每个心脏康复中心有心脏康复数据库，根据心脏康复五大处方内容收集心脏康复过程和结果的评估数据，评估每位患者的康复效果，定期分析康复数据并提出改进方案。

（5）制定科室管理各项规章制度、各级人员岗位职责制度、病员须知告知制度、仪器维修保养制度、消毒隔离制度等。应有卫生健康行政部门认可的仪器操作常规、心脏康复诊疗常规等。

七、心脏康复中心（中级）建设的模板

1. 科室设置

（1）门诊：设有康复门诊室（兼功能评估室）、康复治疗室、咨询室（用于心理、营养及行为干预）、健康教育室。

（2）病房：可不设康复病房，需要住院康复的患者可收入内、外科病房共同管理，或收治进入老年护理床位、家庭病床等开展相关康复服务。

1）人员：至少配备 1 名心脏康复医师和 1～2 名康复治疗师（士）、1 名护士（师），心理治疗师和营养师可兼任。

2）医疗用房：康复用房建筑面积不少于 30 m²。

2. 康复设备配置的相关要求

（1）健康教育相关：具备健康教育相关的幻灯片、材料、模拟器材，如食品图谱、病理生理图片等。

（2）功能测评工具：包括运动试验（平板或踏车）、握力计、体重计、量尺、秒表，日常生活能力评定量表、生活方式量表、SF-36 生活质量量表、心理量表、营养膳食结构测评量表、烟草依赖度量表等。

（3）心脏康复区急救设备：包括心脏电除颤仪、血压计、抢救车（肾上腺素、硝酸甘油、多巴胺、阿托品等）、供氧设施、心电图机等。

（4）运动疗法的常用设备

1）运动设备：训练用医疗级功率自行车或跑步机（2 台）、脚踏板、训练用瑜伽垫、平衡球、沙袋、哑铃、弹力带等。

2）运动监测设备：心率表、运动心电监护仪或无创动态血液动力学监测设备、医疗级运动康复远程心电监护设备。

3. 心脏康复的治疗范围

要求：①能够开展院内 Ⅰ 期康复治疗；②能够开展 Ⅱ 期康复治疗和家庭/社区的 Ⅲ 期康复治疗。

（1）心脏康复的评估内容

1）量表测评：生物学病史和治疗、心血管危险因素、生活方式、心理筛查量表、生活质

量、烟草依赖度量表。

2）身体体质：身高、体重、腹围、臀围，计算 BMI。

3）心肺运动耐力：运动试验、6 min 步行试验。

4）肌力评估：握力计，30 s 内坐下起立的次数，30 s 内单手举哑铃的次数。

5）平衡性、柔韧性和协调性评估：柔韧性使用评价量表或徒手检测（髋关节：双腿伸直，双手向前与脚尖的距离；肩关节：双手于后背之间的距离），平衡性使用静态平衡（单腿站立时间）、动态平衡（1 min 内双腿高抬腿交换次数）、移动动作测定（两椅子距离 3 m，测试从坐起至来回时间）。

6）睡眠状况：使用匹兹堡睡眠质量评定量表。

7）心理测评：心理量表软件。

（2）心脏康复治疗的内容

1）风险评估：运动风险评估，手术患者围手术期风险评估，非心脏手术患者的围手术期心脏风险评估，房颤血栓栓塞风险评估，抗凝治疗出血风险评估。

2）药物治疗：为患者提供规范的二级预防治疗药物，治疗个体化，使患者充分理解药物治疗的必要性，评估患者对药物治疗的依从性，评估患者使用药物可能出现的副作用，评估患者药物治疗是否达标。

3）耐力运动：使用功率自行车、跑步机，做踏板操。

4）抗阻训练：使用弹力带、沙袋、哑铃等运动器具及徒手练习。

5）柔韧性与平衡性训练：使用瑜伽垫、平衡球及徒手练习。

6）心理治疗：健康教育、药物治疗。

7）营养指导。

8）戒烟指导。

4. 安全和质量保证

（1）心脏康复医师保证在医院内值守，有心血管急性事件发生能立即到现场组织抢救。

（2）准备心脏急救应急预案。所有参加心脏康复的医务人员须定期接受心脏急救训练，定期参与病例讨论。

（3）心脏康复医师制定个体化心脏康复治疗方案（ITP），每 30 天重新评估并重新制定康复方案。康复运动治疗师执行运动处方并记录（包括实施时间、训练内容、监测指标），并与医师运动处方记录统一保管，供复核和审查。

（4）要求每个心脏康复中心有心脏康复数据库，根据心脏康复五大处方内容收集心脏康复过程和结果评估数据，评估每位患者的康复效果。定期分析康复数据并提出改进方案。

（5）制定科室管理各项规章制度、各级人员岗位职责制度、病员须知告知制度、仪器维修保养制度、消毒隔离制度等，有卫生部门认可的仪器操作常规、心脏康复诊疗常规等。

八、心脏康复中心(高级)建设的模板

1. 科室设置(表 16-2)

(1)临床科室:设有康复门诊室(兼功能评估室)和康复治疗室,包括运动疗法室、理疗室、咨询室(用于心理咨询、营养指导、戒烟指导)、健康教育室等。

(2)病房:设心脏康复病房,能够开展相关心脏康复服务,病房床位数不少于 8 张。

(3)人员:配备至少 2 名心脏康复医师、2 名康复治疗师(士)、1 名护士(师)、1 名心理治疗师和 1 名营养师。

(4)医疗用房:业务用房的建筑面积不少于 100 m^2。

表 16-2　心脏康复的科室设置

项　目	初　级	中　级	高　级
医疗用房面积	20 m^2	30 m^2	100 m^2
康复门诊	有	有	有
康复治疗室	无	无	有
康复病房	无	可有	有(≥8 张床)
心理/营养咨询室	无	可有	有
行为干预室	无	可有	有
心脏康复医师	1 人	1 人	2 人
护士	1 人	1 人	1 人
心理治疗师/营养师	兼	兼	各 1 名
运动治疗师	1 人	1～2 人	2 人

2. 康复设备配置的相关要求(表 16-3)

(1)健康教育相关:具备健康教育相关的幻灯片、材料、模拟器材,如食品图谱、病理生理图片等。

(2)必要的器材和设备

1)功能测评:心肺运动试验(平板或踏车)、肌力测评器械、体重计、量尺、秒表、日常生活能力评定量表、生活方式量表、SF-36 生活质量量表、心理量表、营养膳食结构测评量表、烟草依赖度量表、呼吸睡眠监测设备、院外运动康复监测设备、心率表、体脂测定仪、身体成分分析仪。

2)心脏康复区急救设备:心脏电除颤仪、血压计、抢救车(肾上腺素、硝酸甘油、多巴胺、阿托品等)、供氧设施、心电图机等。

医院心内科、外科必须具备急诊 PCI 和急诊 CABG 手术能力,或保证能在 60 min 内到达有急诊 PCI 和急诊 CABG 手术能力的医院。

(3)运动疗法的常用设备

1)运动设备:训练用医疗级功率自行车和跑步机(8～10 台)、医疗级上肢和下肢肌力训练设备或医用多功能训练器、医用平衡测定训练仪、脚踏板、训练用瑜伽垫、训练用平衡

球、沙袋、哑铃、弹力带等。

2)运动监测设备:心率表,运动心电监护仪或无创动态血液动力学监测设备,医疗级运动康复远程心电监护设备,院内运动软件管理系统。

表 16-3　心脏康复的相关设备

种　类	初　级	中　级	高　级
健康教育相关	健康教育幻灯片、书籍、模拟器材如图谱、图片	同初级	有健康教育室
功能测评	体重计、握力计、量尺、秒表、心电图机、各种量表	初级＋运动试验	中级＋心肺运动试验(平板或踏车)、肌力测评器械、呼吸睡眠监测、体脂测定仪
急救设备	除颤仪、血压计、急救药品、氧气	同初级	同初级＋能开展急诊 PCI 和 CABG
监测设备	心率表	初级＋运动心电监测仪或无创心排	运动自动监测系统＋院外运动康复监测设备
运动疗法常用设备	训练用瑜伽垫、脚踏板、哑铃、沙袋、弹力带	初级＋训练用功率自行车或跑步机(2 台)	中级＋训练用功率自行车和跑步机(8～10 台)、上肢和下肢肌力训练设备

3. 康复治疗范围

要求:①能够开展院内Ⅰ期康复治疗;②能够开展Ⅱ期康复治疗和社区/家庭Ⅲ期康复治疗;③能够指导下级医院开展心脏康复或接受转诊;④能够开展心脏康复的相关研究。

(1)心脏康复的评估内容(表 16-4)

1)量表测评:生物学病史和治疗、心血管危险因素、生活习惯、心理筛查量表、生活质量、烟草依赖评估量表。

2)身体体质:身高、体重、腹围、臀围,计算 BMI。

3)心肺运动耐力:心肺运动试验、运动试验、6 min 步行试验。

4)肌力评估:握力计,膝伸展肌力测定计,30 s 内坐下起立次数,30 s 内单手举哑铃次数。

5)平衡性、柔韧性和协调性评估:评估柔韧性使用评价量表或徒手检测(髋关节:双腿伸直,双手向前与脚尖的距离;肩关节:双手于后背之间的距离),评估平衡性使用静态平衡(单腿站立时间)、动态平衡(1 min 内双腿高抬腿交换次数)、移动动作测定(两椅子距离 3 m,测试从坐起至来回时间)。

6)睡眠状况:睡眠呼吸暂停测定仪。

7)体质成分测定:体质成分测定仪。

8)心理测评:自律神经测定仪、心理量表软件。

表 16-4　心脏康复的评估

项　目	初　级	中　级	高　级
量表测评	病史,烟草依赖、营养、运动、风险评估	病史,烟草依赖、营养、运动、风险评估	病史,烟草依赖、营养、运动、风险评估
身体体质	身高,体重,腹围,臀围	身高,体重,腹围,臀围	身高,体重,腹围,臀围
心肺运动耐力	6 min 步行试验	运动试验	心肺运动试验
肌力评估	握力计,30 s 内坐下起立的次数,30 s 内单手举哑铃的次数	同初级	中级＋膝伸展肌力测定计
柔韧性和平衡性评估	量表或徒手检测	评价量表或徒手检测	中级＋平衡检测仪
睡眠状况	匹兹堡睡眠质量评定量表	匹兹堡睡眠质量评定量表	睡眠呼吸暂停测定仪
体质成分	无	无	体质成分测定仪
心理测评	心理状态自评量表	自评量表,心理量表软件	自律神经测定仪,心理量表软件

（2）心脏康复的治疗内容（表 16-5）

1）风险评估:运动风险评估,心脏手术围手术期心脏风险评估,非心脏手术围手术期心脏风险评估,房颤血栓栓塞风险评估,抗凝治疗出血风险评估。

表 16-5　心脏康复的治疗

内　容	初　级	中　级	高　级
健康教育	定期	定期	定期
药物处方	遵循指南	遵循指南	遵循指南
耐力运动	踏板操、步行、慢跑、高抬腿运动	初级＋功率自行车或跑步机	同中级
抗阻训练	徒手运动	徒手＋小器械	中级＋力量器械
柔韧性和平衡性训练	徒手运动	初级＋平衡球	中级＋平衡仪
心理治疗	健康教育、药物	健康教育、药物	专业心理干预
物理疗法	中频物理治疗	中频物理治疗	中频、体外反搏、无创呼吸机、氧疗
营养指导	非专业	专业	专业
戒烟指导	＋	＋	＋
康复数据库	＋	＋	＋
院外随访管理平台	＋	＋	＋

2)药物治疗:为患者提供规范的二级预防治疗药物,起始治疗个体化,使患者充分理解药物治疗的必要性,评估患者对药物治疗的依从性,评估患者使用药物可能出现的副作用,评估患者药物治疗是否达标。

3)耐力运动:功率自行车、跑步机、踏板操及徒手耐力运动。

4)抗阻训练:弹力带、沙袋、哑铃等的抗阻训练及徒手运动。

5)柔韧性和平衡性训练:瑜伽垫、平衡球、平衡训练器及徒手运动。

6)物理疗法:低频或中频电针治疗刺激仪、体外反搏治疗仪、无创呼吸机、氧疗治疗仪。

7)心理治疗:肌肉放松训练,减压训练,健康教育,药物治疗,理学疗法。

8)营养指导。

9)戒烟指导。

4. 安全和质量保证

(1)心脏康复医师保证在医院内值守,有心血管急性事件发生能立即到现场组织抢救。

(2)准备心脏急救应急预案。所有参加心脏康复的医务人员须定期接受心脏急救训练,定期参与病例讨论。

(3)心脏康复医师制定个体化心脏康复治疗方案(ITP),每30日重新评估并重新制定康复方案。康复运动治疗师执行运动处方并记录(包括实施时间、训练内容、监测指标),并与医师运动处方记录统一保管,供复核和审查。

(4)要求每个心脏康复中心有心脏康复数据库,根据心脏康复五大处方内容收集心脏康复过程和结果评估数据,评估每位患者的康复效果。定期分析康复数据并提出改进方案。

(5)制定科室管理各项规章制度、各级人员岗位职责制度、病员须知告知制度、仪器维修保养制度、消毒隔离制度等,有卫生部门认可的仪器操作常规、心脏康复诊疗常规等。

九、综合性医院心脏康复中心的构建

心血管病是成人的主要致死致残原因,在中国约占总死亡原因的40%。越来越多的证据表明,心脏康复和二级预防是降低心血管病发病率和死亡率的一项成本—效益比良好的方法。ACCF/AHA已将心脏康复/二级预防作为PCI、CABG术后、冠心病及动脉硬化性疾病的ⅠA类推荐,并写进了临床实践指南中。

发达国家在心血管病康复及其危险因素的预防和治疗方面已经取得一定的进展。有证据显示,参与心脏康复/二级预防者随访5年的死亡率减少25%~46%,非致命性心肌梗死的复发率减少31%。

我国以往一直将重点放在心血管病急性发作的救治上,对心血管病的康复及二级预防重视不够。随着我国医疗事业的发展,社会各界对康复医疗服务日益重视,心脏康复作为心血管病不可分割的一部分,有待于进一步完善及规范化。

心脏康复起源于20世纪30年代,目的在于改善患者的生活质量,使其回归日常的社会生活,并预防心血管事件的发生。心脏康复的短期目标是改善生活质量,减轻或消除患者的症状和痛苦,减少致残率,并尽可能使其恢复和适应某种社会活动。长期目标是改善生活质量,延长生命,即通过一系列措施减少各种易患因素,减慢或终止动脉粥样硬化病变的进程,从而减少冠心病事件的再发生,降低心血管病的死亡率。总之,其目的是减轻痛苦,改善生活质量,延长寿命,使患者恢复并保持个人的最佳生理、心理和社会职业状态。

心脏康复的模式是以患者为中心,通过对疾病的危险分层、冠心病危险因素的评估,为患者作出个体化的康复设定。心脏康复程序通常由以下5个部分组成:医学评估;宣教心血管病的医学知识和合理生活方式;控制危险因素;监护下进行运动、医学监测和紧急事件的处理;心理支持。

心脏康复需要的设施:

(1)分级运动测试需要的设备;

(2)运动程序需要的设备:下肢运动设备包括平板、踏车、楼梯或步行区,上肢运动设备包括手臂测力计、滑船机或上下肢结合运动的设备,抗阻训练也已成为传统训练的一部分,特别是增强肌肉力量的训练;

(3)应急程序需要的设备:心电监测、心肺复苏设备(除颤器、氧气、呼吸袋和输液系统,配备常规急救药物的治疗车)设备和培训模具。除运动场地外,还要有工作人员的办公和工作空间。

心脏康复/二级预防需要的团队:需要一个综合团队提供全面的医疗保健服务,团队成员包括医师、护士、心脏康复治疗师、心理治疗师、营养咨询师、药剂师、志愿者和患者的家庭成员。所有工作人员必须熟练掌握心肺复苏技术并熟练应用除颤器,至少有1人经过高级生命支持的心肺复苏培训。目前,国内综合性医院缺乏专门的人才,包括康复专门人才、心理治疗室、物理治疗师等,建议引进心脏康复方面的专门人才或进行专门的培训。

多个研究显示,低到中危患者的低到中等强度的运动可在医院里进行,也可在家中或社区进行。对于高危患者或进行高强度训练时,须在配备心肺复苏装置的医院里进行。在社区或家里训练的患者必须由心脏康复人员进行定期复查和给予技术支持。

心脏康复的资金和预算变化很大,取决于康复治疗是在医院还是在有独立设施的健康中心进行。如果心脏康复治疗是在医院内进行,需要从医院的基本预算中得到资金支持。

心脏康复治疗的开展和管理,具体的操作方法如下:

(1)康复评估:指导个体化的运动方案;

(2)饮食指导:健康的饮食有助于控制心血管危险因素,如高血压、高血脂、糖尿病;

(3)心血管危险因素的控制:包括戒烟、控制体重、纠正血脂异常、控制血压、血糖等,建议患者定期检测血脂;

(4)心理干预:亲人的关怀、健康教育和适度的运动锻炼,有助于患者的心理康复。必要时,可予心理治疗或服用抗焦虑忧郁药物;

(5)落实有效的药物治疗:指导患者合理用药,以取得最大的心脏保护效果;

(6)健康教育:告知患者心脏病的相关知识、用药知识、预防知识,以及相应症状的识别和应急处理办法。

心脏康复中的运动训练需要在详细的临床评估后制定个体化的方案,包括临床危险分层；症状限制性运动试验（运动平板试验）；可能限制运动的合并症；患者的机体功能情况（如老年、女性、心力衰竭患者）；患者的行为特征（体力活动水平、运动经验、改变行为的主观意愿、做出积极活动的社会支持情况）；患者的个人目标和运动喜好。同时，对患者所患疾病的种类和严重程度也需要加以重视。

必须明确，康复运动的益处是促进健康、增强体质，控制患者心血管危险因素来降低死亡率，这也是患者重新回归社会、回归家庭和回归职场的前提。同时，也应知道运动的风险：不适当的运动和锻炼可能会增加心脏事件（如诱发心绞痛、再次心梗甚至猝死）发生的风险。其关键在于仔细评估病情后制定运动方案、掌握运动方法，并进行运动监测、掌握急救措施。

要对适合心脏康复的患者开出运动处方。运动需要遵循一定的程序，包括热身期、锻炼期和恢复期。热身运动一般为 10 min 左右，恢复期放松运动一般为 5～10 min，目的是防止运动突然停止使血液潴留下于肢而引起体位性低血压、心律失常等心血管合并症。

要建立随访系统，提高患者的依从性。建议以科室为单位建立随访系统；最基本的人员构成为临床医师和护士，包括营养咨询师、心理治疗师、物理治疗师等。在心脏康复中心治疗的患者，均需建立一份随访档案，以便于医院评估、监督患者的生活方式调整、危险因素控制、心脏康复/二级预防措施落实情况等。医师定期评估，可及时作出新的健康指导，确保心脏康复/二级预防的安全性、有效性和依从性，并根据运动负荷试验所测得的实际运动能力，指导患者回归职场。为提高医护人员的积极性，提高患者的依从性，应加强对医师、护士、患者、患者家属等各方面的宣传教育，提高相关人员对心脏康复必要性的认识。医师、患者、家属、全社会的积极参与是康复成功的关键。

第一，心脏康复完善了心血管病的专业质控与安全管理，实现了心血管病诊疗系统整体运行功能的良性循环。祖国医学一直提倡疾病的防、治、康、养，西方医学也提倡预防、治疗与康复。近代以来我国医学技术虽飞速发展，但是医疗工作仍是重治疗、轻康养，过度重视治疗对于疾病的作用，而预防与康复的工作远远不足。现代医学的发展观逐渐倾向于整体医学，认识到预防与康复在疾病转归、人类健康中的重要作用。心血管病发病率高，心血管病通常是医院的重点专业和重点学科，提高心血管病的诊疗质量与安全是医院管理的一项重要工作。心脏康复集药物、运动、营养、心理和健康教育于一体，不仅完成了心血管病的"康"与"养"，更是为预防工作打下坚实的基础，提高了心血管病患者的生存率和生活质量。心脏康复构建了多学科、多角度、系统化的心血管病管理方案，在落实心血管病医疗质量与安全方面意义显著；形成了心血管病诊疗的整体系统，进入了一个良性循环。

第二，心脏康复为慢性病管理、分级诊疗构建了系统化模板。近年来，国人高血压、心脏病、糖尿病及肾脏病等慢性病发病率逐年攀升，慢性病管理和分级诊疗亦逐渐成为国家卫生工作重点。慢性病中最严重的是心血管病，伴发率最高的也是心血管病。心血管病的治疗技术日新月异，但是预防与康复却远远不足。国家倡导的分级诊疗工作中，慢性病管理是其中重要角色，Ⅰ、Ⅱ、Ⅲ期心脏康复即可直接体现分级诊疗，实现市、县、乡镇三级医疗联合。

第三，心脏康复完善了医院诊疗的信息化管理。医院为每位心脏康复患者建立电子档案,将患者信息输入心脏康复云系统,存储患者心脏康复治疗的全程信息,包括康复前的评估指标,院内康复过程中的动态指标,出院后远程监测设备记录情况;并依托信息化建设以及智能穿戴设备对高危心血管病人群进行远程监护,建立家庭—医院之间的实时健康监测,形成分级诊疗模式下的连续性心脏康复服务体系。心脏康复还充分发挥三级医院、专业的心脏康复中心、社区卫生服务中心之间的医联体/医共体作用,真正做到从源头把心血管病患者规范化、精细化、全程化管理起来,从而提高了医疗资源的整体利用效率和社会效益。

第十七章　心脏康复专业和中心的认证

心脏康复专业和中心的认证是心脏康复质量控制的精髓，也是快速落实心脏康复理念的手段。鉴于目前我国心脏康复的现状，在中国实行心脏康复专业和中心的认证十分必要。只有在全国成立更多的心脏康复中心，才有望真正改变心脏病的医疗模式；只有建立更多的心脏康复医师培训基地，才可更多地培训能够承担心脏康复工作的医师、治疗师和护士。我国要进一步加强创新能力的建设，一方面要提高技术能力，另一方面要完善管理模式，创新工作机制，走出一条适合中国国情的心脏预防康复之路。

第一节　美国心脏康复专业认证的经验

美国心脏康复专业认证（CCRP）始于 2014 年，第一批获得该认证的美国心脏康复执业人员已于 2017 年 12 月 31 日到期。美国心肺康复协会（AACVPR）已经开始了心脏康复认证的更新工作。

以 3 年为周期的 CCRP 认证，在 AACVPR 看来非常重要。这使得执业人员能够了解心脏康复的最新知识和进展，通过持续地更新知识和技能，确保在心脏康复实施过程中，所有执业人员能够给患者提供最新的理念和最新的处理水平，与心血管病学的发展齐头并进。

从事心脏康复的专业人员都知道，即使是世界上最发达的美国，其心脏康复参与率也不高。但就是这低于 30％的心脏康复参与率，却使得 PCI 术后接受心脏康复患者的死亡率较对照组降低 45％，这一重大心血管获益得到了美国 Medicare 和 Medicaid 的保险支付。因此，保障心脏康复实施质量的精髓在于执业人员的职业素养。

CCRP 条件是执业人员的基本要求。CCRP 专业考试紧紧围绕患者评估、营养管理、体重管理、血压管理、血脂管理、糖尿病管理、戒烟、心理社会管理、身体活动咨询、运动训练十大基础内容，并根据最新的心血管领域的进展，包括营养指南、高血压指南、瓣膜病指南、心力衰竭指南等的更新，以及最新治疗手段的应用，如心脏移植术、左室辅助装置和经导管瓣膜置入术等，及时更新该人群的心脏康复实施要点。

心脏康复是一种综合性治疗，不仅包括运动治疗，还包括行为干预、药物治疗、戒烟、心理治疗、营养支持等手段。其中，行为干预也是心脏康复的重要部分，而该部分是我国心脏康复执业人员的弱项，在工作中从未涉及该领域。美国非常强调患者行为矫正的现阶段认识，有 10 个原则可以应用在患者不良行为的认识和矫正上，而第 5 个原则分为 6 个阶段：预设阶段（患者 6 个月内没有意愿想改变些什么或目前的状态没有触动其必须改变些什么）、沉思阶段（患者 6 个月内认真考虑过改变其不健康的行为）、准备阶段（未来

30 日内决定采取行动）、行动阶段（在过去的 6 个月内已经作出了对某些不健康行为的改变）、维持阶段（健康行为已成功保持 6 个月）、失效和复发（这个阶段医患双方都应认识到反复是非常正常的，患者自身不可丧失信心，医师也不可对患者丧失信心，而应积极鼓励其树立信心）。医患双方都应认识到这是一个长期的过程，不能指望一蹴而就，特别是在不良行为的矫正上，应该做到不抛弃、不放弃。而作为心脏康复的主要实施者，如果无法理解患者的微妙心理波动，执业人员可能也会因为工作中的被拒和困难而沮丧不已。心脏康复的执业人员要学习新知识，抓住患者的微妙心理变化，对症下药，促使其改变和跟进。

美国申请 CCRP 的必备条件是：1200 个小时的心脏康复/二级预防工作，健康相关领域本科以上学历或有注册护士执照。

第二节　中国心脏康复专业的认证

近 30 年来，我国的心脏康复事业发生了翻天覆地的变化。目前，各学（协）会组织对心脏康复非常感兴趣，心脏康复事业再次迎来了蓬勃发展的时机。我国现在已有 500 余家层次不一的心脏康复中心，但执业人员素质和能力不一，场地和设备配置不规范，质量控制和实施标准也不统一，所以，非常有必要借鉴美国心脏康复专业的认证经验，为我国心脏康复执业人员的资质进行评估和审核，并对各地的心脏康复中心和国家级心脏康复医师培训中心进行认证。通过对心脏康复的专业认证，让从事心脏康复的人员可以全面掌握心脏康复的相关知识，明确标准的心脏康复流程，提高心脏康复的质量和效率，确保心脏康复得以规范开展。这是推动中国心脏康复发展的重中之重，这样才能从人员素养上保障中国心脏康复事业可持续的健康发展。

我国一直在借鉴美国的"百万心脏计划"，希望把预防和康复做成一项国家行动，希望与美国一样，计划在 5 年时间内预防 100 万例心血管事件。虽然没有一项国家计划在推动，但我国各地一直在宣传与推广"ABCS"的具体内容与理念，即处于心血管风险的高危患者服用阿司匹林（Aspirin）、血压控制（Blood pressure control）、胆固醇管理（Cholesterol management）以及戒烟（Smoking cessation）。

考虑到心脏康复的影响，美国在"ABCS"百万心脏计划中，希望通过个人和团体的努力，大幅度提高心脏康复的参与率，期望从目前的 30% 达到 2022 年的 70%。该行动由医疗保险和医疗补助服务中心共同发起，其核心价值是更好地挽救生命，减少医疗费用。

为此，Ades 教授勾画出了实现美国心脏康复的路线图，要求抓住心脏康复实施的 3 个关键：转诊的合格患者显著增加；提高心脏康复的注册成功率；优化心脏康复程序，提高患者的依从性。

对注册成功的心脏康复患者，优化心脏康复程序可以大大提高患者的依从性，并帮助患者接受理想的心脏康复程序。①给患者设定目标，期望患者完成 36 次心脏康复课程；②结合患者的成本负担和交通问题，选择合适的患者，教育患者及其家属，指导患者进行社区/家庭心脏康复（相对改善 20%）；③以患者来参加心脏康复作为首要考虑因素，灵活安排操作时间(增加 10％);④共同努力减少患者在心脏康复上的支付比例,鼓励更多和更长时间的参与。其他可影响到心脏康复依从性的方法:鼓励现代心脏康复计划;记录患者的参与内容(康复日记和日常步数),适当考虑患者的年龄、性别、合并症,结合患者的文化背景,制定个体化的方案。

目前,国内心脏康复事业迎来了前所未有的高关注度和高参与热情,这是令人非常欣喜的事情。但仍要面对现实,我们的基础还比较薄弱,康复的理念还没有真正落地,目前也无法估测任何一个单病种心脏康复的参与情况。而在已开展心脏康复的医院/中心,各家都有不同的特色和流程,都有各自的目标和选择。从目前整个运作状况来看,心脏康复属于多学科交叉项目,且需要患者参与的时间很长。因此,保证基本流程的全面性和保证心脏康复的完成质量尤为重要。质量控制的核心是建立一个质控标准和病例直报体系,以及系统化的流程和软件管理监督机制。

因此,我们要正视差距,面对现实,结合目前已开展的 500 余家心脏康复中心的具体实施情况,制定适合我国不同地域的、可以推广的心脏康复基本流程和认证标准,并设立管理监督机构,保障心脏康复实施的质量。在保证心脏康复实施效果的基础上,各家医院可以求同存异,开展具有自身特色和亮点的心脏康复,并积极主动改善患者的依从性,以最大可能维持心脏康复的效果。

目前,非常可喜的是国内心脏康复事业再次迎来了一次机遇、一个时机。所以,有必要借鉴美国心脏康复专业认证的经验,对中国心脏康复执业人员的资质进行评估和审核,只有这样,中国的心脏康复事业才能实现可持续的健康发展。

第三节　心脏康复中心执业人员的考试内容

美国心脏康复医院/中心和执业人员早就有其国家的官方认证,有效期 3 年,获得该认证需通过美国心脏康复职业认证考试。

考试内容包括以下 10 项:①患者评估;②营养管理;③体重管理;④血压管理;⑤血脂管理;⑥糖尿病管理;⑦戒烟;⑧心理、社会因素管理;⑨体力活动咨询;⑩运动训练。

根据我国的国情和心脏康复开展的实际情况,可以参考美国的考试内容,但 10 项评分的权重应该有所调整(表 17-1)。

表 17-1　心脏康复执业人员的考试评分

考试项目	美国评分	中国评分
患者评估	14	10
营养管理	9	10
体重管理	10	6
血压管理	7	6
血脂管理	8	6
糖尿病管理	9	6

考试项目	美国评分	中国评分
戒烟	7	10
心理、社会因素管理	9	15
体力活动咨询	13	15
运动训练	14	16

1. 患者评估(10 分)

1.1 掌握心血管系统的解剖和生理知识

1.2 掌握心血管病的病理生理学(动脉粥样硬化、心脏瓣膜病、心力衰竭)

1.3 了解动脉粥样硬化的危险因素(可逆和不可逆)

1.4 了解心脏节律紊乱及在运动中的潜在影响

1.5 识别心血管病介入和装置植入的治疗手段(PCI/CABG、瓣膜置换、起搏器/ICD、LVAD)

1.6 掌握心血管评估(包括危险因素分层、量表评估)及诊断技术,并熟悉结果的判读(12 导联 ECG、心脏介入术、超声心动图、心脏负荷试验)

1.7 了解与心血管病相关的症状和体征

1.8 掌握心脏病的药物治疗计划和潜在的药物副作用

1.9 识别影响心脏功能或治疗的合并症

1.10 确定与心血管病相关的潜在心理、社会因素

1.11 进行心功能和活动能力评估

1.12 进行疼痛评估

1.13 进行心理、社会因素评估

1.14 进行患者学习和接受能力评估

1.15 进行营养评估

1.16 对患者的不良事件和疾病进展进行风险分层

1.17 承认患者的文化障碍和(或)精神、价值需要

1.18 与患者及其家属一起制定康复的目标和方案

1.19 与患者及其家属、心脏康复执业人员一起分享治疗过程,共同执行心脏康复计划

1.20 制定循证的个性化治疗方案

2. 营养管理(10 分)

2.1 认识饮食对心脏病进展和危险因素管理的作用和影响

2.2 评估影响疾病进展的饮食习惯

2.3 确定个体化的营养建议

2.4 确定针对血脂异常的循证营养建议

2.5 确定针对肥胖的循证营养建议

2.6　确定针对高血压的循证营养建议

2.7　确定针对糖尿病的循证营养建议

2.8　确定针对心力衰竭的循证营养建议

2.9　认识影响膳食改变的有效行为策略

2.10　通过实物宣教等方法,推广合理膳食的理念

2.11　开设营养门诊,开具营养处方,适时进行营养管理咨询

3. 体重管理(6分)

3.1　评估体重状态(超重/肥胖)、身体脂肪百分比、腰围和身体脂肪分布

3.2　认识超重/肥胖和低体重的生理和病理影响

3.3　确定影响能量平衡的因素(热量摄取与热量消耗)

3.4　将平衡热量摄取和热量消耗的策略应用于体重管理(饮食与体力活动策略)

3.5　维持正常体重的循证指南和建议

3.6　采用逐步的、可持续的体重减轻方案(5％～10％,3～6个月)

3.7　掌握体重管理的有效的行为改变策略

3.8　适时进行体重管理咨询

4. 血压管理(6分)

4.1　掌握高血压的病因和病理生理

4.2　了解我国高血压的特点和肾脏在血压控制中的作用

4.3　了解血压的生理学(静息和运动期间的血压变化)

4.4　根据指南对血压进行分类,确定二级预防的目标

4.5　识别有症状的低血压

4.6　管理患有低血压的人群

4.7　确定高血压患者的管理策略

4.8　使用适当尺寸袖带的血压计测量血压或替代设备

4.9　在静息和运动期间进行精确的血压测量

4.10　向患者宣教家庭血压监测和管理

4.11　向患者宣传降压药物依从性的重要性

4.12　掌握影响血压管理的有效行为变化策略

4.13　适时进行血压管理咨询

4.14　明确影响血压管理的心理、社会因素

4.15　熟悉降压药物,以及药物的常见副作用(特别是对运动的可能影响)

4.16　强调限钠和限酒在血压控制中的作用

5. 血脂管理(6分)

5.1　解释血脂谱(即 LDL-C、HDL-C、VLDL-C、TG、非 HDL-C)的组分

5.2　基于循证指南确定最佳血脂控制值(个性化)

5.3　加强定期血脂评估

5.4　描述脂质和炎症在动脉粥样硬化进程中的作用

5.5 强化各种饮食对血脂的影响（TLC 饮食、地中海饮食、DASH 饮食）

5.6 熟悉降脂药物和常见的副作用

5.7 了解膳食脂肪和碳水化合物对血脂水平的影响

5.8 向患者宣教常用食物的热量值

5.9 解释 2 型糖尿病对血脂的影响

5.10 解释药物控制血脂的重要性和疗效

5.11 解释非药物方法控制血脂的重要性和疗效（运动、体重管理、戒烟限酒）

5.12 向患者宣传降脂药物依从性的重要性

5.13 适时进行血脂管理咨询

6. 糖尿病管理（6 分）

6.1 了解 1 型和 2 型糖尿病的病因和病理生理学

6.2 掌握空腹和非空腹血糖正常值

6.3 掌握糖化血红蛋白（HbA1c）的临床重要性和推荐的目标值

6.4 了解低血糖和高血糖的体征／症状

6.5 了解低血糖和高血糖事件的应对措施

6.6 熟悉降糖药物和常见的副作用

6.7 宣教运动训练前后监测血糖的重要性

6.8 根据血糖值确定开始运动的时机和强度

6.9 掌握代谢综合征的概念

6.10 修改运动计划以适应糖尿病患者的并发症（外周神经病变、外周血管病、心脑血管疾病、糖尿病性视网膜病变）

6.11 强调对糖尿病患者进行适当的足部护理

6.12 了解非药物方法控制糖尿病的重要性和疗效（锻炼、体重管理、限酒）

6.13 向患者宣教正确使用血糖测定仪

6.14 向患者宣传药物依从性的重要性

6.15 掌握糖尿病管理的有效行为变化策略

6.16 适时进行糖尿病管理咨询

6.17 解决影响糖尿病管理的心理、社会因素

7. 戒烟（10 分）

7.1 了解吸烟不仅是一个危险因素，而且是一种疾病

7.2 了解烟草使用的生化和生理后果

7.3 了解尼古丁成瘾的生理和心理影响

7.4 了解二手烟／三手烟的危害

7.5 了解戒烟后复吸的风险和预防策略

7.6 了解影响戒烟的心理、社会因素

7.7 掌握戒烟的有效的行为改变策略

7.8 将戒烟工作纳入门诊和住院病历的质量管理，并纳入护理计划

7.9　向患者介绍药物疗法和非药物干预的重要性

7.10　为患者提供国家和地方戒烟资源(包括戒烟热线)

7.11　掌握戒烟药物和常见的副作用

8. 心理、社会因素管理(15分)

8.1　了解心理、社会危险因素对心脏病的影响

8.2　了解与心理和社交障碍相关的症状

8.3　认识心理、社会危险因素对康复和依从性的影响

8.4　掌握相关工具和量表以筛选心理、社会危险因素

8.5　根据心理测定结果指导治疗

8.6　认识心理、社会因素(即焦虑、抑郁、愤怒/敌意、社会隔离和药物滥用)对再发心血管事件的影响

8.7　筛查抑郁症等心理问题

8.8　掌握患者外在的慢性和急性心理、社会压力因素(社会、经济、工作、婚姻、护理)

8.9　向患者解释心理、社会危险因素与其他健康问题之间的相互作用(慢性疼痛、受损的免疫应答、睡眠障碍)

8.10　结合放松技术(包括深呼吸)进行肌肉松弛

8.11　向患者解释药物(含中药)和非药物干预的重要性

8.12　掌握常用药物和常见的副作用

8.13　掌握心理、社会因素的有效的行为改变战略

8.14　适时进行心理、社会因素管理的咨询

9. 体力活动咨询(15分)

9.1　区分体力劳动和康复训练

9.2　了解评估体力活动(主观和客观)的方法

9.3　了解不同类型的体力活动评估方法

9.4　熟悉体力活动的评估结果

9.5　了解久坐行为和缺乏定期体力活动的危害性

9.6　向患者提出正确的体力活动建议(强度、频率和每日持续时间)

9.7　强调循序渐进进行康复锻炼的重要性

9.8　定期评估,及时修改体力活动方案

9.9　掌握可能增加不良事件风险的体力活动方式

9.10　掌握体力活动时可能增加不良事件风险的环境条件

9.11　了解影响体力活动量增加的因素

9.12　了解患者常见活动的代谢需求(娱乐、工作和性生活的代谢需求)

9.13　区分上肢和下肢活动的生理需求

9.14　掌握影响体力活动的有效行为改变策略

9.15　向患者解释体力活动监测装置的好处(计步器、心率监视器),并对使用情况提出建议

9.18 解决心理、社会因素和体力活动之间的相互关系

10. 运动训练（16分）

10.1 掌握运动的适应证、绝对禁忌证和相对禁忌证

10.2 掌握终止锻炼的绝对和相对指标

10.3 识别严重的心律失常（室早频发、室颤、室速、束支阻滞、房颤）

10.4 识别心肌缺血和梗死的ECG变化和症状

10.5 了解与健康相关的体能指标

10.6 掌握各种心血管生理指标（代谢当量、心率血压乘积RPP，氧摄取量、射血分数）

10.7 识别有氧运动的正常急性生理反应

10.8 对运动期间的不良事件及时作出正确应对

10.9 熟悉药物对运动反应的影响

10.10 识别有氧运动训练的慢性适应性反应

10.11 推荐个体化、安全有效的有氧运动处方，包括运动模式、强度、频率、运动持续时间等

10.12 修改运动处方以适应既有的合并症

10.13 设计有氧运动训练课程（热身、运动、整理运动和拉伸）

10.14 应用相关技术以改善身体机能的灵活性、平衡性和力量

10.15 制定个性化的抗阻训练计划

10.16 指导患者应用远程ECG遥测等信息技术和穿戴设备，以保障社区和家庭的有效安全康复

10.17 掌握运动和评估设备的使用，定期维护和校准运动器材

10.18 掌握影响运动训练的有效的行为改变策略

考生需要在3个小时内，通过回答160道多项选择题，来证明其在心脏康复执业过程中解决问题的准确度和熟练程度。

作为一名心脏康复执业人员，应具有非常全面的知识背景，除患者评估、体力活动、运动训练、心血管危险因素（血压、血脂、血糖、体重）外，还需掌握营养、戒烟、心理社会因素等方面的知识。

美国心脏康复专业认证其实就是一次考试、一种审核，一般认为通过该考试即是达到了专业认证水平，3年有效期后该认证需再次复审。

由于心脏康复是一门理论和实践都很重要的学科，在教学方面，应该着重强调以下几个方面：

（1）理论知识的讲解

心脏康复是在对心脏病了解的基础上进行的，因此，对心脏基础知识的了解十分重要。在讲解心脏康复知识前，一定要对各种相关心脏病的诊断和治疗方法作一个全面的了解和掌握。

（2）分级运动评估

分级的运动评估是心脏康复计划制定的前提，所以首先应该对患者进行分级的运动

评估试验。分级运动评估对试验的适应证、禁忌证、评估的意义、评估的注意事项、评估结果分析等一定要全面掌握，并能够掌握全部的操作过程。

（3）运动过程的监控和运动方案的调整

运动过程的监控对于运动的安全非常重要。注意讲解运动中需要监测的重点指标，并随时观察患者的状态，了解患者的感受，保证运动的安全性。并且，在运动方案实施一段时间后，要注意适时进行方案的调整。

（4）教学手段的应用

应该尽可能地采用多媒体教学形式，将图片、动画、录像等影像资料相结合，使学生直观地接受所学的概念和基础理论知识。为了培养学生的自学能力，授课前应将需要掌握的概念以问题的形式提出，在课堂上采用启发式、问题式的教学方法，鼓励学生主动提问、思考问题和回答问题。

（5）加强实践能力的培养

在学好理论知识的情况下，注意培养学生的实践能力，加强实践课的教学和临床的实习。教师可以选择典型病例，让学生参与运动负荷试验的具体实施，体会运动疗法的实际应用，增强感性认识，使学生在临床实践中掌握运动负荷试验评定心脏功能和运动耐量的方法，领会制定个体化运动处方的意义，选择运动类型，设定运动强度、时间，以及运动中要观察的指标和发生意外情况时的处理方法等技能。这样可以避免学习内容时的枯燥无味，提高学生的学习兴趣。

目前，就我国的情况来看，大多数心内科医师对各种新的治疗技术非常重视，但对于心脏康复的作用重视不够。因此，应该加强心内科医师以及临床医学相关专业的心脏康复教育工作，让更多的医师了解心脏康复的重要性和实践价值，并切实付诸行动，在工作中不断地积累经验，并直观地理解心脏康复对于心脏病患者的重要作用。

随着老龄化社会的到来，我国心血管病的发病率逐年升高，心脏康复在心血管病的一级和二级预防中将发挥越来越重要的作用。这就要求广大医务工作者摒弃那种简单地以疾病为中心、以治疗为中心的片面认识，逐渐转变为以预防为中心、以患者为中心的医学观念，注重心脏康复的临床研究，以适应医学的发展与社会的需求。

第四节　心脏康复中心和培训基地的认证

不同层级医院心脏康复中心的建设和认证标准详见第十六章。心脏康复中心的建设与认证应该兼容各种模式，允许模式创新和机制创新，允许公立和民营医疗康复机构参与，包括医疗机构内部设置的亚专业部门，包括以提供康复医疗为主的二、三级康复医院，也包括专科医院设置的心脏康复中心。

国家级心脏康复培训基地是一个培养心脏康复医疗人员的学校，其认证条件应该更加严格，对人员配置、设备购置、场地、病例数等的要求也应更加严格。

1. 科室与床位设置

（1）病床：提供住院康复医疗服务的，应设置住院康复床位总数 16 张以上，能够开展相关心脏康复服务。不提供住院康复医疗服务的,应设置不少于 10 张的日间康复病床。

(2)临床科室:设有康复门诊室(兼功能评估室)和康复治疗室,包括运动疗法室、理疗室、咨询室(用于心理咨询或营养指导或戒烟指导)、健康教育室等。

(3)医疗用房:业务用房总建筑面积不少于 100 m^2。

2. 专业设置

(1)能够开展功能评定项目,如运动功能、认知功能、心肺等脏器功能、情感—心理—精神功能、日常生活活动能力评定、个体活动能力和社会参与能力评定、生活质量评定等。

(2)能够开展五大处方的康复医疗,以及中医康复治疗(包括针灸、推拿、拔罐、中药熏洗治疗等),有功能分区和相应设施,并能够开展与所提供康复服务相关的急救医疗措施。

(3)能够开展物理治疗(包括运动治疗、物理因子治疗)和作业治疗(包括日常生活活动训练、职业活动训练、教育活动训练、娱乐休闲活动训练、社会适应性训练等)。

(4)能够提供满足心脏康复医疗服务需要的医学影像、医学检验、药事、营养等保障服务。

3. 人员配置

(1)有明确的学科带头人,团队须配备至少 2 名心脏康复医师、2 名康复治疗师(士)、2 名护士(师)、1 名心理治疗师和 1 名营养师。按标准配备 8 名以上各相关专业的执业人员,其中医师、康复治疗师和护士比例不低于 1:1:1,均须取得全国心脏康复医师培训班的证书。

(2)提供 2 种或以上专业康复医疗服务的(心肺康复合二为一),每个专业至少应有 1 名康复医师或具有本专业技术任职资格的医师。设置药剂、检验、辅助检查和消毒供应部门的,应当配备具有相应资质的卫生专业技术人员。

(3)条件有所欠缺的康复中心应至少聘有全职或兼职心理治疗师和营养师各 1 名,保证每周提供不少于 1 天的相关专业服务。

(4)所有医护人员、护理员须熟练掌握心肺复苏等急救操作。

(5)配备 1 名质控管理人员和 2 名以上的志愿者。

4. 基本设施

(1)康复医疗业务用房至少应当设有康复治疗、康复训练等功能区域。其中,康复训练区域总面积不少于 60 m^2。

心脏康复运动训练室建设的规范与标准:

1)训练室的环境

①最好是一个大面积的房间,应保证急救通道以及应急出口通畅。光线柔和,室内整洁、通风、安静,有温度和湿度的控制系统。应体现安全、方便、无障碍的设计原则。

②一般分为训练区、监护区和生活区。应注意人性化和保护患者的隐私;应符合当地消防标准;应悬挂一些宣传教育板、流程路径图和风景画等。

2)主要设备仪器

①心脏急性事件的急救设备(除颤仪等);心脏训练中的心电监控设备,可远距离监控患者运动时的心电活动,最好能同时监控 6～12 位患者;心率监控设备(心率表);血乳酸

监测设备(乳酸仪)。

②有氧运动的相关设备器材(平板、踏车、体操器材等);力量训练的相关设备(各种力量训练仪器);放松性训练设备、平衡性训练设备、协调性训练设备;低强度竞技项目器材(乒乓球、软式网球、羽毛球、沙包等)。

3)训练室内的人员配置

心内科医师、运动治疗师、物理治疗师、护士、心理治疗师、营养师、健康教育者和志愿者。

4)训练程序

①医师评估后选择训练方案:根据患者的综合临床情况,并结合运动实验报告与建议,制定个性化的训练方案。

②危险分层:确定训练中的监护水平;康复小组讨论后取得共识,并履行告知义务,签知情同意书;告知患者相关的要求和期望;提醒与运动有关的潜在不适和自我识别;鼓励患者训练前提出相关问题;患者应熟悉环境和训练监护设备。

③衣着宽松、鞋类舒适,做好相关准备工作。

④每位患者都应有自己的训练档案记录。记录每次的训练情况,包括运动时间、强度、类型、心电监测及自我感觉等异常情况,及时报告主管康复医师。

⑤质量控制,并制定详细的应急预案。同时,评价员工在紧急情况下的表现。保存好患者的训练记录,定期保养和检测各种训练设备器材(除颤器测试和急救药物的定期清查)。

(2)整体建筑设施执行国家无障碍设计相关标准,并符合消防、安全保卫、应急疏散和防跌倒、防坠床、防自残(自杀)、防走失、防伤人等功能要求。

5. 基本设备

(1)康复评定与功能测评:平板运动试验和心肺运动试验(平板或踏车)器械各 1 台以上;肌力测评器械、体重计、量尺、秒表;日常生活能力评定量表、生活方式量表、SF-36 生活质量量表、心理量表、营养膳食结构测评量表、烟草依赖度量表;呼吸睡眠监测设备、院外运动康复监测设备、心率表、体脂测定仪、身体成分分析仪。6 min 步行区域及监护设备,配置合理、内容充实的五大处方室。

(2)心脏康复区急救设备:心脏电除颤仪、血压计、抢救车(肾上腺素、硝酸甘油、多巴胺、阿托品等)、供氧设施、心电图机。医院心内、外科须具备急诊 PCI 和急诊 CABG 手术能力,或保证能在 60 min 内到达有急诊 PCI 和急诊 CABG 手术能力的医院。

(3)运动疗法常用设备

1)运动设备:训练用医疗级功率自行车和跑步机(10 台以上)、预适应训练仪、体外反搏仪、医疗级上肢和下肢肌力训练设备或医用多功能训练器、医用平衡测定训练仪、脚踏板、训练用瑜伽垫、训练用平衡球、墙拉力器、训练用球、沙袋、哑铃、弹力带等,应配置一些床边心脏康复小设备。另外,血管内皮功能检测仪和动脉硬化检测仪等相关诊断设备也应配备。

2)运动监测设备:心率表、运动心电监护仪或无创动态血液动力学监测设备、医疗级运动康复远程心电监护设备、院内运动软件管理系统。

（4）物理因子治疗和作业治疗，如日常生活活动作业、模拟职业作业等设备。

（5）中医康复治疗：至少配备针灸、火罐、中药药浴、中药熏蒸等设备。

（6）信息化设备：配置具备信息报送、传输和自动化办公功能的网络计算机等设备；配备与功能相适应的信息管理系统，保证医疗信息化建设符合国家与所在区域的相关要求。

6. 具体康复治疗范围

要求：①能够开展院内 I 期康复治疗；②能够开展院外 II 期康复治疗和社区/家庭康复治疗；③能够指导下级医院开展心脏康复或接受转诊；④能够每年开展 12 期以上心脏预防和康复科普宣教活动；⑤能够开展每年 2 期以上的全国性心脏康复医师培训班；⑥已积累超过 500 例以上心脏康复病例（3 种以上不同的疾病）；⑦能够开展心脏康复相关临床与基础研究。

（1）心脏康复评估内容

1）量表测评：生物学病史和治疗、心血管危险因素、生活习惯、心理筛查量表、生活质量、烟草依赖度评估量表。

2）身体体质：身高、体重、腹围、臀围，计算 BMI。

3）心肺运动耐力：心肺运动试验、运动试验、6 min 步行试验。

4）肌力评估：握力计、膝伸展肌力测定计、30 s 内坐下起立次数、30 s 内单手举哑铃次数。

5）平衡性、柔韧性和协调性评估：柔韧性使用评价量表或徒手检测（髋关节：双腿伸直，双手向前与脚尖的距离；肩关节：双手于后背之间的距离），平衡性使用静态平衡（单腿站立时间）、动态平衡（1 min 内双腿高抬腿交换次数）、移动动作测定（两椅子之间距离 3 m，测试从坐起至来回时间）。

6）睡眠状况：睡眠呼吸暂停测定仪。

7）体质成分测定：体质成分测定仪。

8）心理测评：自律神经测定仪、心理量表软件。

（2）心脏康复治疗内容

1）风险评估：运动风险评估，心脏手术围手术期心脏风险评估，非心脏手术围手术期心脏风险评估，房颤血栓栓塞风险评估，抗凝治疗出血风险评估。

2）药物治疗：为患者提供规范的二级预防治疗药物，起始治疗应个体化，使患者充分理解药物治疗的必要性，评估患者对药物治疗的依从性，评估患者使用药物可能出现的副作用，评估患者药物治疗是否达标。

3）耐力运动：功率自行车、跑步机、踏板操及徒手耐力运动。

4）抗阻训练：弹力带、沙袋、哑铃、抗阻训练的力量器械及徒手运动。

5）柔韧性和平衡性训练：瑜伽垫、平衡球、平衡训练器及徒手运动。

6）物理疗法：低频或中频电针治疗刺激仪、体外反搏治疗仪、无创呼吸机、氧疗治疗仪。

7）心理治疗：肌肉放松训练、减压训练、健康教育、药物治疗、物理学疗法。

8）营养指导。

9）戒烟指导。

7. 安全和质量控制

（1）心脏康复医师保证在医院内值守，有心血管急性事件发生时能立即到现场组织抢救。

（2）准备心脏急救应急预案。所有参加心脏康复的医务人员需定期接受心脏急救训练，定期参与病例讨论。

（3）心脏康复医师制定个体化心脏康复治疗方案（ITP），每30天重新评估并重新制定康复方案。康复运动治疗师执行运动处方并记录（包括实施时间，训练内容，监测指标），并与医师运动处方记录统一保管，供复核和审查。

（4）要求每个心脏康复中心有心脏康复数据库，根据五大处方内容收集心脏康复过程和结果评估数据，评估每位患者的康复效果。定期分析康复数据并提出改进方案。

（5）质量管理：建立医疗质量管理体系，制定科室管理各项规章制度、各级人员岗位职责制度、病员须知告知制度、仪器维修保养制度、消毒隔离制度等，施行由国家发布或认可的诊疗技术规范和操作规程。规章制度至少包括患者登记制度、医疗文书管理制度、患者安全制度、患者抢救与转诊制度、患者隐私保护制度、医疗服务标准、住院康复管理制度、质量管理与控制制度、信息管理制度、设施与设备管理制度、药品耗材管理制度、医院感染防控管理制度、医疗废物处置管理制度、医务人员职业安全防护管理制度、停电停水等突发事件的应急预案以及消防制度。工作人员必须参加各项规章制度、岗位职责、流程规范的学习和培训，并有记录。有卫生部门认可的仪器操作常规、心脏康复诊疗常规等。

第五节　全国心脏康复培训基地的管理办法

1. 培训基地的概念

心脏康复培训基地（以下简称培训基地）是指经中国康复医学会心血管病专业委员会审核，中国康复医学会批准，从事心脏康复执业人员职业技能培训的场所。

2. 培训目标

逐步形成规范、安全、便利的心脏康复服务体系。通过实施技能培训等措施，全国每年培训1000名以上心脏康复医师、治疗师和心脏康复护士。以初级培训为目标，通过理论和实践操作考试，使学员有能力从事心脏康复工作。

3. 审核部门

中国康复医学会负责培训试点单位的资格管理。心血管病专业委员会负责对培训试点单位进行技术指导与监督，并对设立的培训基地提出审查意见。

4. 申报流程（图 17-1）

根据申报培训基地的资格条件要求，由具备条件的机构自愿提出申请，并填写中国康复医学会心血管病专业委员会统一印刷的《心脏康复培训基地申请表》和申请资料。经心血管病专业委员会审核，并组织2～3名委员进行实地核查，通过后上报中国康复医学会，

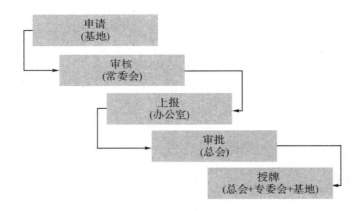

图 17-1　全国心脏康复培训基地申报流程

批准后授予中国康复医学会职业技能培训基地标牌。

　　申请建立单项培训基地和综合培训基地的机构,申报流程同上,均需上报中国康复医学会审批。

　　申请资料包括:

　　(1)目录;

　　(2)申请报告;

　　(3)医院简介;

　　(4)康复科、心内外科简介;

　　(5)心脏康复师资、教材、培训课程、康复场地、器材(照片);

　　(6)本院工作康复流程(管理办法)、收费标准;

　　(7)申请表。

5. 培训基地申报资质条件

　　(1)申请培训基地所在医院领导班子大力支持与扶持

　　(2)申请培训基地设施必要条件

　　1)有心脏康复专用训练室及开展心脏康复需要的专用器械:

　　①心肺运动功能检测仪;

　　②平板或踏车运动检测仪;

　　③专门用于心脏康复的功能训练室场地 60 m² 以上。

　　2)有急救措施和相应设备,有急救流程文件:

　　①心脏康复医师保证在医院内值守,能立即到现场组织抢救;

　　②医院心内、外科具备急诊 PCI 和 CABG 手术能力;

　　③有除颤仪、血压计、心电图机;

　　④有急救药品;

　　⑤有供氧设施。

　　(3)制定标准化心脏康复工作流程。由接受过培训的心脏康复医师开具运动处方,运动治疗师或康复师执行康复训练,训练记录(包括实施时间、训练内容、监测指标)和运动处方记录需统一保管,供复核和审查。

(4)每月至少1次康复团队不同岗位病案讨论会,并将讨论记录保存。

(5)有完善的心脏康复患者管理数据库。数据库可以自行开发,建议申请注册中国康复医学会心血管病专业委员会心肺预防与康复注册平台。

(6)申请心脏康复基地的体制要求

1)工作人员资格规定(见本章第四节)。

2)指导人数规定

住院患者:每位医师可一次性指导15名患者,心脏康复运动治疗师或康复师(士)一次性指导5人;

门诊患者:每位医师可一次性指导20名患者,心脏康复运动治疗师或康复师(士)一次性指导8人。

3)有完善的发展计划和健全的培训管理制度及教学体系。

4)有健全的财务制度并有一定的经费保证。

5)能够为学员提供临床实践场地。

(7)培训师资要求

培训基地内从事职业技能培训工作的专(兼)职培训教师实行资格培训、考核和认证制度。培训基地要求拥有专职的培训管理人员和符合资质的专(兼)职培训教师。

(8)培训教师资格条件

1)培训康复护士和理疗师的理论教师:应接受心血管病专业委员会提供的培训课程并获得培训证书,相应专业讲师以上技术职称,并具有教学培训工作的经验;

2)培训心脏康复师的理论教师:应接受心脏康复委员会提供的培训课程并获得培训证书,具有相应的专业副教授以上专业技术职称,并具有教学培训工作的经验;

3)培训专项技能的专项培训教师:应接受心血管病专业委员会提供的培训课程并获得培训证书,具备与其教学岗位相适应的临床工作经验及教学工作经验。

(9)培训教师资格培训、考核和认证

理论教师经资格审查合格,参加中国康复医学会心血管病专业委员会统一组织的资格培训并考试合格后,由中国康复医学会颁发统一印制的心脏康复职业技能培训教师资格证书。2016年前已经开始培训的心脏康复单位,符合上述要求的教师可申请备案。

(10)培训教师资格证书注册

培训教师资格证书有效期为5年,实行注册制。中国康复医学会心血管康复委员会负责每年对培训基地内已获资格证书的教师进行继续教育工作,培训教师每年需获得继续教育学分5分。培训教师名单于注册后10日内报中国康复学会备案。

(11)培训工作开展的相关规定

1)培训区域:培训基地的培训活动,原则上只限在本地区内进行,招生可面向全国,并按照年度培训计划安排执行。培训收费相关规定:培训试点单位收费要符合国家有关规定,收费合理。培训试点单位的收费标准和依据须报送至心血管病专业委员会并由中国康复医学会备案。

2)培训计划:培训基地每年11月30日前须向心血管病专业委员会报送当年培训成果、工作总结及下一年度工作计划;12月20日前由主委、副主委集体讨论确定,并书面/电子邮件征求常委的意见;12月31日前上报总会。

3)培训教材:培训基地应使用统一的职业技能培训教材,并按照统一的职业标准、培训大纲开展培训活动。如没有统一的职业培训教材,暂由心血管病专业委员会制定代用教案。

4)培训方式:采用集中培训与自学、临床实习、统一考试相结合的培训方式。心脏康复系统培训,每次培训时间不少于5天。心脏康复五大处方(分别为运动处方、药物处方、心理处方、戒烟处方、营养处方),各个处方可单独进行培训,每次培训时间不少于2天。最后考核全部通过后授予心脏康复培训证书或单个处方培训证书。

5)考核方式:由中国康复医学会心血管病专业委员会统一制定题库,统一命题,由培训单位负责监考,包括理论考试和临床技能考核,2项考试分数均在80分以上者为考试通过。

6)考官资质:首批认证考官,要求从事心脏康复工作至少2年以上;心脏康复委员会委员,要求单位已开展心脏康复工作,副主任医师以上。

(12)培训基地管理与评估办法(图17-2)

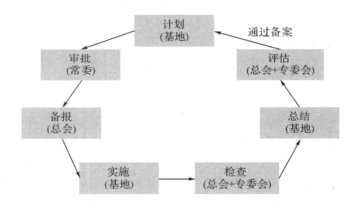

图17-2 培训基地的评估制度

评估工作由中国康复医学会领导,心血管病专业委员会负责具体实施,每5年评估1次。培训基地评估的主要内容包括:基地的培训、管理、建设发展和培训成果情况等。对评估优秀的培训基地予以表彰;对评估不合格的培训基地要求其限期整改,整改不合格的取消其培训基地资格。

(13)心脏康复培训课程安排

1)心血管康复概论(1学时):内容包括心血管康复的历史、国内外现状、五大处方、展望及对策。

2)心血管康复运动生理(2学时)。

3)心血管康复的康复评定。

①心脏康复综合评价(1 学时);

②心肺功能评定:运动试验(3 学时)、心肺运动评价(3 学时)、6 min 步行试验(1 学时);

③肌肉适能评定(2 学时);

④柔韧性评定(1 学时);

⑤平衡功能评定(1 学时);

⑥心理评定(1 学时)。

4)心血管康复治疗。

①营养处方(2 学时);

②戒烟管理(2 学时);

③睡眠管理和心理调节(2 学时);

④运动处方(4 学时):心脏康复中急救处理及安全管理 1 学时、运动处方制定 2 学时、运动处方病例讨论 1 学时;

⑤心脏病患者的自我管理(1 学时);

⑥心脏病患者危险因素和规范化药物治疗(1 学时)。

5)体外反搏等相关设施的培训(2 学时)。

6)临床见习、现场演练 1 天(8 学时)。

第十八章 特定患者的心脏康复

第一节 高血压的心脏康复

我国的高血压患者越来越年轻化。25～34岁的年轻男性中,高血压患病率已经超过20％,但年轻人对高血压并不重视,在治疗过程中依从性较差。尽管高血压的发病率在上升,但也是一种可防可治的疾病,只要积极有效地预防和控制高血压,就可有效地遏制心血管病的发生。

尽管高血压群体已达2.7亿人,但仍存在知晓率低、治疗率低和控制率低,以及致残率和致死率高的现象。另外,中国高血压患者还有"高钠、高同型半胱氨酸、高体重指数、高危险分层"和"低钾、低叶酸、低肾素、低镁"的"四高四低"特点。

在这2.7亿高血压患者中,有1亿人根本不知道自己得了高血压,大部分人不知道减重、降盐就可降压。防治高血压还要纠正以下五大误区:降血压越快越好;西药有很多不良反应,长期服用对身体有害;不用测量血压,靠感觉就可以评估自己的血压情况;血压降到目标值就是治愈了,可以停止服药了;只要坚持服用降压药就可以了,不用定期复查。

1. 高血压的康复目标(表18-1)

表18-1 高血压心脏康复的目标和内容

阶　段	目　标	内　容
初级阶段 (第1～3个月)	·了解高血压的发病原因、治疗方法和监测方法 ·了解科学锻炼和运动营养的内涵 ·掌握基本运动动作技能 ·增强体质,预防运动损伤,提高自信心	·评估风险,监测血压,调整药物 ·制定力量、柔韧性、平衡性练习等运动方案,开具营养处方
中级阶段 (第4～5个月)	·进一步掌握科学锻炼和运动营养的相关知识 ·提高身体的综合运动能力,在实践中实现运动营养一体化 ·能够独自进行康复锻炼,实现院内康复与家庭康复的统一	·针对疾病进行重点强化 　增强心肺功能的锻炼 　增强骨质的锻炼 　关节保护性锻炼 　肌肉放松的方法 　防跌倒锻炼 ·针对个人爱好进行锻炼指导

续表

阶　段	目　标	内　容
高级阶段 （第 6 个月）	·熟练掌握科学锻炼与运动营养在生活中的应用 ·建立良好的动作模式,增强身体功能能力,实现运动生活化,合理膳食 ·整体提高自身对疾病的管理能力,全面促进健康,明显纠正不良生活方式	·让患者熟练掌握自我管理方法 ·了解运动营养在不同锻炼中的应用 ·熟知生活中的运动方法

2. 高血压康复的建议

（1）适度减肥:现在许多年轻患者的血压就已经很高了,其中一个重要原因就是超重或肥胖。

（2）坚持运动:运动量少则达不到防治疾病的效果,运动量过大也有心血管风险,只有长期坚持的适量有氧运动才对心血管有利。最好坚持每日 30 min 以上的有氧运动,如散步、慢跑、游泳,应避免举重等运动。

（3）心理要平衡:情绪不稳容易导致血压难控制,所以自身的压力一定要找到合适的宣泄出口,如多与朋友聊天等。

（4）坚持营养补充:高血压是心脑血管病最主要的危险因素。对于高血压患者来说,除保持健康的生活方式外,应该适量补充营养素来改善体质、降低心血管病的发生风险。

3. 高血压康复的适应证与禁忌证

年龄较轻、轻度高血压,且对运动无过分反应的患者,应选择运动康复作为主要的降压治疗;年龄较大、血压较高、无运动禁忌证的高血压患者,可在服用降压药的同时做运动康复。单纯的运动康复或综合康复,都要以将血压控制在 140/90 mmHg 以下为目标。

以下状态不宜做运动康复:①安静状态:血压无法得到良好控制（>180/110 mmHg）;合并不稳定型心绞痛。②运动状态及其恢复期:血压>230/100 mmHg;运动引起心绞痛;出现运动的副作用,如低血压、心动过缓、肌无力、痉挛及支气管哮喘。

4. 运动处方（表 18-2）

多项研究业已表明,低至中等强度运动和高强度（>70% 的 VO_2max）运动的降压效果相似。2004 年的一项研究选取了 49 例正常高值血压或 1 期高血压的男性患者进行分析,结果证实,低强度运动（40% 的 VO_2max）对于降低年龄较大、健康状况较差患者的高血压更有帮助,而中等强度运动（60% 的 VO_2max）对于较健康者的降压效果更好。

高血压患者的适宜运动时间为 30~60 min,运动量为 VO_2max 的 40%~70% 或 HRmax 的 60%~85%,频率为每周 3~5 次,并兼顾患者的个体健康状况。

2002 年发表的一项荟萃分析表明,有氧运动能降低高血压患者的收缩压和舒张压,使其分别达到 3.84 mmHg 和 2.58 mmHg。除有氧运动之外,抗阻训练（如举哑铃或沙袋、拉长弹簧或橡皮条等）也可以起到降压的效果。中国 2005 年发表的一项研究表明,气功也能有效降低收缩压和舒张压,该发现为拓展高血压患者的康复运动方式提供了新的视角。

表 18-2　运动处方的建议

训练要素	建　议
频率	有氧运动：一周 3～5 天 力量和柔韧性训练：每周 2～3 次间断训练即可 神经运动能力（平衡性、灵活性）训练：每日进行
强度	有氧运动：至少中等强度（如快走），达到 VO_2max 的 40%～80%，HRmax 的 50%～85% 力量练习：中等强度，达到最大力量的 50%～70%（1-RM）
时间	有氧运动：每日 30～60 min 不间断运动为最佳；或至少每次运动 10 min，每日总运动时间不少于 30 min 力量练习：根据锻炼需要选择对应的负荷量和负荷强度，一般从 8～12 次开始
类型	有氧运动：快走、自行车（如室内固定自行车）、椭圆机、游泳、跳绳。
计划	根据患者的身体反应阶段性地调整运动方案

5. 运动过程中的安全监护

高血压患者在参与运动前要接受全面的评估（一般评估、运动试验），以确定是否适合运动训练、应选择何种运动训练。此外，运动的安全教育也非常关键，特别是对于合并冠心病、脑动脉硬化的患者，要在运动期间给予必要的监护和指导。

高血压患者运动康复时的注意事项：

（1）若高血压患者正在接受药物治疗（如 ACEI/ARB、β 受体阻滞剂），这些药物也许会让血压对运动的反应发生改变。因此，医师务必要了解患者的服药情况，还有药物对运动训练的影响。

（2）运动训练要包括适当的热身活动，从而使血压在运动过程中出现急剧变化的风险下降。

（3）运动后要充分放松，让患者身体更好地转换到运动前的状态，从而预防晕厥、头晕的发生。

（4）在运动过程中，鼓励高血压患者保持正常的呼吸，特别是在抗阻训练中，防止 Valsalva 动作引起的血压急剧升高。

（5）高血压患者在做抗阻训练时，单组运动训练应包含 8～10 种不同的项目（如压胸、压肩、压腿、三角肌拉伸、二头肌弯曲、仰卧起坐、下背部伸展等）；每周 2～3 天；重复 10～15 次，直到达到中等劳累程度（分级为 12～13 或以上）；循序渐进，避免等长训练。

第二节　冠心病的心脏康复

一、冠心病的治疗

对所有心血管病患者或存在心血管危险因素的人而言，首先建议进行生活方式的改变。对于代谢综合征患者，一个特别重要的目标就是减重。

根据现行指南,冠心病常规药物治疗的建议是抗血小板药物、β受体阻滞剂和他汀类药物。在某些情况下,可加用长效硝酸酯类或钙拮抗剂(CCB)。

二、心脏康复的内容

危险因素(血脂异常、超重、高血压)的治疗非常重要,但这不是专门针对心绞痛的。现行的指南强烈推荐以体力活动为主的心脏康复治疗,因为许多临床研究已经证明,体力活动可以改善生活质量,增加心血管病患者的生存率。

体力活动由体能训练和体育锻炼两部分组成。体能训练是一种有组织、有监护的体力活动形式。体能训练本身并不强烈推荐给活动能力正常的患者,但至少仍然有 3 个采用它的理由。

首先,它对心血管危险因素有直接或间接的效果。伴有高胆固醇血症、高甘油三酯血症和高血压的患者,体能训练都有积极的、正面的影响。

第二个理由是出于对体能训练效果的考量,而非运动能力的增加。研究证明,体育锻炼,尤其是高强度的锻炼,有抗动脉粥样硬化、抗炎症、抗血栓的作用,并可延缓动脉粥样硬化斑块及其并发症的进展。

最后一个很重要的理由是为了提高患者的生活质量,在病情允许的情况下,让患者获得最大的运动能力。

关于体育锻炼,由于有了上述几方面的益处,对患者也提出了忠告,建议进行每日 30~60 min 的日常体力活动,每周 5 天或每周至少 3 天。在完成体能训练后,仍建议进行个人的体育锻炼,但不是强制性的。

三、冠心病患者的体能训练目的

对所有心血管病患者而言,运动能力的增加是心脏康复一个非常重要的目标。另一目标是对心血管危险因素的有效控制,但也要应用专门的方法来增加患者的依从性,以强化对危险因素的逆转(例如戒烟)。

1. 心脏康复的模式

住院心脏康复仅指在疾病的急性阶段(第Ⅰ阶段康复),或指复杂病情患者的第Ⅱ阶段。如果在药物控制下患者的症状已消除,院外康复就是唯一的方法。因为此时患者的心血管风险是中级(B 级),所以在一个心脏康复部门甚至在一个社区中心进行治疗是可以的,体能训练过程中可以不需要强制实施严密的医疗监护。

如果不能实施监护下的体能训练,则可以推荐家庭心脏康复。如果患者的运动能力较强,其体能训练应包括体育锻炼、快速行走或室内活动(30~60 min/d),同时建议应避免出现胸痛症状(即缺血阈值以下的运动强度)。

2. 训练类型、频率、强度与持续时间

体能训练可以采用 3 种运动类型:

(1)伸展运动用于保持关节的机动性和灵活性,虽然对运动能力的提高没有效果,但可以被用来作为体能训练计划的一部分。

（2）有氧训练代表了运动的主要类型，建议所有心血管病患者（包括稳定型冠心病患者）都予以采用（图18-1）。有氧训练不仅通过外周机制来改善运动能力，还通过中枢机制来提高运动能力。就稳定型心绞痛患者而言，它不仅升高了缺血阈值（心绞痛阈值），减少了心绞痛发作的次数，降低了发作强度，还可增加生存率。有氧训练有最好的心血管血液动力学效果，因为在运动时降低了外周血管阻力，增加了收缩期排血量，使心排血量和 VO_2 最大化，即使是左心室收缩力下降的患者也能耐受。

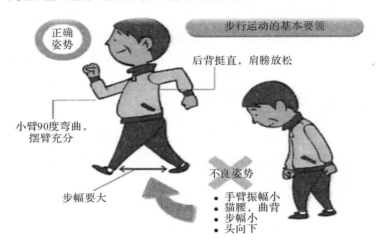

图 18-1　步行运动的基本要领

（3）抗阻训练：在日常生活中，等长运动是不可避免的。因此，训练期间需要进行抗阻训练，对左心功能正常的患者来说更应如此。事实表明，在有监护的情况下，由于后负荷的增加，当运动强度为最大随意收缩强度（MVC）的 20％～30％ 时，其血液动力学效果对左心功能无害（同时也没有益处）。这些训练能够逐步增加患者的运动能力，降低其心率收缩压的乘积，以改善生活质量，并达到稳定的或有利于代谢的效果。在有氧训练进行时，肌肉力量大为增加，所以有一些训练课程也采用了有氧训练（每周2～3次）。

对心血管病患者（包括稳定型冠心病患者）所推荐的训练频率是，初期为每周2～3次，但是每周5次可达到最好效果。最理想的当然是每周7次，然而因实际困难，这是不可能或很难做到的。所以，要鼓励患者在有监护的训练课程休课期间，每日需要自觉进行体育运动和步行锻炼 30 min。

一般来说，训练课程的训练时间为 40～60 min，更短的时间仅推荐给心力衰竭的患者。

运动的强度可以分为低强度、中等强度和高强度。

（1）低强度的体能训练：达到 VO_2max 的 20％～40％，或最大心率（HRmax）的 40％～50％。强度过低不能够提高运动能力和产生多效性结果。这种低强度有时会建议用于心力衰竭患者，以避免其体能减退。

（2）中等强度的训练：达到 VO_2max 的 50％～60％，或 HRmax 的 60％～70％。此类训练增加了运动能力，但增加量仅有 15％～20％，其对心血管的多效性结果是轻微的，甚至是没有效果。这就是为什么中等强度的训练只推荐给运动能力下降、左心室功能不全和心律失常等的患者。当训练不需要在监护下进行时，也就可以在社区和家里进行康复了，所以，不主张具有较高运动能力和没有左心功能不全的患者选择中等强度的训练。

（3）高强度的体能训练（图 18-2）：达到 VO_2max 的 $60\%\sim75\%$，或 $HRmax$ 的 $70\%\sim85\%$，保证了 VO_2max 增加 $25\%\sim35\%$。对冠心病患者来说，可升高其缺血阈值，对生活质量和生存率产生最大的效果，也保证了锻炼最大的多效性结果。其中一部分结果只有在高强度训练后才会产生，所以，对稳定型冠心病患者来说，高强度体能训练的效果和通过心血管介入再通的效果一样，甚至更好。中等风险级别、具备接近正常运动能力的患者，建议其在院外进行体能训练，也可采用高强度的训练，以获得最佳效果。

然而，对于稳定型冠心病患者，建议其训练心率须低于缺血阈值，该值是在最大运动负荷测试时确定的。如一位患者的缺血阈值（心绞痛阈值）发生在 130 次/min 时，这就意味着训练心率应为 $115\sim120$ 次/min（低于心绞痛阈值 10 次/min）。每次 $30\sim40$ min 的训练是合适的。当然，训练之前要有 10 min 的准备活动，训练之后也要有 10 min 的整理活动。

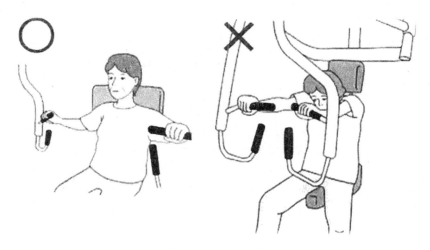

图 18-2　体能训练的方法

（4）非常高强度的训练：达到 VO_2max 的 $80\%\sim90\%$，或 $HRmax$ 的 $90\%\sim100\%$。此时，会导致缺血并可能出现心绞痛，这在训练期间是必须避免的。因此，对稳定型冠心病患者不推荐，也不推荐给其他心血管病患者。

对于其他心血管病患者，建议体能训练在限定的时间段内进行。心脏康复的体力活动要坚持一生，这代表了心脏康复的最后阶段，即第Ⅲ阶段。体能训练本身，即康复的第Ⅱ阶段，建议定为 $6\sim8$ 周的时间内，约 36 个训练课过程。因为，就增加运动能力和出现多效性结果而言，较短的训练时间（$2\sim4$ 周）是不够的。经典意义上，第Ⅱ阶段心脏康复治疗的目标是提高在 7 METs 基础上的运动能力。

因此，体能训练的目标是进一步增加患者的运动能力，但更重要的是其多效性效果和长期生活习惯的改变。然而，如只进行短时间的心脏康复，很难改变原来的生活习惯。这就是为什么建议继续另一阶段8～12个月院外（监护下）体能训练的原因。有一些学者认为，这即为第Ⅲ阶段的康复期，但其实这是第Ⅱ阶段康复的继续。

6～8周或8～12个月后，患者将以自己为中心继续体育锻炼，这就是整个生存期内应该养成的一种良好生活方式。其实，这是非常必要的，因为好不容易获得的训练效果（体力活动的收益）在保持久坐生活方式3～6周后就会消失殆尽。

3. 运动方法

（1）散步：散步可以使心肌收缩力增强，外周血管扩张，具有增强心功能、降低血压、预防冠心病的效果。对于参加运动时会引起心绞痛的人来说，这种散步活动可以改善病情。每次散步可坚持20～60 min，每天1～2次，或每天走800～2000 m。身体状况允许者，可适当提高步行速度。

（2）慢跑：慢跑或原地跑步亦可改善心功能。至于慢跑的路程及原地跑步的时间，应根据每个人的具体情况而定，不必强求。

（3）太极拳：对于高血压、心脏病等都有较好的防治作用。一般而言，体力较好的患者可练老式太极拳，体力较差者可练简化式太极拳。不能打全套的，可以打半套，体弱和记忆力差的可以只练个别动作或分节练习，不必连贯进行。

（4）跳舞：跳舞能改善心脏病患者的心肌供养状况和脂质代谢，提高心肌的工作能力，改善心脏的代谢功能。跳舞这项活动安全、方便，还能提高心脏病患者的生活激情和坚持运动的兴趣。

4. 注意事项

冠心病患者参加有氧运动，科学合理的做法是从小运动量开始，遵循缓慢柔和的原则，逐步增加运动量，运动强度不宜过大。临床实践表明，40岁以上的心脏病患者，锻炼时最高心率以不超过120次/min为宜；有心绞痛病史的患者，锻炼时的最高心率宜在110次/min以下。过快过强、盲目地提高运动强度，都有可能导致运动时危险性的增加。

为了安全地从事有氧运动，在开始运动之前，冠心病患者应常规做心电图；平时静坐过多的患者，应做运动试验。在征得临床医师的同意后，方可实施运动计划。在运动中一旦出现胸闷、胸痛、极度疲乏或其他症状，应立即停止运动，并求助于医师。

适量的运动才能有效地辅助和配合心脏病的治疗，在运动的同时要注意运动强度，切忌过度运动。心脏病患者只能以低中强度运动为主。

5. 有助于二级预防的药物

对多数患者来说，血脂和血压的控制目标非常高，单凭生活方式的改变是不够的，必须用药物来控制这些危险因素。二级预防的药物不仅可用以控制心血管危险因素，还有直接抗动脉粥样硬化的效果，或对动脉粥样硬化并发症有明显效果（血栓形成、心律失常等）。这类药物有他汀类药物、抗血小板药、β受体阻滞剂和ACEI。它们适用于缺血性心脏病，包括稳定型冠心病，即使是没有症状的患者，也可以使用。他汀类药物对于血脂异常者必须使用，且常常需要给予强化干预。硝酸酯类药物对预防和控制心绞痛有良好的效果，但并不能改善缺血患者的预后。钙拮抗剂是很好的抗心绞痛药物，也有抗动脉粥样硬化的效果，然而，并没有足够的临床数据证明其在二级预防中有作用。贝特类药物被推荐用于高甘油三酯血症,虽然也有一些实验支持其抗动脉粥样硬化的效果,但此说法还缺乏足够的临床证据。

四、稳定型冠心病的康复

慢性稳定型冠心病患者及其家属往往顾虑活动会增加冠心病的急性发作或心肌梗死,而采取减少活动的被动静养的生活方式。大量研究已经证实,恰当的身体活动可以降低慢性稳定型冠心病的病死率和猝死率。而且,心脏康复运动可以明显改善患者的症状,减少疲劳感,减少心绞痛的发作。患者较少出现焦虑和抑郁,体力活动量加大,患者主观感觉的生活质量明显提高。加上危险因素的控制和主动改变不良生活方式,常会使慢性稳定型冠心病患者得到很大的受益。

1. 慢性稳定型冠心病的康复原则

慢性稳定型冠心病的康复方法,可参考本章第三节急性心肌梗死的康复方案。但要强调个体化和循序渐进的原则,坚持系统性、长期性和兴趣性,使患者能长期遵从医师的运动处方。

(1)个体化原则:根据每个人的具体情况确定康复的运动量、持续时间、每周运动次数以及采取的运动方式。单纯根据书中图表的数值或根据公式计算的数值来确定运动量,不经过个体化运动试验的检查验证、不考虑患者主观的劳累程度,都可能增加严重后果的发生率。但是,过小的运动量往往难以改善心功能和患者的体能。较大的运动强度、较短的运动时间与较小的运动强度、较长的运动时间所产生的运动量基本是一样的,患者主观感觉的劳累程度也是差不多的,因此康复的效果基本一样。

(2)循序渐进:一是患者需要逐渐熟悉和掌握某项运动的技巧;二是运动量、运动时间、运动频度、运动方式等也必须有一个逐渐调整和增加的过程。在什么时间做什么样的运动训练,需要具备相当的知识和经验。

(3)系统性与长期性的原则:经过多年的研究,心脏康复学会已经制定出一些成功的心脏康复方案,但多数需要长期的坚持才能为患者建立健康的行为习惯。没有系统的、不间断的运动训练,就不会有不断积累的功能改善。

(4)兴趣性原则:兴趣是最好的老师,患者的兴趣可以增加其参与康复的积极性。群体性活动是一种较好的方式,加上医务人员的鼓励,常会使患者在愉快而比较兴奋的状态下,不知不觉地完成既定的康复计划。

2. 慢性稳定型冠心病康复的特点

慢性冠心病患者的病情处于较长时间的稳定状态,包括陈旧性心肌梗死、稳定型冠心病、隐性冠心病、PCI术后、CABG术后、安装起搏器后的冠心病等。康复程序一般设计为2～3个月,患者的自我锻炼应该长期坚持。康复的目标是巩固Ⅱ期康复的成果,进一步控制危险因素,改善患者的心理状态,提高体力活动能力和心功能,恢复发病前的生活和工作。

(1)安全性:与运动危险有关的主要因素为年龄、心脏病病情和运动强度。冠心病训练时发生猝死的概率预计为每8～16万运动小时1例。步行、骑车和平板活动时心原性猝死率最低,而慢跑时的猝死率较高。所有人在参加超过步行强度的运动锻炼(如慢跑)时,均应经过全面的体格检查;冠心病患者以及40岁以上的正常人必须进行分级心电运动试验,以确立训练的安全性。每次运动训练时,必须要有热身活动、基本训练活动和整理活动3个阶段。训练时的心血管意外大部分发生在热身活动和整理活动时,医患双方对此应该有足够的认识。

(2)运动处方的制定与实施:心脏病患者进行康复运动前必须由专业人员制定运动处方,且与药物处方一样谨慎对待。运动处方是康复运动训练的指导原则,是指导运动训练的形式和内容。运动处方包括运动方式、运动强度、运动时间、运动频率及注意事项。

1)运动方式:包括有氧训练、力量训练、柔韧性训练、作业训练、医疗体操、太极拳等。心肌梗死后的康复训练一般采用大肌群、持续时间长、有节律的有氧运动,如快速行走、慢跑、阶梯、骑自行车和游泳等。

运动方式可以分为:①间断性运动:指基本训练期有若干次高峰靶强度,2个高峰之间强度降低。例如对于运动试验中最高强度为10 METs的患者,可以在训练中采用若干次8~9 METs的强度,持续时间2~3 min。其优点是可以获得较高的运动强度刺激。由于高强度刺激的持续时间不长,所以不至于引起不可逆的病理性改变。主要缺点是需要不断调节运动强度,操作比较麻烦。②连续性运动:即训练期内的靶强度持续不变,这是传统的操作方式,主要优点是简便,患者相对比较容易适应。

2)运动量:运动量的基本要素为运动强度、运动时间和运动频率。运动量要达到一定的阈值才能产生训练效应。每周的总运动量(以热卡表达)应在700~2000 kCal(约相当于步行或慢跑10~32 km)。运动量小于700 kCal只能维持身体的一般性活动水平,而不能提高运动能力。运动总量无明显的性别差异,并且由于METs消除了体重影响,所以实际应用时多采用METs表达。热卡与METs的换算公式为:热卡=METs×3.5×体重(kg)/200。

合适运动量的主要标志为:运动时稍出汗,轻度呼吸加快但不影响对话,早晨起床时感觉舒适,无持续的疲劳感和其他不适感。如果患者在运动中或运动后即时出现心绞痛、心律失常频发、异常的心动过速或心动过缓、眩晕、恶心、呕吐、腿疼、面色苍白、发绀、气促,历时10 min以上,或运动后出现长时间的疲劳、失眠等,都是运动过量的表现。

3)运动强度:运动训练所规定达到的强度称为靶强度。靶强度主要根据心肺运动试验中出现缺血症状、心电图异常、血压异常或达到最大运动强度时的HRmax、VO$_2$max、代谢当量、无氧阈和主观劳累程度计分来计算,即采用运动试验中的最高强度指标,乘以相应的安全系数。靶强度一般为40%~85%的VO$_2$max,或60%~80%的心率储备,或70%~85%的HRmax。

确定运动强度的方式主要有:①年龄预计方式:对无条件进行心肺运动试验者,可以考虑采用年龄预计的公式:靶心率(次/min)=170(180)-年龄(岁)。其中常数170适用于病后恢复时间较短者,或病情有反复、体质较弱者。常数180适用于已有一定锻炼基础,体质较好的康复患者和老年人。②心率储备方式:心率储备为最高心率与安静心率的差值,等于年龄预计最高心率或运动试验中的最大心率减去安静心率。年龄预计最高心率=220-年龄;靶心率(次/min)=心率储备×(60%~80%)+安静心率。③VO$_2$max

或代谢当量(METs)方式：取运动试验 VO_2max 或 METs 的 40%～85% 作为训练强度。之所以采用这一方式，是因为心血管活性药物的广泛应用，很多时候心率已经难以反映真正的心血管运动。④无氧阈方式：无氧阈是近年来发展起来的一种新指标。通常无氧阈在未经训练的正常人发生于 47%～64% 的 VO_2max，而在经过训练的个体发生于 70%～90% 的 VO_2max，冠心病患者的无氧阈约发生于 60% 的 VO_2max 或相当于 60%～70% 的 HRmax。有研究认为，这一运动强度可以取得最佳的训练效果，同时运动的危险性最低。⑤主观劳累程度计分方式：对于无心电监护者的运动，主观劳累计分一般为 11～13，对于有心电监护者的运动，强度可以在 13～15。

4）运动时间：一般认为，达到靶强度的运动锻炼时间需要持续 15～30 min；也有学者认为需要持续 10～60 min。运动量＝运动强度×时间。在额定运动总量的前提下，训练时间与强度成反比。如运动强度为 70% 的 HRmax 时，运动时间为 20～30 min；当运动强度大于 70% 的 HRmax 时，运动时间可缩短为 10～15 min；当运动强度小于 70% 的 HRmax 时，运动时间可延长至 45～60 min。运动量还可以用运动消耗的热量表示。热量消耗(kCal)＝[(METs×3.5×体重(kg)×时间(min)÷1000]×5。如某患者体重 60 kg，运动强度 6 METs，运动时间 45 min，则运动消耗热量＝[(6×3.5×60×45)÷1000]×5＝283.5 kCal。由于运动训练一般需要选择多种运动方式，以提高患者的兴趣，所以训练时间的安排必须要有一定的灵活性。热身活动和整理活动的时间一般另外计算。

5）运动频率：指每周训练的次数。通常采用每周 3～5 次的频率。

(3)注意事项：选择适当的运动，避免竞技性、对抗性运动。只在感觉良好时运动，当感冒或发热时，要在症状和体征消失 2 天以后才能恢复运动。注意周围环境因素对运动反应的影响，包括：寒冷或炎热时要相对降低运动量和运动强度；穿宽松、舒适、透气的衣服和鞋；上坡时要减慢速度；饭后不做剧烈运动。患者需要了解个人能力的限制，应定期检查和修正运动处方，避免过度训练。药物治疗发生变化时，要注意相应地调整运动方案。运动时如发现下列症状，应停止运动、及时就医：上身各种不适，包括胸、臂、颈或下颌，可表现为酸痛、烧灼感、缩窄感或胀痛，或出现无力、气促、骨关节不适(关节痛或背痛)等。

(4)训练实施(图 18-3)：每次训练均应包括：①热身活动：5～10 min，主要目的是预热，即让肌肉、关节、韧带和心血管系统开始逐步适应训练期的运动应激。热身的运动强度较小，运动方式应该包括牵伸运动及大肌群活动，要确保全身主要关节和肌肉都有所活动，一般采用医疗体操、太极拳等，也可附加低强度步行。②训练活动：指达到靶训练强度的活动。③整理活动：5～10 min，主要目的是让高度兴奋的心血管应激逐步降低，并适应运动停止后血液动力学的改变，如重力性低血压等。整理的运动强度也较小，运动方式可以与训练方式相同，但强度逐步减小。充分的热身与整理活动是防止训练意外的重要环节，因为训练时 75% 的心血管意外发生在这 2 个时期。此外，合理的热身与整理活动对预防运动损伤也有积极的作用。

慢性稳定型冠心病的康复可能需要 6～12 个月，而后转入家庭的长期康复，这是一个漫长的艰苦训练过程。许多患者常常不能坚持而中途退出，或不能按照运动处方的要求去做，运动强度、运动时间和运动频率都达不到要求，从而大大影响了康复的实际效果。

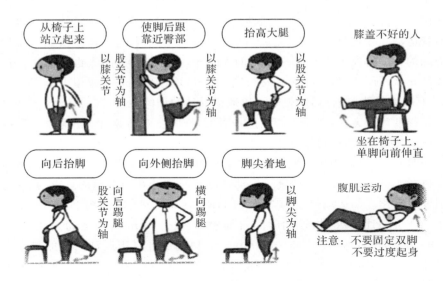

图 18-3　冠心病患者的康复训练

据美国的相关统计,能够顺利地坚持整个心脏康复训练 3 个时期的患者大约占 50%,这就意味着有一半的患者中途退出了康复程序。虽然退出康复程序的原因是多方面的,但不可否认,心脏康复还没有被广泛深入地理解和接受是一个重要的原因。尽管如此,冠心病的康复仍然取得了令人振奋的结果。通过心脏康复,可以使冠心病患者的总死亡率降低 25%,意外事件发生的危险减少约 20%。

第三节　急性心肌梗死的心脏康复

我国急性心肌梗死(AMI)患者康复运动起步较晚,院内临床康复始于 20 世纪 80 年代初期,至 90 年代才受到人们的重视。目前,国内大型综合性医院已广泛开展心脏介入性治疗,亦采取早期下床活动,效果十分令人满意。但有些观念比较落后的医院,对 AMI 的治疗仍是采取保守治疗措施,下床活动的时间相对延长。

1. 早期康复运动的重要意义

(1)减少长期卧床的不利影响:长期卧床会给机体带来很多不利影响,有人称之为运动不足病或废用综合征,如气体交换功能下降,排痰功能障碍,肺炎和肺栓塞发生概率升高;运动耐力降低;血栓机会增加;食欲减退,胃肠蠕动减弱,排便困难和便秘;加重患者的心理应激程度,出现抑郁、焦虑、自信心减退等。长期卧床的上述不利影响,可以互为因果,形成恶性循环。大量临床实践已证明,早期活动可有效预防这些不良反应,改善心肌供血,提高心脏的储备能力。

(2)减少病死率:Taylor 等学者的研究显示,心梗后的康复运动可以减少 28% 的死亡率,但死亡率的减少有一半是得益于吸烟、高血压、高血脂等危险因素的有效控制;另一半可能是由于运动使安静时的心率、心肌耗氧量下降,以及运动减少了血小板的聚集,改善了心肌的灌注。

(3)减少冠脉事件的复发:早期活动可使血流加速,减少心肌耗氧量,提高心肌缺血阈值,增加心血管储备能力,促进侧支循环的建立,有利于梗死心肌的修复。运动后机体的儿茶酚胺水平降低,室颤阈值提高,可降低猝死的危险。

(4)提高运动能力,改善患者的生活质量:运动可扩张肢体血管,改善线粒体功能,提高运动储备。大量研究已经证实,通过康复训练,AMI患者运动耐受时间延长,运动能力的改善平均达15%～25%。越衰弱的患者可能在康复运动中获益越大。

(5)改善患者的身心状态:早期活动可增加患者的自信心,保持乐观、稳定的情绪,降低抑郁的发生率,明显改善生活质量。

(6)延缓冠心病的发展进程:运动可以减轻体重、降低血压、增加高密度脂蛋白、降低低密度脂蛋白和甘油三酯,增加纤维蛋白溶酶的活性,降低全血黏度,提高机体对胰岛素的敏感性,改善糖代谢。

(7)缩短住院时间,降低治疗费用:最近美国的临床研究认为,AMI患者早期在CCU内救治4天左右,不经过普通病房的治疗而直接出院的做法是可行的,也是安全的,并且每位患者的住院费用可减少4044.01美元。

2. 影响心脏康复的相关因素

(1)性别和年龄:研究表明,在不考虑经济因素的情况下,中年男性较女性、老年人更易接受心脏康复治疗。在Brandi的研究中,55%的患者会参加心脏康复治疗,其中女性占33%,男性占67%。年龄<60岁的患者82%会参加心脏康复治疗,60～69岁之间的患者66%会参加心脏康复治疗,而≥70岁的患者仅有32%会参加。虽然女性患者和年龄≥70岁的患者较少参加心脏康复治疗,但是参加者的整体存活率却明显高于非参加者,且再梗死率也较低。

(2)有研究表明,其他影响患者参加心脏康复治疗的因素有:吸烟、高脂血症、高体质指数、家族性心脏病史,由心内科专家作为主治医生,具有上述这些因素的患者更易参加心脏康复治疗。相反,有心脏病史、高血压、糖尿病,并存其他疾病的患者不易接受心脏康复治疗。

(3)有研究表明,患者对心脏康复了解并且相信关键,这些患者更容易参加全面的心脏康复治疗。而那些不相信康复治疗的、年轻的、有活力的患者,则不易参加心脏康复。另外,害怕运动和有实际困难的患者也不易参加心脏康复治疗。

3. AMI 急性期心脏康复

Ⅰ期心脏康复的目的有3个:一是早期开始的身体活动,保持现有的功能水平和防止"废用"的出现,解除焦虑和抑郁,并安全地过渡到ADL自理;二是评估心脏和整个身体对活动和运动的反应;三是对患者和家属进行宣教和咨询,为出院后的社区/家庭康复打好基础。

(1)早期的离床活动

1)适应证:患者生命体征稳定,安静心率≤110次/min,无明显心绞痛,无心衰、严重心律失常和心原性休克,无严重合并症。

2)方法:一般主张应用早期离床 7 步程序。每个患者都必须个体化对待,对 7 步程序的每一步都要根据患者的具体反应作某些调整。对病情不重的、无合并症且对程序的每一步都反应良好的患者,每一步只需要 1～2 天,通常 7～10 天即可出院。而对病情较重、有较多的合并症,或对程序的某一步有异常反应时,应将每一步或某一步延长,直到不再出现异常反应时,再向下一步进行。对不稳定型心绞痛、有严重的合并症(如严重感染、糖尿病、血栓和栓塞症、急性心包炎、呼吸功能或肾功能衰竭等)和并发症(如严重心律失常、心原性休克、心衰等)的患者,应禁止或推迟到病情稳定后再开始进入程序。

(2)进行心脏功能的评定——出院前的运动试验:出院前运动试验是评价心脏功能容量和进行危险分层的重要基础。一般情况下,运动负荷量是从低强度开始的。通常以心率≤120 次/min 或年龄预计 HRmax 的 60％～70％为运动终点。有条件的可使用代谢当量,达到 4 METs 为终点。

(3)进行危险分层:分析出院前运动试验的结果,可以对患者出院后体力活动的耐受水平和安全性进行评估。同时也可帮助患者查明引起异常反应的原因,如心绞痛、心律失常、心室功能不全、心肌缺血等,从而对预后作出比较客观的估计。对中危到高危层的患者,应加强药物治疗,或建议进行 PCI 及 CABG,康复训练时要加强医学监护。而对低危层的患者,不可过度限制职业性和娱乐性活动,康复训练时主要靠自我监护。

(4)制定出院后家庭康复计划:出院前应制定完整的家庭康复计划,以实施在家中的Ⅲ期康复。内容应包括:

1)了解患者及其家属对冠心病(特别是心肌梗死)的认识及回家后处理的要点,变更患者及其家属的生活方式,减轻危险因素的影响;

2)改变患者的恐惧、焦虑和抑郁状态,使其树立恢复正常生活的信心;

3)详细介绍Ⅲ期康复的运动处方:训练的运动量(以自我监测的心率为指标)、每日的运动时间、每周训练的频度以及运动的方式、方法等。交代患者回家后如何进行一般的身体活动,如何减少能量的消耗,如何在活动中进行自我监护,万一发生紧急情况时如何处理等;

4)帮助患者家属掌握心肺复苏技术;

5)强调在家中坚持Ⅲ期康复训练的重要性,向患者及其家属说明相关注意事项。

4. AMI 亚急性期的康复(图 18-4)

此期常与恢复期重叠,所以也将其称为Ⅱ期/Ⅲ期。Ⅱ期/Ⅲ期心脏康复的目的有 4 个:一是防止心脏功能衰退,保持和进一步改善出院时的心脏功能水平;二是从日常生活自理逐步过渡到恢复正常的社会生活;三是在出院前运动试验的基础上,按运动处方从低水平的体力训练开始,使体力(心脏功能容量)恢复到病前的水平;四是获得心理的恢复,克服"重病"和"残疾"的心态,并针对个体的危险因素改变生活方式。Ⅱ期/Ⅲ期康复的适应证是临床病情稳定,出院时的心脏功能容量＞3 METs。

(1)最初的适应:在回家的前 1～2 周内,患者保持出院前相同的运动水平。当患者确认自己没有任何不适并已习惯每日的活动量后,再慢慢逐步增加活动内容,延长活动时间,增加活动的频率。患者必须使用自我监测方法(包括自测心率和主观劳累程度)对自

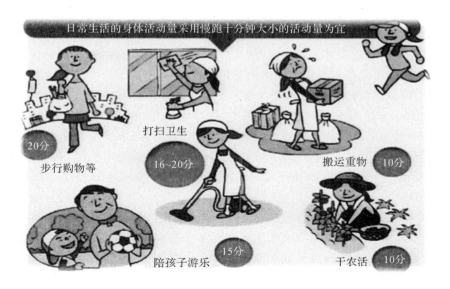

日常生活的身体活动量采用慢跑十分钟大小的活动量为宜

打扫卫生

步行购物等　20分

16~20分

搬运重物　10分

陪孩子游乐　15分

干农活　10分

图 18-4　急性心梗康复的日常活动

己每日的康复训练结果作出判断。最初的适应可能需要 2~4 周。

(2)进入正规的康复训练：正规的康复训练应当按运动处方进行。在运动强度上应逐步达到 VO_2max 的 $50\%~80\%$，或年龄预计 HRmax 的 $60\%~85\%$；在运动时间上应逐渐达到 $10~15$ min；在运动频度上应逐步达到 3~5 次/周。在这个阶段，心脏功能容量由出院时的 3~4 METs 逐步增加到 6~7 METs。对于运动中没有什么异常表现的低危层的患者，可以通过自我监护，稳步提高运动量；但对于中、高危层的患者或在运动中出现较明显异常者，则应到医院康复门诊进行监护下的康复运动训练。Ⅱ期/Ⅲ期心脏康复需要 6~12 周。

(3)进行运动试验：Ⅱ期/Ⅲ期心脏康复结束时，应到医院进行次极量运动试验。如果患者可以达到 6~7 METs 或预期的靶心率，则可以恢复一般的体力活动和职业活动，也可以恢复性生活。

(4)积极主动地控制危险因素：给冠心病患者及其家属以宣教和咨询，并使患者主动改变不良生活方式，这是康复的重要内容。如坚持用药控制血压，合理饮食控制糖尿病，戒烟，控制体重，限制脂肪、胆固醇和钠盐的摄入，适当的体力活动和文体活动，改善性格，劳逸结合等。还要再次对患者及其家属讲解回家后可能发生的疾病恶化，以及运动造成不良反应的主要表现和处理方法。

5. AMI 恢复期的心脏康复

Ⅲ期心脏康复的目的有 3 个方面：一是制定一个强化的、高水平的、个体化的康复训练计划，使患者的心脏功能发挥出最大的潜力；二是进一步改善患者的心理状态，积极控制危险因素，使患者保持良好的生活方式；三是最大限度地提高患者的生活质量，要强调个体化考虑。

(1)患者的评估：充分了解患者病前的健康情况、生活习惯，在Ⅰ期和Ⅱ期心脏康复中实施的运动类型、强度、持续时间及频度,爱好或厌恶哪些运动,喜欢参与什么文体活动,职业情况,家庭的支持情况等,对患者参与Ⅲ期康复程序的可能性进行评估。其次,患者本人对自身疾病的认识和理解程度,特别是对危险因素的了解程度,对运动性康复训练的信任程度,都是能否坚持Ⅲ期康复训练的关键因素。

(2)制定可以坚持的高强度康复训练计划:传统的Ⅲ期康复处方要求达到 VO_2max 的 80% 或 HRmax 的 85%,持续时间较长(一般应超过 30 min),每周频度也较大(一般每周 5 次),是一种高强度的有氧运动。但目前的研究表明,低于极量甚至次极量的中等强度康复训练(达到 VO_2max 的 50%～80% 或 HRmax 的 60%～85%,持续时间 10～15 min),如果长期坚持,也可以取得较好的功能恢复效果。高水平的Ⅲ期心脏康复可能需要 6～12 个月。

(3)进行极量运动试验:经过较长时间高水平Ⅲ期的康复,大部分患者的心脏功能可望超过病前的水平。这是因为大多数患者病前并没有经过系统的训练,甚至很少参加体能训练和体育锻炼。系统的康复训练不仅能改善心脏和冠状动脉本身的状态,而且能提高整个身体的健康水平。

(4)健康教育:要求患者及其家属积极控制危险因素,改变不良生活习惯,保持良好的生活方式,积极地预防再发。宣教、咨询可以使患者和家属主动参与到自己心脏病的管理之中,遵从康复计划的安排,坚持康复训练的实施。

大量的研究表明,AMI 后早期的康复性活动和完成早期康复程序后的低水平运动试验是相当安全的,在医学监护下的抗阻训练(图 18-5)和运动试验,死亡率仅为 0.05‰～0.1‰,低于对照组。但是,心脏病患者在进行运动训练或运动试验时,仍要保持高度警惕,必须熟记运动试验的禁忌证、终止运动试验的指征,掌握突发心脏意外事件的处理方法,以确保心脏康复的安全。

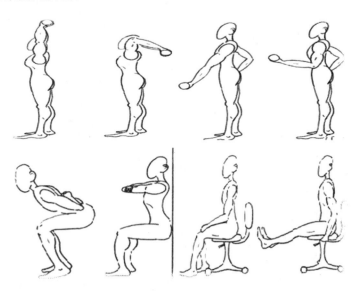

图 18-5　急性心梗的抗阻训练

以下急性心肌梗死Ⅰ期康复治疗程序(每阶段1~2天、7~14天出院)可供参考:

第1阶段:床上练习腹式呼吸10 min,每日1次;非抗阻腕关节和踝关节主动或被动活动10次,每日1次;床上靠坐5 min,每日1次。宣教和心理调整,包括介绍心脏监护室、紧急情况时的处置、必要时需要的社会服务。

第2阶段:床上练习腹式呼吸20 min,每日1次;非抗阻腕关节和踝关节主动或被动活动20次,每日1次;抗阻腕关节和踝关节活动10次,每日1次;床上靠坐10 min,每日1次;床上不靠坐5 min,每日1次。宣教内容包括介绍康复小组、康复程序、戒烟等,发放宣传资料,并准备转入一般病房。

第3阶段:床上练习腹式呼吸30 min,每日1次;非抗阻腕关节和踝关节主动活动30次,每日1次;抗阻腕关节和踝关节活动20次,每日1次;非抗阻膝关节和肘关节活动10次,每日1次;在别人帮助下自己进食、洗漱和坐厕;床上靠坐20 min,每日1次;床上不靠坐10 min,每日1次;床边有依托坐5 min,有依托站5 min。宣教内容包括介绍正常心脏的解剖和功能、动脉硬化的发生等知识。

第4阶段:床上练习腹式呼吸30 min,每日2次;非抗阻腕关节和踝关节主动活动30次,每日2次;抗阻腕关节和踝关节活动30次,每日1次;非抗阻膝关节和肘关节活动20次,每日1次;抗阻膝关节和肘关节活动10次,每日1次;独立进食,在别人帮助下洗漱和坐厕;床上靠坐30 min,每日1次;床上不靠坐20 min,每日1次;床边有依托坐10 min,无依托坐5 min,有依托站10 min,无依托站5 min,每日1次;床边行走5 min,每日1次。进行冠心病危险因素及其控制的宣教。

第5阶段:抗阻腕关节和踝关节活动30次,每日2次;非抗阻膝关节和肘关节活动30次,每日1次;抗阻膝关节和肘关节活动20次,每日1次;独立进食、洗漱和坐厕;床上靠坐30 min,每日2次;床上不靠坐30 min,每日1次;床边有依托坐20 min,无依托坐20 min,有依托站10 min,无依托站10 min,每日1次;床边行走10 min,走廊行走5 min,每日1次。介绍健康合理的饮食及能量消耗等方面的知识。

第6阶段:非抗阻膝关节和肘关节活动30次,每日2次;抗阻膝关节和肘关节活动30次,每日1次;独立进食、洗漱和坐厕;床上不靠坐30 min,每日2次;床边有依托坐30 min,无依托坐20 min,有依托站30 min,无依托站20 min,每日1次;床边行走20 min,走廊行走10 min,每日1次;下1层楼1次。宣教内容包括心脏病再发时的对症处理(用药、运动、手术),以及回家后康复相关注意事项。

第7阶段:抗阻膝关节和肘关节活动30次,每日2次;独立进食、洗漱和坐厕;床边有依托坐30 min,每日2次;无依托坐30 min,无依托站30 min,每日1次;床边行走30 min,走廊行走20 min,每日1次;下1层楼每日2次,上1层楼每日1~2次。进行出院前教育,包括出院后有关药物、饮食、活动自我监测、心理调整、家庭生活、复工问题、回归社会等方面的建议。

需要注意的是,康复治疗方案必须根据患者个体化的原则进行制定。对无并发症或并发症已经得到控制且病情稳定的患者,在进行有关知识宣教的同时,按照康复程序逐渐开始低负荷(1~2 METs)的活动,如肢体被动运动或主动运动、床上或床边洗漱、进食等。在转入普通病房后,逐渐开始步行、上下楼梯、踏车等活动。早期活动动作要缓慢进行,时间要短,逐渐增加活动量,直到完成整个康复程序。如患者在训练过程中没有不良反应,运动心率增加<10 次/min,次日训练可以进入下一阶段。如运动过程中心率增加在 20 次/min 左右,则需要继续同一级别的运动。如心率增加>20 次/min 或出现任何不良反应,则应该退回到前一阶段的运动,甚至暂时停止运动训练。本阶段所有的康复活动必须有医务人员在场,活动前、活动过程中和活动后都需进行血压和心电监护,医务人员须注意患者的症状和体征。

第四节　冠状动脉血运重建术后的心脏康复

介入治疗术后仍面临的问题:

(1)PCI 不能逆转或减缓冠脉粥样硬化的生物学进程;

(2)支架术后再狭窄;

(3)支架术后血栓形成;

(4)不完全血运重建和(或)微血管病变等导致的心绞痛;

(5)心衰、心律失常、猝死;

(6)不能消除的冠心病危险因素;

(7)许多患者存在运动耐受力下降、运动不足、不当运动;

(8)精神压力大、焦虑抑郁高发;

(9)二级预防不规范、不达标;

(10)患者依从性差等。

CABG 术的主要目的是减轻心肌缺血,提高生活质量。CABG 术后,静脉桥血管 5 年内大部分会出现闭塞,乳内动脉桥血管长期通畅率高,但 10 年后闭塞风险增加。有研究表明,运动联合药物治疗可明显降低桥血管的闭塞风险。患者在医师的指导下进行运动康复治疗,身体的耐受力逐步提高,可恢复到发病前的工作和生活状态,甚至比治疗前的生活质量更好。

一、药物治疗

所有施行 PCI 或 CABG 术的冠心病患者,控制危险因素对于预防动脉粥样硬化进展是必不可少的。综合康复程序强调矫正生活方式和减少危险因素的重要性,其实这些措施对冠心病患者是非常有益的。除了抗血栓治疗外,患者是否接受 β 受体阻滞剂、ACEI/ARB 治疗取决于心肌功能损伤的程度(如射血分数降低)。目前,这 2 类药物是冠脉血运重建术后的常规处方(除非有禁忌证)。由于他汀类药物有降脂、抗炎的多效性,能够预防和逆转动脉粥样硬化,所以被广泛应用于血运重建术后。抗心律失常药物、起搏器或 ICD,应根据血运重建术后患者心律失常的类型和心肌功能不全的程度个体化地应用。

二、CABG 术后合理的运动方案建议

心脏康复应该从手术前即开始,主要是为了增强体质和器官功能。具体的运动方

法是:

(1)术前:医师建议患者术前每日练习深呼吸、咳嗽训练,以及简单的力量练习,如上肢握拳、卧床交替抬高下肢、促进肺活量增加的训练。

(2)术后:一般术后 1 天就可以撤除呼吸机,开始康复治疗。术后 2～3 天,可在家属的帮助下抬高下肢,做握拳练习等。术后 4～7 天,可在医师的指导下进行床上和床边的运动。

(3)出院前,医师会进行术后各项指标的全面评估,并给出个体化的心脏康复处方。

(4)对于刚出院的患者来说,如没有并发症和合并其他疾病,合理的运动安排建议如下:

1)从每日 25 min 开始低强度训练,前后各 10 min 慢走,中间 5 min 稍加快速度。

2)每周运动 5 天左右,感觉略有气促即可。不要冒进,有明显不适时应停止运动。

3)第 2 周如果没有不适,可将运动时间增加为 30 min,前后各 10 min 慢走,中间稍快走的时间增加为 10 min。以后每周或每 2 周将中间稍快走的时间增加 5 min。

4)一个半月左右实现每日运动 1 次,每次 50 min,也就是前后各 10 min 慢走,中间快走时间达到 30 min。

三、运动处方

尽管运动试验、耐力训练和抗阻训练能够应用于实施血运重建术后的患者,但是运动必须适当,以防身体损伤。

1. 运动试验

运动试验经常用于血运重建术后的患者,以评价功能状态、评估就业准备,制定个体化运动处方。对于实施非复杂 CABG 术的患者,进行常规运动试验的临床获益不大,而且会增加不必要的经济负担和临床事件。对于未完成血运重建术的患者,在开始运动程序之前实施运动试验,以评估其有无缺血及其严重程度。复杂 CABG 的患者,实施运动试验的最佳时间通常是外科术后 3～4 周,也就是当没有并发症(切口疼痛、肋骨疼痛、血容量不足、贫血、肌无力)时,患者才能够在试验中实现最大的运动负荷。

尽管关于 PCI 术后运动试验的需要和可能的危险存在某些争论,但是许多临床医师仍然支持介入治疗后应早期进行运动试验(1～2 天),以评价 PCI 患者的功能状态。更常用的方法是,在介入术后 2～5 周及 6 个月先后实施运动试验。在这样的时间间隔实施运动试验,可使临床医师能够发现可能的残存狭窄,评价其体力体能,并提出限制体力活动的建议,制定运动处方。

2. 耐力训练

以往行 CABG 术的患者在术后 4～6 周前不进入正式的心脏康复程序,而且通常需要外科医师同意后才能开始康复治疗。因为轻度的上肢关节活动和低水平的下床活动,可使患者明显获益,所以外科医师也转变了理念,开始倡导术后加速康复。目前,心脏康复已经变得更易被非复杂的 CABG 患者所接受,所以建议在出院后(常在术后 1 周内)尽早开始心脏康复。患者在排除禁忌证后,即可开始耐力训练,运动强度为目标心率:静息时心率＋30 次/min，或 RPE 为 11～13，直到根据从症状从限制性运动试验获得更多的客观资料，从而确定更合理的运动强度。但临床医师必须认识到，患者在客观上存在明显的差异性。当 CABG 患者通过门诊心脏康复程序进行康复时，可进行传统运动处方所规定的运动。有些 CABG 患者因为骨骼肌不适（胸部和背部）或切口部位（胸部和腿部）的愈合不良，最初只能进行低强度或矫正性的运动。

PCI 术后的患者，只要插管部位（桡动脉/股动脉）伤口一愈合，耐力训练即可开始实施。PCI 患者的运动处方通常与其他心脏病患者相似。与以往的只进行 PTCA 相比，支架和不断进步的药物治疗已明显降低了 PCI 术后再狭窄的风险，但是，运动训练中的 PCI 患者仍然需要密切观察，注意是否有提示再狭窄的心肌缺血体征和症状。

3. 抗阻训练

短短几天的卧床休息就可以引起体重和心功能的明显降低。为了对抗卧床休息的不利作用和其他与 CABG 相关的并发症，患者应该在住院期间或出院后不久就开始关节活动和轻度携重（0.45～1.36 kg）。CABG 患者可以在术后 24 h 即开始伸展和弯曲活动。CABG 患者应该避免传统的（中到重度）抗阻训练，直至胸骨完全愈合，这一般需要 3 个月。有胸骨活动或伤口并发症的术后患者，应该只进行下肢运动。然而，外科手术能引起明显的胸壁软组织和骨骼损伤，如果这些部位未接受关节的活动度锻炼，就会发生粘连和肌肉萎缩，加重身体的僵化，妨碍体力的恢复。

PCI 术后患者几乎可以立即开始弹力带和轻量携重的低强度抗阻训练，以训练上半身肌力；当插管部位完全愈合（如穿刺股动脉）时，即可开始训练下半身肌力。PCI 患者更积极的抗阻训练在术后 3 周即可安全地开始（包括 2 周的耐力训练）。一般认为，心脏病患者抗阻训练指南适用于稳定的 PCI 和 CABG 术后患者。

应该这样认为，没有成功的介入治疗，心脏康复便无从谈起；没有完善的心脏康复，介入治疗也不能完成治疗链的闭合。心脏康复是高质量介入治疗的完美延续，治疗和康复是一个链条上的两个重要环节。临床成功不仅仅是指手术成功，患者回归到正常人的生活和工作中才是真正的成功。只有兼顾心血管病的急性期管理及后续的康复管理，在治疗上完成有效的血运重建，在管理上更加重视心脏病治疗后的预防和康复，并把康复纳入到预防、诊断、治疗的一系列医疗过程之中，才能弥合裂痕，完成从传统医学模式到新模式的转变，才能更好地应对心血管病严峻的防控挑战，最终达到服务患者、造福大众的目的。

第五节　心律失常的心脏康复

心律失常患者进行运动试验通常是安全的，那些突发事件常发生在晚期心脏病或既往有严重恶性心律失常或心原性猝死的幸存者中。当前的指南把快速性心律失常、缓慢性心律失常和高度房室阻滞列为运动试验的相对禁忌证，而症状未得到控制或血液动力学受限的心律失常是绝对禁忌证。除了持续性室速以外，其他一些心律失常和传导阻滞的发生被认为是终止运动试验的指征。心脏康复中心应准备心脏转复和复苏的急救程序和设备，以使高危者在试验时的致命性事件发生的概率减到最小。

心律失常和传导障碍的患者,可以通过运动训练有效地改善运动能力。这种生理性适应似乎伴随着慢性疾病危险因素的降低和自主功能的增加,对那些合并糖尿病、高血压、左心功能不全或心力衰竭的心律失常患者特别重要。耐力训练改善血液动力学反应,从而降低同一水平运动强度的心肌耗氧量,降低心肌梗死及其合并的心律失常危险。运动时所改善的交感神经反应也可以引起运动的心率反应,超越异位激动灶(频率),使运动时和运动后的一段时间内异位搏动消失。那些有严重症状并且血液动力学不稳定的心律失常或心力衰竭患者,体力活动和运动训练是禁忌的。

一、因运动引起心律失常减少的机制

(1)改善心肌缺血,心律失常出现的阈值上升;

(2)降低交感神经紧张,减少血中儿茶酚胺的含量;

(3)提高副交感神经的活性;

(4)降低 β 受体的感受性;

(5)改善心功能,心脏内径缩小;

(6)超速抑制的抑制效果;

(7)改善包括脂质在内的能量代谢;

(8)改善精神紧张。

每周最少 5 天、每次最少 30 min 的中等强度体力活动可使心律失常得到良好的控制,特别是对那些久坐,或活动量不多,或运动能力低下的患者。体力活动可以从每日 10 min 开始,逐渐增加到每日 30 min 以上。中等强度的定义为:VO_2max 的 50%～60%,或 HRmax 的 60%～70%。但对心律失常的患者来说,用心率来衡量运动强度不太恰当。因此,一旦患者对 Borg 主观劳累分级表中的某一级感到舒适,可以将此级(12～15 级)作为运动的目标值。

推荐的运动包括快走、骑自行车、爬楼梯或其他需要大块肌肉活动的运动。除了有氧运动以外,也可以进行增加肌肉力量的运动来改善体力。McMurry 等进行的一项研究表明,水中进行医用踏车训练比水外踏车可获得更高的心排量,训练效果更佳。推荐每周进行 1～2 次上、下肢肌群的抗阻训练(50%～70%的最大主动收缩),每次进行 1～2 组动作,每组重复 12～15 次。在开始抗阻训练程序前,应向运动专家咨询相关问题。有氧运动及抗阻训练程序之前都先要适当进行热身运动,包括柔软体操、步行或踏车等,逐渐增加强度,直到心率、主观劳累级别、呼吸频率及体温达到客观的适当水平。同样,运动恢复期也要逐渐降低运动强度,直至心率或主观劳累级别达到静息水平。当出现头晕、视物模糊、胸闷或心悸时,体力活动都应立即终止。以上症状无论是出现在运动中或是运动后,都应立即报告相关医务人员。

那些没有症状或病情比较稳定的心律失常和传导障碍患者,可以安全地参加无监护的体力活动。有恶性心律失常、控制不住的房颤或合并严重但稳定的左心功能不全的高危患者,在运动过程中及运动后一段时间内,都必须有遥测 ECG 的监护。

(1)窦性心动过缓、窦房传导阻滞等如有眩晕、晕厥等症状者应禁止运动,并积极接受治疗。

（2）房室传导阻滞：Ⅰ度者可根据平时所能承受的运动，原则上仍可适当进行；Ⅱ、Ⅲ度者可通过运动负荷试验进行评估，如传导阻滞改善可适当运动，如传导阻滞加重则禁止运动。

（3）早搏：室上性早搏原则上可以适当运动；室性早搏如运动后减少/消失，则可以继续运动，如加重或患有器质性心脏病，则禁止运动。

（4）预激综合征：有阵发性房颤或房扑者禁止运动。

（5）QT间期延长：运动后有出现室性心动过速者禁止运动。

（6）其他注意事项：除上面列举的几种类型外，其他类型心律失常者可与主治医师讨论后决定；冬季老年人室外运动可因突然接触寒冷刺激而引起血压升高或心律失常，要注意保温；有常年坚持体育运动习惯的老年人，如遇身体不适或心律失常，不要强行坚持锻炼；过去人们习惯于清晨锻炼，但目前认为意外猝死多发生在清晨或午前，因此清晨空腹时应避免运动，特别是有冠心病危险因素者更应注意。

二、心律失常患者适合的运动

（1）心律失常患者是否可以参加运动及适合什么样的运动，是根据患者的心脏代偿功能来决定的。

（2）应动静结合。适度的体育锻炼能帮助神经和血液循环得到改善，对心脏有加快心率、加强传导的作用，并能促使侧支循环的形成，改善心肌供血。参加适当的、力所能及的体育活动，对心律失常是有益的。但较严重的、影响日常生活的心律失常，如频发室性早搏、高度房室传导阻滞等，则要卧床休息、进行药物治疗，严禁剧烈活动。

（3）一般来说，患有心律失常的心脏病患者适合的运动有散步、慢跑、太极拳、八段锦、保健操等。运动中应保证主观感觉良好，不伴有胸闷、胸痛、气促和咳嗽、疲劳等，若有上述不适出现，则应立即停止运动。

（4）不适合做剧烈运动，因为剧烈运动时心脏的负荷会大大增加，可加重心律失常和心力衰竭，甚至会引起脑血管意外或突然死亡。

（5）从目前庞大的房颤人群和介入手术的成功率、复发率等综合因素来看，带着房颤生存的患者，只要学会自我管理，仍可健康长寿，使生命充满阳光。对于功能性心律失常的患者，更加应该鼓励其加大活动量，平时注意劳逸结合，保持心情愉悦，饮食要富有营养。

常见的室性心律失常包括室性早搏、室速、室颤等。室速，尤其是伴有器质性心脏病的室速常可导致室颤、猝死等严重后果。可能发生风险的室性心律失常患者需要密切观察、及时处理，尤其是特殊人群如运动员、妊娠期妇女。室性心律失常患者的病情由于运动和妊娠而容易变得不稳定，需要特别对待，综合评估其风险，及时检查治疗。

运动员参加运动前，应进行病史采集和体格检查，包括家族中的早产史、心原性猝死史、心肌病史等。当一个运动员有室性心律失常、器质性心脏病或其他心血管系统异常的症状时，应该给予与其他患者相同的功能评估，但要考虑其特殊的运动能力。运动员晕厥时，应注意排除心血管异常及心律失常。运动员发生严重症状时，应立即停止比赛并检查心血管系统。

妊娠期妇女若发生不稳定的室速、室扑和室颤时,应立即电复律和除颤。患有长 QT 间期综合征且有症状的妊娠期妇女,应一直服用 β 受体阻滞剂,除非有特殊禁忌证。

第六节　CIED 围手术期的心脏康复

心血管植入型电子器械(Cardiovascular Implantable Electronic Device,CIED)包括心脏起搏器、植入型心律转复除颤器(Implantable Cardioverter Defibrillator,ICD)和心脏再同步治疗(Cardiac Resynchronization Therapy,CRT)起搏器等,主要用于心动过缓、心动过速和心力衰竭的治疗和监测。由于术者及患者对起搏器导线移位导致起搏失灵的过分担忧,传统的措施是起搏器术后患者卧床休息较长的时间。但是卧床的不利影响也伴随而来,如皮肤褥疮,血栓形成,坠积性肺炎,肠蠕动减慢引起腹胀、不全性肠梗阻、腰酸背痛、失眠、烦躁,体能下降,肩关节制动致关节粘连。部分 CIED 围手术期患者存在焦虑、抑郁,明显影响睡眠及生活质量。CIED 围手术期给予包含运动康复在内的心脏康复治疗,可以减少卧床及活动缺乏带来的并发症,改善生活质量,改善焦虑及抑郁状况,以期患者术后早日回归社会、重返工作岗位。

CIED 围手术期的心脏康复主要由下述几方面组成:(1)关于起搏器常用知识的患者教育及日常生活指导;(2)术前评估;(3)对基础疾病的二级预防、围手术期用药;(4)功能评估和运动试验的注意事项;(5)术后康复运动训练;(6)器械故障的监测;(7)术后心理评估及随访指导。

一、关于起搏器常用知识的患者教育及日常活动指导

1. 围手术期的患者教育

(1)植入起搏器之前,由医护人员给患者讲述起搏器的基础知识,以及植入起搏器的必要性。

(2)教育患者识别起搏器功能异常可能出现的体征与症状(如眩晕、视物模糊、缓脉等),如出现类似症状,建议及时到医院做心电图、动态心电图检查及起搏器程控。

(3)患者及其家属均须了解起搏器术后的注意事项,如远离强磁场、高压电,避免在雷雨天到户外活动。靠近电磁炉(<60 cm)、电锯(<30 cm)、大型音箱(<15 cm)、3 瓦以上的对讲机(<30 cm)时对起搏器有影响。患者在接受其他疾病诊疗前,应先告知医师自己装有心脏起搏器。植入起搏器的患者禁止做高、低频物理治疗,禁止接受磁共振检查(除非植入了兼容磁共振的起搏器)。

(4)避免用手频繁触摸植入的起搏器,避免抓破起搏器周围的皮肤,以免引起局部皮肤破溃、感染及起搏器扭转(旋弄)综合征。避免穿紧身上衣,以免刺激埋植处起搏器的皮肤,防止损伤和感染;拆线、痂掉后方可淋浴;一旦发现伤口有发红、肿痛或流液等现象,应及时向医师报告。

2. 术前评估

评估患者的基础疾病情况、身体一般状况、术前抗凝药的使用情况,并根据患者的经

济承受能力及疾病相关情况,与患者及其家属一起讨论确定拟安装的起搏器类型、特点等。同时评估患者的心理状态,可使用焦虑抑郁量表以评估患者是否存在焦虑、抑郁。了解患者对植入起搏器存在哪些疑虑,及时解答其对起搏器的各种顾虑,如起搏器会不会突然没电?起搏器电池一般寿命是多少?接受 ICD 除颤时会有什么感觉?起搏器术后能不能活动?何时可以起床活动?起搏器术后活动该注意哪些事项?活动后导线会不会脱落?

3. 围手术期的日常活动指导

宜进食高维生素、高蛋白质、粗纤维、易消化食物,术前指导床上和床旁排便。术后卧床 8～24 h,并限于平卧位或略向非植入侧卧位,下肢可适当活动。锁骨下静脉穿刺处术后用盐袋压迫 4～6 h,植入起搏器的同侧肩部制动以防止电极移位。24 h 后可取半卧位,并逐渐下床在室内轻度活动。同时,指导患者做上肢及肩关节的适当活动。避免术侧肢体大幅度运动,以免导线脱位。

二、围手术期的合理用药

1. 基础疾病的二级预防

对于基础疾病的二级预防,需要继续根据循证医学用药。

2. 围手术期抗凝及抗血小板治疗

2012 年,EHRA/HRS 联合公布了关于 CRT 植入与随访建议和处理的专家共识。

抗凝药物治疗:

(1)肝素过度治疗可使出血风险增高(囊袋血肿 12%～20%),而栓塞风险并不降低;

(2)建议对于高度栓塞风险使用华法林的患者,减量继续使用并密切监测 INR(2～3);低至中度栓塞风险(生物瓣、房颤 CHADS$_2$ 评分<4 分、无栓塞史)使用华法林者,减量继续使用(INR 为 1.5～2.0),或术前暂停使用 3～5 天(可在术后当天开始重新服用华法林)。

抗血小板药物治疗:

(1)对于单用抗血小板治疗者,多数情况下停用抗血小板药物 5～7 天是安全的;

(2)对于双联抗血小板治疗者,建议高度栓塞风险(如支架术后<30 天)的患者应该继续双联抗血小板治疗;非高度栓塞风险患者(如支架术后>30 天)可停氯吡格雷 5 天,继续用阿司匹林治疗。

3. 围手术期心律失常药物治疗

(1)ICD 植入后心律失常的治疗

基于以下原因,ICD 术后抗心律失常的药物治疗仍有必要:

1)ICD 并不能预防室性心律失常的发生;

2)无法绝对保证每次均能实现对室速、室颤的正确识别而及时放电;

3)在非室速、室颤时,由于不适当的识别而导致不恰当的治疗也并不少见;

4)部分患者由于室速频发而导致反复放电,最后导致电池提前耗竭。

在起搏支持下,阵发性房颤可考虑药物复律,持续性快速率的房颤以药物控制心室率及预防血栓栓塞事件为主。植入 ICD 的心原性猝死（SCD）一级预防患者，只要能耐受治疗就应使用 β 受体阻滞剂。在 SCD 二级预防药物治疗中，目前推荐在 ICD 植入的同时，联合使用胺碘酮。对先天性长 QT 综合征、儿茶酚胺依赖性多形性室速的患者，β 受体阻滞剂可以减少事件的发作，在治疗中常与 ICD 联合使用。

为了让 ICD 电极导线稳定地固定在心肌组织中，患者必须在 ICD 植入 4 周后开始各种形式的训练，尤其是运动（包括左上肢的运动，因为 ICD 装置常植入于左侧胸部）。此外，尽管我们可以预期 ICD 电极导线已经稳定地固定在心肌组织中，但还是需要将左上肢过度伸展、手臂测力和上半身力量训练等推迟到 ICD 植入至少 6 周之后。如果运动涉及左上肢，那么必须采用较小的运动幅度和较低的运动强度。

（2）CRT 植入术后心律失常的治疗

心衰合并血液动力学障碍的室性心律失常患者，升级至 CRT-D 为最佳选择. 对于未能接受 ICD 的患者，推荐使用胺碘酮以预防 SCD 发生。对合并阵发性房颤的心衰患者，胺碘酮是维持窦律治疗的理想选择。对合并持续性房颤的心衰患者，控制心室率及预防血栓栓塞事件是首要目标；在控制心室率方面可以选用 β 受体阻滞剂、洋地黄类药物及胺碘酮，但在症状性心衰患者中首选洋地黄类，β 受体阻滞剂的应用则须按心衰的治疗原则。国内有文献报道，胺碘酮对起搏阈值无明显影响。

4. 围手术期抗生素预防感染

预防性使用抗生素的时间窗应控制在术前 30 min 至 2 h，预防性使用抗生素的时限不得超过 24 h。

三、术后的功能评定与注意事项

起搏器植入人体后，可采用运动负荷试验、动态心电图、遥控监测、电话传输心电图等方式进行动态检测，测定传感器、起搏器的工作状况。并可根据检测的结果，对起搏器进行体外程控，以保证能满足患者运动康复的需要和安全性。根据 6 min 步行试验的结果，可对患者作出相应的运动处方。

对于 ICD 患者，运动试验前须告知避免除颤仪不适当放电的注意事项。运动试验操作者必须了解植入设备是否设定了可变起搏程序以适应分级运动的心率增快，还必须了解 ICD 设定的除颤阈值。为避免诱发心衰和心律失常，建议应用短持续时间（1～2 min 每节段）和小运动负荷增量（≤1 METs）的运动方案，患者的主观劳累程度和症状可作为试验终点的判定标准之一。

四、术后的康复

1. 术后的运动康复训练

术后早期（1～7 天），患者就可以开始做患侧上肢所有肌肉的等长收缩训练，如肱二头肌、三头肌收缩运动，对掌运动，前臂旋内旋外运动等；术后 2～4 周可做一些不太剧烈的活动，如散步、简单家务；术后 5～12 周可做一些活动量稍大的活动，如园艺、钓鱼、购物、驾驶汽车等。应教会患者数心率，运动中的心率不应超过休息时的心率 10～15 次/

min，主观劳累计分不应超过 12 级。老年患者如不合并其他严重的心脏病，活动量以不出现气促、胸闷、胸痛和下肢浮肿为度，也可以根据 6 min 步行速度的 60%～80% 来指导患者的有氧运动。装有起搏器一侧的上肢应避免做用力过度或幅度过大的运动（如背、扛重物或打网球等），以免影响起搏器功能或电极脱落。

2. 运动训练的注意事项

患者和临床医师、运动治疗师都必须了解 ICD 心率阈值，超过此阈值将启动抗心动过速程序。ICD 在运动测试中的意外放电已有许多报道。

运动处方和运动反应的监测方法必须根据患者情况和植入起搏器的特点进行调整。运动上限的设定要低于 ICD 触发值 10～15 次/min。运动过程中应严密遥测心律，应用保守水平的运动强度，避免心率超过上限。有合并运动受限史者，运动升级要少而慢。对于植入固定频率起搏器者，目标心率不能用于指导运动强度，应使用 RPE 和 METs 来测算患者能耐受的运动量。

体力活动可从每日 10 min 开始，逐渐增加到每日至少 30 min。推荐的运动包括快走、骑自行车、爬楼梯等有氧运动，每周 5 次。每次运动要有热身和整理期。每周 1～2 次上下肢群的抗阻训练，每次 1～2 组动作，每组重复 12～15 次。当出现头晕、视物模糊、胸闷心悸时，体力活动应立即终止，并报告相关医务人员。

3. 围手术期并发症及起搏器故障的监测

术后注意观察有无囊袋积血、血肿、感染、导线移位、起搏阈值升高、静脉血栓形成等并发症，予以心电监测，术后 1 周内起搏器程控 1 次，测定起搏感知、阈值、抗阻，必要时调整相应参数。

4. 术后的生活指导、心理支持和随访建议

建议和指导患者术后不能做过量的体力活动，避免术侧上肢的大幅度运动。要保持良好的生活规律，包括合理的膳食、戒烟、限酒、心理平衡、睡眠充足等。起搏器植入后的患者常常伴有焦虑抑郁，临床医师可以根据"广泛焦虑问卷-7"及"患者健康问卷-9"等量表来判断患者是否存在焦虑抑郁情况。如果存在，给予相应的心理支持，必要时给予药物治疗。中度以上焦虑抑郁者，建议精神科会诊或转诊。对于这些患者来说，心理治疗是非常有用的支持。

术后随访建议：3 个月内每月门诊随访 1 次。术后 1 周、1 月、3 月，各进行 1 次起搏器程控。此后每半年至 1 年程控 1 次，待接近起搏器限定年限时，要缩短随访时间。若患者自觉胸闷、心悸、头晕、黑蒙、自测脉搏缓慢或出现呼吸困难、双下肢肿胀，应立即到医院就诊。出院时给予起搏器随访卡，标明起搏器型号、安装时间、起搏参数，主治医师通讯号码，以及再次检查的时间安排。有意愿者可预约门诊心脏康复，鼓励其参与心脏康复，以改善生活质量，早日回归社会、回归工作岗位。

第七节　先天性心脏病的心脏康复

一、儿童先天性心脏病

大约每1000个新生儿中有5～9个患有心血管先天性畸形。10％～15％的先天性心血管畸形不需要手术矫正,70％～80％的先天性心脏病患者可得到矫正,并且越来越多的患者可以避免开胸,采用导管介入技术就可以完成手术。目前,越来越多的根治性手术在婴儿早期就可以完成,避免因血液动力学异常和慢性发绀引起的长期并发症。

1. 运动状况与建议

运动是儿童的基本需求,而这些基本的运动需求有其生物学的基础,受中枢神经兴奋过程支配。运动是儿童成长的催化剂,尤其是幼年期。高水平的运动可以确保儿童运动发育的进展,尤其是通过运动刺激各系统的正常发育。相反,无论是生理因素、情绪因素,还是精神和认知因素,在儿童时期不愿意运动都是不正常的。

通常情况下,心脏病限制了儿童的感知和运动发育。严重的复杂性心脏缺损患儿会降低症状限制性运动耐量,从而需要一定程度的休息。住院检查或矫正手术的时间往往是严格固定的。根据持续时间、儿童的年龄和精神状态,心脏病可以导致不同程度的生长发育停滞甚至退化。

关于心脏病患儿参加体育锻炼是否会发生危险,这在很大程度上是不确定的,即使是运动能力完全正常的儿童也常有发生危险的情况。多数专家建议,先天性心脏病患儿可以接受运动训练,不可以将心脏病儿童和青少年排除在体育锻炼之外。更重要的是,这些建议可以最大限度地减少父母和老师对患儿运动时的不安全感。根据这些建议,所有先天性心脏病患儿除完成必要的体育运动之外,如果需要的话,仍能参加更多的体育运动和合适的运动教育项目。从评估能力和分级来讲,原发性心脏缺陷的严重性低于的临床病症和有恶化可能的后遗症。

对于大部分患儿,建议不要限制体育活动,包括所有在婴儿期或童年早期做了心脏矫正手术的儿童和青少年(动脉导管未闭、小的间隔缺损),以及那些没有症状限制性运动能力降低的患儿。甚至对有轻度后遗症的患者(如中度主动脉瓣疾病),业余时间也允许接受正常负荷的运动指导和体育活动。当然,这也适用于那些不需要做心脏手术的患儿和青少年(很小的间隔缺损或无关紧要的瓣膜狭窄)。但如果患者身体条件受限和(或)有精神障碍,则须制定临时的治疗方案和(或)给予合适的运动指导。在这种情况下,患者是否能够参与运动康复也与社会心理因素有关。

虽然外科手术和导管介入干预可以降低死亡率,改善血液动力学结果,但很多先天性心脏病的儿童和青少年由于各种原因遗留了明显影响血液动力学的缺损,这可能会影响他们的预期生命和生活质量。对于这些患儿,尤其需要推荐参加特殊的运动康复。对于那些发现有明显异常的患儿,如严重复杂的心脏缺陷、接受姑息性干预而不能彻底手术的心脏畸形、慢性心肌病、复杂性心律失常或心脏移植术后的患儿,通常不提倡参加体育运动。因此,不同患儿的治疗计划需要与其心内科医师一起协商决定。

接受复杂先天性心脏病姑息性手术的患儿代表着一个特殊的群体,大部分患儿具有独立的体循环和肺循环,因此常常没有持续性的发绀。然而部分患儿仍然有发绀,针对这些患儿,包括接受抗凝治疗或植入人工装置的患儿(起搏器、ICD),或有猝死风险的患儿,应当推荐使用特殊的个体化康复方案。

在开始实施体能训练方案之前,必须做全面的心脏检查以评估疾病的严重性,进行诊断并分类(病史、体格检查、心电图、超声心动图、肌力检测、动态心电图等)。做这些检查的目的是评价患儿的症状限制性运动耐量和疾病的程度,以及与运动相关的心原性猝死风险。

先天性心脏病患儿须尽早开始改善体力的活动和训练,这样可以使与运动试验相关的不良后果降到最小。须给患儿提供参加体力活动的机会,以满足最基本的需求,一旦有猝死危险则应立刻停止。尽量让他们不受限制地和同龄人一起参加体力活动(户内和户外的),这种建议适用于幼儿园、学校和(或)运动俱乐部。在具体的监护程序下,促进运动的参与可以帮助减少运动缺陷,并为他们融入同龄儿童中做好必要的准备和给予良好的支持。

2. Ⅱ期心脏康复

在德国,为了促进患有先天性心脏病的儿童和青少年精神心理和运动技能的改善,给予其特殊的医疗处方,开展门诊患者监护治疗服务(心脏病患儿组)。这项治疗需要患儿在"保护区"进行医疗监护下的体育运动,在这样的环境下,潜在的精神心理和运动缺陷也可被诊断和治疗。同时,这项治疗创造了一个很好的条件,使患儿与同龄人一起进行体育活动(如参与学校的运动课程)。大部分患儿只需很短的医疗监护时间(90~120 个课程或单元),当然,那些因病情严重而需要医疗监护的患儿也可长期参加医疗监护下的体育运动(可能几年),从而能够坚持体育活动。

为了使每个个体都能得到适当的关注,小组的规模宜小些(最多 10 名患儿),并且患儿之间的年龄应尽可能相当。特殊运动训练的内容主要是为了认知的改善和运动的发展,以弥补已有的先天性缺陷。自身的积极体验,它的功能或能力构成了正面自我形象建立的基础,从而有助于患儿坦然地应对其疾病以及与它相关的可能限制。由于患儿个体间不同的身体感知,经常需要增强他们的自信意识。

此外,应为患儿提供所有与其年龄相匹配的活动形式。在幼儿园和小学阶段,需要配置协调粗略和精细活动技能的设备。特殊的抗阻和耐力训练在 8~10 岁之前是没有必要的,也是没有效果的。在这个年龄阶段,可以通过提高运动的协调能力来提高肌肉的力量和心血管功能。

在学龄早期,尤其是青少年时期,根据兴趣和可利用的资源,通过多种多样的体育运动来获得运动相关的技能,并使之不断提高。一个重要的目标是为所有青少年提供尽可能多样化的体育运动形式。这一目标是为了帮助患儿获得特定的技能和知识,从而鼓励他们参加与同龄人相同的体力活动,并选择适当的可以长期进行锻炼的运动方式。

特别需要注意的是,一些患儿可能会有腹部拉伤的危险。即使在学龄前,伴有特殊风险的儿童也应学会避免在运动过程中屏住呼吸。参与儿童心脏小组的活动,也有助于减少家长对自己孩子体力活动的关注和焦虑,从而减少过度保护的行为。

二、成人先天性心脏病

现有的数据表明,先天性心脏病患者确实有着低于正常或严重受限的运动量。也有资料表明,运动耐量较低的患者具有较高的发病率和死亡率。大量的研究证明了运动训练的好处,尤其是对健康人或心脏病患者进行耐力训练。这也适用于慢性心力衰竭患者,因为进行运动训练可以减少症状,提高运动耐量和生活质量。

一些小样本研究发现,心脏运动康复训练对于先天性心脏病患者是安全的,并且能提高运动效能。这对复杂的先天性心脏病患者也适用,在不发生康复相关并发症和副作用的情况下,可以起到提高运动耐量的作用。然而,结构化运动康复项目对成人先天性心脏病患者的有效性和安全性还没有被证实。

先天性心血管畸形患者常常养成久坐的生活习惯,发展为超重和肥胖的风险较高。所有不同类型的患者,即使是无症状的患者,都发现其运动能力会逐渐下降。其实,对于大部分患者而言,没有限制运动的必要。心内科医师在面对成人先天性心脏病患者时,须特别交代体育运动的内容和规律,强调运动训练的必要性。

基于全面的医学检查,包括心肺运动试验,临床医师须提供给患者个体化的运动处方,并且定期进行评估。个体化的运动处方须注重体育运动和运动训练在运动耐量、运动受限、危险因素干预、社会心理因素和健康因素(如肥胖)等方面的有效性。对所有静息状态无严重受限的患者,都应鼓励其建立积极的运动和生活方式。

运动处方必须包括目标心率和其他信息,这些信息可以帮助患者找到适合自己的运动强度。"呼吸原则"也是非常有用的评判标准。若在进行运动的同时还能轻松地讲话,这就是合适的运动强度。关于体育锻炼和训练,应该鼓励所有不需要任何限制的患者接受定期训练,尤其是耐力训练,并提供个性化的运动处方(可参考心绞痛)。参与结构化监护下的运动训练能弥补运动能力的局限,并且为患者以后采取积极的生活方式、进而有信心开展身体锻炼提供必要的知识保障。对于有严重后遗症、复杂的心脏缺陷等姑息性外科干预后的患者,参加医学监护下低到中等强度个体化的有氧耐力训练是安全有益的。

第八节　心力衰竭的心脏康复

心脏康复在 Ⅱ ～ Ⅲ 级心力衰竭患者中的疗效非常明显,策略和流程见图 18-6、图 18-7。

1. 长期卧床休息的不利影响

(1)卧床休息(3 周)可使体力和工作能力下降 20%～25%;

(2)卧床休息(7～10 天)可使循环血容下降 700～800 ml,出现反射性心动过速,并使血黏度增高,血栓性事件的发生率增加;

(3)卧床休息(1 个月)可使肌肉体积和肌肉收缩力下降 10%～15%,肺容量、肺活量、肺通气功能下降,出现氮和蛋白质负平衡,心肌坏死的愈合能力减弱;

(4)长期卧床可出现焦虑和抑郁。

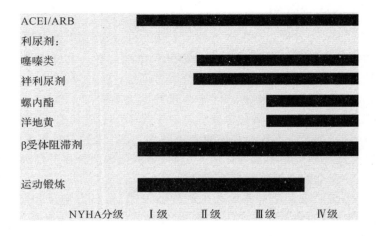

图 18-6　慢性心力衰竭的阶段性治疗策略

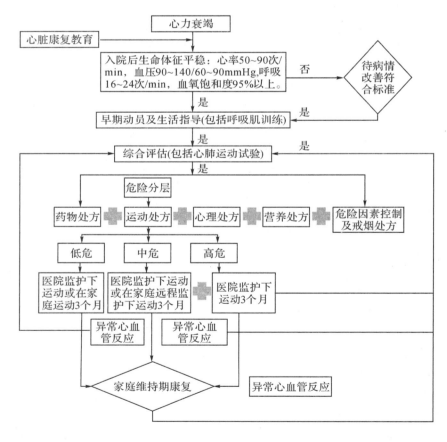

图 18-7　心力衰竭患者心脏康复的流程

2. 住院及过渡期的治疗

有许多研究显示，在住院和过渡期治疗阶段进行运动训练是安全的，并可明显改善心血管功能、症状性的运动反应和身体机能，包括心率、体能（运动试验或 6 min 步行试验）以及 VO_2max。运动训练计划包含了柔韧性训练、踏车运动和平板运动，平均总计持续 30 min 以上，每周 3～5 天，维持 2～4 周，达到 HRmax 或 VO_2max 的 50%～70%，平板运动速度平均约为每小时 3860 m。有学者发现，心功能 Ⅱ～Ⅳ 级的心衰患者，在 41℃ 水中半卧位进行温水浴 30 min 后，左室内径减小，左室射血分数、心脏指数以及每搏量指数持续改善。

3. 家庭康复运动

心力衰竭的患者还可以安全地进行家庭有氧活动，从而明显改善体能、症状、心率、血压、运动耐量、最大氧耗，并提高生活质量。运动训练方案包括踏车或步行，平均持续 20～60 min，每周 3～7 天，维持 2～6 个月，达到 HRmax 或 VO_2max 的 50%～80%。1～3 天内体重增加≥1.8 kg 的心衰患者，必须在有效的药物治疗后进行心脏康复。

4. 门诊运动

大部分关于有氧运动训练的研究是在康复中心中进行的。这些研究一致显示，有氧运动训练可以安全地进行，并显著改善症状、心率、血压、运动耐量（运动试验或 6 min 步行试验）、VO_2max，并提高生活质量。因此，建议心力衰竭、置入 LVAD、心脏移植术前和术后的患者进行早期运动训练。运动训练方案包含了不同方式的运动（踏车是最常用的方式），维持 20～30 min，每周 3～7 天，持续 1～57 个月，达到 HRmax 或 VO_2max 的 40%～90%。

5. 药物处方

（1）ACEI/ARB 和 β 受体阻滞剂开始应用的时间：过去强调必须应用利尿剂使液体潴留消除后才可开始加用。关于心衰的新指南去掉了这一要求，对于轻中度水肿的住院患者可与利尿剂同时使用。

（2）ACEI/ARB 与 β 受体阻滞剂孰先孰后使用的问题：两药孰先孰后使用并不重要，关键是尽早合用。

（3）尽早形成"金三角"（ACEI/ARB＋β 受体阻滞剂＋醛固酮受体拮抗剂），避免发生低血压、高血钾和肾功能损害。

（4）限钠：稳定期限制钠摄入不一定会获益，正常饮食可改善预后；对心功能Ⅲ～Ⅳ级患者有益；心衰急性发作伴容量负荷过重的患者，通常要将钠盐的摄入控制在＜2 g/d。

（5）限水：严重低钠血症（血钠＜130 mmol/L），液体摄入量应＜2L/d；对于轻中度症状的患者常规限制液体可能没有益处。

（6）急性心衰的排除标准：BNP＜100 pg/ml、NT-proBNP＜300 pg/ml；慢性心衰的排除标准：BNP＜35 pg/ml、NT-proBNP＜125 pg/ml；治疗有效的标准：BNP/NT-proBNP 降幅≥30%。

第九节　心脏移植和瓣膜置换术后的心脏康复

一、心脏移植术后的心脏康复

心脏移植患者因为心脏本身以及卧床的影响,使得自身的运动潜能下降。同时,患者对于移植的心脏不无顾虑和忧郁,因此,心脏康复疗法中的心理咨询、健康教育(冠心病等危险因素的纠正)、运动锻炼将对心脏移植患者发挥更加重要的作用。大约50%的患者通过较长时间的康复锻炼,可以回归正常的工作。心脏移植患者的人群不多,术后可能有排斥反应、感染等影响康复程序的进行,所以疗效的总结比较困难,结论也不够全面。但是有限的研究仍说明,对于心脏移植的患者,早期康复疗法有一定的效果。

1. 科普宣教

心脏移植患者的教育包括各种基础疾病(冠心病、心肌病、先天性心脏病等)的发生、发展和相关危险因素,以及心脏移植的意义、注意事项(监护与随访等)。患者了解这些情况,对于接受手术和坚持术后的运动锻炼、监护、随访、延长生命、提高生活质量,都是至关重要的。

2. 心理调整

心脏移植使患者获得第2次生命,但这是一个复杂的过程,会给患者及其家庭的心理带来一系列的冲击。心脏移植的情绪调节常经历7个阶段:

(1)心脏移植的提出;

(2)对患者进行各种评估;

(3)等待供体心脏;

(4)术前时期;

(5)住院恢复期;

(6)出院;

(7)出院后调整。

3. 运动锻炼

心脏移植患者康复运动的指导原则与急性心肌梗死治疗后相似。

4. 心脏移植术后康复的3个主要阶段(表18-3)。

(1)第1阶段

心脏移植术后早期主要的精力应放在稳定患者的心肺功能状态上。在重症监护阶段,持续遥控监测和常规的生命体征记录能帮助医师快速地对术后并发症作出诊断。拔除气管插管后,应刺激咳痰,进行呼吸锻炼和胸部理疗,帮助患者清除呼吸道分泌物,保持气道通畅,降低肺不张的风险。要防止长期卧床造成的并发症,因此常规翻身以避免褥疮的发生,以及协助患者活动肢体以防止肌肉萎缩,非常重要。

表 18-3 心脏移植术后的心脏康复阶段

阶 段	运动处方
院内康复(第 1 阶段)	为心血管病住院患者提供预防和康复的相关服务,关注早期运动。
早期院外康复(第 2 阶段)	为心血管病出院患者提供预防和康复的相关服务,通常可在术后 3~6 个月内,持续 1 年时间。
长期院外康复(第 3 阶段)	为心血管病出院患者提供长期预防和康复的相关服务。

患者应在看护下开始主动或被动的床上移动,或是在术后 24~48 h 内开始采取坐位。低风险的患者可以自主做一些训练,如脚踝的足伸和背曲,坐在床边的凳子上,并开始从事日常活动,如剃须、擦身或口腔护理。一旦转出重症监护室,患者应当在别人的协助下下床,并尝试站立或开始在室内走动。记录 5 min 热身活动后的心率和血压,并将其作为标准,目标心率在静息心率的基础上增加不超过 20 次的患者才可以继续步行。低风险患者可以每日 2 次短距离步行。第 1 阶段的康复训练可以持续 1~2 周,但是为了减少住院时间,这段训练时间可以缩短。

在第 1 阶段心脏康复时,就应开始考虑出院的康复计划,重点放在如何降低患者的风险因素上,如改变生活方式、帮助戒烟、控制血脂、控制体重、控制血糖、减缓压力、提高药物依从性等方面。在这期间,患者可以进行轻微运动和体力劳动。本阶段可以持续 2~6 周,随后进入第 2 阶段。

(2)第 2 阶段

此阶段的康复训练主要在院外进行,但是也可以根据患者的身体状态在院内进行。在本阶段康复训练中,重点是帮助患者重新回到健康时的职业或娱乐活动中去;必要时调整或寻找可以代替的活动,帮助患者进行安全有效的室内康复运动和娱乐活动,为患者及其家属提供相应的健康教育。另外,在本阶段应向患者提供有关缓解压力、戒烟、营养和减肥的咨询和教育。本阶段可以持续 3~6 个月。

(3)第 3 阶段

此阶段的心脏康复是一项长期的工程,是为进行二级预防和维持健康生活方式而设置的。为取得良好的效果,患者必须每周参加 3~5 次的训练课程。患者可以选择锻炼的方式,如步行、游泳、骑车或慢跑。本阶段不需要医疗方面的监护或遥控监测,患者可通过触摸腕部的脉搏或查看便携式监护仪来自行监测训练时的心率。本阶段的目标是维持目前的身体状态,并减少导致心脏病复发的危险因素。本阶段从术后半年开始比较理想,而且应当长期坚持。

二、瓣膜置换术后的心脏康复

心脏瓣膜置换或修复术后患者的运动处方和训练非常类似于 CABG 术后的心脏康复。然而,一些心脏瓣膜病患者的身体活动,可能在手术之前的一段较长时间内受到了非常严格的限制。由此产生的低功能、能力降低可能要求这些患者采取保守的方式,特别是在运动训练计划的早期阶段。康复专业人员应注意防止患者做剧烈的上肢运动。对于心脏瓣膜置换或修复患者和瓣膜球囊成形术患者,轻—中度和中—高度强度的运动训练,对其运动能力和生活质量有显著的影响。数据表明,有氧运动训练对主动脉瓣置换术患者的左心室重塑可能产生逆转作用。在接受瓣膜手术的患者中,抗凝治疗非常普遍。因此,必须警惕与运动有关的损伤和继发性出血。康复专业人员应经常提醒患者,在接受运动训练的过程中,此类事件发生的风险会增加。

没有进行瓣膜修复或置换术的瓣膜性心脏病患者也可进行积极的心脏康复。在这类患者中,严重主动脉瓣狭窄是运动训练的绝对禁忌证。轻—中度主动脉瓣狭窄的患者可以锻炼,但应注意可能会出现的症状,如呼吸困难和严重疲劳。运动训练强度应保持在运动阈值以下,以减少症状的发作。因为一旦出现这些症状,就表明患者的心输出量已经不能满足运动水平的需要了。

开胸术后(或非体外循环),患者的身体活动能力受限,伤口愈合大约需要 4~6 周。因手术导致了胸骨区切向矢量力(压力或切应力),故术后 3 个月内应避免体力劳动。在抗阻训练开始之前,治疗医师必须确认胸骨是稳定的,因为一个稳定的躯干对于康复训练来说是必需的。如果术中无并发症发生,且患者心功能良好,可较早实施轻度、低剂量的、针对下肢的抗阻训练。

第十节　合并糖尿病的心脏康复

康复运动对 2 型糖尿病患者的益处是肯定的(图 18-8)。近期的许多研究强调了长期运动方案对于这种常见代谢紊乱性疾病及其并发症治疗和预防的重要性。规律的运动可以改善糖尿病的治疗,降低心血管及其并发症的风险,并提高 2 型糖尿病患者的整体健康水平与舒适水平,预防或延迟易患人群 2 型糖尿病的发生。

虽然运动训练并不能作为 1 型糖尿病降糖治疗的一部分,但许多心血管危险因素的改善与血浆胰岛素水平的下降与运动相关的胰岛素敏感性的升高密切关联。许多检测 1 型糖尿病患者 HbA_1c 的研究显示,运动不仅具有独立的改善血糖控制的效应,而且能改善已知动脉粥样硬化的危险因素,因而应鼓励 1 型糖尿病患者主动、积极地进行运动。

建议糖尿病患者参与一项运动方案,前提是该项目的获益要大于风险。为了使这些患者的运动获益最大化而风险最小化,有必要对患者进行适当的筛查、方案制定、检测及教育。

糖尿病患者冠心病的早发率非常高,但大部分病例的发病缺乏典型的体征与症状。因此,在慢性糖尿病患者准备启动一项运动方案前,进行正式的运动试验是必要的。如果糖尿病患者计划参加低强度的运动(<60％的最大心率,如步行),那么是否进行运动试验检查,应由临床医师通过临床判断来决定。建议下列患者在实施中到高强度的运动方案前,进行心电图监护下的分级运动试验,并将其作为医学评估的一部分。

(1)无论年龄,所有合并有明确或可疑(基于症状)冠心病的人群;

(2)合并糖尿病微血管或神经系统并发症的患者(视网膜病变、肾脏病变、PAD、自主

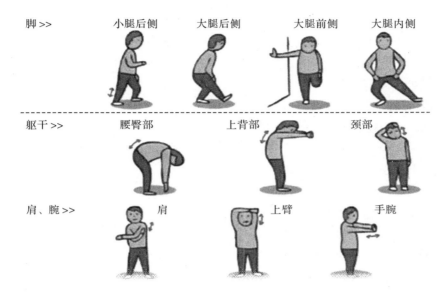

脚 >> 　小腿后侧　　大腿后侧　　大腿前侧　　大腿内侧

躯干 >> 　腰臀部　　　上背部　　　颈部

肩、腕 >> 　肩　　　上臂　　　手腕

图 18-8　糖尿病的康复训练

神经病变、外周神经病变);

(3)无症状的患者:①1 型糖尿病病史超过 15 年的患者;②年龄＞30 岁的 1 型糖尿病患者;③＞35 岁的 2 型糖尿病患者;④2 型糖尿病病史超过 10 年的患者。

糖尿病患者的运动处方必须依据治疗方案、糖尿病并发症的存在或严重程度,以及运动方案的目的和预期获益等,进行个体化设定。另外,运动中食物的摄取也必须考虑周详。

1. 糖尿病患者参与运动康复项目的目标

(1)使血糖的水平正常化;

(2)减少糖尿病的并发症;

(3)控制体重;

(4)将日常的体育活动融入其生活方式之中。

2. 选择运动方式的要点

(1)避免或限制高冲击力的运动,以减少肌肉和骨骼损伤的危险;

(2)合并神经病变的患者不能进行会产生剧烈震动或引起血压明显升高的运动;

(3)老年患者及长期罹患糖尿病者不适合使用杠铃这样的抗阻器材;

(4)几乎所有的糖尿病患者都可以进行中等强度的力量训练。

3. 运动频率的要求

(1)糖尿病患者进行一次运动后血糖改善的持续时间＞12 h,但＜72 h;

(2)每周 3~5 天,肥胖的患者或接受胰岛素治疗的患者可能需要每日运动。

4. 运动强度的要求

(1)患者运动应该达到能够改善运动耐量所需的最低阈值,但要低于可能会诱发不良反应的水平；

（2）与低强度运动相比，高强度运动往往会带来更高的心血管风险、更大的受伤概率以及较低的依从性。

5. 运动的持续时间

（1）运动时间 20～60 min；

（2）每周消耗 700～2000 kCal 对健康有益；

（3）运动时间过长可能会增加肌肉和骨骼损伤的概率，并降低长期康复的依从性。

6. 运动升级的速度

（1）首先要增加的是运动的频率或持续的时间，而非强度的提升；

（2）不要让新手过快、过多地运动；

（3）密切监测患者的症状、体征及其对运动的反应。

7. 运动并发症的处理和预防

不恰当的运动可能会带来不良的运动反应，最常发生的是低血糖事件。一旦运动中发生低血糖和迟发性低血糖，应立即进食 10～15 g 碳水化合物，15 min 后血糖如果仍＜3.9 mmol/L，再次给予等量食物。对于 2 次进食后仍未能纠正的严重低血糖患者，应送医疗中心抢救。对于低血糖的预防措施包括：进行糖尿病和运动相关教育，告知低血糖的紧急处理方式；运动前药物未减量者，运动中须注意补充糖分；胰岛素注射部位原则上以腹壁脐周为佳，尽量避开运动肌群。长时间运动者，可以在运动过程中进食可缓慢吸收的糖类。低血糖的发生与运动前的血糖有关。若运动前血糖＜5.6 mmol/L，应少量进食后再运动；睡前血糖＜7.0 mmol/L，预示夜间可能会发生低血糖，建议睡前少量进食。

糖尿病患者可采用 3 种运动干预模式：

（1）持续干预治疗方案

持续干预法是慢性病康复运动疗法中最基本、最常见的干预方法。其负荷强度较低，无间断、持续进行锻炼，训练过程平稳，安全性较高。国内外对于糖尿病康复研究中所采用的干预方法绝大部分是持续干预法。因为该方法的实际操作简单易行，作为治疗方案的运动处方各要素的制定也相对容易。

（2）间歇干预治疗方案

此方案对多次练习时的运动强度、运动时间和间歇时间作出严格规定，使机体在未完全恢复的状态下，反复进行运动训练。这种方法又分为高强度间歇训练、强化性间歇训练和发展性间歇训练。

（3）重复干预治疗方案

该运动干预方案为多次重复同一练习，两组练习之间安排相对充分的休息。这种方法的负荷时间可以不相同，其间歇时间也不尽相同。这种干预方法较常见于抗阻训练方案中，让受试者重复性地接受较高强度的运动刺激。糖尿病患者无法进行持续性高强度的运动干预时，可以尝试使用重复训练的方法，使得高强度运动的刺激效果不断累积，从而达到快速有效的降血糖效果。

第十一节 合并肺部疾病的心脏康复

心脏病合并肺部疾病的情况正在增加。许多患有明确心脑血管病（如冠心病、卒中或PAD等）的人也患有明确的肺病，但恰恰是后者限制了患者的运动能力。鉴于吸烟人数众多且吸烟相关临床症状的发生具有明显的滞后性（往往晚几十年），因此，许多患者被诊断出同时患有心脏病和肺病就不足为奇了。

合并肺部损害的患者很可能出现严重的气促（无论在静息时或运动时）、咳嗽或咳痰，或出现呼吸频率加快、喘息、胸部充气过度或明显的呼吸肌无力。心肺运动试验有助于明确运动受限的原因。存在严重肺功能损害患者的运动试验往往提示运动受限继发于肺部疾病，表现为通气储备的减少、通气无效腔的增加以及低氧血症。对于这些患者，肺部疾病是实现最大运动量的重要限制因素，因而其也会影响潜在冠心病患者心绞痛或ST段异常的发生。虽然不必为每位参加心脏康复的患者进行包含呼气检测的运动试验，但对于有心肺联合疾病的患者，该检查对明确运动受限原因、制定有效运动处方特别有用。

大部分患者可以应用标准运动处方。对许多患有心脏和肺部疾病的患者，其运动受限常常是由这2种疾病合并造成的。对于那些主要由肺部疾病引起运动受限的患者来说，可以采用基于症状限制的运动处方。与肺病患者相比，单纯冠心病患者很少以上肢无力作为明确的运动受限指标。特殊的上部躯干运动，包括轻度的抗阻训练，应当包括在患者的康复运动计划之中。此外，还应密切关注这些患者可能恶化的过度通气反应。

肺康复是针对COPD患者及其家庭（或照顾者）的一项与多学科相关的锻炼和教育项目。虽然呼吸康复不能明显提高患者的肺功能，但多项研究表明，肺康复不仅能缓解COPD患者的呼吸困难症状，提高患者的运动耐力和生活质量，减少急性加重的频率、再住院率和住院天数，还能帮助患者消除心理障碍、提高社会适应能力。

长期以来，肺康复习惯上被用来作为中重度稳定期COPD患者的二级预防。目前大多数学者认为，肺康复不但适用于轻度，也适用于极重度的COPD患者，甚至是感染控制后的急性加重期和机械通气的COPD患者。有研究发现，不同呼吸困难严重程度的COPD患者均能从康复中受益。观察结果还显示，感染控制后的急性加重期COPD，早期康复有利于患者的早日出院。

运动锻炼是肺康复的核心内容。在COPD的自然病程中，骨骼肌消耗和功能失调、心肺功能下降是患者活动能力和运动耐力逐渐下降的主要原因，严重影响患者的生活质量。最近的研究表明，重症COPD患者运动能力的下降比FEVI（第1秒用力呼吸容积）下降更明显。运动训练能提高肌肉细胞的有氧和无氧代谢，增加训练肌肉的毛细血管密度，改善心肺系统协调工作的能力，显著提高COPD患者的$VO_2 max$。

肺康复按锻炼部位可分为3种。①下肢肌肉锻炼：是运动锻炼的主要组成部分，包括步行、跑步、爬楼梯、平板运动、功率自行车等；②上肢肌肉锻炼：有助于增强辅助呼吸肌的力量和耐力，包括举重物、扔球等；③全身锻炼：如种花、扫地等家务，各种传统的体育锻炼、游泳和康复操等，其中气功、内养功、太极拳、太极剑是我国所特有的运动方式，它们不仅能调整患者呼吸比,还能缓解紧张、焦虑情绪,不失为全身锻炼的有效方法。

另外,按患者主观努力与否,还可分为主动运动和被动运动。对于呼吸衰竭的患者,简单的握拳和活动脚趾也是主动的康复活动,尽管没有明显的大幅度运动,但可锻炼相关的神经肌肉功能。被动运动方法主要包括推拿、按摩、针灸及神经肌肉电刺激等。神经肌肉电刺激的特点是用低电压刺激外周肌肉收缩来锻炼相关肌肉的功能,已被用于感染控制后的急性加重期或长期卧床患者。

肺康复的效果与运动训练时间成正比。因此,建议 COPD 患者进行长期的运动康复训练。有学者提出,肺运动康复应每周 3～5 次,至少持续 2～3 个月。也有学者认为,轻中度 COPD 患者能从短期的肺康复中受益,但重度 COPD 患者需至少 6 个月的肺康复才能获得同样的效果。大多数 COPD 患者为了达到改善生活质量和运动耐量的目的,需要进行至少 8 周的肺康复,且每周 3 次,每次 60 min。因此 COPD 患者应该将运动康复作为生活的一部分,积极参与种花、扫地等力所能及的家务,或积极进行各项健身锻炼和体育运动。

运动强度是影响运动康复效果的重要因素,且两者存在正相关的剂量—效益关系。虽然低强度(低于 30% 最大运动量)或高强度(高于 60% 最大运动量)的运动训练都能增加患者的运动耐力,但高强度运动后训练肌肉中的氧化酶增加,运动能力明显提高,生理学的反应(如血乳酸浓度、VO_2max 等)也可明显改善,因此获益更多。但高强度运动锻炼不适合病情重、依从性较差的患者。因此运动强度的选择应遵循个体化的原则,对于重度以上的患者应该渐进性地增加运动强度。

目前,心肺运动试验是量化和评价运动强度的标准方法,包括功率自行车和平板运动试验,其中功率自行车较为常用。常取 50%～80% 的最大运动量或 VO_2max 为下肢的运动强度。但由于心肺运动试验需要一定的设备条件,限制了其在社区/家庭康复锻炼中的应用。而目标心率(THR)和呼吸困难程度评估较为简单易行,可作为大多数 COPD 患者运动强度的量化指标。

呼吸肌训练虽然不能明显提高患者的 6 min 步行距离,但能增加吸气肌的肌力和耐力,减轻患者的主观性和劳力性呼吸困难,提高生活质量。目前,呼吸肌训练方法主要包括控制性深慢呼吸锻炼、缩唇—腹式呼吸锻炼、阻力呼吸锻炼、呼吸体操等。因呼吸肌康复锻炼方法简单易行,无创无痛,成本低下,容易被患者接受,可在社区/家庭广泛开展,但不同程度 COPD 患者合理呼吸肌锻炼方式的选择及疗程均有待于进一步探讨。

教会患者及其家属有效的咳嗽和排痰方法是十分必要的。COPD 患者有多年慢性支气管炎病史,每到冬春季节,咳嗽、咳痰症状明显,出现急性加重或肺部炎症。如不能及时有效地咳嗽、排痰,可导致病情的加重、肺部炎症的迁延不愈,甚至并发呼吸衰竭。因此,要鼓励患者进行有效的咳嗽、咳痰。具体方法是:身体尽量坐直,深吸气后,用双手按压腹部,身体稍向前倾斜,连续咳嗽,咳嗽时收缩腹肌,用力将肺部深处的痰液排出。临床上,通常将咳嗽训练与体位的变动、胸部叩拍和雾化吸入联合使用,以保持呼吸道的清洁、通畅。

由于 COPD 患者在静息状态下处于高代谢状态,且长期营养摄入不足和营养成分吸收不完全,多存在不同程度的营养不良。长期的营养不良可引起 COPD 患者骨骼肌和呼吸肌功能障碍,其吸气肌肌力比营养正常者低 30％。营养不良患者改善营养状态后,吸气肌功能也可部分恢复,呼吸困难可部分改善。营养不良也会增加 COPD 患者感染的可能,是患者健康状况、疾病预后的决定因素之一。因此,对患者进行合理的营养支持十分重要。COPD 患者可以少量多餐,摄取足够的能量,适量增加鱼类、蛋白质和水果。

目前,增加运动量、提高锻炼效果的方法主要有吸氧、无创正压辅助通气、吸入支气管扩张剂和间歇训练等。另外,COPD 患者的肺康复是一项长期的工作,对患者及其家属进行合理有效的教育指导、心理疏导和慢性病管理非常重要。通过教育与管理可以提高患者及相关人员对 COPD 的认识和自身处理疾病的能力,提高患者对肺康复及其他治疗的依从性,减少反复住院,增强自信心,提高生活质量。

第十二节 合并外周动脉硬化的心脏康复

心脏病合并外周动脉硬化最常见的临床表现是下肢缺血性疼痛或跛行。典型的表现是运动时出现症状,运动停止后疼痛迅速消失。

1. 容易出现间歇性跛行等外周动脉硬化的人群

有高血压、糖尿病、高血脂、吸烟史,年龄在 55 岁以上,如足背动脉搏动消失,那么就应警惕动脉硬化的发生(图 18-9)。

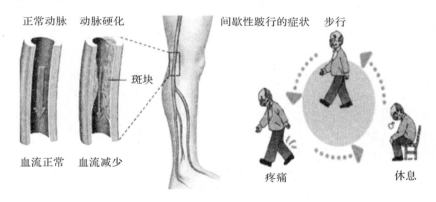

图 18-9 外周动脉硬化

2. 下列检查可以确诊外周动脉硬化

(1)踝肱指数(Ankle Brachial Index,ABI):是指在安静状态下,测量下肢踝部血压和上肢肱动脉压的比值,可以明确下肢缺血的严重程度。正常人的 ABI 值为 1.0,如果 ABI 值低于 0.9,则预示着发生下肢缺血的情况。

(2)下肢动脉彩超:用于确定血管阻塞的位置和严重程度,已经能够替代血管造影,成为下肢动脉闭塞症最常用的检查手段之一。

(3)动脉造影术:能够简单、迅速地显示动脉分支,尤其对盆腔内动脉(肾动脉、髂动脉)的显像效果佳。但是,考虑到造影剂有肾毒性和引起过敏反应等风险,只有患者存在

351

需要介入治疗的可能性时,才进行血管造影检查。

(4)磁共振血管成像(MRA):无须动脉穿刺即可显示整个动脉分支,但不适合已有肾功能不全和体内有金属移植物的患者(抗核磁起搏器除外)。

(5)CT血管造影(CTA):很有价值,检查时间只需几分钟,限于肾功能正常的患者。

3. 外周动脉硬化的非手术治疗

一旦发生间歇性跛行,就必须开始进行针对性的干预以防止病情恶化。如果能够解除影响生活质量的步行后疼痛,患者的保肢率较高:5年病情恶化率为25%,截肢率仅为1%~7%。

(1)危险因素的控制

包括吸烟、高血压、糖尿病、高脂血症等。外周动脉硬化的患者具有动脉硬化的共同特点,所以应首先进行针对动脉硬化的预防、教育,矫正不良的生活方式,戒烟对于外周动脉硬化尤其具有重要的意义。

(2)运动疗法

多项研究表明,运动疗法是最佳和最重要的初始治疗。运动锻炼不仅能够大幅提高患者的步行时间和距离、改善生活质量,还可以明显降低截肢率、改善全身动脉硬化,降低心脑血管意外的发生。有研究认为,其对间歇性跛行患者步行功能的改善优于支架置入,是非常经济、有效的治疗手段。此外,研究表明外周血管硬化患者在参加一定程度的运动锻炼后,步行距离可以增加4~6倍。

运动处方包括:

1)运动类型:步行仍然是适合的运动类型,但是手臂运动、游泳等非负重运动的效果可能更好。

2)运动强度与运动持续时间:患者步行到出现跛行,疼痛达到4级法的3级时,减慢步伐或停止步行。当疼痛减轻至2级时,再继续按照运动处方的节奏恢复步行,如此反复进行。美国运动医学会建议:开始时,这样的间歇运动时间为20~30 min/次,1日2次,然后逐渐增加运动时间,在4~6周内可增至40~60 min/次。同时也要注意心血管系统的反应,并根据情况及时对运动处方作相应的调整。

3)在疾病的初期,应在专业康复中心进行有监控的训练,出院后,则应在社区/家庭坚持无监控的训练(表18-4)。

表18-4 无监控与有监控运动疗法对比

项目	有监控的运动疗法	无监控的运动疗法
地点	专业的康复中心	家中、社区
依从性	好	差
中途退出	较少	较多
症状改善	改善显著 (最大步行距离、无疼痛步行时间、最长步行时间)	依赖于患者自主性
医师指导与调整	及时	缺乏
生活质量	显著改善	依赖于患者自主性

（3）药物治疗

西洛他唑能够调节血管内皮生长因子合成，并促进新血管生成。在医生的指导下使用阿司匹林、氯吡格雷等抗血小板药物，也可以治疗全身性动脉硬化，并在血运重建术后用于提高支架的通畅率。

（4）间歇气压疗法（IPC）

间歇气压疗法通过反复充气—放气，对小腿腓肠肌进行按摩，可以使动静脉压力阶差增加、血管舒缩神经麻痹和一氧化氮释放增加，从而改善间歇性跛行，提高保肢率。尤其对无法进行介入或手术治疗的患者有明显的益处。

大部分患者通过"5天（住院）＋3个月（院外）"的非手术治疗，间歇性跛行将得到有效的改善。

第十三节　合并脑血管病的心脏康复

有研究显示，脑卒中患者经康复后，第1年末约60％可达到日常生活自理，20％需要一定的帮助，15％需要较多的帮助，仅5％需要全部的帮助；且30％处于工作年龄的患者在病后1年末即可恢复工作。

1. 脑血管病患者需要进行心肺康复的原因

（1）不容忽视的制动原因：研究已经充分表明，长期卧床会降低横膈的活动，肺泡发生萎陷，肺血流量减少，肺的通气/灌流比例失调，生理无效腔增加，从而加重呼吸功能障碍。同时，卧床使痰液比较容易集聚在肺底部，造成排痰困难，容易发生肺部感染。卧床后血容量减少，静脉血栓和肺栓塞的发生率提高，同时痰液的黏滞度也必然提高，加大了排痰困难。

（2）脑卒中患者一般有以下的并发症：冠心病、高血压、高血糖、肥胖、血脂代谢紊乱。

（3）呼吸功能明显减退。

2. 欧美国家脑血管病的康复流程

（1）在综合性医院的卒中病房实施急性期脑血管病的早期康复，协助临床治疗，防止合并症的发生。实施早期坐位能力、进食能力的训练，为离开卒中病房或NICU后进行下一步康复打下基础。这段时间一般为7天左右。

（2）然后患者被转移到普通病房或康复科接受进一步的康复治疗。这个阶段以康复治疗为主，临床治疗为辅。康复治疗的任务是提高患者的肢体运动功能及日常生活能力，如站立的平衡性训练、转移训练、步行能力训练及自行进食、如厕、洗澡、洗漱、交流能力等训练。这段时间一般为20天左右。

（3）绝大多数患者经过这段训练后均可达到生活自理，并回归家庭。其中80％的患者可转到社区/家庭进行进一步的康复训练。社区/家庭康复的任务是巩固已取得的康复效果，进一步提高运动能力和日常生活能力。其中20％左右尚不能达到日常生活完全自理的患者，可直接转到专科康复中心/养护中心进行康复治疗，其任务是让患者能做到大部分日常生活自理。这段时间一般为 2 个月左右。

由于构建了三级康复体系网,脑血管病的致残率大大下降,90％患者的日常生活能完全自理,卫生经费也大幅下降。我国急性脑血管病的康复近些年虽然取得了很大的进步,但同国外发达国家相比,差距还是很大,包括:对急性脑血管病康复重要性的认识不足;脑血管病的康复整体水平低;缺少专业的康复人员;缺乏急性脑血管病的规范化方案。

3. 康复前的准备工作

(1)评估

1)一般状态:如患者的全身状态、年龄、合并症、既往史、主要脏器的机能等。

2)神经功能状态:包括意识、智能、言语障碍及肢体伤残程度等。

3)心理状态:包括抑郁症、无欲状态、焦虑状态、患者个性改变等。

4)个人素质及家庭条件:如患者爱好、职业、所受教育、经济条件、家庭环境、患者同家属的关系等。

5)对丧失功能的自然恢复情况进行预测。

(2)确定康复目标

根据病情制定个体化的目标,可分为近期及远期目标。前者是指治疗 1 个月后要求达到的目标;后者是指治疗 3 个月后应达到的康复目标,也是最终目标(如独立生活、部分独立、回归社会、回归家庭等)。

康复的目的主要是让患者能达到下列 9 项目标(包括身心功能的恢复、防并发症、防脑中风再发):

1)身体功能恢复;

2)避免挛缩形成;

3)预防褥疮;

4)运用健肢处理日常生活;

5)训练患肢使其改善或提高功能;

6)行走训练;

7)心理、社会和职业的重建;

8)其他症状的处理;

9)预防脑卒中的再次发生。

(3)康复原则

脑血管病后,一般功能恢复的情形有 2 种:一种是自发性复原,另一种则是经过训练或适应后复原。自发性复原通常开始于脑水肿消除或脑血液循环改善后,多在发病后的 3～6 个月之内。典型的中脑动脉栓塞患者,其下肢比上肢先自发性恢复,近端肌肉比远端肌肉先恢复。所以,手的功能常是最后恢复的,甚至无法恢复。90％的脑卒中患者能学习再行走,而手功能可恢复到很好者仅有 10％左右。手功能的恢复,在发病后第 3 周即会开始,如 3 周后都不见手功能有任何改善的迹象,则其功能恢复相当不乐观。自发性复原大部分在发病 3 个月后即已完成。

透过训练和适应而使功能改善的情形是患者利用其残存体能配合指导和教育的结果,经过再学习而再次获得技能。学习动机对康复的训练是相当重要的,早期发现和早期治疗对身体功能的恢复也极为重要。

1）康复应尽早进行

脑缺血患者只要神智清楚、生命体征平稳、病情不再发展，48 h 后即可进行康复训练。康复量应由小到大、循序渐进。多数脑出血康复可在病后 10～14 天开始进行。

2）调动患者积极性

康复的实质是"学习、锻炼、再学习、再锻炼"，要求患者及其家属理解并积极投入其中。在急性期，康复运动主要是抑制异常的原始反射活动，重建正常的运动模式，其次才是加强肌肉力量的训练。

3）康复应兼顾治疗

除运动康复外，还应注意言语、认知、心理、职业与社会等的康复。

4）强调康复是一个持续的过程

应严密观察卒中患者的抑郁、焦虑状态，应认识到社区/家庭康复的重要性。

4. 运动功能的康复

（1）急性期（早期卧床期）康复：保持良好体位，进行被动运动、床上运动训练和日常生活活动能力（ADL）训练。

（2）恢复期康复：包括上肢功能训练、下肢功能训练、物理疗法、生物反馈治疗和感觉障碍的康复等。

5. 运动处方

（1）有氧训练

1）运动项目：运动平板、步行、功率自行车；

2）运动强度：40％～70％的最大耗氧量或心率储备，50％～80％的最大心率、RPE 为11～14；

3）运动时间：20～60 min；

4）运动频率：每分钟 3～7 次，每周运动 3～5 天。

（2）呼吸训练

由于吸气是主动的、呼气是被动的，所以要着重训练吸气肌。

1）吸气肌的训练：双手置上腹部触觉诱导呼吸，用 Power Breathe 治疗仪、不同粗细的麦管训练吸气；

2）增强腹肌的训练、阻力呼气练习：吹纸、蜡烛、丝线等练习；

3）辅助肌的力量和耐力训练：用弹力带、哑铃、沙袋等进行练习。

第十四节　合并肾病的心脏康复

治疗心血管病不能忽视肾脏，治疗肾病也要重视心血管。据统计，肾病中有 80％会造成或引发多种心血管病，如高血压、心肌肥大、心包炎等。慢性肾病患者中，心血管病的死亡率比正常人要高 100 倍。而究其原因，高血压是最主要的原因。从这个角度来说，

"保护肾脏，挽救心脏"，控制血压非常重要。

心肺运动生理学的基础理论是心、肺与骨骼肌 3 个齿轮的协调互动，三者缺一不可。心肺康复的理念逐渐深入人心，其临床实践也在不断拓展，但肾脏康复一直未得到足够的重视。

肾功能衰竭的主要病因已从早年的肾小球肾炎等肾实质病变转为与高血压、糖尿病相关的动脉硬化和动脉粥样硬化性心血管病（Atherosclerotic Cardiovascular Disease，ASCVD）。慢性肾脏病（Chronic Kidney Disease，CKD）的主要致残致死原因是 AS-CVD，这一流行病学与病因学的重大转变，迫切需要 CKD 防控思路与策略的重大转变。CKD 与糖尿病一样，在防控策略和广义上来说，也被列于心血管病的大范畴之中。

肾脏康复的内涵有两个方面，一是充分重视对高血压、糖尿病、心血管病患者和老年人群肾功能的评估及危险因素的干预，保护肾功能，预防肾功能衰竭，预防和推迟终末期肾病，减少和推迟透析治疗；二是针对 CKD 及不同程度的肾功能不全，包括接受透析治疗的终末期肾病与心肺疾病患者，进行以五大处方为内容的全面全程管理、服务与关爱兼顾的康复/二级预防。

运动处方对肾功能衰竭患者也是必不可少的。在日本，这类患者一边接受透析治疗，一边做踏车运动。康复事业应包括 3 个体系：肢体康复、脏器康复和精神心理康复。无论是综合性医院的康复科/中心，还是专科的康复医疗机构，都不宜把脏器康复分割成不同脏器的分科，而应组建心肺肾一体化的脏器康复机构。以这三大脏器为主的脏器康复机构不必重复建设，而可由心肺肾三个科室的临床医师组成领导团队，指导相关人员（护士、运动治疗师、营养师、心理治疗师、临床药师、志愿者和患者家属），落实五大处方，特别是将心理处方（包括睡眠管理）落实在脏器康复与肢体康复之中。

日本的肾脏康复是由心脏康复学会的专家学者发起的，至今尚未得到日本肾脏病学界的足够响应。我国心肺肾领域的专家学者一定能够探索和创建符合中国国情的心肺肾一体化的脏器康复模式和体系，树立大康复和大健康的概念，建立 ASCVD 高危患者的健康管理/一级预防、康复/二级预防和老年医养护相结合的一体化模式与机制，走出一条具有我国特色的 ASCVD、非传染性疾病防控的成功之路。

高血压等代谢性疾病的患者，一定要加强预防，坚持"饮食控制、定期检查、警惕信号、合理降压"这四道"护肾墙"。

一般而言，采用中西结合治疗肾病的效果比较好。另外，有氧运动、适当锻炼身体，在阳光下多做运动、多出汗，可帮助排除体内多余的酸性物质，从而预防肾病的发生。肾脏有强大的代偿功能，在肾脏病变早期或者不太严重的时候，患者大都没什么感觉，即使部分患者有腰酸、浮肿、食欲差等不适，也大都将其归因于劳累、亚健康等，很少会联想到可能是肾脏的问题。一旦出现了高血压、贫血等肾功能不全相关症状时，肾功能已基本丧失，发展到了中期或尿毒症阶段。因此，定期体检就显得非常重要。

饮食以清淡、易消化食物为好，忌海鲜、牛肉、羊肉、辛辣刺激性食物、酒。预防感冒，避免受凉，不吃保健食品、补药，以防上火、加重病情。水肿严重者应忌盐（2 g/d 以下），并限制蛋白质的摄入量，少饮水。无显著水肿者饮水量不受限制。血浆蛋白低而无氮质血症者应进高蛋白饮食，每日蛋白质应在 60～80 g 或更高。水肿不严重者，可低钠盐饮食(6 g/d 以下)。

体力劳动过多,或剧烈运动、熬夜、性生活过于频繁等,都会使病情加重和复发。患者应注意避免过度劳累,保持劳逸结合。当病情没有完全缓解时,可在医师的指导下做些合适的运动,以散步、快走为佳,但不可剧烈运动。每日可有 1~2 次运动,每次 20~30 min 比较合适。

第十五节　女性和老年人的心脏康复

1. 女性的心脏康复

在心脏康复和二级预防计划中,女性的参与率较男性低。其实,在所有的心脏死亡事件中女性占 40%,但是确诊心血管病时,女性比男性大约要迟 10 年。但如果实施康复计划,女性改善功能储备的能力与男性一样。女性较少被列入到心脏康复计划的原因还有:年龄较大、交通不便、在家依赖配偶或有退行性的关节炎。

康复医学的一些建议:

(1)为了提高女性的依从性,心脏康复计划应该提供可操作的、柔性的计划时间表(证据等级 B,证据水平Ⅲ)。

(2)心脏康复计划应该仔细评估和女性有关的心血管危险因素,如糖尿病、高密度胆固醇偏低和高甘油三酯血症(证据等级 B,证据水平Ⅲ)。

(3)有关于女性的运动处方,特别是比较年长的、功能储备较低的女性,其开始的运动强度和运动耐力应该选择较低等级,避免剧烈运动(证据等级 B,证据水平Ⅲ)。

2. 老年人的心脏康复

目前,我国是老年人总数最多的国家,占世界老年人口的 1/5。预计 2020 年,我国 60 岁以上人口将超过 2.8 亿,成为超老年型国家;2050 年,老年人口将达到 4.4 亿,约占我国人口的 1/4。

老年人的运动训练应该包括抗阻训练和非抗阻训练,二者相互交替。功能储备和运动负荷的逐渐增量,可以减少老年人受伤或得并发症的可能性。心脏康复计划的监督运动应该与每日的休闲活动一起,二者互为补充。老年人应避免过于剧烈的活动。

运动处方:老年人有氧运动之后的低血压发生率有增加的可能,受伤的可能性较大;要注意正确呼吸的重要性,避免 Valsalva 呼吸所造成的危害。应该采取较短的活动节拍 [(3~5) min×(3~6)节/每次运动]、适合的强度(40%~60% 的 $VO_2max/HRmax$),从低强度开始,慢慢增加。

注意事项:

(1)做好准备活动和伸展运动(可能需要较长时间);

(2)避免紧身衣服;

(3)适合的鞋子;

(4)痴呆患者可能需要重复进行运动指导;

(5)应在熟悉的环境中运动。

康复医学建议：

(1)从较低的运动强度(40%~60% HRmax)开始,用 RPE 评分、心率和身体的症状进行评估(证据等级 B,证据水平Ⅲ);

(2)老年患者运动处方的调整应该强调增加运动时间而并非增加运动强度(证据等级 B,证据水平Ⅲ);

(3)老年患者运动处方的调整应该强调活动的频率、强度、时间和类型的渐进性递增(证据等级 B,证据水平Ⅲ)。

第十六节　代谢综合征的心脏康复

1. 国际糖尿病联盟(IDF)关于成人代谢综合征诊断标准

(1)中心性肥胖(我国男性腰围≥90 cm,女性腰围≥80 cm);

(2)符合以下 4 项指标中任意 2 项:

1)甘油三酯(TG)水平升高:≥150 mg/dl(1.7 mmol/L),或已接受相应治疗;

2)高密度脂蛋白—胆固醇(HDL-C)水平降低:男性<40 mg/dl(1.03 mmol/L),女性<50 mg/dl(1.29 mmol/L),或已接受相应治疗;

3)血压升高:收缩压≥130 或舒张压≥85 mmHg,或已接受相应治疗,或此前已被诊断为高血压;

4)空腹血糖(FPG)升高:FPG≥100 mg/dl(5.6 mmol/L),或此前已被诊断为 2 型糖尿病,或已接受相应治疗;如果 FPG≥100 mg/dl(5.6 mmol/L),则强烈推荐进行口服葡萄糖耐量试验(OGTT),但是 OGTT 在诊断代谢综合征时并非必要条件。

2. IDF 关于青少年代谢综合征的诊断标准

(1)6≤年龄<10(岁):肥胖(腰围≥第 90 百分位)不诊断为代谢综合征,但腹型肥胖者建议减肥;而有下列家族史者建议进一步检查:代谢综合征、2 型糖尿病、血脂紊乱、心血管病、高血压、肥胖。

(2)10≤年龄<16(岁):肥胖(腰围≥第 90 百分位),同时至少符合以下任意 2 项:

1)FPG≥100 mg/dl(5.6 mmol/L)(建议葡萄糖耐量试验),或已是 2 型糖尿病;

2)收缩压≥130 mmHg,或舒张压≥85 mmHg;

3)HDL-C<40 mmol/L(1.03 mmol/L);

4)TG≥150 mg/dl(1.7 mmol/L)。

(3)年龄≥16(岁):肥胖(我国男性腰围≥90 cm,女性腰围≥80 cm),同时至少符合以下任意 2 项:

1)FPG≥100 mg/dl(5.6 mmol/L),或已是 2 型糖尿病;

2)收缩压≥130 mmHg,或舒张压≥85 mmHg,或已确认为高血压并治疗者;

3)男:HDL-C<40 mmol/L(1.03 mmol/L),女:<50 mmol/L(1.29 mmol/L)或已调

脂治疗者；

4）TG≥150 mg/dl(1.7 mmol/L)，或已调脂治疗者。

由于代谢综合征中的每一种成分都是心血管病的危险因素，它们的联合作用更强，所以有人将代谢综合征称为"死亡四重奏"(中心性肥胖、高血糖、高甘油三酯血和高血压)。代谢综合征是一个整体概念，治疗上要求进行生活方式的干预(如减轻体重、增加体育锻炼和精神协调)，降血糖、调脂和抗高血压治疗都同等重要。

代谢综合征发病的高危人群共有以下 5 类：①≥50 岁者；②有 1 项或 2 项代谢综合征组成成分但尚不符合诊断标准者；③有心血管病、非酒精性脂肪肝、痛风、多囊卵巢综合征及各种类型脂肪萎缩症者；④有肥胖、2 型糖尿病、高血压、血脂异常，尤其是多项组合或代谢综合征家族史者；⑤有心血管病家族史者。

代谢综合征所有的治疗都应围绕降低各种危险因素进行，包括有效减轻体重、减轻胰岛素抵抗、良好控制血糖、改善脂代谢紊乱、控制血压等。

3. 减轻体重

任何肥胖伴糖尿病的患者均需减肥，主要是通过饮食和生活方式的改变及必要的药物治疗。研究表明，要使肥胖者体重长期降至正常的可能性较小。减肥的目标是至少使体重持久降低 5%～15%。

(1)饮食调节：控制总热量，减低脂肪摄入。对于 25≤BMI≤30 kg/m² 者，给予每日 1200 kCal 低热量饮食，可使体重控制在合适的范围之内。

(2)运动锻炼：提倡每日进行轻至中等强度的体力活动 30 min，如骑自行车、擦地板、散步、跳舞等。

(3)减肥药物：如西布曲明(sibutramine)可抑制去甲肾上腺素和 5-羟色胺再摄取，减少摄食，减轻体重，常规用药量是每日 5～15 mg。奥利司他(orlistat)可通过抑制胃肠道的胰脂肪酶，减少脂肪的吸收，每次 120 mg，每日 3 次。

4. 减轻胰岛素抵抗

除减肥和运动外，二甲双胍和过氧化物酶增殖物激活受体-γ(PPAR-γ)激动剂(即噻唑烷二酮类物，TZDs)都是临床常用的增加胰岛素敏感性的药物，但是两者治疗代谢综合征的作用机制存在很大的差异。

TZDs 对代谢综合征的作用部位是脂肪组织，它通过逆转肥胖者体内的游离脂肪，使其含量下降近 50%。二甲双胍主要作用于肝脏和肌肉，可以显著减少肝脏葡萄糖的输出和糖异生。

荟萃分析显示，TZDs 使用后体重增加 4%～6%，而二甲双胍可使体重明显下降。而且二甲双胍引起的体重减轻更大程度上是内脏脂肪的减少。有研究显示，二甲双胍治疗后，总体脂肪减少约 9%，皮下脂肪减少 7%，而内脏脂肪减少高达 15%。

大型临床研究的资料证实，二甲双胍干预治疗可以预防新发糖尿病(DPP 研究)和心血管事件(UKPDS 研究)的发生，而 TZDs 目前缺乏临床研究结果以证实其具有相似的作用。

5. 调整血脂

调脂治疗在代谢综合征治疗中的作用也很重要，常用药物有贝特类和他汀类(HMG-

CoA 还原酶抑制剂)。

（1）贝特类：降低 TG，同时轻至中度降低 TC 及 LDL-C，升高 HDL-C。常用药物有非诺贝特、苯扎贝特、吉非贝齐。

（2）他汀类：降低胆固醇作用较强，轻度降低 TG 及增加 HDL-C 作用。常用药物有阿托伐他汀、瑞舒伐他汀、洛伐他汀、辛伐他汀、普伐他汀和氟伐他汀等。

6. 降低血压

降压宜选用不影响糖和脂肪代谢的药物：

（1）首选：ACEI/ARB 尚可增加胰岛素敏感性。ACEI 药物有卡托普利、依那普利、培哚普利、雷米普利、福辛普利等，均为每日 1 次用药。ARB 制剂有科素亚、安博维和代文。

（2）钙离子拮抗剂：宜选用长效者。常用药物有氨氯地平、非洛地平和硝苯地平控释片。

（3）β 受体阻滞剂和噻嗪类利尿剂：剂量偏大时，可影响糖耐量及增加胰岛素抵抗，升高 TC 和 TG。

后　记

　　近几年,一批热衷于心脏康复的学者在逐渐推动康复在我国的发展。这一段时间,我也在不断地思考和反省,心血管病必须向预防和康复转型,但转型是个艰巨而痛苦的过程,一定要知行合一、逐步推进。

　　我认为,得病的患者因为病在己身,在痛定思痛之后,对于恢复健康的渴望,希望改变自己不健康行为的愿望是最强烈的。所以,在百姓日渐觉悟和医师日渐理性的背景下,从康复二级预防启动,逐渐向一级预防推进,甚至向全民推动,这种理念和行动的落地已经有了一个很好的基础。

　　医疗不是投入越多效果越好,也不是产出越多医学越进步。很多人感到困惑,认为高水平、高质量的医疗一定是高成本的,这是一种误区。重要的是如何合理高效地使用医疗资源,实现低成本、高效率,最后实现广覆盖、高水平,这才是医学的本源,也是高效率医疗、健康中国的出路。

　　在英国历史上,最值得自豪的、可以向世界夸耀的事情有两件,一是工业革命,二就是保留了全民医保。英国支出的医疗费用不足美国的 20%,但健康产出远高于美国。古巴也是同样,通过很低的卫生投入,实现新生儿死亡率、人均健康寿命等健康指标的高产出。

　　在我国当前的医疗模式下,虽然有着与西方国家一样的豪华设备、先进药物、高档耗材,而且手术的数量也远超国外,但医疗服务水平却不高,与发达国家有差距。投入大、产出低,导致临床医师压力山大、不堪重负,导致患者和家庭因病致贫、因病返贫,导致国家和社会负担加重、支出增加。如果把医疗费用都用在疾病的治疗上、用在疾病的复发上、用在越来越发达的医疗生物技术上,将难以为继,永远不会得到公众的认可。

　　在这个新时代,百姓对医学的更高需求、对健康的更高层次追求,就凸现出了医学发展的不充分和不全面。"防—治—康"三位一体的人文医疗模式亟待形成,只有构建好这个"金三角",才能回归医学的初心。

　　目前,高度发达的生物医学模式应当转变,向预防和康复倾斜,注重疾病的管理,才能减少疾病反复发作、反复住院,实现医疗资源的有效利用。

　　中国的心脏康复起步于 20 世纪 80 年代中期,以吴英凯院士为代表的一代人是中国心脏康复的开拓者和先驱。当时吴院士对康复非常重视,但后来随着中国医疗体制演变,在趋利性的引导下,心脏康复发展缓慢。此外,由于在早期康复中曾出现个别死亡病例,一些人对心脏病患者运动中的安全性提出了很多质疑,也制约了心脏康复的发展。

　　当下,我国心脏康复事业的深度和广度正在发生着深刻的变化,探索一条具有中国特色的心血管预防与康复模式尤为重要。要全面关注 3 个脏器(心、肺、肾)和 3 类人群(已病人群、高危人群、老年人群)的康复;要弥合"临床医学与预防医学"的裂痕,实现"群防群治";要修补断裂的服务链,预防、治疗、康复并重,撬动医疗模式的根本性转变,实现可持续发展和公平、可及的医学。

群体预防康复应以基层医院、社区和家庭为主,高危个体预防康复则以三级医院为主。由三级医院为高危患者制定个体化的运动处方和康复指导计划,基层医院、社区和家庭实施对患者经常性的管理、指导和随访。通过物联网技术与数据管理系统及可穿戴设备等手段,构筑三级心血管病预防康复的防治网络。

加强分级诊疗,强化基层医院的建设是中国目前医药改革的方向。要借此政策,通过县域联盟、医联体/医共体来推广心脏康复,把康复患者留在基层。县级医院有极大的积极性,因为想留住患者,因为医保资源由县域统筹了,这与国家的政策也相吻合,也缓解了大医院的压力。

开展康复治疗,是基层医院留住患者的好办法,因为基层医院离患者最近,患者也不愿做完支架后再反复回大医院诊疗,若真正能够把患者管理好,患者便愿意留在基层医院。因此,康复治疗推广的策略是向下推广,希望在广大县级医院有一片天地,再逐步向大医院和社区/家庭扩展。另外,在发动医院的同时,还要发动公众、社会和家庭积极参与。

运动康复的安全性是制约开展心脏康复的原因之一,但这种担心显然是多余的,因为心脏康复的获益已得到循证医学证据的广泛支持。心脏运动康复可降低猝死的发生率,降低总死亡率,改善生活质量,减少反复住院和医疗费用。另外,心脏运动康复对支架植入、药物治疗有附加效果,可以共同改善患者预后,提高患者的生命质量,延长患者的生存时间。

第一,与健康人相比,运动康复猝死的发生率会增高,但心脏病患者多有心衰,在运动中,个别患者发生猝死不可避免,但运动康复一定是减少死亡率的措施。

第二,心脏康复在医学监护下进行,有救治措施保障,有医师在场,有除颤设备、监护设备,即使会发生意外,但相对于盲目运动,还是比较安全的。

第三,更重要的是,开展运动前有安全性评估,临床医师会根据每个人的实际情况,制定安全范围内的运动量,并循序渐进开展训练。

心脏康复走出了单纯的生物医学模式,它和现代医疗体系的只做支架、只开药方不同,是随访管理的一个全新过程。心脏康复的"五大处方"和"双心管理"体现了新生医学的参与,是全面的、人文的慢病管理模式。

五大处方是个体化的,所以说,康复是实现精准医学的一个很好的途径。心脏康复是量体裁衣、个性设置,每个处方都经过充分评估,个体化制定,随时调整,而非千篇一律、一成不变。

此外,康复注重过程、注重沟通,是服务的过程,更是关爱的过程。

我参与,我尽职;我奉献,我成长;我分享,我快乐。我一直认为,慢病的防控要从大处着眼、从小处着手,战略上要藐视敌人、战术上要重视敌人,因为这项工作任重而道远,绝非一朝一夕之事。克服千难万险,坚定不移地走出一条既适合中国国情,又能对世界有示范作用的慢病预防与康复之路,是我们这代中国康复人的机遇与责任。

胡大一

愉快地活着，也是一门专业。

——卡尔·兰塞姆·罗杰斯（美国心理学家）

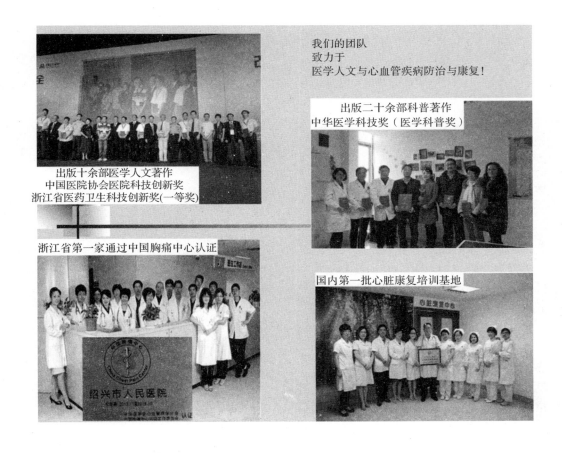

我们的团队
致力于
医学人文与心血管疾病防治与康复！

出版十余部医学人文著作
中国医院协会医院科技创新奖
浙江省医药卫生科技创新奖(一等奖)

出版二十余部科普著作
中华医学科技奖（医学科普奖）

浙江省第一家通过中国胸痛中心认证

国内第一批心脏康复培训基地

图书在版编目（CIP）数据

规范化心脏康复中心建设与认证／郭航远等主编.
—杭州：浙江大学出版社，2018.7（2018.12 重印）
ISBN 978-7-308-18259-1

Ⅰ．①规… Ⅱ．①郭… Ⅲ．①心脏病－康复医学
Ⅳ．①R541.09

中国版本图书馆 CIP 数据核字（2018）第 102986 号

规范化心脏康复中心建设与认证

主编 郭航远　丁荣晶　孟晓萍　池菊芳

责任编辑	余健波
责任校对	陈静毅　梁　容　吴水燕
封面设计	周　灵
出版发行	浙江大学出版社
	（杭州市天目山路 148 号　邮政编码 310007）
	（网址：http://www.zjupress.com）
排　　版	杭州好友排版工作室
印　　刷	浙江省邮电印刷股份有限公司
开　　本	787mm×1092mm　1/16
印　　张	24
字　　数	582 千
版 印 次	2018 年 7 月第 1 版　2018 年 12 月第 2 次印刷
书　　号	ISBN 978-7-308-18259-1
定　　价	80.00 元